訂正のお知らせとお詫び

本書"麻酔・手術後の患者管理"のおきまして，下記のごとき誤りがございました．ここに訂正させていただきますとともに，謹んでお詫び申し上げます．

克誠堂出版

訂正箇所：63頁・図2，図3

<誤>

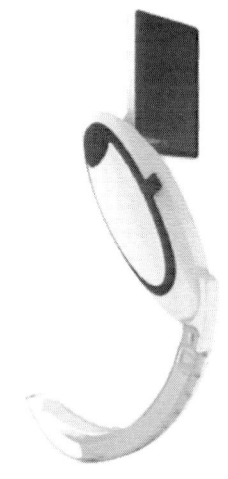

図2　エアトラック® 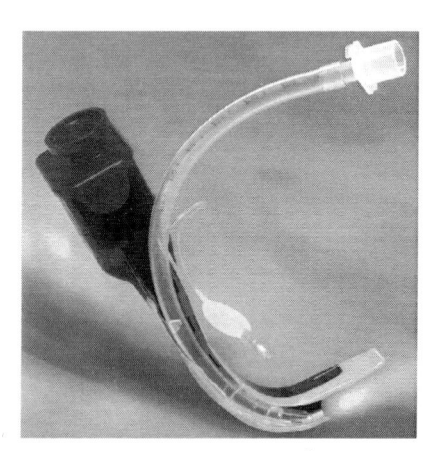　　　　図3　McGRATH®

<正>

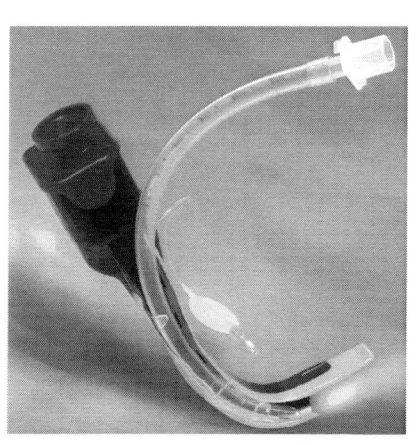

図2　エアトラック® 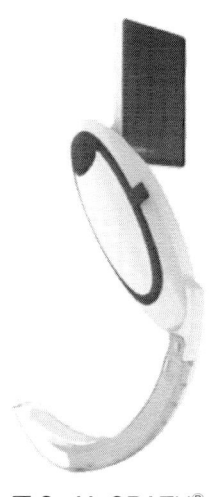　　　　図3　McGRATH®

麻酔・手術後の患者管理

編集　佐世保市総合医療センター
　　　理事長・病院長　　　　　　澄川　耕二

　　　長崎大学教授　　　　　　　原　　哲也

克誠堂出版

執筆者一覧

澄川　耕二	佐世保市総合医療センター理事長・病院長
原　　哲也	長崎大学医学部麻酔学教室
中村　利秋	長崎労災病院救急集中治療科
槇田　徹次	佐世保市総合医療センター救急集中治療科
中村　清哉	琉球大学大学院医学研究科麻酔科学講座
垣花　　学	琉球大学大学院医学研究科麻酔科学講座
比嘉　達也	琉球大学医学部附属病院麻酔科
照屋　孝二	琉球大学医学部麻酔科
神里　興太	琉球大学医学部附属病院麻酔科
西　　啓亨	琉球大学医学部附属病院手術部
坪光　祥晃	日本医科大学千葉北総病院麻酔科
竹田　晋浩	かわぐち心臓呼吸器病院院長
市場　晋吾	日本医科大学付属病院外科系集中治療科
今林　　徹	鹿児島大学大学院医歯学総合研究科侵襲制御学分野
垣花　泰之	鹿児島大学大学院医歯学総合研究科救急・集中治療医学分野
谷口淳一郎	鹿児島大学大学院医歯学総合研究科救急・集中治療医学分野
政所祐太郎	鹿児島大学大学院医歯学総合研究科救急・集中治療医学分野
安田　智嗣	鹿児島大学大学院医歯学総合研究科救急・集中治療医学分野
福元　幸志	鹿児島大学病院看護部
前原　光佑	鹿児島大学病院救命救急センター
柳元　孝介	鹿児島大学大学院医歯学総合研究科救急・集中治療医学分野
宮本昇太郎	鹿児島大学大学院医歯学総合研究科救急・集中治療医学分野
伊藤　隆史	鹿児島大学大学院医歯学総合研究科救急・集中治療医学分野
二木　貴弘	鹿児島大学大学院医歯学総合研究科救急・集中治療医学分野
松本聡治朗	長崎大学病院集中治療部
松本　周平	長崎大学病院集中治療部
関野　元裕	長崎大学病院集中治療部
日根野谷一	川崎医科大学附属川崎病院麻酔・集中治療科
片山　　浩	川崎医科大学附属川崎病院麻酔・集中治療科
江木　盛時	神戸大学医学部附属病院麻酔科
村田　寛明	長崎大学医学部麻酔学教室

貝沼　関志	名古屋大学医学部附属病院外科系集中治療部
一ノ宮大雅	長崎大学医学部麻酔学教室
神津　玲	長崎大学大学院医歯薬学総合研究科内部障害リハビリテーション学
花田　匡利	長崎大学病院リハビリテーション部
山下　智範	大阪大学大学院医学系研究科生体統御医学講座麻酔集中治療医学教室
藤野　裕士	大阪大学大学院医学系研究科生体統御医学講座麻酔集中治療医学教室
榎谷　祐亮	大阪大学大学院医学系研究科生体統御医学講座麻酔集中治療医学教室
東島　潮	長崎大学病院集中治療部
御室総一郎	浜松医科大学医学部附属病院麻酔科蘇生科
土井　松幸	浜松医科大学医学部附属病院集中治療部
小林　賢輔	浜松医科大学医学部附属病院集中治療部
橘　一也	大阪府立母子保健総合医療センター集中治療科
竹内　宗之	大阪府立母子保健総合医療センター集中治療科
吉富　修	長崎大学医学部麻酔学教室
山岡　祐子	金沢医科大学麻酔科学
土田　英昭	金沢医科大学麻酔科学
清水　義之	大阪府立母子保健総合医療センター集中治療科
前川　拓治	長崎大学医学部麻酔学教室
坂口　嘉郎	佐賀大学医学部麻酔・蘇生学
山口　典子	長崎大学病院看護部

（執筆順）

はじめに

　近年の手術医療は安全性の改善が進んでいるが，高侵襲手術に伴う死亡率はいまなお決して低いものではない。全身麻酔下手術に伴う死亡率は，1950-60年代には1/94例（1.1%）であったが，1970-80年代には1/220（0.45%）に，さらに1990-2000年代には1/850（0.12%）へと劇的に低下してきた。しかし，術式別，患者術前状態別にみると，手術リスクは今日なお高いものがある。術式別では消化器外科手術の死亡率を例にとると，肝切除術3.69%，食道切除再建術3.03%，膵頭十二指腸切除術2.86%，胃全摘術2.27%，右半結腸切除術2.20%など驚くべき実態がある（日本外科学会，2015）。さらにその死亡時期を見ると，術中死はゼロに近く，術後30日以内の死亡（術死）が約4割，それ以降の入院中死亡（在院死）が約6割を占める（日本消化器外科学会，2009）。また患者の有する術前リスク因子の数により，術後の致死的合併症の発生率が飛躍的に高まる。このようなことから，手術患者のアウトカムが術後管理に依存する部分はきわめて大きいと考えられる。

　手術術式の進歩により手術侵襲の低減化が図られてきた。しかし手術が組織損傷を伴う以上生体への侵襲は避けられず，術後管理には侵襲反応制御の視点が欠かせない。手術に伴う侵襲は，組織損傷に加えて，疼痛，体温変化，栄養不足，感染，出血，組織低灌流など多数の因子からなる。生体に侵襲が加わるとまず炎症性サイトカインが，引き続き抗炎症性サイトカインが誘導され，両者のバランスがとれることでホメオスタシスが維持される。そのバランスがくずれ，炎症性サイトカインが優位になると全身性炎症反応症候群（SIRS）から多臓器不全を，抗炎症性サイトカインが優位になると代償性抗炎症反応症候群（CARS）から人工呼吸器関連肺炎や腸管バクテリアルトランスロケーションを生じやすくなる。術後患者においては，共通する侵襲反応を背景に術式ごと患者ごとのリスク因子が存在し，それらをシステマティックに管理することが求められる。

　本書は，術後管理に携わるあらゆる医師に必要な，術後管理の知識を網羅するものである。術後管理に共通する全身管理を横糸に，各科特異的な管理を縦糸に構成しており，包括的な学習にも，リファレンスブックとしての活用にも耐えるものである。麻酔・手術後の患者管理のレベルアップに向けて本書が大いに活用されることを願っている。

2016年2月吉日

佐世保市総合医療センター理事長・病院長

澄川 耕二

Contents

I. 術後管理の基本的事項 ... 1

1. 術後患者の生理学的特徴 .... 澄川 耕二 ... 2
   - A 手術侵襲と生体反応 ... 2
   - B 術後患者の身体症状と生理機能 ... 3
   - C 過剰な侵襲反応 ... 4

2. 術後患者の全身状態把握 .... 原 哲也 ... 7
   - A 患者基本情報の把握 ... 7
   - B 麻酔効果残存の評価 ... 10
   - C バイタルサインの評価 ... 11
   - D 基本的なモニタリング ... 13
   - E 回復室入退室基準 ... 17
   - F 集中治療室入退室基準 ... 18

3. 術後患者の予後予測因子 .... 中村 利秋 ... 20
   - A 術後管理の重要性 ... 20
   - B 術後患者の予後 ... 20
   - C 周術期危険因子の予測と対策 ... 21
   - D 術後集中治療 ... 22
   - E 予後予測因子 ... 22

II. 術後患者の全身管理 ... 27

1. 術後回復強化の概念 .... 槇田 徹次 ... 28
   - A Fast track ... 28
   - B 術後回復強化（ERAS） ... 28
   - C 目標指向型治療（GDT） ... 30

2. 神経系の管理
   - A 神経系モニタリング・検査 .... 中村 清哉, 垣花 学 ... 32
   - B 術後痛の病態と術後鎮痛法 .... 比嘉 達也, 垣花 学 ... 35
   - C 術後鎮静法 .... 照屋 孝二, 垣花 学 ... 41
   - D 神経系術後合併症 .... 神里 興太, 西 啓亨, 垣花 学 ... 45

3. 呼吸器系の管理
   - A 呼吸系モニタリング・検査 .... 坪光 祥晃, 竹田 晋浩 ... 53
   - B 酸素療法 .... 坪光 祥晃, 竹田 晋浩 ... 57

C 気道確保 ──────────────── 坪光 祥晃，竹田 晋浩 … 62
　　　D 人工呼吸 ──────────────── 坪光 祥晃，竹田 晋浩 … 67
　　　E 呼吸理学療法 ─────────────── 坪光 祥晃，竹田 晋浩 … 77
　　　F 口腔ケア ──────────────── 坪光 祥晃，竹田 晋浩 … 80
　　　G 呼吸器系術後合併症 ─────────────────── 市場 晋吾 … 83
　4. 循環器系の管理
　　　A 循環系モニタリング・検査 ─────────── 今林　徹，垣花 泰之 … 92
　　　B 心血管作動薬 ─────────────── 谷口 淳一郎，垣花 泰之 … 97
　　　C 補助循環装置 ──────── 政所 祐太郎，安田 智嗣，垣花 泰之 … 100
　　　D 緊急ペーシング ──────────── 安田 智嗣，垣花 泰之 … 105
　　　E 院内緊急コールと RRS における救命処置 ── 福元 幸志，垣花 泰之 … 109
　　　F 循環器系術後合併症
　　　　a. 高血圧/低血圧 ────────────── 前原 光佑，垣花 泰之 … 112
　　　　b. 徐脈/頻脈/不整脈 ───────────── 柳元 孝介，垣花 泰之 … 114
　　　　c. 心筋虚血 ───────────────── 柳元 孝介，垣花 泰之 … 118
　　　　d. 心不全・肺水腫 ──────────── 宮本 昇太郎，垣花 泰之 … 120
　　　　e. 肺血栓塞栓症 ─────────────── 伊藤 隆史，垣花 泰之 … 123
　　　　f. ショック ───────────────── 二木 貴弘，垣花 泰之 … 127
　5. 消化器系の管理 ─────────── 松本 聡治朗，松本 周平，関野 元裕 … 133
　　　A 飲水，食事，内服の開始時期と方法 ─────────────── 133
　　　B 消化管機能の評価と管理 ──────────────────── 134
　　　C 肝・膵機能の評価と管理 ──────────────────── 135
　　　D 術前より肝硬変を有する患者の術後管理 ─────────── 136
　　　E 消化器系術後合併症 ─────────────────────── 138
　6. 腎機能の管理 ──────────────── 日根野谷 一，片山　浩 … 146
　　　A 腎機能モニタリング・検査 ─────────────────── 146
　　　B 術前より腎不全を有する患者の術後管理 ─────────── 148
　　　C 術前腎機能正常患者の術後管理 ───────────────── 150
　　　D 血液浄化療法の適応 ─────────────────────── 153
　7. 体液・代謝・内分泌系の管理
　　　A 体液バランスの評価 ─────────────────── 江木 盛時 … 156
　　　B 輸液療法 ─────────────────────── 江木 盛時 … 158
　　　C 輸血療法 ─────────────────────── 江木 盛時 … 163
　　　D 栄養 ──────────────────────── 江木 盛時 … 167
　　　E 術後のホルモン補充療法 ─────────────── 村田 寛明 … 171
　　　F 体液・代謝・内分泌系術後合併症 ──────────── 貝沼 関志 … 176

- 8. 止血凝固系の管理 ———————— 一ノ宮 大雅… 202
    - A 止血凝固能の評価 ———————— 202
    - B 止血凝固系術後合併症 ———————— 204
    - C 抗凝固療法中患者の管理 ———————— 205
- 9. 体温管理 ———————— 一ノ宮 大雅… 208
    - A 発熱 ———————— 208
    - B 低体温 ———————— 211
    - C シバリング ———————— 213
- 10. 術後感染の制御 ———————— 中村 利秋… 215
    - A 手術部位感染 ———————— 215
    - B 手術部位以外の感染 ———————— 219
    - C 敗血症 ———————— 223
- 11. ドレーン管理 ———————— 槇田 徹次… 227
    - A 分類 ———————— 227
    - B ドレーン管理 ———————— 228
    - C 各論 ———————— 229
- 12. 術後リハビリテーション ———————— 神津 玲, 花田 匡利… 232
    - A 術後リハビリテーションの目的と意義 ———————— 232
    - B 適応と開始時期 ———————— 233
    - C リハビリテーションの実際 ———————— 233

Ⅲ. 各科手術特有の術後管理 ……………… 241

- 1. 心臓血管外科手術 ———————— 山下 智範, 藤野 裕士… 242
    - A 総論 ———————— 242
    - B 各論 ———————— 245
- 2. 呼吸器外科手術 ———————— 榎谷 祐亮, 藤野 裕士… 249
    - A 術前情報の取得 ———————— 249
    - B 術後管理総論 ———————— 249
    - C 術後管理各論 ———————— 251
    - D 重大な合併症 ———————— 252
    - E 特殊な病態に対する周術期管理 ———————— 253

3. 消化器（肝・胆・膵・消化管）外科手術 ──────── 東島　潮，関野 元裕… 255
　　A 肝切除術の術後管理 ──────────────────────── 255
　　B 膵頭十二指腸切除術の術後管理 ─────────────────── 256
　　C 食道切除術の術後管理 ───────────────────── 256

4. 内分泌外科手術 ────────────────── 御室 総一郎，土井 松幸… 260
　　A 甲状腺機能亢進症 ──────────────────────── 260
　　B 褐色細胞腫 ─────────────────────────── 261

5. 脳神経外科手術 ─────────────────── 小林 賢輔，土井 松幸… 264
　　A 脳動脈瘤手術 ───────────────────────── 264
　　B 脳血管内手術 ───────────────────────── 265
　　C もやもや病手術 ──────────────────────── 267

6. 整形外科手術 ─────────────────── 御室 総一郎，土井 松幸… 269
　　A 頸椎手術 ────────────────────────── 269
　　B 脊髄損傷患者に対する手術 ──────────────────── 270

7. 泌尿器科手術 ─────────────────── 小林 賢輔，土井 松幸… 273
　　A 泌尿器科手術全般に関して ──────────────────── 273
　　B 手術別の術後管理の問題点 ──────────────────── 273

8. 産科・婦人科手術 ──────────────────── 橘　一也，竹内 宗之… 275
　　A 婦人科の麻酔・手術後管理 ──────────────────── 275
　　B 帝王切開術の麻酔・手術後管理 ────────────────── 275
　　C 産科DIC ─────────────────────────── 276

9. 皮膚科・形成外科手術 ──────────────────────── 吉富　修… 280
　　A 熱傷デブリードマン・植皮術 ────────────────── 280
　　B 壊死性軟部組織感染症 ───────────────────── 283

10. 眼科・耳鼻科・口腔外科手術 ──────────────────── 吉富　修… 285
　　A 眼科手術 ───────────────────────── 285
　　B 耳鼻科 ──────────────────────────── 286
　　C 口腔外科 ─────────────────────────── 287

11. 日帰り手術 ──────────────────── 山岡 祐子，土田 英昭… 289
　　A 日帰り手術対象患者の選択 ──────────────────── 289
　　B 術中麻酔 ─────────────────────────── 290
　　C 術後合併症対策 ──────────────────────── 291
　　D 帰宅基準 ────────────────────────── 291

12. 臓器移植手術 ――――――――――――――――藤野 裕士… 294
　　A 共通事項 ――――――――――――――――――― 294
　　B 腎移植術 ――――――――――――――――――― 295
　　C 肺移植術 ――――――――――――――――――― 295
　　D 肝移植術 ――――――――――――――――――― 297
　　E 心移植術 ――――――――――――――――――― 298

Ⅳ. 特殊な患者の術後管理 ・・・・・・・・・・・・・・・・・・・・・・・・・301

1. 小　児 ――――――――――――――――清水 義之，竹内 宗之… 302
　　A 術後管理の観点から見た小児の特性 ――――――――― 302
　　B 呼吸管理 ――――――――――――――――――― 302
　　C 循環管理 ――――――――――――――――――― 303
　　D 鎮痛・鎮静 ―――――――――――――――――― 304
　　E 感染管理 ――――――――――――――――――― 305
　　F 体温管理 ――――――――――――――――――― 306
　　G 消化管・栄養管理 ―――――――――――――――― 307

2. 高齢者 ――――――――――――――――――前川 拓治… 309
　　A 高齢者の術後管理の特徴 ―――――――――――――― 309
　　B 高齢者特有の術後合併症 ―――――――――――――― 311
　　C 鎮痛と鎮静 ―――――――――――――――――― 316

3. 肥満患者 ―――――――――――――――――前川 拓治… 318
　　A 肥満患者の生理 ――――――――――――――――― 318
　　B 術後管理のポイント ――――――――――――――― 318

4. 長時間手術・麻酔後の患者 ――――――――――――前川 拓治… 320
　　A 術後管理のポイント ――――――――――――――― 320

5. 神経筋疾患を有する患者 ――――――――――――坂口 嘉郎… 322
　　A 重症筋無力症（MG）――――――――――――――― 322
　　B 筋ジストロフィー ―――――――――――――――― 323
　　C 脊髄損傷（早期/慢性期）患者 ―――――――――――― 325

6. 薬物療法中の患者 ―――――――――――――――坂口 嘉郎… 327
　　A 抗凝固薬 ――――――――――――――――――― 327
　　B 副腎皮質ステロイド ――――――――――――――― 328

C β遮断薬 ——————————————————————— 329
　　D スタチン ——————————————————————— 330
　7. 免疫不全（AIDS）患者　　　　　　　　　　　坂口 嘉郎… 332
　　A AIDS と抗 HIV 薬 ————————————————————— 332
　　B AIDS 患者の周術期リスクと術後管理 ————————————— 332
　　C 医療従事者の感染予防と曝露対策 —————————————— 333

Ⅴ．術後管理におけるチーム医療　　　山口 典子… 335
　　A 多職種連携のあり方 ——————————————————— 336
　　B 術後管理のリーダーのあり方 ——————————————— 338

　索引 ——————————————————————————— 341

I 術後管理の基本的事項

1. 術後患者の生理学的特徴
2. 術後患者の全身状態把握
3. 術後患者の予後予測因子

1 術後患者の生理学的特徴

はじめに

手術はヒトが生涯で経験するもっとも大きな侵襲（stress）のひとつである。侵襲を受けた生体は特有の反応をもって防御機構を活性化し，生き残りを図ろうとする。このため，術後患者の全身状態は，侵襲に対する生体反応（侵襲反応：stress response）で特徴づけられる。侵襲反応は本来生体防御を目的とするものであるが，生体にとって常に有利とは限らない。術後患者の生理機能を理解するには侵襲反応の全容を理解することが必要である。

A 手術侵襲と生体反応

a. 侵襲の定義

ハンス・セリエ（カナダ，1907-1972）は，生体のホメオスターシス（homeostasis）を乱す刺激をストレッサーとよび，これによる生体の障害をストレスと名付けた。今日ではストレス（侵襲）という用語はストレッサーの意味に用いられるのが普通であり，これによる障害はストレス状態と呼ばれる。すなわち，侵襲とは生体のホメオスターシスを乱す刺激をいう。そのような刺激は数多く存在し，そのひとつ一つが侵襲となり得るため，侵襲刺激の種類は数多い。

b. 侵襲反応のしくみと生物学的意義

侵襲に曝された生体はホメオスターシスを維持するために特有の反応，すなわち侵襲反応を呈する。その統合中枢は視床下部であり，求心路として神経系および液性因子を介して侵襲刺激の情報が集められる。反応の遠心路としては，交感神経系，内分泌系，免疫系の経路がある[1,2]。

侵襲反応は，侵襲刺激の種類は異なっても基本的に同一であり，生体を防御する目的をもつものである。交感神経系の活性化はノルアドレナリンとアドレナリンの遊離を生じる。この結果生体は，闘争または逃走（fight or flight）の準備態勢を整えることになる。視床下部から放出されるコルチコトロピン放出ホルモン（corticotropin-releasing factor：CRF）はコルチゾールの分泌を増加させる。コルチゾールはノルアドレナリンの作用を高めるとともに，生体の過剰反応を抑制する作用を持つ。バソプレシンの分泌増加は体液の保持と循環維持の目的に沿っている。免疫系の活性化は主にサイトカインの分泌増加として現れ，第一義的には免疫能を高め，生体を防御しようとするものである。

c. 手術侵襲の因子

手術に伴う侵襲は，組織損傷に加えて，出血，感染，疼痛，麻酔，体温変化，栄養不足，組織

低灌流，精神的不安・恐怖など多数の因子からなる。侵襲を医学的に防御するに当たっては侵襲となる因子を同定し，それぞれに特異的に対処する必要がある。ひとたび侵襲反応が生じると，その反応は侵襲の種類が異なっても基本的に同一のものである。侵襲が大きくなると反応も大きくなるが，過剰反応は生体に不利益となるため制御する必要がある。

d. 組織損傷に対する免疫系反応

自然免疫を担うマクロファージ，単球，好中球などの免疫細胞は，病原体に共通してみられる分子パターン（病原体関連分子パターン；pathogen-associated molecular pattern：PAMP）を認識する特殊な受容体を持っている[3,4]。その代表的なものが Toll 様受容体（Toll-like receptor：TLR）であり，病原体を認識すると炎症性サイトカインを放出する。この受容体は病原体の他に組織損傷によって放出される細胞内蛋白分子を認識する性質があり，その分子パターンはダメージ関連分子パターン（damage-associated molecular pattern：DAMP）と呼ばれる。手術時に細胞内の熱ショック蛋白質や DNA 結合蛋白の一種 HMGB1 が細胞外に放出されると DAMP として認識され，免疫細胞はサイトカインを放出する。これが組織損傷に伴う炎症の始まりであり，本来，生体防御や組織修復を目的とした反応である。サイトカインは傷害局所で作用するとともに，脳に作用して全身症状を現す。

B 術後患者の身体症状と生理機能[1,2,5,6]

a. 神経内分泌反応による症状・病態

1. 頻脈，血圧上昇

交感神経緊張により循環器系が刺激され，頻脈，血圧上昇を来す。

2. 呼吸数増加

血管内水分の血管外漏出増加により細胞間質液が増加する。この結果，組織細胞への酸素供給が減少し乳酸産生が増加し，その代償反応として呼吸数が増加する。

3. 血糖上昇

カテコラミンはインスリン作用を抑制するとともにグルカゴン分泌を亢進させる。コルチゾールは糖新生を促進する。これらの作用により血糖上昇を来す。ちなみに，手術に伴う高血糖を外科性糖尿病（surgical diabetes）と呼ぶ。

4. 蛋白異化

コルチゾール分泌増加により蛋白異化が亢進し，窒素バランスは負になり，骨格筋量の減少を招く。

5. 尿量減少

バソプレシンの分泌が亢進し，抗利尿作用により尿量が減少する。また循環血液量の減少はレ

ニン-アンギオテンシン系を亢進するため，尿細管における水・ナトリウム再吸収が促進され，尿量減少の一因となる。

b. サイトカインによる症状・病態

1. 発熱

TNFα，IL-1，IL-6 などの炎症性サイトカインは視床下部においてプロスタグランジン E_2（prostaglandin E_2：PGE_2）を誘導する。PGE_2 は GABA 作動性ニューロンを抑制する。GABA 作動性ニューロンは正常時発熱経路を抑制しているが，その抑制が解除されることで体温セットポイントが上昇し発熱をもたらす。

2. 凝固能亢進

炎症性サイトカインがマクロファージを刺激し，組織因子を誘導し凝固能亢進状態が生じる。

3. 白血球数増加または減少

炎症性サイトカインの作用により，好中球増加と核の左方移動が生じる。これは骨髄から未熟な骨髄系細胞が動員されるのと，末梢の血管床から好中球が動員されるためと考えられている。炎症が強い病態では NF-κB や AP-1 による接着分子の高発現により細胞接着が亢進するため，好中球が肺や肝や腸管微小循環に集積し，末梢血白血球数が見かけ上減少することがある。

4. 急性炎症蛋白増加

侵襲により産生された炎症性サイトカインは，急性炎症蛋白を誘導する。IL-1 は CRP，血清アミロイド A，$α_1$-acid glycoprotein を，IL-6 はフィブリノーゲン，ハプトグロビン，セルロプラスミン，$α_1$-antitrypsin などを誘導する。

5. 倦怠感

サイトカインは大脳基底核の伝達物質であるドーパミンの合成・放出を抑制する。その結果黒質-線条体経路における伝達が低下し倦怠感を生じる。

C 過剰な侵襲反応

a. 過剰な侵襲反応による病態

侵襲が過大になると生体反応も過剰となり，本来の生体防御の目的を外れるものとなりうる。過剰な侵襲反応として，全身性炎症反応症候群（systemic inflammatory response syndrome：SIRS）と代償性抗炎症反応症候群（compensatory anti-inflammatory response syndrome：CARS）の病態が生じる[7,8]。SIRS の診断基準は簡潔で，表1 に示した4項目で臨床的評価が容易にできる。一方 CARS は概念的病態の性格が強く臨床的評価は容易ではないが，診断基準として単球の炎症性サイトカイン産生能消失，CD8 陽性 T 細胞優位などが提唱されている。

生体に侵襲が加わるとまず炎症性サイトカインが誘導される。それに続きまたはほぼ同時にそ

表1　SIRSの診断基準

- 体温>38℃　または　<36℃
- 心拍数>90/分
- 呼吸数>20/分　または　Paco$_2$<32 mmHg
- 末梢白血球数>12,000/mm^3　または　<4,000/mm^3　あるいは　未熟顆粒球>10%

上記4項目のうち2項目以上を満たすときSIRSとする

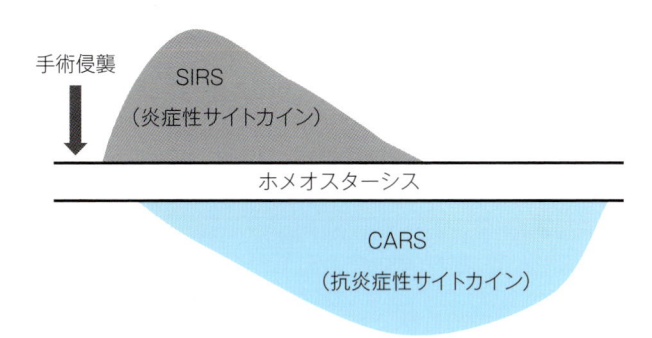

図1　手術侵襲後のSIRSとCARSの発現パターン例

の炎症反応にブレーキをかけるように抗炎症性サイトカインが誘導される。これらサイトカインのバランスがとれることでホメオスターシスが維持される。そのバランスがくずれ、炎症性サイトカインが優位になるとSIRS、抗炎症性サイトカインが優位になるとCARSを生じると見られている（図1）。

b. SIRSの病態生理

　SIRS患者の体内では非特異的な全身性炎症が生じている。その病態形成には過剰に産生されたサイトカインが重要な役割を演じており、SIRSの本態は高サイトカイン血症であることがわかっている。代表的なサイトカインとしてはTNF-α、IL-1β、IL-6、IL-8などがあり、炎症性サイトカインと呼ばれる。SIRSの経過や予後は基礎疾患に依存する部分も多く、一律に推定することはできないがSIRS全体の死亡率は7%程度とみられる[9]。SIRSにおいては、感染、出血、低酸素などがsecond attackとなり容易に臓器障害へと移行する。すなわち、高サイトカイン血症自体が臓器障害準備状態を成すものであり、通常は問題にならない軽微な障害を契機として多臓器不全を発症しやすくなる。

c. CARSの病態生理

　生体がSIRS状態に傾くと、抗炎症性サイトカインであるIL-4、IL-10や内因性サイトカイン拮抗物質であるIL-1ra、TNFR-1などを産生し、炎症反応を抑えようとする。これら抗炎症性メディエータが持続的かつ過剰に産生された場合にはCARS状態になる。CARSにおいては免疫担当細胞が機能不全に陥り重症感染症を発症しやすくなる。術後においては人工呼吸器関連肺炎や腸管のバクテリアルトランスロケーションを生じやすい。

おわりに

　手術術式と麻酔管理法の進歩により手術侵襲の低減化が図られてきた。しかし今日なお手術侵襲は軽視できるものではない。手術が組織損傷を伴う以上侵襲反応は避けられず，その反応が有益な範囲にとどまるよう制御することは術後管理における基本的目標である。

文　献

1) Desborough JP. The stress response to trauma and surgery. Br J Anaesth 2000；85：109-17.
2) Kohl BA, Deutschman CS. The inflammatory response to surgery and trauma. Curr Opin Crit Care 2006；12：325-32.
3) Kawasaki T, Sata T. Perioperative innate immunity and its modulation. J UOEH 2011；33：123-37.
4) Nemazee D, Gavin A, Hoebe K, et al. Immunology：Toll-like receptors and antibody responses. Nature 2006；441：E4.
5) D'Mello C, Le T, Swain MG. Cerebral microglia recruit monocytes into the brain in response to TNFα signaling during peripheral organ inflammation. J Neurosci 2009；29：2089-102.
6) 増田卓也, 太田啓介, 伊東恭悟. サイトカインによる全身症状—Sickness behaviorと脳免疫連関—. 久留米醫學會雜誌 2014；77：91-105.
7) Bone RC. Toward a theory regarding the pathogenesis of the systemic inflammatory response syndrome：what we do and do not know about cytokine regulation. Crit Care Med 1996；24：163-72.
8) Bone RC. Sir Isaac Newton, sepsis, SIRS and CARS. Crit Care Med 1996；24：1125-8.
9) Rangel-Frausto MS, Pittet D, Costigan M, et al. The natural history of the systemic inflammatory response syndrome (SIRS). A prospective study. JAMA 1995；273：117-23.

〈澄川　耕二〉

2 術後患者の全身状態把握

A 患者基本情報の把握

a. 術前合併症とASA-PS分類

術後経過に影響する術前合併症は全身性のものであり、白内障などの局所性のものは問題にならない。特に注意すべき疾患と特殊素因を表1に示す。

診断基準や重症度分類などを活用してリスク評価と予後予測を行う。ASA-PS（American Society of Anesthesiologists physical status）は米国麻酔科学会による術前患者の全身状態分類である（表2）。緊急手術症例（6時間以内に手術が必要）にはEを加え1E、2Eのように記述する。ASA-PSのスコアが高いほど周術期死亡率が高まり、緊急手術では予定手術よりも死亡率が高まる（表3）。

表1 注意すべき疾患と特殊素因

分類	疾患	
呼吸器疾患	● 喘息 ● 慢性閉塞性肺疾患 ● 間質性肺炎 ● 肺高血圧症	● 睡眠時無呼吸症候群 ● 呼吸器感染症 ● 喫煙
循環器疾患	● 高血圧 ● 虚血性心疾患 ● 心筋症 ● 弁膜症	● 不整脈 ● ペースメーカ ● 脳血管障害 ● 肺動脈血栓塞栓症
代謝疾患	● 肥満 ● 低栄養	● 糖尿病
内分泌疾患	● 甲状腺機能異常 ● 褐色細胞腫	● 副腎皮質機能異常 ● カルチノイド症候群
肝・腎・消化管疾患	● ウイルス性肝機能障害 ● アルコール性肝機能障害 ● 薬剤性肝機能障害 ● 自己免疫性肝機能障害 ● 脂肪性肝機能障害	● 急性腎障害 ● 慢性腎臓病 ● イレウス ● 穿孔性腹膜炎 ● 急性腸間膜動静脈虚血症
神経・筋疾患	● 多発性硬化症 ● ギラン・バレー症候群 ● パーキンソン病 ● 筋萎縮性側索硬化症	● 重症筋無力症 ● 筋ジストロフィー ● てんかん
血液疾患	● 貧血 ● 多血症 ● 血小板性紫斑病 ● 血友病 ● von Willebrand病	● アンチトロンビン欠損症 ● プロテインC欠損症 ● プロテインS欠損症 ● 抗リン脂質抗体症候群 ● 血清電解質異常
特殊素因	● 悪性高熱症 ● エホバの証人	● 気管挿管困難症

表2 ASA-PS

ASA-PS	定義	例
1	健康成人患者	健康，非喫煙，アルコールを飲まないか少量しか飲まない
2	軽度の全身性疾患を有する患者	喫煙，社交的飲酒，妊婦，肥満（30＜BMI＜40），管理良好な糖尿病や高血圧，軽症の肺疾患
3	重症の全身性疾患を有する患者	管理不良な糖尿病や高血圧，慢性閉塞性肺疾患，高度肥満（BMI≧40），急性肝炎，アルコール依存，ペースメーカ，左室駆出率の中等度低下，慢性透析，受胎後週数60週未満の未熟児，3カ月以前の心筋梗塞・脳血管発作・一過性虚血発作・冠動脈疾患およびステント治療
4	生命を脅かす重篤な全身性疾患を有する患者	3カ月以内の心筋梗塞・脳血管発作・一過性虚血発作・冠動脈疾患およびステント治療，進行する心筋虚血・弁機能障害，左室駆出率の高度低下，敗血症，播種性血管内凝固症候群，急性透析
5	手術なしに生存できない患者	胸部/腹部大動脈破裂，重症外傷，脳圧亢進を伴う頭蓋内出血，循環障害や多臓器不全のある虚血性腸管障害
6	脳死移植ドナー患者	

（ASA physical status classification system より引用）

表3 ASA-PS と死亡率

ASA-PS	死亡率（1万例あたり）	ASA-PS	死亡率（1万例あたり）
1	0.3	1E	0.3
2	1.4	2E	2.5
3	9.1	3E	33
4	59	4E	349
5	83	5E	1,868

（入田和男，川島康男，巖 康秀ほか．「麻酔関連偶発症例調査2002」および「麻酔関連偶発症例調査1999-2002」について：総論―（社）日本麻酔科学会安全委員会偶発症例調査専門部会．麻酔 2002；53：320-35 より引用）

表4 周術期主要心合併症のリスク因子

リスク因子	オッズ比
高侵襲手術（開胸・開腹・血管手術）	2.8
虚血性心疾患の現病歴	2.4
心不全の既往	1.9
脳血管疾患の既往	3.2
インスリン療法中の糖尿病	3.0
血清クレアチニン＞2.0 mg/dl の腎不全	3.0

主要心合併症：心筋梗塞，肺水腫，心室細動，原発性心停止，完全心ブロック
(Lee TH, Marcantonio ER, Mangione CM, et al. Derivation and prospective validation of simple index for prediction of cardiac risk of major noncardiac surgery. Circulation 1999；100：1043-9 より引用)

　臓器別にみると，心筋梗塞，肺水腫，心室細動，原発性心停止，完全心ブロックといった心合併症発生のリスク因子として6つの因子が同定されている[1]（表4）。心合併症の発生率はリスク因子1個で1.3%，2個で4%，3個以上で9%と単純に加算するよりも高くなる。

b. 術中問題点

　周術期の心停止，高度低血圧，高度低酸素症などは周術期危機的合併症・偶発症と呼ばれ，日

表5 周術期死亡の原因と全体に占める割合

原因	割合（％）
出血性ショック・循環血液量低下	50.1
術前・術中心筋梗塞・冠虚血	8.4
多臓器不全・敗血症	8.4
手術手技	5.5
術前循環器系合併症（心筋虚血以外）	3.4
術前中枢神経系合併症	3.2
肺塞栓	2.1
術前呼吸器系合併症	1.9

（入田和男, 川島康男, 巌 康秀ほか.「麻酔関連偶発症例調査2002」および「麻酔関連偶発症例調査1999-2002」について：総論 ―（社）日本麻酔科学会安全委員会偶発症例調査専門部会. 麻酔 2002；53：320-35 より引用）

表6 手術タイプと重大心合併症の発生率

高リスク手術 （心合併症の発生率が5％以上）	●大血管手術 ●末梢血管手術
中リスク手術 （心合併症の発生率が1〜5％）	●開胸手術 ●開腹手術 ●内頸動脈内膜剝離術 ●頭頸部手術 ●整形外科手術 ●前立腺手術
低リスク手術 （心合併症の発生率が1％未満）	●内視鏡手術 ●体表手術 ●白内障手術 ●乳腺手術 ●外来手術

(Fleisher LA, Beckman JA, Brown KA, et al. ACC/AHA 2007 guidelines on perioperative cardiovascular evaluation and care for noncardiac surgery. J Am Coll Cardiol 2007；50：e159-241 より引用)

表7 麻酔が原因となる危機的偶発症

危機的偶発症	1万例あたりの件数
高度低酸素症	1.6
高度低血圧	1.2
心停止	0.4
その他	1.1
総計	4.3

（入田和男, 川島康男, 巌 康秀ほか.「麻酔関連偶発症例調査2002」および「麻酔関連偶発症例調査1999-2002」について：総論 ―（社）日本麻酔科学会安全委員会偶発症例調査専門部会. 麻酔 2002；53：320-35 より引用）

本麻酔科学会による調査・集計が行われている[2]。周術期危機的合併症・偶発症の発生頻度は全身麻酔下で0.3％, 局所麻酔下で0.1％, 全体で0.2％である。危機的合併症・偶発症の結果としての周術期死亡率は0.07％であり, 出血性ショックおよび循環血液量低下がその半分を占める（表5）。十分な止血や適切な輸血・輸液ができないと術後死亡率が高まるため, 手術室内での管理が重要である。

手術侵襲が大きくなるほど周術期心合併症の発生率は高くなる。ACC/AHA（米国心臓病学会；American College of Cardiology/米国心臓協会；American Heart Association）の非心臓手術のための周術期心血管評価とケアに関するガイドライン[3]では, 非心臓手術の侵襲度を3段階に分けて重大心合併症の発生率を検討している（表6）。低リスク手術における重大心合併症の発生率が1％未満であるのに対し, 高リスク手術における重大心合併症の発生率は5％以上であり, 術後も十分なモニタリングと治療介入が必要である。

麻酔が原因となる重大合併症・偶発症の発生率は1万例に4.3例で（表7）, 死亡率は10万例に1例である。高度低酸素症は麻酔導入時の発生が多いため, DAM（difficult airway management）のような気道確保戦略に習熟しておかなければならない。気管チューブ抜去後の麻酔薬残存も術後低酸素症の原因となるため, 気道を評価して拮抗薬投与や再挿管に備える。高度低血圧は大量出血やアナフィラキシーに合併しやすい。施設の態勢に応じた治療プロトコールを作成する。手術侵襲度が高いと, 麻酔中にすべての問題を解決することは難しい。主治医や術後管理担当医（集中治療医など）に十分な情報を申し送り, 術後管理に活用する。

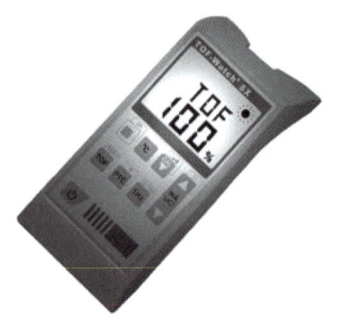

図1 TOFウォッチ®
（日本光電）

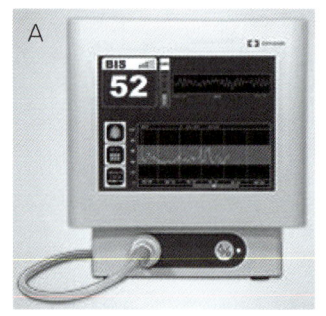

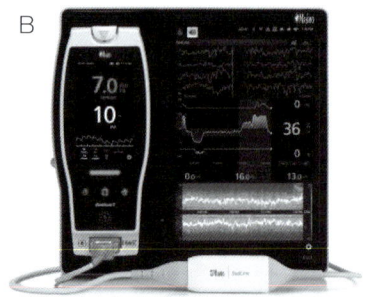

図2 脳波解析モニター
A：BISモニター（日本光電），B：SedLine®脳波モニター（マシモジャパン）

B 麻酔効果残存の評価

a. 全身麻酔

　麻酔効果の残存をバランス麻酔の観点から，鎮静薬，鎮痛薬，筋弛緩薬に分けて考える。覚醒後の筋弛緩残存は患者に多大な苦痛を与えかねないため，筋弛緩状態の評価は覚醒前に行う。筋弛緩薬の効果残存を解決した後で，鎮静，鎮痛の評価を行う。麻酔薬以外で覚醒が遅れる原因として，低体温，低酸素症，低血糖，血清電解質異常，頭蓋内病変などがあり鑑別を要する。

　筋弛緩薬の効果は主観的，客観的に評価する。主観的には，5秒間の頭部挙上，握手，舌突出などを用いるが，安全性に劣る。客観的には，筋弛緩モニターのtrain of four（TOF）刺激（2 Hz，2秒間の4連刺激）を用いる。TOF比1以上であれば筋弛緩薬の残存はない。スガマデクス（ロクロニウムの拮抗薬）はTOFによる収縮反応が2発得られるような浅い筋弛緩状態では2 mg/kgを投与する。TOFによる収縮反応が得られずPTC（post-tetanic count；テタヌス刺激後の収縮反応）による1〜2発の単収縮が得られる深い筋弛緩状態では4 mg/kgを投与する。TOFウォッチ®はTOFやPTCが容易に行える筋弛緩モニターである（図1）。サクシニルコリン（スキサメトニウム）の作用持続時間は数分間と非常に短く，通常の全身麻酔で残存が問題になることはない。

　鎮静薬の効果を評価するには脳波の解析や血中濃度シミュレータを用いる。脳波解析法のひとつであるBIS（bispectral index）モニターやSedLine®（図2）などを使用することで，鎮静状態を客観的に評価することができる。脳波解析法が使用できない場合には，呼気中濃度や血中濃度から覚醒を予測するが，麻酔導入における呼名反応（意識）消失時の効果部位濃度を把握しておけば，その濃度で麻酔から覚醒することが予想される。揮発性麻酔薬は呼気中濃度を呼気ガスモニターで測定することで，覚醒を予測することができる。セボフルランやデスフルランのMAC awakeは1/3 MACであり，60歳のMAC awakeはセボフルランで0.6%，デスフルランで2%前後である。過換気下に揮発性麻酔薬の呼気中濃度を低下させても，過換気による脳血流の減少が脳からの揮発性麻酔薬の排出を遅らせるため逆効果となる。

　麻薬性鎮痛薬の効果残存を評価する上では呼吸数と血中濃度シミュレータによる予測効果部位濃度が有用である。呼吸回数が8回/分未満では麻薬性鎮痛薬の残存を疑う。フェンタニルおよびレミフェンタニルの効果部位濃度が1 ng/ml以上で鎮痛効果が得られ，2 ng/ml以上で呼吸抑制

表8 局所麻酔薬の効果持続時間

	脊髄くも膜下麻酔	硬膜外麻酔	末梢神経ブロック
リドカイン	―	30～90分	2～4時間
メピバカイン	―	50～150分	5～7時間
ブピバカイン	2～3時間	2～3時間	6～8時間
ロピバカイン	―	2～3時間	8～10時間
レボブピバカイン	―	3～4時間	8～10時間

表9 術後患者のバイタルサイン評価

	低い・少ない	高い・多い
血圧	●輸液不足 ●出血 ●心収縮力低下 ●不整脈 ●心タンポナーデ ●肺塞栓 ●敗血症 ●過鎮静・過鎮痛	●創部痛 ●興奮・せん妄 ●高血圧の既往 ●低酸素症
脈拍	●不整脈 ●心筋虚血 ●血清電解質異常 ●低体温 ●過鎮静・過鎮痛	●輸液不足 ●出血 ●不整脈 ●心筋虚血 ●血清電解質異常 ●心タンポナーデ ●肺塞栓
呼吸数	●過鎮静・過鎮痛 ●頭蓋内病変	●創部痛 ●興奮・せん妄 ●出血 ●気胸 ●肺水腫 ●肺塞栓
体温	●復温不足 ●大量出血	●うつ熱 ●悪性高熱症

が生じやすく，麻酔中の鎮痛には3 ng/ml以上が必要である．麻薬性鎮痛薬による拮抗にはナロキソンを用いるが，鎮痛効果も拮抗されるため，少量（0.04 mg：1/5 A）ずつ投与する．ナロキソンの半減期は短いので注意する．

b. 区域麻酔

脊髄くも膜下麻酔，硬膜外麻酔，末梢神経ブロックが含まれる．区域麻酔効果の残存を評価するには運動麻痺や各種の感覚を評価する．神経線維は局所麻酔薬により細い神経線維から太い神経線維の順に遮断される．機能的にみると，交感神経，冷覚，温覚，痛覚，触覚，運動神経の順に遮断され，回復は逆の順に現れる．局所麻酔薬の効果持続時間は麻酔薬残存評価の参考になる（表8）．投与量や投与部位により長短がある．

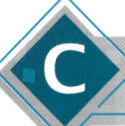

C バイタルサインの評価

バイタルサインは血圧，脈拍，呼吸数，体温の4項目からなるが，必要に応じて痛み，意識などを加えて評価する（表9）．

a. 血圧と脈拍

循環機能の主な役割は組織に酸素を届けることである．組織への酸素運搬量は心拍出量にほぼ比例するため（酸素運搬量∝心拍出量×ヘモグロビン値×動脈血酸素飽和度），心拍出量の維持が

重要である．心拍出量の測定には，肺動脈カテーテルなどの特殊な機器が必要であるため，一般的には血圧から心拍出量を予測する．心拍出量と血圧には「平均血圧＝心拍出量×末梢血管抵抗」の関係があり，末梢血管抵抗を評価する必要がある．正常にみえる血圧であっても，末梢血管抵抗が高すぎると心拍出量は十分ではない．例えば，四肢末梢が冷たく循環不全のある場合，血圧が正常であっても低心拍出量を疑う．適切な血圧とは「心拍出量と末梢血管抵抗のいずれもが適切である」という意味である．

　心リズムが一定であれば，心拍出量と脈拍には「心拍出量＝1回拍出量×脈拍数」の関係がある．徐脈も頻脈もともに心拍出量を減少させる(図3)．頻脈は左室拡張時間を短縮させ十分な心室充満を阻害するため，1回拍出量を減少させる．脈拍数の増加を1回拍出量の減少が上回ると心拍出量は減少する．さらに，頻脈は左室酸素消費量を増加させるので，冠動脈疾患患者の虚血発作を誘発する．1回拍出量は左室前負荷に比例して増加するが，ある時点から減少に転じる(図4)．輸液等により前負荷を増加させると，心収縮力が増加して1回拍出量が増加する．過剰輸液は1回拍出量を減少させる．心不全患者では曲線の傾きが緩やかである．カテコラミンなどの強心薬を用いると，曲線が左上方へ移動して心収縮力が増強する．

　高血圧は心拍出量と末梢血管抵抗がともに増加する交感神経刺激状態で起こりやすく，精神的緊張，痛み刺激，低酸素症，高二酸化炭素血症，カテコラミンの過剰投与などが原因となる．この状況では頻脈となることが多い．脳圧亢進も心拍出量と末梢血管抵抗の増加による高血圧を来すが，高血圧による圧受容体反射から徐脈となることが多い．

　低血圧は心拍出量の減少や異常な血管拡張で起こり，原因として循環血液量不足，左室収縮不全，徐脈，頻脈，敗血症などがある．頻脈となることが多いが，甲状腺機能低下症や自律神経障害などでは徐脈となる．

　不整な脈拍では期外収縮や心房細動などの不整脈を疑う．より重篤な不整脈（心室頻拍，心室細動，心静止など）への移行を阻止するために，12誘導心電図検査を行い，治療方針を決める．

b. 呼吸数

　呼吸の意義は酸素を取り込んで二酸化炭素を排出することである．呼吸数の異常は生体にストレスが加わっていることを示している．

　頻呼吸は不安や痛み刺激など手術に伴うストレス反応として起こる場合と，低酸素症や循環不全などの危機的合併症の前兆として現れる場合がある．前者には適切な鎮痛や鎮静が必要である．鎮静薬のみの投与は不穏を招く恐れがあるので，十分な鎮痛を図った後に必要に応じて鎮静薬を使用する．酸素運搬量は心拍出量とヘモグロビン値と動脈血酸素飽和度の積に比例するため，心機能低下や貧血あるいは高度の代謝亢進があると呼吸性の代償反応が起こる．また，呼吸器系の障害でも頻呼吸が起こる．呼吸数の増加は危険な予兆であるため，出血による低心拍出状態，気胸による呼吸障害，肺水腫の増悪，感染の進行などを念頭において全身状態を評価する．

　徐呼吸の多くは過鎮静・過鎮痛が原因であるが，慢性閉塞性肺疾患患者に対する高濃度酸素投与による呼吸抑制や中枢神経疾患に伴うCheyne-Stokes呼吸でも起こる．麻薬の拮抗にはナロキソンを，ベンゾジアゼピン系鎮静薬の拮抗にはフルマゼニルを使用する．上気道の閉塞があれば経口・経鼻エアウェイを使用する．酸素投与下では酸素分圧が高くなるため，二酸化炭素分圧の影響を受けにくく，高二酸化炭素血症による低酸素血症は起こりにくいが，SpO_2を90％以上に維持できなければ，気管挿管を考慮する．

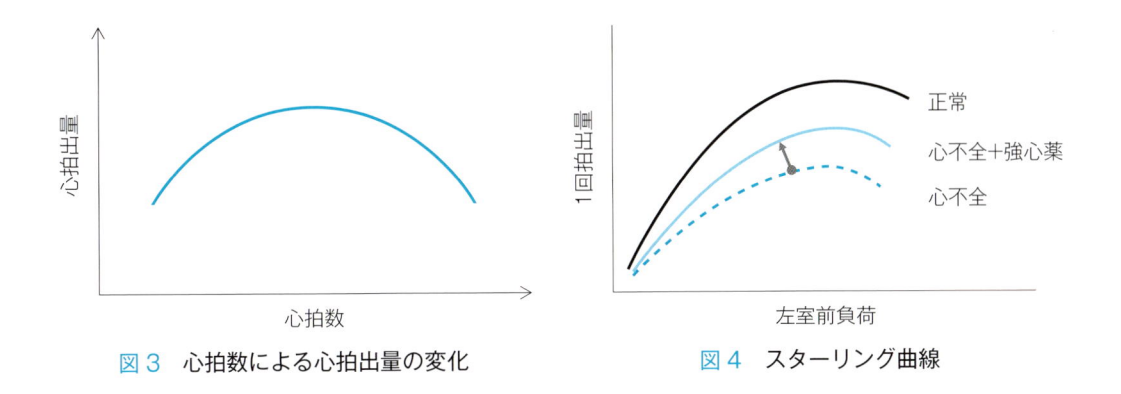

図3　心拍数による心拍出量の変化

図4　スターリング曲線

c. 体　温

　生体機能を維持するためには適切な体温が必要である。術中は日常と比べ体温の変化が大きい。麻酔による体温調節反応の阻害は体温を低下させる。放置すると手術終了時に34℃台まで低下することもまれではない。麻酔覚醒時に十分な復温が得られていなければ，鎮静薬や筋弛緩薬の効果が消失するとともに，体温調節反応が活性化してふるえ（シバリング）が起こる。シバリングは全身の酸素消費量を3倍以上に増加させるため，冠動脈疾患患者や脳血管障害患者では虚血発作の危険が高まる。体温が36℃未満の患者は十分に復温してから覚醒させる。体温が37℃以上であってもシバリングは起こりうるので，加温しながら注意深く観察する。

　低体温は手術侵襲に対する重要な防御機構である止血と免疫を抑制する。血小板機能の低下から術後出血が増加する。好中球機能の低下は術後感染症の増悪を招く。術中に臓器虚血対策を目的に人為的低体温とした後や，大量出血に対して大量輸血・輸液を行った後は，加温に加え血小板輸血の適応や感染症対策も検討する。

　高体温は代謝亢進による酸素消費の増加を招き臓器障害の一因となるが，感染に対する免疫反応の現れでもあり，冷却の必要性は状況によって異なる。術後数時間の発熱は術中の熱放散障害（うつ熱）であることが多いので，十分に輸液して積極的に冷却する。術後数日目の感染に伴う発熱は免疫機能の高まりを反映しているため，39℃までは頭部冷却に止める。感染巣が特定されれば，外科的処置も含め迅速に対応する。

d. 痛みと意識

　痛みは主観的な感覚・感情であり，客観的な評価は難しい。バイタルサインに影響しない鎮痛が望ましい。鎮痛不足は交感神経の過緊張や呼吸困難を招く。過鎮痛は低血圧，呼吸抑制の誘因となる。区域麻酔による鎮痛は意識レベルの低下を来さない。麻薬は過量投与により過鎮静となるため，徐呼吸とならないように使用する。

D　基本的なモニタリング

　全身麻酔では視診，聴診，触診等の監視に加え，血圧測定，心電図モニター，パルスオキシメー

タ，カプノメータ，体温測定によるモニタリングを行う[4]。これら5項目は全身麻酔における必須のモニタリングであり，術後管理にも活用できる．手術侵襲度，ASA-PS，施設毎の術後管理態勢に応じて，特殊なモニタリングを追加する．

a. 血　圧

　周術期リスクの低い手術ではカフを用いた非観血的血圧測定を用いる．頻回の血圧測定は苦痛を伴うため，術後は30分以上の間隔で測定する．低血圧，高血圧，徐脈，頻脈など循環が不安定な場合には，患者に説明したうえで測定間隔を適宜短縮し，観血的血圧測定のための動脈カテーテルの留置を検討する．

　ASA-PS 3以上の患者や手術侵襲度が中～高リスクの患者では，麻酔管理中に観血的血圧測定を行うことが多いので，術後も使用すれば血圧の変動を連続的に測定できる．圧トランスデューサを心臓の高さに合わせなければ測定エラーとなる．回路に設けられたポートから採血すれば，動脈血液ガスや血液検査所見が得られる．

b. 心電図

　心拍数の計測，不整脈や心筋虚血の診断，血清電解質異常の発見などに用いる．周術期は電極の装着部位に制限があるため，3極誘導を用いて赤電極を右肩か右上腕に，黄電極を左肩か左上腕に，緑電極を左側腹部に装着する．赤→黄でⅠ誘導を，赤→緑でⅡ誘導を，黄→緑でⅢ誘導を観察できる．心拍数の計測や不整脈の検出にはQRS波やP波が判別しやすいⅡ誘導が優れており，モニターにⅡ誘導を表示することが多い．Ⅱ誘導で房室ブロックや上室性不整脈を診断することは比較的容易であるが，不整脈の診断は12誘導心電図を記録して行う．3極誘導心電図の監視は不整脈管理の第一歩に過ぎない．

　心筋虚血の高リスク患者では虚血に陥りやすい部位に対応する誘導を観察する（表10）．3極誘導の心電図計でV_4誘導やV_5誘導を観察するには，モニター設定でⅠ誘導の表示にして，黄電極を第4肋間鎖骨中線上に装着すればV_4誘導に近い波形を，第4肋間前腋窩線上に装着すればV_5誘導に近い波形を観察できる（図5）．周術期心筋虚血の多くは無症候性で胸痛を訴える患者は17％に過ぎず，心電図による監視の意味は大きい[5]．

c. パルスオキシメータ

　非侵襲的に動脈血酸素飽和度を予測するために，経皮的酸素飽和度（SpO_2）を測定する（図6）．急性期医療に不可欠であり，低酸素血症の術前スクリーニングや術後酸素療法中の至適酸素投与量の決定にも役に立つ．

　赤色光（660 nm）と赤外光（940 nm）に対するヘモグロビンの吸光度が酸素結合の有無により変化すること，拍動成分を動脈血として捉えることで測定する．無拍動型人工心肺管理中などの拍動を識別できない状況では正確な測定ができない．一般的な測定部位である指趾に加え鼻翼や耳朶でも測定できる．前額部に装着するセンサ（Max-Fast®，Covidien Japan）も開発されており，低灌流状態での安定した測定が可能である．新生児や乳幼児では爪が小さいため手掌で測定することが多い．SpO_2の測定に影響する因子を表11に示す．SpO_2を評価するには，適正な脈波形が描画できているかを確認することが前提となる．

表10 虚血部位と変化する誘導

虚血部位	誘導
下壁	II, III, aV_F
前壁	V_3, V_4
側壁	I, aV_L, V_5, V_6

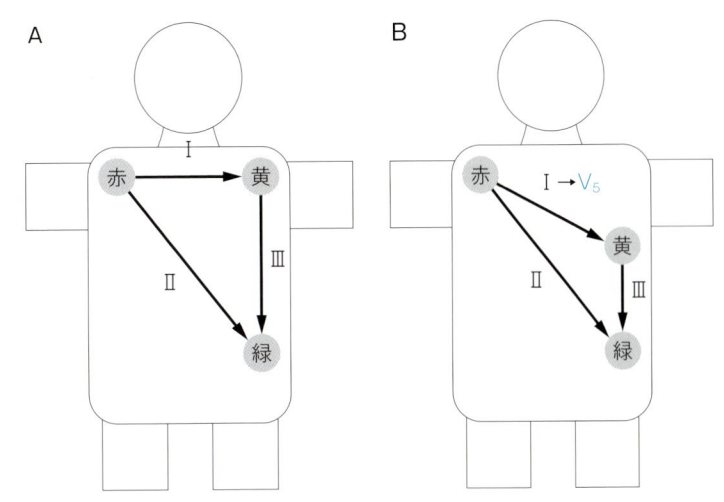

図5 3極誘導心電図の応用
A：通常の3極誘導。
B：3極誘導でV_5誘導をモニターする工夫。黄電極を第4肋間前腋窩線上に装着すればV_5誘導に近い波形を観察できる。心筋虚血の高リスク患者に有用である。

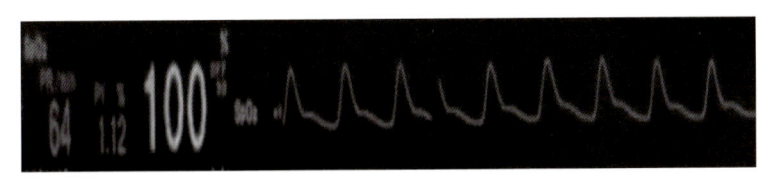

図6 パルスオキシメータのモニター画面
SpO_2：経皮的酸素飽和度，PR：脈拍数，PI：灌流指標

　灌流指標（perfusion index：PI）は末梢組織における拍動性血液量と非拍動性血液量の比であり，末梢循環の指標となる。灌流指標は1％以上が望ましい[6]。

d. カプノメータ

　呼気中に含まれる二酸化炭素の量を測定し，分圧として呼気終末二酸化炭素分圧（P_ETCO_2）を表示する。肺胞の拡散能と呼気の排出が正常であれば動脈血二酸化炭素分圧（P_aCO_2）とP_ETCO_2は相関して変化する。P_aCO_2とP_ETCO_2の較差は2〜5 mmHgであるが，慢性閉塞性肺疾患患者では10 mmHg以上となる例もある。このような患者のP_aCO_2を予測するには動脈血液ガス分析による評価が必要である。P_ETCO_2値や波形の妥当性を呼吸条件や全身状態から検証して換気を評価する。台形の波形でP_ETCO_2値が40前後であれば問題ない（図7-A）。慢性閉塞性肺疾患患者ではプラトーがほとんどない右肩上がりの波形となる（図7-B）。呼吸停止や呼吸回路の閉塞ではP_ETCO_2が0に近い（図7-C）。

　カプノメータを術後管理に使用することは多くないが，呼吸や循環の高リスク患者では，呼吸数を監視することが重要である。院内心停止患者の多くは，循環よりも先に呼吸状態に何らかの異変を生じている[7]。非挿管患者でも手軽にP_ETCO_2を測定できる機器が数多く開発されており，施設の態勢に応じて導入を検討する。

表 11 Spo₂の測定に影響する因子

各種の因子	Spo₂によるSao₂予測への影響
異常ヘモグロビン 　一酸化ヘモグロビン 　メトヘモグロビン	高く予測してしまう
体表面の色素 　マニキュア 　皮膚の色素沈着	低く予測してしまう
血中の色素 　メチレンブルー 　インドシアニングリーン	
末梢循環不全	
プローブ装着不良	
ノイズ 　体動 　電磁波（電気メス） 　外部光	

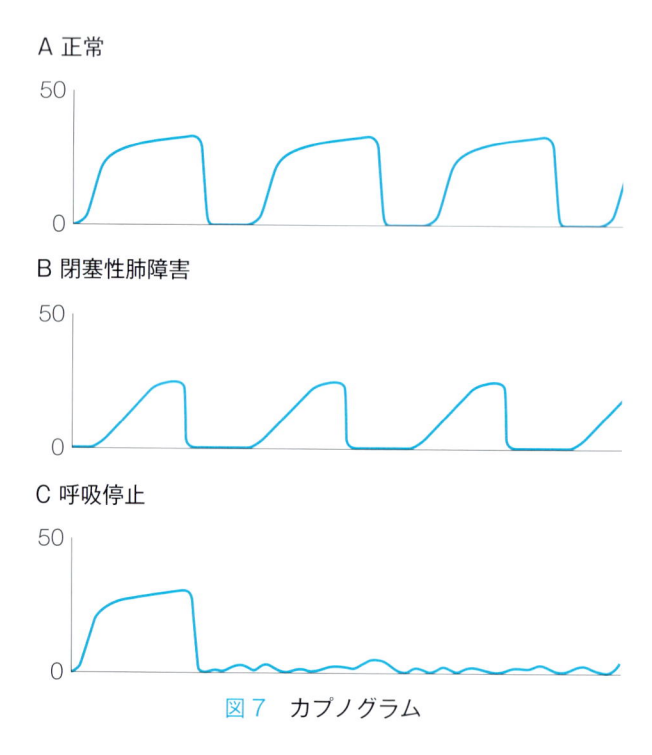

A 正常

B 閉塞性肺障害

C 呼吸停止

図7 カプノグラム

e. 体　温

　測定部位により反映される体温の意味が違う（表12）。手術中は直腸，食道，膀胱，鼓膜などで体温を測定するが，術後，意識のある患者では腋窩で測定することが一般的である。患者の重症度に応じて，術後も核心温を測定する。

表12 測定部位による体温の意義

測定部位	体温	特徴
食道温	核心温	心臓の温度に近い
直腸温	核心温と末梢温の中間	筋肉の温度に近い
膀胱温	核心温と末梢温の中間	乏尿では測定が不安定
鼓膜温	核心温と末梢温の中間	脳の温度に近い
鼻咽頭温	核心温と末梢温の中間	脳の温度に近い
血液温	核心温	肺動脈カテーテルで測定する

表13 Aldrete スコア

評価項目	評価内容	スコア
身体活動性	命令に従って手足を適切に動かすことができる	2
	命令に従って手足を動かせるが，動きが緩慢である	1
	命令に従って手足を動かすことができない	0
呼吸	深呼吸と十分な咳ができる	2
	呼吸困難もしくは自発呼吸が10回/分未満	1
	無呼吸	0
循環	血圧が処置前の値より±20 mmHg	2
	血圧が処置前の値より±21〜49 mmHg	1
	血圧が処置前の値より±50 mmHg	0
意識レベル	全覚醒	2
	呼名で覚醒	1
	無反応	0
酸素飽和度	空気で酸素飽和度≧92%を維持できる	2
	酸素飽和度≧92%を維持するのに酸素が必要	1
	酸素投与しても酸素飽和<90%	0

(Aldrete JA. The post anaesthesia recovery score revisited. J Clin Anesth 1995；7：89-91 より引用)

f. 視診，聴診，触診など

　機器を用いたモニタリングの妥当性を担保するのは，医療者自身による診察である．味覚を活かすことは難しいが，視覚，聴覚，触覚，嗅覚を働かせるのは，周術期管理においても重要なことである．

E　回復室入退室基準

　麻酔からの回復を評価する基準のひとつにAldreteスコア[8]があり，10点満点で評価する（表13）．5点以下は回復室に入室させ，バイタルサインを監視する．6〜8点は一般病棟に移動可能であるが，病棟でバイタルサインの監視を継続する．9および10点は外来手術では帰宅可能であり，一般病棟でも特別な監視は必要ない．
　日本麻酔科学会の周術期管理チームテキスト[9]には回復室からの退室許可基準が示されている

表 14　回復室からの退室許可基準

1．意識
　　a）刺激をしないでも覚醒している。
　　b）簡単な命令に従うことができる。
2．呼吸
　　a）抜管されている。
　　b）気道閉塞がない。
　　c）気道反射が保たれている。
　　d）動脈血酸素飽和度 96％以上（酸素投与下でも可）。
　　e）呼吸数 8～25 回/分。
3．循環
　　a）心拍数 60～100 bpm。
　　b）不整脈なし。
　　c）血圧　術前の±20％以内。
　　d）出血なし。
4．痛みと悪心・嘔吐
　　a）痛みが許容できる。
　　b）悪心・嘔吐が許容できる。
5．低体温とシバリング
　　a）36.0℃以上。
　　b）シバリングなし。
6．区域麻酔（硬膜外麻酔，脊髄くも膜下麻酔）の評価
　　a）麻酔域（運動および感覚）が許容範囲である。
　　b）硬膜外カテーテルから局所麻酔薬をボーラス注入で 30 分以上経過している。

特記事項
・担当麻酔科医，または麻酔科指導医が退室を許可する。
・退室を許可した医師は診療録に記録を残す。
・患者が退室基準を満たさない場合は，担当麻酔科医，麻酔科指導医，担当か主治医で協議し対応する。
・退室する際は，患者の情報を搬送先の担当者（主治医および担当看護師）に申し送る。

(鈴木明, 佐藤重仁. 回復室の退室許可. 日本麻酔科学会・周術期管理チームプロジェクト編. 周術期管理チームテキスト　第2版. 東京：日本麻酔科学会；2011. p.517-21 より引用)

表 15　代表的な集中治療の適応疾患

1．意識障害または昏睡
2．急性呼吸不全
3．慢性呼吸不全の急性増悪
4．急性心不全（心筋梗塞を含む）
5．ガス，睡眠薬その他の急性薬物中毒
6．ショック，急性循環不全
7．重篤な代謝性疾患（肝不全，腎不全，重症糖尿病を含む）
8．大手術後
9．救急蘇生後
10．その他，多発外傷，広範囲熱傷，破傷風など

（表 14）。
　世界あるいは国内共通の入退室基準を定めることは難しいので，施設の現状に合わせて策定し，施設内で統一して使用するのが一般的である。

F 集中治療室入退室基準

　集中治療室は内科系，外科系を問わず，呼吸，循環，代謝その他の重篤な急性機能不全患者を

収容し，強力かつ集中的に治療看護を行うことにより，その効果を期待する部門である．日本集中治療医学会が想定している集中治療の適応疾患を示す（表15）．回復室と同様に，標準化された入退室基準はないので，施設の現状に合わせて策定するのが一般的である．現実的には表15に示す疾患の中で，院内の最重症患者から順に，病床数の分だけ入室することになる．

　退室基準も施設の事情により様々であるが，入室基準から外れ一般病棟で管理できるようになる，あるいは回復の見込みがなくなれば退室するのが理想であるが，より重症な患者と入れ替わってやむを得ず退室する場合もある．

　病院機能評価では診療の質の確保を目的に，集中治療室の入退室基準が明文化されていることが求められる．

文　献

1) Lee TH, Marcantonio ER, Mangione CM, et al. Derivation and prospective validation of simple index for prediction of cardiac risk of major noncardiac surgery. Circulation 1999；100：1043-9.
2) 入田和男，川島康男，巌　康秀ほか．「麻酔関連偶発症例調査2002」および「麻酔関連偶発症例調査1999-2002」について：総論―（社）日本麻酔科学会安全委員会偶発症例調査専門部会．麻酔 2002；53：320-35.
3) Fleisher LA, Beckman JA, Brown KA, et al. ACC/AHA 2007 guidelines on perioperative cardiovascular evaluation and care for noncardiac surgery. J Am Coll Cardiol 2007；50：e159-241.
4) 日本麻酔科学会．安全な麻酔のためのモニター指針．http://www.anesth.or.jp/guide/pdf/monitor3.pdf（accessed 2015.7.1）
5) Badner NH, Knill RL, Brown JE, et al. Myocardial infarction after noncardiac surgery. Anesthesiology 1998；88：572-8.
6) 田中克明．灌流指標Perfusion Indexと脈波変動指標Pleth Variability Index．臨床麻酔学会誌2011；31：347-52.
7) Schein RMH, Hazday N, Pena M, et al. Clinical Antecedents to in-hospital cardiopulmonary arrest. Chest 1990；98：1388-92.
8) Aldrete JA. The post anaesthesia recovery score revisited. J Clin Anesth 1995；7：89-91.
9) 鈴木　明，佐藤重仁．回復室の退室許可．日本麻酔科学会・周術期管理チームプロジェクト編．周術期管理チームテキスト　第2版．東京：日本麻酔科学会；2011．p.517-21.

（原　哲也）

3 術後患者の予後予測因子

はじめに

世界中で施行された手術件数とそれらの分布を調べた報告がある。これによると，毎年，世界中で約2億3400万症例もの手術が行われている[1]。そして，世界的には外科治療における不均衡が存在し，大手術における高い死亡率と合併症併発率から考えて，外科治療における安全性は，世界的公衆衛生学的関心事である[1]。

こうした現状をふまえ，今日，重症度把握と評価，治療方針決定を行っていく際，外科治療後経過における予後評価を念頭においた診療は周術期管理に携わる者にとってはきわめて重要なことである。

A 術後管理の重要性

術後合併症併発を回避することがいちばんなのは自明なことである。さらには，いったん合併症を併発した際の対応の改善が重要となってくる[2]。最低限の看護技能維持，集中治療部門（intensive care unit：ICU）の確立や重症患者に対する治療の習熟が大切である。すなわち，術後合併症の早期認識とその後の効果的対応が術後患者の死亡を減らすには重要である。大手術を受ける患者の周術期管理は，公衆衛生に影響を及ぼす領域であるとますます認識されているが，その需要には十分応えられていないのが現状である[3]。

B 術後患者の予後

術後の予後悪化に関連するもっとも重要な要素は，術後30日以内の合併症発生率である。術後合併症発生率は術前リスクや術中要素よりも重要である[4]。

ICU入室期間が長期化した術後患者では，ICU入室後約6カ月間は死亡率がきわめて高く，以後，もともとの疾患背景やICU入室中における全身状態悪化の有無により予後は規定され，さらなる長期予後は，主に基礎疾患背景により規定される[5]。

大規模な手術症例数を対象とした周術期死亡率は正確には評価されていない。こうした研究自体，ごく限られたものであるが，オランダ国内における研究では1991～2005年間での周術期死亡率は1.85％であり，その死亡率は術式によりきわめて大きい差があることも判明した[6]。

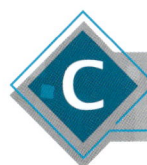

C 周術期危険因子の予測と対策[3]

a. 合併症発生の予測

　臨床医がしばしばハイリスク症例を認識していなかったり，適切な周術期管理を行わなかったりする現状がある[7,8]。死亡症例のほとんどがハイリスク症例なので，これらの術前からの認識向上が周術期管理の質を改善するかもしれない。さらにリスクについてのより明確な情報提供により，患者の決定内容や手術を提案する外科医側も変わる可能性がある。

1. 非侵襲的心臓ストレステスト

　心肺運動テストやドブタミン負荷心エコーによる術前リスク評価がハイリスク非心臓手術後の1年生存改善に関連する。心肺運動テストにより運動能力低下と判断されれば，術後合併症併発率と死亡率上昇に関連する。

2. バイオマーカー

　臨床データと併せて，周術期リスク評価可能といわれている。有望視されているものは，脳性ナトリウム利尿ペプチド（brain natriuretic peptide：BNP），推算糸球体濾過量（estimated glomerular filtration rate：eGFR），心筋トロポニンである。これらのバイオマーカーは，術後合併症を併発しやすい既存の臓器障害の程度を反映する。BNPが短期〜中期における術後の予後を予測する可能性があるとしたレビューがある[3]。

b. 術後合併症発生の予防

1. チェックリスト導入

　世界保健機構（World Health Organization：WHO）手術室チェックリストは，患者安全対策の一部として広く実行されており，最近の研究ではチェックリスト導入が予後の改善を示唆している[3]。

2. 周術期β遮断薬

　既往歴や心臓ストレステストにもとづき，心筋虚血のハイリスク症例においては，適応があるかも知れない。

3. 周術期輸液，強心薬投与の最適化

　目標指向型治療（goal directed therapy：GDT）とは，輸液療法や昇圧薬療法施行判断の際に心拍出量などの循環パラメータを用いる治療を意味する。周術期における短期的なGDTが，周術期合併症を減らすことにより，長期予後改善効果を期待できるという報告[9]や術後患者におけるGDTが，術後合併症併発の減少，死亡率低下[3,10]や入院期間の短縮に関連するという報告[11]があり，今後の大規模研究の結果が期待されている。

4. 周術期呼吸療法

　手術，麻酔とも呼吸機能を障害し，術後肺炎リスクであり，術後CPAP（continuous positive airway pressure：持続気道陽圧）の早期導入は有用のようである。腹部外科，整形外科手術患者における硬膜外鎮痛は呼吸器合併症減，予後改善の可能性がある。喫煙は肺炎発症リスクであることは論を待たない。

5. 術後回復強化（enhanced recovery after surgery：ERAS）

　ERAS研究のレビューでは，入院期間短縮とERAS管理の患者の術後合併症発生減少の可能性が報告されたが，術後生存には改善を認めず，再入院率上昇の傾向があった[3]。

c. 周術期管理システムの改善

　将来，周術期リスク評価の際に，年齢，手術，バイオマーカー，臨床的リスクスコアといったような簡単な事項で周術期初期スクリーニングが行われるようになると思われる[3]。より効果的なシステムが周術期管理の質を改善し，医療費抑制の一方で生存率を改善する可能性がある。

D　術後集中治療

　死亡率が5％以上の手術をハイリスクと定義した報告[7]では，死亡症例のほとんどは，大手術症例で，内科的疾患背景を有する高齢者である。そして，ハイリスク患者の15％未満しか，術後ICUに入室しない。こうした外科ハイリスク症例の術前での認識が肝要である。

　ハイリスクである非心臓手術患者を対象とした研究[8]では，対象患者の予後が思わしくない要因のひとつに，集中治療という医療資源の不十分な供給や効果的活用ができていないことに関連するとしている。ハイリスク一般外科症例は，集中治療という医療資源の供給とその活用により，予後改善の可能性がある。

　集中治療領域における予後に関するこれまでの研究[9]では，身体的，精神的に不利な影響を指摘されてきたが，集中治療でのGDTのような短期的介入により長期的予後によい影響をもつ可能性も報告されている。

E　予後予測因子 (表1)

a. 年　齢

　年齢は，死亡率関連の術前因子として挙げられる[12]。非心臓手術後患者の病院死亡率についての検討では，65歳以上は死亡率増加に関連していた[3,7,8]。70歳代との年齢比較において，80歳以上は2-4倍のリスク増加となる[12]。大手術後ICU入室患者では，予定および緊急手術ともに死亡例は年齢が高い[13]。

表 1　予後予測因子

年齢	● 65 歳以上は，術後死亡率増加に関連 ● 80 歳以上は，死亡リスクはさらに増加
既往歴	● 慢性心不全（NYHA 心機能分類 4 度），慢性呼吸不全，肝硬変，慢性腎不全，アルコール依存，急性腎障害，悪性疾患の合併が院内死亡に関連 ● ASA physical status 3 以上で死亡リスクは数倍増加
血液検査	● 貧血，低アルブミン血症は予後悪化関連因子
Frailty	● ICU や 6 カ月死亡の危険因子
手術	● 手術部位が胸部，消化器の場合，院内死亡に関連 ● 緊急手術では，ICU や院内死亡率が上昇
術後 ICU 入室歴	● SAPS Ⅱ，APACHE Ⅱ スコアが予後評価には重要 ● 長期的な「生活の質」に悪影響の可能性

b. 既往歴/血液検査

　一般に合併症を有しない症例は死亡率が低い[13]。しばしば手術種類よりも患者背景のほうが死亡率と強い関連がある。麻酔科術前評価スコアである ASA physical status が 3 以上になると数倍の死亡リスク増となる[12]。合併症に慢性腎不全，慢性呼吸不全，慢性心不全〔NYHA（New York Heart Association：ニューヨーク心臓協会）心機能分類 4 度〕，肝硬変，アルコール依存，急性腎障害，悪性疾患が院内死亡に関連する因子として挙げられる[13]。術後経過にしばしば悪影響を及ぼす慢性疾患に，糖尿病，栄養不良状態がある[3]。さらに，急性腎障害や全身性の炎症は，数倍の死亡率増加関連の合併症である[12]。周術期臓器障害は，長期生存低下にも関連する因子かも知れない[3]。術前の血液検査異常値では，貧血，低アルブミンが予後悪化関連因子である[12,14]。

c. Frailty（フレイル；もろさ，虚弱さ）

　最近確立した，高齢者において調べられた概念である。生理的予備力低下の結果として，疾病，外傷に対し，恒常性を維持できないことに特徴づけられる。Frailty の一般的徴候は，倦怠，体重減少，虚弱・衰弱，活動性低下，動作がおそい，認知障害であり，年齢，合併症とならんで重要な因子となる。Frailty の有無で，治療方針を決定していいのかは明らかにされていないが，Frailty を有していれば，ICU，6 カ月死亡の危険因子となる[15]。

d. 手　術[13]

　手術部位が胸部，消化器であることは，院内死亡関連因子である。予定および緊急手術とも，腹部外科手術では死亡率が高い。緊急手術で生存率が高いのは外傷外科である。心血管，脳神経外科では，予定手術は生存率が高く，緊急手術は死亡率が高い。緊急手術症例では ICU 死亡率，院内死亡率ともに高くなる。

e. 術後 ICU 入室

　集中治療を受けた外科患者の生存率は，年齢，手術の種類によりさまざまである。また，ICU 入室の不利な効果は，長期に影響が続くようである。特に，上部消化管，腫瘍かつ/もしくは一般外科的分類の疾患を有する患者や高齢患者は，こうした不利な効果が 5 年以上続く[16]。ICU 入室

歴のある症例の長期の「生活の質」に関する研究によると，ICU 退室後6年以上経過しても，認知機能の低下を含むさまざまな健康上の問題を抱えている。ICU 入室歴のある生存患者の健康障害対策が課題となる[17]。院内死亡率に関連する因子としては，SAPS Ⅱスコア[13]や APACHE Ⅱスコア[16]が重要である。予定外の ICU 緊急入室は，患者の安全性における尺度となり，術中インシデント発生，30日死亡率増加，入院日数長期化に関連する[18]。病院の大量の医療資源を使うものの，術後に集中治療を必要とする患者は少なくない[13]。

おわりに

今日，手術症例数は膨大でかつ術式も多彩であり，高齢化，既往歴を有する症例が多くなる傾向がある。洗練された全身状態の把握と予後評価は，患者のみならず医療者にも治療方針選択の機会を与える。かつては，外科的治療が済んだ単なる「術後管理」であったが，これからは集中治療医のような専門医が診療を統括し「周術期医学」という領域としてますます重要視されるべきである。

文　献

1) Weiser TG, Regenbogen SE, Thompson KD, et al. An estimation of the global volume of surgery: a modelling strategy based on available data. Lancet 2008；372：139-44.
2) Ghaferi AA, Birkmeyer JD, Dimick JB. Variation in hospital mortality associated with inpatient surgery. N Engl J Med 2009；361：1368-75.
3) Pearse RM, Holt PJE, Grocott MPW. Managing perioperative risk in patients undergoing elective non-cardiac surgery. BMJ 2011；343：d5759 doi：10.1136/bmj.d5759.
4) Khuri SF, Henderson WG, DePalma RG, et al. Determinants of long-term survival after major surgery and the adverse effect of postoperative complications. Ann Surg 2005；242：326-41.
5) Schneider CP, Fertmann J, Geiger S, et al. Long-term survival after surgical critical illness. Ann Surg 2010；251：1145-53.
6) Noordzij PG, Poldermans D, Schouten O, et al. Postoperative mortality in the Netherlands. Anesthesiology 2010；112：1105-15.
7) Pearse RM, Harrison DA, James P, et al. Identification and characterisation of the high-risk surgical population in the United Kingdom. Crit Care 2006；10：R81.
8) Jhanji S, Thomas B, Ely A, et al. Mortality and utilisation of critical care resources amongst high-risk surgical patients in a large NHS trust. Anaesthesia 2008；63：695-700.
9) Rhodes A, Cecconi M, Hamilton M, et al. Goal-directed therapy in high-risk surgical patients: a 15-year follow-up study. Intensive Care Med 2010；36：1327-32.
10) Hamilton MA, Cecconi M, Rhodes A. A systematic review and meta-analysis on the use of preemptive hemodynamic intervention to improve postoperative outcomes in moderate and high-risk surgical patients. Anesth Analg 2011；112：1392-402.
11) Pearse R, Dawson D, Fawcett J, et al. Early goal-directed therapy after major surgery reduces complications and duration of hospital stay. A randomised, controlled trial [ISRCTN38797445]. Critical Care 2005；9：R687-R693.
12) Story DA, Leslie K, Myles PS, et al. Complications and mortality in older surgical patients in Australia and New Zealand (the REASON study): a multicentre, prospective, observational study. Anaesthesia 2010；65：1022-30.
13) Rhodes A, Moreno RP, Metnitz B, et al. Epidemiology and outcome following post-surgical admission to critical care. Intensive Care Med 2011；37：1466-72.
14) Baron DM, Hochrieser H, Posch M, et al. Preoperative anaemia is associated with poor clinical outcome in non-cardiac surgery patients. Br J Anaest 2014；113：416-23.

15) Perner A, Citerio G, Bakker J, et al. Year in review in intensive care medicine 2014：II. ARDS, airway management, ventilation, adjuvants in sepsis, hepatic failure, symptoms assessment and management, palliative care and support for families, prognostication, organ donation, outcome, organisation and research methodology. Intensive Care Med 2015；41：389-401.
16) Timmers TK, Verhofstad MH, Moons KG, et al. Long-term survival after surgical intensive care unit admission. Fifty percent die within 10 years. Ann Surg 2011；253：151-7.
17) Timmers TK, Verhofstad MHJ, Moons KGM, et al. Long-term quality of life after surgical intensive care admission. Arch Surg 2011；146：412-8.
18) Haller G, Myles PS, Wolfe R, et al. Validity of unplanned admission to an intensive care unit as a measure of patient safety in surgical patients. Anesthesiology 2005；103：1121-9.

〔中村　利秋〕

II 術後患者の全身管理

1. 術後回復強化の概念
2. 神経系の管理
3. 呼吸器系の管理
4. 循環器系の管理
5. 消化器系の管理
6. 腎機能の管理
7. 体液・代謝・内分泌系の管理
8. 止血凝固系の管理
9. 体温管理
10. 術後感染の制御
11. ドレーン管理
12. 術後リハビリテーション

1 術後回復強化の概念

はじめに

　術後患者の回復を促進する目的のために，術前・術中・術後の患者管理をエビデンスに基づいたプロトコールに従って行うことが推奨されてきた．まずfast trackが心臓血管外科患者を中心に始められ，次に結腸手術患者に術後回復強化（enhanced recovery after surgery：ERAS；イーラス）が開始され適用疾患が拡大してきている．また集中治療領域で行われていた目標指向型治療（goal directed therapy：GDT）が術中の輸液管理に用いられるようになり，その適切な指標が検討されている．

A Fast track

　1990年代より米国において心臓血管外科を中心に術後早期回復をめざして開始された．手術室抜管，縮小手術や低侵襲手術，人工心肺の低侵襲化などが検討された．
　2001年に出された総説[1]では，fast trackの総括として以下のことが述べられている．
①術後ストレス反応を減弱させる新しい手術・麻酔技術により患者の予後を改善する．
②日帰り手術で用いられる方法（局所麻酔や低侵襲手術など）がより複雑な手術に拡大され，それにより在院日数は短縮される．
③術後疼痛，離床，栄養を管理するリハビリテーションチームの最大の目標は術後回復の短縮である．
④早期退院は術後機能回復と病態改善によりもたらされる．

B 術後回復強化（ERAS）

　2005年に欧州臨床栄養代謝学会（European Society for Clinical Nutrition and Metabolism：ESPEN）のERAS study group（現在ERAS Society）が，fast-track surgeryを源流として，開腹結腸切除術患者の身体的回復を促進するエビデンスのある管理法22項目を組み合わせた術後回復能力強化プログラムを発表した[2]．チーム医療により実施される周術期を通したリハビリテーションプログラムで，目的として①周術期管理における患者安全の向上，②合併症率低下，③在院日数の短縮があげられている．周術期を管理する集中治療，麻酔科，外科，看護，リハビリテーションなど多部門の協力が必要不可欠である．
　日本外科代謝栄養学会は日本版ERASとして2011年よりESSENSEプロジェクト（Essential Strategy for Early Normalization after Surgery with patients' Excellent satisfaction）を立ち上げた[3]．この中で①生体侵襲反応軽減，②身体活動性の早期自立，③栄養摂取の早期自立，④周術

期不安軽減と回復意欲の励起の4つの基本方針を提唱した。

大腸がん手術患者を対象として開始されたERASプログラムであったが，適応術式が膵頭十二指腸切除，直腸/骨盤内手術，乳がん手術，血管手術，肺癌手術などに拡大されてきている。

a. ERASプログラムの問題点

ERASプログラムにある「術前の機械的腸管前処置は行わない」は，前処置が内視鏡手術の大腸操作を容易にし，腸管損傷を予防するため，実際には多くの施設で行われている[4]。

ERASプログラムに対する誤解からの有害事象も起こっている。治療指標としての在院日数は，患者回復のみを示しておらず，在院日数短縮が目的になる危険がある。推奨項目の相互関連を考慮せず，単独の推奨項目のみの改善をめざし，総合的に身体状況を整える努力がなされないなどの問題が指摘されている。術後在院日数短縮だけに固執することなく，患者自身が早期に自立して健常な生活に戻れることを促す必要がある。

b. 麻酔科医が関与するERAS[5,6]

手術侵襲に伴う有害刺激による糖質・蛋白質代謝の異常，疼痛，消化管機能不全，不動などが術後回復を阻害する因子である。術中から術後回復を意識した麻酔を構築する必要がある。

1. 術前の絶飲食期間の短縮，脱水予防

Normal fluid and electrolyte balanceを維持することを考慮する。2012年日本麻酔科学会から術前絶飲食に関するガイドラインが公表された。清澄水は2時間前，母乳は4時間前，人工乳・牛乳は6時間前まで投与可とした。清澄水とは水・お茶および炭酸飲料，牛乳（脂質）を含まないコーヒー・紅茶，食物繊維を含まないジュース，炭水化物含有飲料（経口補水液など）である。

炭水化物負荷はインスリン抵抗性および異化亢進を減弱させるだけではなく，口渇，空腹感を減弱させ，周術期不安軽減効果がある。

2. 麻酔法

覚醒遅延が術後回復を遅らせるので，短時間作用性麻酔薬（プロポフォール，レミフェンタニルなど）が使用される。筋弛緩薬もロクロニウムが短時間作用性かつスガマデクスで拮抗できるので使用される。Bispectral index（BIS）モニターや筋弛緩モニターを使用し，薬物の過量投与を防止する。

3. PONV予防

レミフェンタニルはフェンタニルやモルヒネに比べると催吐作用は弱く，プロポフォールは制吐作用を有する。吸入麻酔薬も催吐作用があるため避けられる傾向にあり，完全静脈麻酔が推奨される。セロトニン受容体拮抗薬，デキサメサゾン，ドロペリドールが術後悪心・嘔吐（postoperative nausea and vomiting：PONV）予防に有用なエビデンスは存在するが，保険適用外であるためその使用は制限される。

4. 術中鎮痛

硬膜外鎮痛は鎮痛作用に加え消化管蠕動運動を促進し，イレウス予防に有利である。

また手術侵襲を抑制し蛋白異化を最小限に抑える。

5. 術中輸液

輸液制限のほうが過剰輸液よりも胃排出時間が早く，術後合併症が減少し，在院日数を短縮させる。術中輸液量を適切に管理するために行われる目標指向型輸液治療により消化管機能回復が早まった。

6. 体温維持

体温維持は覚醒不良やシバリングの発生を抑えることによる術後回復の強化につながるため，輸液の加温，室温管理，患者加温を行う。

7. 血糖管理

手術侵襲によるストレスホルモンの分泌により外科的糖尿病状態になり，インスリン感受性が低下する。術後回復強化にはインスリン感受性を維持し，血糖コントロールを良好にする必要がある。

8. 術後鎮痛

術後早期からの経口摂取や離床を促進させるには，腸管蠕動運動を抑制せずに，下肢脱力を来さない，催吐作用の出にくい鎮静が求められる。呼吸抑制や催吐作用などのマイナス面はあるがフェンタニルなどのオピオイドがPCA（patient-controlled analgesia）として投与される。非ステロイド性抗炎症薬は定期的に投与される方が頓用で投与されるより推奨される。胃腸障害が少ないアセトアミノフェンが推奨される。

末梢神経ブロック・浸潤麻酔（創傷部）も用いられ，内臓痛に効果が少ないがエコーガイド下末梢神経ブロックは有効である。硬膜外鎮痛としてロピバカインのような運動抑制の少ない局所麻酔薬とフェンタニルの持続的胸部硬膜外鎮痛（continuous thoracic epidural analgesia：CTEA）が腹部手術患者に適用される。

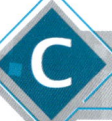

C 目標指向型治療（GDT）

患者の予後を改善させるため，循環動態指標を用いて，あらかじめ目標を設定し，目標を達成させるように治療する手順である。

GDTはまず集中治療領域で発展した。2001年にRiversら[7]が敗血症患者に対する初期治療に中心静脈圧（central venous pressure：CVP），血圧，中心静脈血酸素飽和度（ScvO$_2$）を指標にしたGDTを用い，患者の予後を改善する論文を発表した。そのGDTが2004年のSurviving Sepsis Campaign Guideline（SSCG）にGrade Bという高いエビデンスレベルで推奨された。2008年，2012年のSSCGでもgrade 1Cで推奨されたが，近年CVP，ScvO$_2$を指標にしたGDTに否定的な大規模RCTが発表されてきている。

サードスペース理論による術中輸液を行うことより，過剰輸液による術後合併症の増加が報告されてきて，特に消化管手術の腸管浮腫による縫合不全に悪影響を与えた。制限輸液療法の指標としてのCVPが循環血液量の指標としての信頼性が薄らいできて，より信頼できる指標が必要

になった。

　輸液反応性の指標として収縮期動脈圧や脈圧の呼吸性変動といった動的指標の方が左室拡張末期容量や右房圧といった静的指標より優れていることがわかってきた。スワンガンツカテーテルに代わるより低侵襲で心拍出量や1回拍出量が計測できるデバイスが開発されて循環動態に指標として信頼できるようになった。代表的なものにarterial pressure-based cardiac output（APCO）がある。それから算出される1回拍出量変動（stroke volume variance：SVV）が輸液反応性の指標としてよく利用されている。SVVの上昇は循環血液量の減少を示しており，容量負荷でSVVを低下させることができる。しかしSVVは血管緊張状態によっても変化し，血管拡張薬でSVVが上昇し，血管収縮薬でSVVが低下する[8]。

　英国から2014年に発表されたOPTIMISE study[9]では，心拍出量ガイド下循環動態治療アルゴリズムで輸液と強心薬を投与したハイリスクの胃・小腸手術の周術期管理を比較検討した。30日合併症と死亡率に有意差はなかったが，この研究を加えたメタ解析ではGDTアルゴリズムは術後の合併症を少し減少させたが，30日死亡率と在院日数の低下は認めなかった。

　今までGDTは術中の目標指向型輸液治療で有用と考えられ，いくつかの循環動態指標の適切化を図ることで，入院期間の短縮や合併症の軽減が報告された[10]。GDTが予後まで改善することは証明されていないが，術後合併症や在院日数を減じることにより医療経済的にも患者の利益になるかもしれない。

文 献

1) Wilmore DW, Kehlet H. Management of patients in fast track surgery. BMJ 2001；322：473-6.
2) Fearon KC, Ljungqvist O, Von Meyenfeldt M, et al. Enhanced recovery after surgery：a consensus review of clinical care for patients undergoing colonic resection. Clin. Nutr. 2005；24：466-77.
3) 宮田　剛，石橋生哉，海堀昌樹ほか．術後回復促進のためのエッセンス —日本外科代謝栄養学会ESSENSEプロジェクト—．手術医学 2014；35：13-7.
4) 大毛宏喜．ERAS（Enhanced Recovery After Surgery）導入の問題点．手術医学 2010；31：280-5.
5) 谷口英喜．術後回復能力強化プログラム—麻酔科医が行う術後回復促進策—．手術医学 2014；35：18-25.
6) 谷口英喜．術後回復能力強化プログラムにおける麻酔科医の重要性．麻酔 2012；81：282-91.
7) Rivers E, Nguyen B, Havstad S, et al. Early goal-directed therapy in the treatment of severe sepsis and septic shock. N Engl J Med 2001；345：1368-77.
8) 飯島毅彦．動的循環血液量と静的循環血液量．日臨麻会誌 2014；34 139-44.
9) Pearse RM, Harrison DA, MacDonald N, et al. Effect of perioperative, cardiac output-guided hemodynamic therapy algorithm on outcomes following major gastrointestinal surgery. JAMA 2014；311：2181-90.
10) Grocott MPW, Dushianthan A, Hamilton MA, et al. Perioperative increase in global blood flow to explicit defined goals and outcomes after surgery：a Cochrane Systematic Review. Br J Anaesth 2013；111：535-48.

〈槇田　徹次〉

2 神経系の管理

A 神経系モニタリング・検査

a. 意識レベル

　麻酔，手術後の患者管理において意識レベルの確認，評価は重要である．意識レベルとは，麻酔科や救急領域で好んで用いられる用語で，患者の意識を数値化して評価する方法である．意識の状態を9段階で評価するJapan Coma Scale（JCS）(表1)[1]や，意識を開眼，言葉の応答，運動機能に細分化し，評価するGlasgow Coma Scale（GCS）[2](表2)がある．しかし，JCSやGCSはもともと脳血管障害の評価に用いるもので，麻酔からの覚醒を完全に反映するわけではない．一般的に，術後の意識レベルの異常の原因は，麻酔薬の残存あるいは術後投薬された鎮静薬や鎮痛薬などの薬剤に起因するもの，脳における器質的異常（脳出血や脳梗塞）そして低血糖や尿毒症，電解質異常など代謝に関連するものがある．

　術後，覚醒を確認して気管チューブを抜管する際，麻酔科医は自発呼吸を評価した後「呼名開眼」「指示動作」「反射」などを確認している．呼名開眼は，聴覚，大脳認知機能，眼輪筋の筋弛緩からの回復などを確認している．指示動作も聴覚，大脳認知機能，末梢筋の筋弛緩からの回復を確認している．反射は，反射中枢と収縮筋の筋弛緩からの回復を確認している．現在では，bispectral index（BIS）をはじめとする脳波を指標とした麻酔深度評価がほとんどの全身麻酔症例で施行されており，脳波による意識レベルの評価は客観的指標として有用である．また，意識レベルの低下と筋弛緩薬の効果残存はしばしば混同する場合があるため，あらかじめ筋弛緩モニターで筋弛緩薬の効果残存を確認しておく必要がある．

　脳梗塞や脳出血などの脳の器質的異常による意識レベル低下は，術後早期では残存する麻酔薬による鎮静状態との鑑別が重要になる．麻酔薬の薬動力学的観点から，残存麻酔薬の影響の可能

表1　Japan Coma Scale

Ⅲ　刺激をしても覚醒しない状態 3桁で表現 (deep coma, coma, semicoma)	300	痛み刺激にまったく反応しない
	200	痛み刺激で少し手足を動かしたり顔をしかめる
	100	痛み刺激に対し，払いのけるような動作をする
Ⅱ　刺激をすると覚醒する状態 2桁で表現 (stupour, lethargy, hypersomnia, somnolence, drowsiness)	30	痛み刺激を加えつつ呼びかけを繰り返すと辛うじて開眼する
	20	大きな声，または体を揺さぶることにより開眼する
	10	普通の呼びかけで容易に開眼する
Ⅰ　刺激をしないでも覚醒している状態 1桁で表現 (delirium, confusion, senselessness)	3	自分の名前，生年月日が言えない
	2	見当識障害がある
	1	意識清明とはいえない
	0	意識清明である

表2 Glasgow Coma Scale

1．開眼（eye opening, E）	自発的に開眼	4
	呼びかけにより開眼	3
	痛み刺激により開眼	2
	なし	1
2．最良言語反応（best verval ressponse, V）	見当識あり	5
	混乱した会話	4
	不適当な発語	3
	理解不明な音声	2
	なし	1
3．最良運動反応（best motor response, M）	命令に応じて可	6
	疼痛部へ	5
	逃避反応として	4
	異常な屈曲運動	3
	伸展反応（除脳姿勢）	2
	なし	1

正常ではE，V，Mの合計が15点，深昏睡では3点となる

性が低いと判断された場合，まず脳の器質的異常を疑わなければならない。その身体所見として，瞳孔径の大きさや左右差の存在，眼球偏移，自発呼吸の特徴，体動があれば四肢運動機能などを評価する。さらに緊急頭部コンピュータ断層（computed tomography：CT）撮影やMRI検査を行うべきである。

また，血液検査により，低血糖や尿毒症など代謝性異常も検索すべきである。

遷延する意識障害に対しては，脳機能モニタリングを行うことも意義がある。経頭蓋的運動誘発電位モニタリング（motor evoked potential：MEP）や体性感覚誘発電位では，脊髄機能以外に脳梗塞などの大脳の広範囲の器質的異常を検出することが可能である。さらに聴性感覚誘発電位（auditory brainsem response：ABR）は脳幹部の器質的変化を検出することを目的として使用できる。

b．区域麻酔後運動　感覚神経機能

術後の運動機能障害や感覚機能障害が発生した場合，いくつかの鑑別を挙げなければならない（表3）。脊椎麻酔後や術後持続硬膜外鎮痛を用いている場合，術直後には下肢運動機能障害が残っていることがある。下肢運動機能の評価では，Bromageスケールが知られている（表4）。

脊髄くも膜下麻酔後の下肢運動機能異常は，脊髄くも膜下麻酔に用いた局所麻酔薬の残存効果が主要因でありほとんどの場合で経過観察となる。術後鎮痛目的で持続硬膜外麻酔を行っている場合には，Bromageスケールを参考に，持続硬膜外薬物投与速度を調整する（表4)[3]。硬膜外薬物投与を中止しても運動機能が遷延する場合，何らかの神経障害が原因の下肢麻痺を疑い，迅速にCTやMRI撮影する。

全身麻酔併用時の超音波ガイド下末梢神経ブロック後の運動機能障害あるいは感覚神経障害では，神経障害に起因するのか神経ブロックの効果遷延によるものかを鑑別する必要がある。その原因には，局所麻酔薬の遷延効果，局所麻酔薬の持続投与による神経ブロック効果，ブロック針

表3 術後感覚障害，運動障害の原因

手術要因	手術操作による神経の圧迫牽引，体位による下肢神経の圧迫牽引
麻酔あるいは手技的要因	硬膜外膿瘍や血腫による神経圧迫，硬膜外麻酔や脊髄くも膜下麻酔の穿刺時の神経損傷，局所麻酔薬による神経障害など
その他	脊髄血流障害による脊髄梗塞，精神的異常に起因するもの

表4 Bromage スケールとその対応

Score	運動機能所見	対応
I	足関節可動可能，膝立可能	投与速度変更不要
II	足関節可動可能，膝関節は動くが膝立は不可能	1時間ごとの観察
III	足関節可動可能，膝関節は可動できず	12時間ごとに投与速度調節
IV	足関節も膝関節も可動できず	硬膜外持続投与中止

による機械的損傷，薬液の神経内注入，神経虚血，局所麻酔薬の神経毒性，術後炎症性ニューロパチーなど[4]が挙げられる

　知覚低下，しびれ，筋力低下の部位がどの神経支配領域かを同定し，施行した神経ブロックと因果関係があるかを検討する．また，持続末梢神経ブロックを行っている場合，局所麻酔薬の持続投与を中止し神経機能の経時的変化を観察する．神経ブロックに起因すると考えられた運動機能障害や感覚機能障害では，障害部位の同定目的に末梢神経伝導速度測定を行うことがある．障害部位と予測される部分の中枢側から経皮的電気刺激を行い，刺激神経が支配する筋肉から誘発筋電図を記録する．さらに，障害部位と予測される部分の末梢側から刺激を行い，同様に筋肉から誘発筋電図を記録する．それぞれの刺激部位と記録部位の距離を測定し，それぞれの潜時から神経伝導速度を計算する．その伝導速度に差を認めれば，神経障害の可能性と部位を同定することができる．

文　献

1) 太田富雄，和賀志郎，半田　肇ほか．急性期意識障害の新しい grading とその表現法（いわゆる3-3-9度方式）．第3回脳卒中の外科研究会講演集；1975．p.61-9．
2) Teasdale G, Jennett B. Assesment of coma and impaired consciousness. A practical scale. Lancet 1974；2：81-4．
3) 佐倉伸一．周術期の神経障害：基礎的・臨床的エビデンスを踏まえて．東京：真興交易医書出版部；2006．p.80-4．
4) 佐倉伸一，野村岳志．図説 超音波ガイド下神経ブロック．東京：真興交易医書出版部；2007．p.87-92．

（中村　清哉，垣花　学）

B 術後痛の病態と術後鎮痛法

a. 術後痛の病態

1. 炎症性疼痛

組織損傷部位局所では発痛物質や炎症物質（ヒスタミンやセロトニン，ブラジキニン，プロスタグランジン，TNF-α，IL-1β，IL6など）が産生・誘導され，侵害受容器を直接刺激したり，侵害受容器の痛覚閾値を低下させ疼痛増強を引き起こす（末梢性感作）。

2. 一次求心性神経線維

組織障害をもたらす強い機械的，熱，冷，化学的などの刺激が組織に加わると，一次求心性神経線維末梢側終末（自由終末）の侵害受容器が刺激され，イオンチャネルや侵害受容器の受容体を介してCa^{2+}やNa^+が細胞内に流入，活動電位が生じる。侵害受容器には侵害機械刺激に反応する高閾値機械受容器と機械的，熱刺激，化学的刺激のいずれにも反応するポリモーダル受容器が存在する。高閾値機械受容器は$A_δ$線維の末梢部にあり，$A_δ$線維が有髄であるため伝導速度が速く，局在のはっきりした鋭い痛み（一次痛）の伝達に関わる。ポリモーダル受容器は主にC線維の末梢部にあり，C線維は無髄で伝導速度は遅く，局在のはっきりしない鈍痛（二次痛）の伝達に関わる。体性痛と内臓痛を伝える一次求心性神経線維では$A_δ$線維とC線維の構成比に違いがあり，体性痛では$A_δ$線維とC線維の比が1：2程度だが，内臓痛では1：8〜1：10と内臓痛を伝える一次求心性神経線維でC線維の割合が多い。これは，内臓痛で痛みの部位が明瞭でなく，疼くような，絞られるようなという鈍痛で表現される原因となる。

現在，さまざまな侵害受容器の受容体が見つかっているが，代表する分子としてカプサイシンの受容体でもあり，酸や熱刺激（43度以上）で活性化するtransient receptor potential vanilloid 1（TRPV1）チャネルがある。多くのTRPV1拮抗薬が治験中で，侵害受容性疼痛や神経障害性疼痛に対する効果が期待されている[1]。

3. 脊髄後角

脊髄後角に入力した一次求心性神経線維（細胞体は脊髄後根神経節）は脊髄後角に細胞体をもつ二次侵害受容ニューロンとシナプス接続する。$A_δ$線維は主に脊髄後角第Ⅰ層とⅤ層，C線維は第Ⅰ，Ⅱ層に入力し，一次求心性神経線維の脊髄内神経終末まで活動電位が到達すると，神経伝達物質〔$A_δ$線維はグルタミン酸，アスパラギン酸などの興奮性アミノ酸，C線維は興奮性アミノ酸とサブスタンスPやカルシトニン遺伝子関連ペプチド（calcitonin gene-related peptide：CGRP）など〕を放出，二次侵害受容ニューロンの細胞膜にあるグルタミン酸受容体やCGRP受容体などと結合し，二次侵害受容ニューロンを興奮させる。

4. 脊髄上行路，視床・大脳感覚野

二次侵害受容ニューロンは中心管の前で交差したあと，反対側前側索を脊髄視床路や脊髄網様体路，脊髄中脳路として上行し，視床や中脳などに伝達され，視床皮質路を通って侵害刺激の部位や痛みの識別を行う大脳皮質体性感覚野に到達して痛みを認識する。また上行した刺激は大脳辺縁系に伝えられ情動に関与したり，下行疼痛抑制系に関与している（図1）。

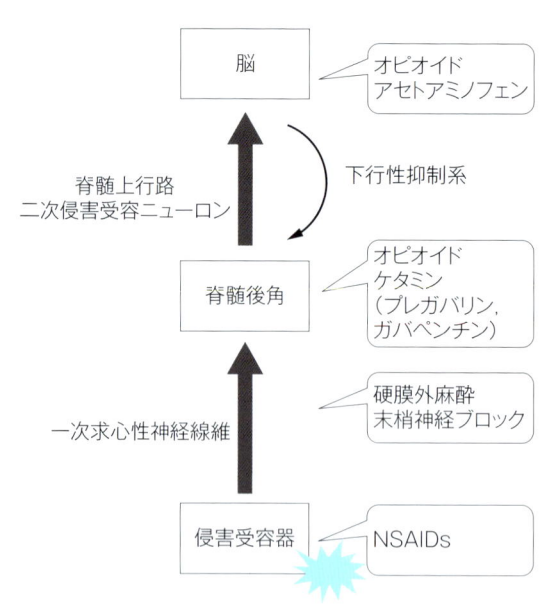

図1 痛みの伝達経路と鎮痛薬作用部位

b. 術後痛に対する鎮痛薬，鎮痛法

　侵襲の及ぶ組織が少ない術後痛の軽微な手術（耳の手術や眼科手術，甲状腺手術など）は非ステロイド性抗炎症薬（nonsteroidal anti-inflammatory drugs：NSAIDs）やアセトアミノフェンのみで良好な鎮痛が図れることが多い。中等度以上の侵襲の手術に対してはNSAIDsに加え，オピオイドの投与や伝達麻酔法（硬膜外鎮痛法や末梢神経ブロックなど）を併用して鎮痛を行っていく。

　術後痛対策を鎮痛薬，鎮痛法として患者自己調節鎮痛（patient-controlled analgesia：PCA）や伝達麻酔（硬膜外鎮痛，末梢神経ブロック）についてそれぞれまとめる。

1. 非ステロイド性抗炎症薬（NSAIDs）

　NSAIDsは，発痛増強作用のあるプロスタグランジンの合成酵素シクロオキシゲナーゼを阻害することで鎮痛効果を発揮する。周術期の使用で問題になる副作用として消化性潰瘍や腎機能障害，血小板凝集抑制，アスピリン喘息の誘発，胎児の動脈管収縮などがあり，またさまざまな薬剤との薬物相互作用で重篤な副作用を呈する（ニューキノロン系抗菌薬との併用で痙攣発作など）ことから，患者個々で使用の可否や使用量を検討する必要がある。

　単独では中等度以上の侵襲の手術での十分な鎮痛は難しく，オピオイドや伝達麻酔と併用するmultimodal analgesiaで重要な役割を担う薬物である。

2. アセトアミノフェン

　アセトアミノフェンはNSAIDsと異なり抗炎症作用はほとんどない。作用機序についてはさまざまな説が存在するが，Högestättらは代謝物質が脳内でアラキドン酸と結合し，N-acylphenol-amineが合成されることを見いだしており，中枢性に鎮痛作用を示す可能性を報告している[2]。本薬物も他の鎮痛薬，鎮痛法との併用が有効である。

3. オピオイド・麻薬拮抗性鎮痛薬

オピオイド受容体にはμ・δ・κ受容体があり，μ受容体を介した鎮痛作用がもっとも強力であるため，周術期の鎮痛薬としてはμ受容体作動活性の強いオピオイドが使用されることが多い．わが国で術中および術後鎮痛に使用するオピオイドは静注，硬膜外投与で使用できるモルヒネ，フェンタニルが一般的である．また，単独ではオピオイド受容体に作動薬として作用するが，オピオイド存在下では拮抗薬や部分作動薬として作用するペンタゾシンやブプレノルフィンも術後鎮痛薬として使用される．

オピオイドに共通する副作用として，悪心・嘔吐，眠気，呼吸抑制，痒み，便秘，排尿障害などがある．術直後に限れば便秘，眠気，排尿障害は問題にならないことも多いが，これらの副作用に適切に対応することで，十分な鎮痛薬の投与を可能にし，患者の満足度を上げることができる．

1) モルヒネ

1850年代から使用されているオピオイド鎮痛薬であり，水溶性で効果発現は緩徐で，静注後の半減期は2-3時間程度でほかのオピオイドと比べて長く，持続投与で使用すると蓄積などの問題がある．また，腎機能障害のある患者では，代謝産物であるmorphine-6-glucuronide（M6G）が蓄積するので注意が必要である．またヒスタミン遊離作用，気道分泌抑制作用があり，喘息発作中の患者では使用が難しい．

2) フェンタニル

1960年代に開発された合成オピオイド鎮痛薬であり，脂溶性で中枢神経への移行が早いため効果発現が早い．μ受容体への選択性が高く，他のオピオイドと比べ，眠気，便秘などの副作用が少ない．薬物再分布が速く，効果持続時間は30-60分と短いため，持続投与＋PCAで用いられることが多い．

3) トラマドール，ブプレノルフィン，ペンタゾシン

弱オピオイドに分類されるトラマドールは，代謝産物のオピオイド受容体への作用と，ノルアドレナリン，セロトニン再取り込み阻害作用で鎮痛効果を発揮する．効力はモルヒネの1/5程度．同じセロトニン再取り込み阻害作用を持つ抗うつ薬との併用で，セロトニン症候群（症状：嘔気，頻脈，異常発汗，筋硬直，頭痛，錯乱など）を誘発することがあるので注意が必要である．ブプレノルフィンはμレセプターの部分作動性の合成オピオイド鎮痛薬で，κ受容体には拮抗作用を持ち，天井効果がある．ペンタゾシンはκ受容体に作用し，μレセプターには部分作動性または拮抗作用をもち，天井効果がある．これらの薬物は麻薬処方が必要でないため，臨床的にはよく使用されている．疼痛増強時に薬物の増量で対応できない場合には，モルヒネやフェンタニルへのオピオイド種類の変更が必要になる．

4. ケタミン

解離性全身麻酔薬ケタミンはグルタミン酸受容体の一つであるN-methyl-D-asparate（NMDA）受容体拮抗薬であり，脊髄後角で興奮の伝導を抑制することで鎮痛作用を発揮する．オピオイドの使用量を減少させ，慢性痛への移行を抑制する作用があるとされている．内臓痛よりも体性痛に効果がある．半減期は3〜4時間と長く，代謝産物のノルケタミンもケタミンの1/3〜1/5の鎮痛作用がある．副作用として悪夢，幻覚，嘔気，めまい，複視などがあるので，少量を他の鎮痛薬と併用で使う方がよい．

表1 IV-PCA セッティングの例（成人）

薬物	ボーラス投与量	ロックアウト時間	持続投与量
モルヒネ	0.5〜2 mg	5〜10分	0（〜1 mg/hr）
フェンタニル	10〜50 μg	5〜10分	0〜50 μg/hr
トラマドール	10〜20 mg	5〜10分	0〜20 mg/hr
ブプレノルフィン	30〜100 μg	8〜20分	0〜20 μg/hr
ペンタゾシン	5〜15 mg	5〜15分	0〜3 mg/hr

5．患者自己調節鎮痛（PCA）

　患者が痛みを感じたときに速やかに鎮痛薬が投与される PCA は，個人差の大きい鎮痛に必要な薬剤の効果部位濃度が容易にタイトレーションでき，過量になった場合には鎮痛薬を要求しないことより副作用を回避，軽減できる理想的な術後鎮痛法といえる．電動式の PCA 装置に加え，安価で使いやすいディスポーザブルのバルーン収縮式 PCA ポンプが発売され，急速に普及した．患者が看護スタッフを呼ばずに自分自身で鎮痛薬を投与できるという，安心感と満足感が得られる点も大きい．

　PCA は使用する薬物と投与経路（静注・皮下注または硬膜外投与）を決める必要がある．一般的な術後鎮痛では，オピオイド静注での PCA（IV-PCA）が用いられる．手術終了時に使用オピオイドの効果部位濃度が鎮痛を得られている状態で始めるのが好ましい．ただし鎮痛に必要なオピオイド血中濃度は，各患者で疼痛の閾値の差が大きいため予想は難しい．術後回復室などで患者の疼痛レベル，呼吸数などの副作用を見ながら調整（ローディング）を行い，鎮痛が図れる有効な血中濃度まで上昇させる．その後は PCA で少量のオピオイドを短い投与間隔で，疼痛残存あれば繰り返し投与できるようにすることで，痛みを主体的に判断する患者本人によって，副作用なく鎮痛が得られる最適な血中濃度に調整されていく．

　PCA で設定が必要な項目は，1回投与量，ロックアウト時間（次の投与が可能になるまでの時間），持続注入量である．Multimodal analgesia の考えに基づき，NSAIDs やアセトアミノフェン，後述する伝達麻酔を併用するとさらに満足度が上がる（表1）．

6．伝達麻酔

　伝達麻酔とは，末梢での侵害刺激が一次求心性神経線維で伝達される経路で，局所麻酔薬により伝導を遮断する鎮痛法である．術後鎮痛には硬膜外鎮痛と末梢神経ブロックが用いられる．

1）硬膜外鎮痛・患者自己調節硬膜外鎮痛（patient-controlled epidural analgesia：PCEA）

　硬膜外腔に局所麻酔薬やオピオイドを投与して鎮痛を行う．一次求心性神経線維が脊髄後角に入力するのを局所麻酔薬が遮断する．手術創部から痛みが脊髄に入力する高さに硬膜外カテーテルを挿入することで，頸部〜会陰部のあらゆる部位の手術に対応可能である．体動時痛にも高い鎮痛効果を示すのが特徴であり，痛みが呼吸や痰の喀出に影響を与える胸部や上腹部の手術に特に有効である．使用薬物にオピオイドを併用すると，さらに強力な鎮痛効果が得られる．高濃度の局所麻酔薬を用いると運動神経の遮断効果が強くなるため，下肢に麻酔効果が及ぶ場合には注意が必要である．

　硬膜外鎮痛は持続投与で行うのを基本とするが，持続投与のみでは神経遮断領域が徐々に狭くなる．ボーラス投与を行うと遮断領域が広がることが示されている[3]ので，PCA でボーラス投与を併用する（PCEA）ことで，鎮痛を速やかに図ることができる．局所麻酔薬の交感神経遮断に

よる血圧低下に注意が必要であるが，PCEA は鎮痛効果が高く，患者の満足度が高い。

　PCEA のセッティングでは，疼痛の程度と下肢筋力への影響を考慮する。胸部・上腹部手術では 0.15-0.2％のロピバカインまたは 0.125-0.25％の（レボ）ブピバカインを，下腹部・下肢手術では 0.1-0.15％のロピバカインまたは 0.0625-0.125％の（レボ）ブピバカインを，持続投与速度が 3-6 ml/時，ボーラス投与量が 2-5 ml，ロックアウトタイムが 20-30 分程度で設定する。モルヒネ 2-4 mg/日，またはフェンタニル 300〜500 μg/日を加えると，さらに強力な鎮痛を得られる。術中に硬膜外腔にモルヒネ 1-2 mg やフェンタニル 50-100 μg を投与しておくのも有効である。

2）末梢神経ブロック

　超音波装置の画質向上，小型化に伴い，超音波ガイド下末梢神経ブロックが急速に普及してきた。また，神経ブロック手技も研究され，有効性，安全性も高いため，硬膜外鎮痛に並ぶ強力な術後鎮痛手段として位置づけられている。体表に近い神経のブロック（腕神経叢，大腿神経，坐骨神経など）だけでなく，深部神経のブロック（傍脊椎神経，腰神経叢など）の手技も確立してきたので，硬膜外ブロックと同様に頭部以外ほぼすべての部位の手術に対応できる。局所麻酔薬の 1 回注入法だけでなく，カテーテルを挿入し，持続投与や PCA も可能になった。今後は硬膜外麻酔と末梢神経ブロックのどちらを選択するか，手術の種類や患者ごとに検討していかなければならない。

> **Memo**
>
> ### 術前オピオイド服用中患者の術後オピオイド使用法
>
> 　オピオイド使用患者が，術前にオピオイドを中止すると退薬症状（あくび，瞳孔散大，流涙，鼻漏，腹痛，下痢，頻脈，高血圧などの中枢神経や自律神経症状）を来すことがある。オピオイドの中止はせず，内服できなければ注射薬へ変更をしておく（フェンタニル貼付剤であれば継続する）。術中はオピオイドへの耐性（オピオイド受容体のダウンレギュレーションが関与する）や，オピオイド誘発性の痛覚過敏などが起こっている可能性があり，使用するオピオイドの投与量の予測が難しい。オピオイドに関係しない硬膜外鎮痛や末梢神経ブロック，NSAIDs などを併用し，オピオイドの使用量は bispectral index（BIS）値や侵害刺激への血圧，心拍数の反応を見て，調整していく。覚醒時には他の麻酔薬との相互作用で思わぬ覚醒遅延や，オピオイド大量使用で呼吸抑制を来す可能性もある。術後は鎮痛効果と呼吸数の評価が必要である。慢性疼痛でオピオイドが使用されている患者で，術後の疼痛強度が高く，使用モルヒネ量が多かったという報告[4]があるが，術後のオピオイド必要量が必ずしも増えるとは限らないので，やはり個別に対応していく必要がある。

文　献

1) Moran MM, McAlexander MA, Biró T, et al. Transient receptor potential channels as therapeutic targets. Nat Rev Drug Discov 2011；10：601-20.
2) Högestätt ED, Jönsson BA, Ermund A, et al. Conversion of acetaminophen to the bioactive N-acylphenolamine AM404 via fatty acid amide hydrolase-dependent arachidonic acid conjugation in the nervous system. J Biol Chem 2005；280：31405-12.
3) Ueda K, Ueda W, Manabe M. A comparative study of sequential epidural bolus technique and continuous epidural infusion. Anesthesiology 2005；103：126-9.
4) Hina N, Fletcher D, Poindessous-Jazat F, et al. Hyperalgesia induced by low-dose opioid treatment

before orthopaedic surgery: An observational case-control study. Eur J Anaesthesiol 2015 ; 32 : 255-61.

(比嘉　達也, 垣花　学)

C 術後鎮静法

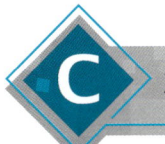

a. 鎮静の必要性

　術後患者は手術創，気管チューブ，点滴ライン，ドレナージチューブの留置などによる痛みや，長時間のベッド上安静，医療従事者による気管・口腔内吸引や体位変換などの理学療法など苦痛だけでなく，昼夜問わず各種モニタのアラーム音や医療者の会話など騒音のストレスにさらされている。それらの苦痛や不快を軽減するためにも，術後の鎮痛・鎮静は必要不可欠なものである。鎮静には，患者の快適性や気管チューブ，点滴ライン，ドレーンの事故抜去予防等安全の確保，酸素消費量や基礎代謝量の減少，人工呼吸同調による換気改善，圧外傷の軽減などの理論的・生理的利点がある[1]。

b. 深い鎮静の弊害

　鎮静薬の使用により，呼吸抑制，血圧低下，腸管麻痺などに加え，神経学的評価も困難となる。また，深い鎮静管理により自発呼吸と咳嗽反射が抑制され，呼吸筋力低下と不顕性誤嚥を引き起こす。深い鎮静で人工呼吸期間が増え，人工呼吸器関連肺炎や人工呼吸器関連肺障害が増えることが報告されている[2]。さらに，過度な鎮静下では，患者の疼痛評価が困難となり，十分な鎮痛が行われない可能性がある。このような過鎮静と不十分な鎮痛は，せん妄や心的外傷後ストレス障害などの精神障害を引き起こすと考えられている[3]。

c. 浅い鎮静〔protocolized sedation と daily sedation interruption(DSI)〕

　深い鎮静の弊害が指摘されるようになり，現在の鎮静法は，できるだけ浅い鎮静へ変化してきた。まず適切な痛み評価のもと，十分な鎮痛を行ったうえで（鎮痛優先の鎮静：analgesia-first sedation），Richmond Agitation-Sedation Scale (RASS) や Sedation-Agitation Scale (SAS) などの鎮静スケールを用いて鎮静目標を明確にしたプロトコルを作成し，それに従って深い鎮静を避け（protocolized sedation），1日1回の鎮静の中断（daily sedation interruption：DSI）によって認知機能を確認するスタイルが主流となっている。

　浅い鎮静を目標にした protocolized sedation では，鎮静薬の減少，人工呼吸器装着期間，ICU滞在日数，入院期間の短縮，気管切開の減少が報告されている[4]。

　浅い鎮静の利点として，早期リハビリテーションが可能となったことが挙げられる。ICU における人工呼吸患者において，早期から理学療法・作業療法を行った群（早期リハ群）と，標準的ケアが行われた群では，ICU・病院滞在期間，院内死亡率に有意差は認められなかったが，早期リハ群が退院時の運動能力の回復が良好であった。さらに，早期リハ群では，人工呼吸期間とせん妄期間も短かった。早期リハビリテーションを行うことが運動機能の回復だけでなく，せん妄期間の短縮など，その他の重要な臨床的効果もあることが確認された[5]。

d. 痛み・不穏・せん妄管理のための臨床ガイドライン(PADガイドライン)

　2002年に公表された米国集中治療医学会の成人重症患者に対する鎮痛鎮静薬の使用に関する臨床ガイドラインが，2013年に10年ぶりに改訂された[6]。旧版ガイドラインは薬物の使用に関する記述が中心であったが，この新たなガイドラインは疼痛・不穏・せん妄の病態管理を目的としたガイドラインになっており，それぞれの頭文字（pain, agitation, delirium）から「2013 PAD guidelines」と呼ばれている。PADガイドラインではせん妄管理が大きく取り上げられており，せん妄管理が注目されるようになった。2004年にElyらは人工呼吸管理を受けた患者において，せん妄は6カ月死亡率を上昇させ，病院滞在期間の延長を来す独立した危険因子であると報告した[7]。2009年にはPisaniらが，内科ICU患者を対象とした前向き観察研究で，せん妄の有無だけでなく，せん妄期間が短いほど一年生存率がよく，ICUにおけるせん妄は死亡率を1日当たり10%上昇させるとし，せん妄予防および早期介入の重要性を強調した[8]。

　PADガイドラインの概要は以下の4点に集約される。
①痛みの評価と鎮痛
　Behavioral Pain Scale（BPS）やCritical-Care Pain Observation Tool（CPOT）を用いて痛みの評価を行い，必要時は早期から積極的に鎮痛を行い，痛みを十分取る。
②不穏と鎮静
　RASSやSASなどの鎮静スケールを用いて，できるだけ浅い鎮静を保つ。
③せん妄対策
　せん妄はICU患者の予後を増悪させる危険因子の一つであることを認識して，confusion assessment method for the ICU（CAM-ICU），intensive care delirium screening checklist（ICDSC）を用いてせん妄の有無を評価し，予防・治療に努める。
④患者中心
　医療者側の思い込みでなく，患者の訴えに耳を傾け，痛み・鎮静・せん妄の有無をしっかり評価し，エビデンスに基づいた患者中心の管理を目指す。

e. 鎮静薬の選択

　術後患者の鎮静薬としては，静脈注射薬が中心となる。代表的な薬としては，ミダゾラム，プロポフォール，デクスメデトミジンがあげられる。

1. ミダゾラム

　短時間作用型のベンゾジアゼピン系鎮静薬である。Gamma-aminobutyric acid（GABA）受容体に作用し，抗不安，健忘，催眠，鎮静，抗痙攣作用があるが，鎮痛作用はない。長期投与や，腎機能障害患者では作用が遷延する可能性がある。

2. プロポフォール

　GABA受容体に作用し，脂溶性が高いため血液脳関門を速やかに通過し，鎮静効果も発揮する。抗不安，健忘，催眠，鎮静，制吐，抗痙攣作用があるが，鎮痛作用はない。肝機能，腎機能が低下した患者でも，薬物動態はほとんど影響を受けない。覚醒が速やかで調節性に優れており，daily sedation interruption（DSI）に有用である。高用量を長時間使用する際には，重篤な合併症である，プロポフォールインフュージョン症候群（propofol infusion syndrome：PRIS）を念頭に

おき，PRIS を疑った場合，すぐに投与を中止する。

3. デクスメデトミジン

選択性の高い α_2 アドレナリン受容体作動薬で，鎮静，催眠作用に加え，鎮痛作用を有しており，さらに血圧上昇作用（α_2B），血圧低下・除脈作用（α_2A）がある。軽い刺激で容易に覚醒し，意思の疎通が良好に行え，呼吸抑制もほとんどない。

できるだけ浅い鎮静管理の考えから，鎮静薬はデクスメデトミジンを主体とし，深い鎮静が必要な場合も，覚醒が速やかなプロポフォールに切り替えるか，デクスメデトミジンにプロポフォールを併用する方法が推奨される。ベンゾジアゼピン系の鎮静薬は，デクスメデトミジンやプロポフォールと比較して，せん妄発症のリスクが高いとする報告もあり，使用を控える傾向にある。

昼夜のリズムをつけることが，せん妄予防につながるとして，メラトニン作動薬のラメルテオンが注目されている。プラセボ群との比較で，ラメルテオン群が，有意にせん妄発症が減少したとの報告がある[9]。

Memo

デクスメデトミジンの術中，術後の使い方

術中・術後いずれの鎮静でも局所麻酔やオピオイドの併用で，十分な鎮痛が得られていることが大事である（analgesia-first）。

術中は，6.0 µg/kg/時で 10 分間の初期負荷投与を行った後に，0.2〜0.7 µg/kg/時の維持投与を行う。初期負荷投与時の，血圧変動，除脈には注意が必要である。

術後使用では，血圧変動や除脈を避けるためにも初期負荷投与は行わず，0.2〜0.7 µg/kg/時の維持投与量で行う。デクスメデトミジンだけで目標鎮静レベルを維持できないときは，気道が確保されていればプロポフォールを併用し，気道が確保されてなければベンゾジアゼピンやほかの薬剤を併用する。

文献

1) 日本呼吸療法医学会・多施設共同研究委員会．ARDS に対する Clinical Practice Guideline 第 2 版．人工呼吸 2004；21：44-61.
2) American Thoracic Society；Infectious Diseases Society of America. Guidelines for the management of adults with hospital-acquired, ventilator-associated, and healthcare-associated pneumonia. Am J Respir Crit Care Med 2005；171：388-416.
3) Brook AD, Ahrens TS, Schaiff R, et al. Effect of anursing-implemented sedation protocol on the duration of mechanical ventilation. Crit Care Med 1999；27：2609-15.
4) Girad TD, Kress JP, Fuchs BD, et al. Efficacy and safety of a paired sedation and ventilator weaning protocol for mechanically ventilated paitents in intensive care（Awaking and Breathing Controlled trial）：a randomized controlled trial. Lancet 2008；371：126-34.
5) Schweickert WD, Pohlman MC, Pohlman AS, et al. Early physical and occupational therapy in mechanically ventilated, critically ill patients：a randomized controlled trial. Lancet 2009；373：1874-82.
6) Barr J, Fraser GL, Puntillo K, et al；American College of Critical Care Medicine. Clinical practice guidelines for the management of pain, agitation, and delirium in adult patients in the intensive

care unit. Crit Care Med 2013 ; 41 : 263-306.
7) Ely EW, Shintani A, Truman B, et al. Delirium as apredictor of a mortality in mechanically ventilated patients in intensine care unit. JAMA 2004 ; 291 : 1753-62.
8) Pisani MA, Kong SY, Kasl SV, et al. Days of delirium are associated with 1-year mortality in an older intensive care unit population. Am J Respir Crit Care Med 2009 ; 180 : 1092-7.
9) Hatta K, Kishi Y, Wada K, et al. Preventive effects of Ramelteon on delirium : ARandomized placebo-controlled trial. JAMA 2014 ; 71 : 397-403.

〔照屋　孝二，垣花　学〕

D 神経系術後合併症

a. 脊髄くも膜下麻酔後頭痛

　脊髄くも膜下麻酔後頭痛（post-dural punctured headache：PDPH）は，頻度が比較的高い合併症で，硬膜外麻酔や脊髄くも膜下麻酔を含む神経幹ブロックのうち，0.7％で発生している。施行症例の硬膜およびくも膜を穿刺した後に穿刺孔から髄液が漏出することでPDPHが発生すると考えられている。PDPH発生の機序としては脳底部牽引説と血管拡張説がある。脳底部牽引説は髄液漏出により脳底部が尾側に牽引される刺激が痛みの原因という仮説である。血管拡張説は脳脊髄液が流出することで脳実質が頭蓋内で外側に引っ張られることで，それに伴う脳実質内の脳血管拡張が頭痛を来すという仮説である。

1. 予　防

　硬膜外麻酔施行時の偶発的硬膜穿刺（0-2.6％）は1回の硬膜穿刺で50％以上という非常に高い確率でPDPHが発生するため硬膜穿刺しない注意深い手技が必須である。また，硬膜外麻酔施行時の硬膜穿刺の場合，硬膜外血腫を除外することが重要になる。

　脊髄くも膜下麻酔ではくも膜下麻酔を施行するため，必ず硬膜を穿刺しなければならない。そのため，使用する針の形状や太さがPDPHの発生率に大きく影響する。Quincke針では穿刺した際にできる穴が大きくなるので髄液の漏出が多くなり，PDPHの発生率が高くなる。同じ太さの針を用いた場合，ペンシルポイント針の方が発生率は低くなる。

　Quincke針は，使用する針の太さでPDPHの発生率が大きく変わる[1]ため，できるだけ細い針を使用することが望ましい（25 G 3-25％，26 G 0.3-20％，27 G 1.5-5.6％）。一方，ペンシルポイント針は太さによらずPDPH発生率は5％以下である。そのためペンシルポイント針では極端に細い針を使用する必要はないと考えられる。

　ベッド上安静はPDPHの発生頻度を低下させない[2]。ベッド上での長時間の安静は深部静脈血栓症のリスクを上昇させるだけであり，推奨されない。また，輸液量を増やすことにより髄液産生量を増やすという考えもあるが明確なエビデンスはない[3]。

2. 診　断

　診断基準としては国際頭痛学会の診断基準[4]が用いられる（表1）。鑑別診断として気脳症，頭蓋内出血，可逆性後頭葉白質脳症などがある。迷ったらCTあるいはMRIなどの画像診断を行い，鑑別することが重要である。気脳症は硬膜外麻酔を空気による抵抗消失法により行った際に頭蓋内に空気が注入され頭痛を発症する。自己血パッチによる治療が無効であるが数日で症状が軽快する。また，可逆性後頭葉白質脳症は頭蓋内圧が上昇しているため，自己血パッチを行うことでさらなる頭蓋内圧亢進を来たし，痙攣を起こしうるので注意が必要である。

3. 治　療

　発生したPDPHは安静仰臥位を保つこと以外に効果的な治療法はない。薬物療法としてカフェイン内服（300-500 mg PO 2回/日）は効果があるが一時的なものである。

　現時点でPDPHに対する標準的治療は硬膜外自己血パッチ療法である。方法としては，清潔操

表1　PDPH診断基準（国際頭痛学会）

A. 坐位または立位をとると15分以内に増悪し，臥位をとると15分以内に軽快する頭痛で，以下のうち少なくとも1項目を有し，かつCおよびDを満たす
　1. 項部硬直
　2. 耳鳴
　3. 聴力低下
　4. 光過敏
　5. 悪心
B. 硬膜外穿刺が施行された
C. 頭痛は硬膜外穿刺後，5日以内に発現
D. 以下のいずれかにより頭痛が消失する
　1. 1週間以内に自然消失する
　2. 髄液漏出に対する適切な治療（通常は硬膜外自己血パッチ）後，48時間以内に消失

作により採血された血液を硬膜穿刺部位より一椎間下から硬膜外腔に投与する。投与量は，血液注入により患者が背部違和感や下肢のしびれ感などの症状を訴えるまで（通常10-15 ml程度，最大30 ml）である。ただし，重度のPDPHや早期離床が必要な症例以外で安易に自己血パッチ療法を行うべきではないと考えられる[5]。

b. せん妄[6,7]

術後せん妄は高齢者の術後合併症として非常に高い頻度で発生し，入院高齢患者の40%にせん妄が発生している。せん妄は結果的に入院期間を延長させ，合併症を増加させ，医療費を増大させる[3]。

せん妄は活動亢進型せん妄と活動低下型せん妄，混合型せん妄に分類される（活動亢進型0.7-1.6%，活動低下型43.5-88.6%，混合型10.8-54.2%）。せん妄の50%以上，特に活動低下型せん妄は見逃されやすく注意が必要である。

いろいろな原因が関与していると考えられるが，一度せん妄を発症すると退院後も持続しうるため介入（予防と治療）が重要になる。

1. 予　防

区域麻酔と全身麻酔は術後せん妄の発生率に差はないが術中および術後の出血，貧血と関与するため不安定な麻酔管理はせん妄を誘発する可能性がある。また，全身麻酔時にBISモニタリングなどによりせん妄発症を減少できたとする報告も見られるが十分にエビデンスがあるとは言い難い。むしろ呼気セボフルラン濃度が低い方が術後せん妄を増加させるというメタ解析[8]や心臓血管外科手術でBIS値45以下にすることでせん妄を減少できるとする報告もあり[9]，術中であっても十分な鎮痛と鎮静は必要であることが示唆される。

疼痛はせん妄発症の独立因子と考えられるため術後疼痛管理は必ず行わなければならない。オピオイドはせん妄をきたしうるので局所麻酔薬あるいはNASIDsやアセトアミノフェンなどを併用し，鎮痛を行う。

最近ラメルテオンのせん妄予防効果に関する報告[10,11]がなされており，高リスク症例では予防投与を考慮しても良いかもしれない。

2. 診　断

半数以上の高齢患者がせん妄を発症することを念頭に置き，常に疑いながら術後回診を行うこ

とが重要である．整形外科および心臓血管外科での発症頻度が高い．血管外科患者を対象にした研究[12]では，年齢，脳血管障害の既往，うつ病，四肢切断，大動脈再建，術前β遮断薬内服がリスク因子としてあげられ，非心臓手術患者を対象としたメタ解析[13]では，年齢，性別（男性），ASA 術前状態分類，術後せん妄の既往，認知症，喫煙歴がリスク因子としてあげられている．Confusion assessment method-intensive care unit（CAM-ICU）が術後せん妄診断に有用である．CAM-ICU 日本語版も Web 上で入手可能である．

3. 治 療

せん妄の治療では，せん妄の原因を除去することがもっとも重要である．それでも改善が認められないときには薬物療法を開始する．しかし，抗精神病薬の予防投与を推奨するエビデンスはない．

ベンゾジアゼピン系の鎮静薬はせん妄の治療に用いてはならない．ベンゾジアゼピンはせん妄の期間を延長し，集中治療の期間を長くする．さらに，ベゾジアゼピンの離脱症候群が問題となりうる．

せん妄に対しては塩酸チアプリドのみに保険適応があり，臨床使用が可能である．25〜75 mg/日を就寝前あるいは 1 日 3 回投与する．それ以外の抗精神病薬としてはリスペリドン（1 mg/回 PO から開始），クエチアピン（25 mg/回 PO から開始），オランザピン（5 mg/回 PO から開始）等の非定型抗精神病薬がせん妄治療に用いられる．特にリスペリドンは効果発現が速い．しかしすべての非定型抗精神病薬はせん妄治療に対する保険適応がないため注意が必要である（保険適応は統合失調症）．注射薬としてハロペリドールがあり，経口内服ができない状況では静注で使用可能である（通常 5 mg を緩徐静注）．

現時点でランダム化比較試験（randomized controlled trial：RCT）はなされていないが，抑肝散は興奮を主体とした精神症状に使用されており，術後患者において抑肝散が有効とする報告[14]がある．集中治療室での検討でも抑肝散 2.5 g の投与で各種バイタルサインや動脈血の酸素化に影響を与えることなく管理できたとする報告がある[15]．

c. 悪心・嘔吐[16]

術後悪心・嘔吐（postoperative nausea and vomiting：PONV）は術後の合併症の中でも高頻度に見られるもので発生頻度は 20〜30％である．嘔吐中枢は延髄網様体に存在し，入力経路として，①上部消化管，咽頭および縦隔にあるセロトニン受容体から迷走神経を介する経路，②前庭迷路系か第Ⅷ脳神経（内耳神経）を介する経路，③視覚中枢からの経路，④心理的要因など辺縁系を介する経路，⑤延髄の最後野にある化学受容器引金帯（chemoreceptor trigger zone：CTZ）を介する経路，が知られている．PONV の機序に関しては明らかではないがいくつかの経路が関与していると思われる．PONV が発生すると患者は不快で手術満足度が下がるばかりでなく，早期離床が妨げられ，術後回復室からの退室が遅くなる．さらに日帰り手術では退院が遅れる．成人における PONV のリスクファクターとして，患者因子（女性，非喫煙者，PONV 歴，動揺病），麻酔因子（2 時間以上の揮発性麻酔薬の使用，手術中・術後の麻薬性鎮痛薬の使用），手術因子（手術時間）などが挙げられる．手術の種類を独立した危険因子とすることはできない．PONV リスクを評価することにより PONV の発生頻度をある程度予測することが可能である（表2）．術前から高リスク症例と評価することで予防投与の費用対効果を高め，さらに副作用を軽減できる．小児における PONV のリスクファクターは成人とほぼ同様であるが，いくつか相違点があ

表2 PONV リスクファクター

- 女性
- 非禁煙者
- PONV の既往あるいは動揺病の既往
- 術後オピイドの使用

リスクファクター数と PONV の発生頻度
- 0：10%
- 1：21%
- 2：39%
- 3：61%
- 4：79%

リスクファクターが重なっていくことで PONV 発生頻度（%）が上昇する
(Gan TJ, Meyer T, Apfel CC, et al. Consensus guidelines for managing postoperative nausea and vomiting. Anesth Analg 2003；97：62-71 より改変引用)

表3 ガイドラインにおける PONV に対する投与量

薬物	投与量	投与時期	注
ドロペリドール	0.625-1.25 mg IV	手術終了時	全身麻酔薬として保険適用
デキサメサゾン	5-10 mg IV	麻酔導入前	保険適用外
5-HT3 受容体拮抗薬		手術終了時	すべて保険適用外
オンダンセトロン	4-8 mg IV		
ドラセトロン	12.5 mg IV		未発売（小児に投与注意）
グラニセトロン	0.35～1 mg IV		
トロピセトロン	5 mg IV		
ジメンヒドリナート	1-2 mg IV		内服薬のみ承認（1回50 mg）
ペルフェナジン	小児 70 μg/kg		筋注製剤のみ適用（2-5 mg 筋注）

ほとんどの薬物が PONV に保険適用がない。5-HT3 受容体拮抗薬はすべて保険適用外である。ドラセトロン（未発売）は小児に対し催不整脈作用があるため投与には注意が必要である。ドロペリドールはフェンタニルと併用した全身麻酔薬として保険適用がある。ジメンヒドリナートは PONV に対して保険適用があるが，内服薬のみ販売されている。ペルフェナジンは筋注製剤のみが販売されており，小児に対しては慎重投与であるため注意が必要である。

る。3歳以上ではPONVの発生頻度が成人の2倍である一方，2歳以下でのPONVはまれである。思春期以前では性差がない。扁桃摘出術，斜視手術，ヘルニア根治術や精巣固定術などの特定の手術ではPONVの発生頻度が増加する。

1. 予　防

リスクファクター評価により高リスク症例と判定された症例あるいは過去の全身麻酔施行時にPONVの既往がある場合はPONVの少ない麻酔法を選択する。全身麻酔は区域麻酔と比較してPONVのリスクが11倍であるので，可能であれば区域麻酔を選択する。プロポフォールによる全静脈麻酔は15%前後PONVのリスクを低下させる。亜酸化窒素と揮発性麻酔薬はともにPONVを増加させる。術中・術後のオピオイド使用もPONVの頻度を増加させるため，可能ならばNSAIDsあるいはアセトアミノフェンによる鎮痛や局所麻酔薬のみによる硬膜外鎮痛を用いる。ネオスチグミンによる筋弛緩の拮抗はPONVを増加させるので，拮抗が必要な場合はスガマデクスによる拮抗を行う。

2. 治　療

PONVに対する投与量（表3）を示す。わが国では術後の嘔吐には適用があっても，PONVの

予防に関してはほとんどの薬剤が保険適用外になることに注意が必要である。

1）ドロペリドール

ドロペリドールは安価でPONVに対する予防効果および治療効果が高い薬物である。高用量使用すると過度の鎮静効果が現れるため少量の投与がのぞましい。投与量としては0.625-1.25 mgである。副作用としては小児で錐体外路症状の頻度が高い。注意点として容量依存的にQT延長から致死性不整脈へ移行する可能性が指摘されている。低容量のドロペリドールは安全に使用できるという報告もあり，必要な症例では十分なモニタリング下に使用を考慮してよい。

2）セロトニン受容体拮抗薬

セロトニン3型（5-HT3）受容体拮抗薬は，オンダンセトロン，グラニセトロン，ラモセトロンなど数種類が発売されているがいずれも保険適用はない。5-HT3受容体拮抗薬は悪心の予防よりも嘔吐の予防効果の方が強い。投与は手術終了時がもっとも効果が高い。

3）デキサメサゾン

デキサメサゾンは8-10 mg静脈投与によりPONV予防効果がある。麻酔開始前に投与する。長期投与により創感染，副腎機能不全などの副作用があるが，1回投与による副作用は報告されていない。

4）メトクロプラミド

メトクロプラミドはPONVの予防あるいは治療に頻用されているがPONVに対して効果があるというエビデンスはない。

d. 痙　攣

術後痙攣の発生率は，脳外科手術のような高リスク症例において17-50%とされているが，一般的にはその頻度は低い。

外科手術要因以外に，予期せぬ脳卒中が術後痙攣の原因となることもある。また，薬剤が関連している痙攣として内服していた抗痙攣薬を中止したことによりその血中濃度が低下してんかん発作を発症することがある。また，テオフィリン，抗生物質，トラネキサム酸，局所麻酔薬など，周術期に用いる多くの薬剤が痙攣の原因となりえる。また，低血糖，電解質異常，動脈血ガス異常なども神経の興奮性に関与するため痙攣の原因となる。さらに，肝疾患や腎疾患などを有する患者では，その病態の悪化に伴い痙攣を誘発する可能性もある。

1. 予　防

開頭手術の場合，術後の頭蓋内出血をできるだけ少なくすることが重要である。術中の高血圧と術後早期の高血圧は避けるべきである。抗痙攣薬を内服している症例では，術前に内服させ，さらに手術が長時間に及ぶ場合には静脈内投与できる抗痙攣薬の投与も考慮に入れる。周術期に用いる薬剤，特に最近では神経ブロックに局所麻酔薬を用いるが，その至適投与量ならびに術後持続投与速度なども考慮しなければならない。

2. 診　断

脳疾患または術後の脳出血や脳浮腫の発症あるいは悪化の可能性を考慮し，頭部CT撮影を行う。さらに，動脈血液ガス分析も含めた血液検査を行い，動脈血二酸化炭素分圧，酸塩基平衡バランス，低血糖，電解質異常などを検索する。また，これまでの薬剤内服の既往（特に抗痙攣薬）や術後投与されている薬物の確認し，痙攣との関連を推測する。また，発作の確定や原因検索の

ために脳波検査が必要である。

3. 治　療

　まず酸素を投与し，気道確保が必要となる。痙攣重責状態では，マスク換気が必要となる。痙攣を抑える薬物としては，チアミラール（1-1.5 mg/kg）やチオペンタール（1-1.5 mg/kg）などの超短時間作用型バルビツレートやプロポフォール（0.5-1 mg/kg）が挙げられる。さらに，ベンゾジアゼピン系薬剤〔ジアゼパム（5-10 mg），ミダゾラム（2-5 mg）〕などが用いられる。これらの薬物は鎮静剤でもあるので，投与後は気管挿管を含めた気道確保も考慮する。これらの薬物も血中濃度が低下すると再び痙攣発作が発症する可能性もあるため，フェニトイン（250 mg）の投与も考慮する。発作が持続する場合には，気管挿管・人工呼吸下にプロポフォールや超短時間作用型バルビツレートの持続投与を行う。

e. 脳卒中

　周術期脳卒中の発症頻度は，報告によりさまざまであるが，心臓手術で10％程度，非心臓手術では0.1-3％である[17,18]。しかし術後は，麻酔の影響で脳卒中の診断が遅れたり，単なるせん妄として扱われている症例も多いため，実際の頻度はさらに高い可能性がある。周術期脳卒中の検討は，主に心臓手術において行われてきたが，この脳卒中のほとんどは，脳梗塞であり，脳出血は，1％にすぎないとされている。これら脳卒中を予防するには，その危険因子を有する患者の把握が必要である。周術期脳梗塞の危険因子の中でオッズ比の高い（オッズ比＞5.0）因子として70歳以上の高齢者，閉塞性肺疾患や末梢血管病変を有する患者，そして心房細動の既往や脳梗塞の既往が挙げられている。術後脳出血に関しては，術中の高血圧と術後早期の高血圧，長期間の大量飲酒，凝固因子欠乏などが挙げられている。これらの患者では，脳卒中の予防を考慮した周術期管理が必要となってくる。

　脳梗塞の病態発生機序として，血管閉塞（主要血管の血栓閉塞，心原性血栓閉塞，ラクナ梗塞）と分水嶺梗塞がある。分水嶺梗塞の発生機序はいまだ議論の余地があるが，動脈硬化性血管狭窄部位の血栓形成による低灌流と循環動態に伴う低灌流が関与している。これらはお互いに存在し，それぞれが相乗効果により病態を形成していると考えられている。

1. 予　防

　周術期脳卒中，特に脳梗塞の危険因子として，脳梗塞の既往が挙げられている。したがって最近の脳梗塞発症と手術のタイミングが問題となる。脳卒中では，急性期の脳血流の自動調節能が破綻しており，中等度低血圧でも低灌流になる可能性が指摘されている。これは脳卒中発症後8時間から2-6カ月間続くと考えられており，したがって予定手術は脳梗塞から1-3カ月間空けるべきと考えられている。

　脳梗塞の予防目的で抗凝固薬を内服している症例では，抗凝固薬の中止に伴う脳梗塞のリスクと抗凝固薬の継続による出血のリスクとのバランスを考慮しなければならない。American College of Chest Physiciansのガイドラインによれば，脳梗塞発症リスクを低リスク，中等度リスク，高リスクに分け，それぞれにブリッジ療法としての低分子ヘパリン皮下注は不要，ブリッジ療法として治療濃度あるいは低濃度の低分子ヘパリン皮下注が必要，そしてブリッジ療法として治療濃度の低分子ヘパリン皮下注が必要とされている。

　一般に脳灌流圧は，平均血圧と頭蓋内圧の差として表されるが，通常，脳血流量は脳灌流圧が

変化しても自動調節脳により一定に保たれる。自動調節能により脳血流量が一定に保たれるのは，平均血圧が 60-150 mmHg に維持されている時といわれている。つまり，脳血流自動調節能の下限の平均血圧は 60 mmHg となるが，現実には個人差があり 41-113 mmHg という研究結果もあり，これを念頭に入れるべきである。臨床的には，手術室入室直前に測定した血圧（収縮期あるいは平均血圧）を基準値とし，それより 20％以上低下しないように管理することが勧められている。

脳卒中の既往がある患者では，再発症予防目的でスタチンをはじめとする高脂血症薬を内服していることが多い。このスタチン内服患者では，スタチンを中止した場合の脳梗塞の発症が 8.7 倍に増加する[19]ということから，周術期に継続すべきであると考えられている。

2. 診 断

術後脳卒中を発見するのは医師ではなく，そのほとんどが確実な神経学的所見を取ることができない病棟看護師である。したがって，脳卒中発症を客観的に評価できる NIH Stroke Scale や Canadian Neurologic Scale は有用であろう。術後脳卒中が疑われた場合は，頭部 CT もしくは MRI を実施し，脳梗塞もしくは出血の診断を行う。特に，脳卒中が疑われてから 25 分以内に緊急頭部 CT 検査を施行することが推奨されている[20]。

3. 治 療

脳卒中後の増悪因子である低酸素を来す低換気，肺炎そして無気肺などは避けなければならない。さらに，高血圧や低血圧も脳卒中の予後に関係するため注意が必要である。いかなる発熱も脳障害を助長するため，体温の管理も重要である。

発症 4.5 時間以内の虚血性脳卒中（脳卒中の病型によらない）に対して，遺伝子組み換え組織プラスミノーゲン・アクチベータ（rt-PA：一般名 アルテプラーゼ）静注が有効である。成人には，0.6 mg/kg を静注する（投与量の上限は 60 mg）。投与法は，総量の 10％を急速投与（1〜2 分間）し，その後残りを 1 時間で投与する。ただし，14 日以内の大手術患者には原則禁忌となっている。また現在，脳保護薬として臨床上使用できる薬剤はエダラボンのみである。脳卒中治療ガイドライン 2009 では，「脳保護作用が期待されるエダラボンは，脳梗塞（血栓症・塞栓症）患者の治療法として推奨される」とされている。しかし，重篤な腎機能障害患者では原則禁忌である。

周術期の脳卒中は一旦発症してしまうと，その後重篤な後遺症が残ることが多い。この発症を予防するため，術前のリスク評価，術中の循環管理などが大切である。さらに，術後に脳卒中が疑われれば，速やかに診断・治療につなげることが重要である。

文 献

1) Turnbull DK1, Shepherd DB. Post-dural puncture headache：pathogenesis, prevention and treatment. Br J Anaesth 2003；91：718-29.
2) Arevalo-Rodriguez I, Ciapponi A, Munoz L, et al. Posture and fluids for preventing post-dural puncture headache. Cochrane Database Syst Rev 2013；7：CD009199.
3) Inouye SK. Delirium in older persons. N Engl J Med 2006；354：1157-65.
4) Headache Classification Subcommittee of the International Headache Society. The International Classification of Headache Disorders：2nd edition. Cephalalgia 2004；24 Suppl 1：9-160.
5) Boonmak P, Boonmak S. Epidural blood patching for preventing and treating post-dural puncture headache. Cochrane Database Syst Rev 2010；1：CD001791.
6) American Geriatrics Society Expert Panel on Postoperative Delirium in Older Adults. American

Geriatrics Society abstracted clinical practice guideline for postoperative delirium in older adults. J Am Geriatr Soc 2015 ; 63 : 142-50.
7) Davidson JE, Harvey MA, Bemis-Dougherty A, et al. Implementation of the Pain, Agitation, and Delirium Clinical Practice Guidelines and promoting patient mobility to prevent post-intensive care syndrome. Crit Care Med 2013 ; 41 : S136-45.
8) Whitlock EL, Torres BA, Lin N, Helsten DL, Nadelson MR, Mashour GA, Avidan MS. Postoperative delirium in a substudy of cardiothoracic surgical patients in the BAG-RECALL clinical trial. Anesth Analg 2014 ; 118 : 809-17.
9) Soehle M, Dittmann A, Ellerkmann RK, et al. Intraoperative burst suppression is associated with postoperative delirium following cardiac surgery : a prospective, observational study. BMC Anesthesiol 2015 ; 15 : 61.
10) Hatta K, Kishi Y, Wada K, et al. Preventive effects of ramelteon on delirium : a randomized placebo-controlled trial. JAMA Psychiatry 2014 ; 71 : 397-403.
11) Perkisas SM, Vandewoude MF. Ramelteon for prevention of delirium in hospitalized older patients. JAMA 2015 ; 313 : 1745-6.
12) Katznelson R, Djaiani G, Mitsakakis N, et al. Delirium following vascular surgery : increased incidence with preoperative beta-blocker administration. Can J Anaesth 2009 ; 56 : 793-801.
13) Dasgupta M, Dumbrell AC. Preoperative risk assessment for delirium after noncardiac surgery : a systematic review. J Am Geriatr Soc 2006 ; 54 : 1578-89.
14) Matsuda Y, Kishi T, Shibayama H, et al. Yokukansan in the treatment of behavioral and psychological symptoms of dementia : a systematic review and meta-analysis of randomized controlled trials. Hum Psychopharmacol 2013 ; 28 : 80-6.
15) 坪　敏仁，西村雅之，斎藤淳一ほか．集中治療における鎮静薬としての漢方製剤抑肝散の使用経験．日集中医誌 2011 ; 18 : 427-8.
16) Gan TJ, Meyer T, Apfel CC, et al. Consensus guidelines for managing postoperative nausea and vomiting. Anesth Analg 2003 ; 97 : 62-71.
17) Bijker JB, Persoon S, Peelen LM, et al. Intraoperative hypotension and perioperative ischemic stroke after general surgery : a nested case-contorl study. Anesthesiology 2012 ; 116 : 658-64
18) Selim M. Perioperative stroke. N Engl J Med 2007 ; 356 : 706-13.
19) Blanco M, Mombela F, Castellanos M, et al. Statin treatment withdrawal in ischemic stroke : A controlled randomized study. Neurology 2007 ; 69 : 904-10
20) Adams HP Jr, del Zoppo G, Alberts MJ, et al. Guidelines for theearly management of adults with ischemic stroke : A guidelinefrom the American Heart Association/American Stroke Association Stroke Council, Clinical Cardiology Council, Cardiovascular Radiology and Intervention Council, and the Atherosclerotic Peripheral vascular Disease and Quality of Care Outcomes in Research Interdisciplinary Working Groups : The American Academy of neurology affirms the value of this guideline as an educational tool for neurologists. Stroke 2007 ; 38 : 1655-711.

（神里　興太，西　　啓亨，垣花　　学）

3 呼吸器系の管理

A 呼吸系モニタリング・検査

　術後管理において，呼吸器合併症を防ぐために患者の呼吸状態を適切に把握することが必要となる。この項では呼吸系モニタリングとして，カプノグラム・胸部インピーダンス法・RRa（acoustic respiration rate）を取り上げた。またそれらに加え，呼吸器系検査として動脈血液ガス分析について述べる。

a. 呼吸モニタリング（カプノグラム，胸部インピーダンス法，RRa）

　呼吸数は重要なバイタルサインの一つである。呼吸数を連続的にモニタリングすることで，呼吸器合併症を早期に検出することができる。現在までの呼吸数のモニタリング法としては代表的なものに，カプノグラムと胸部インピーダンス法がある。

　カプノグラムは赤外線吸収法を用いている。4.3 μm の波長の赤外線を二酸化炭素に吸収させ，吸収される量が二酸化炭素分圧に比例することを利用して呼吸中の二酸化炭素分圧を継時的にグラフに表している[1]。手術室における麻酔管理ではほとんどの患者で気道確保がされており，呼吸数測定はカプノグラムが一般的で呼吸数を正確にモニタリングすることができる。また気管挿管やラリンジアルマスクなどの上気道確保デバイスによる呼吸管理中だけでなく，それらの気道確保を行っていない鎮静中，例えばフェイスマスク使用中の鎮静時にも使用可能である。しかし，カプノグラムによる呼吸数のモニタリングはサンプリングチューブを口唇・鼻孔の近くに設置する必要があり，患者の不快感が強いため手術室以外の一般病棟・術後麻酔回復室ではあまり使用されない。

　一方，胸部インピーダンス法は心電図の電極を利用して患者に侵襲の少ない高周波の電流を流し，吸気に肺胞が膨らむことで電気抵抗（インピーダンス）が高く，呼気で低くなることを利用して呼吸数を測定する方法である[2]。非侵襲的であり患者への負担も少ないため，手術室以外の一般病棟・術後麻酔回復室などでの呼吸数測定は胸部インピーダンス法で行うことが多い。胸部インピーダンス法はアーチファクトが多く精度が低いことが問題である。

　2012 年に非侵襲的に呼吸数を連続的に測定できる装置として Masimo Rad-87®（マシモジャパン）が発売された。この装置では呼吸数の測定のために，パルスオキシメーターセンサーのほかに音響トランスデューサー付きのアコースティック呼吸センサーを発声時音が響く頸部側壁部または頸部正中咽頭直下（輪状軟骨下部）に貼付する。このセンサーでは，呼吸気流が音となったものが電気信号に変換され次にデジタル信号に変換される。SpO_2 からの抽出した呼吸パターン情報と照合して呼吸以外の雑音が消去され，呼吸数いわゆる RRa が測定される。いくつかの研究では，小児と成人どちらにおいても RRa はカプノグラムと強い相関関係があり，RRa による呼吸測定の精度と正確性の高さが示唆されている[3〜5]。術前・術後に呼吸が不安定な状態や検査中など

表1 動脈血液ガス分析測定項目の基準範囲

項目	基準範囲	単位
pH	7.35〜7.45	
Pa_{O_2}	80〜100	mmHg（Torr）
Pa_{CO_2}	35〜45	mmHg（Torr）
HCO_3^-	22〜26	mEq/l
BE	−2〜+2	mEq/l
Sa_{O_2}	96〜99	%

表2 低酸素血症を呈する病態と疾患

	病態	主な疾患
P_{IO_2}の低下	大気圧の低下	高地など（F_{IO_2}低下）
P_{AO_2}の低下	肺胞低換気	①呼吸中枢抑制 ②胸郭運動制限 ③死腔換気量の増加
AaD_{O_2}の開大	換気血流比不均等 拡散障害 シャント	急性呼吸窮迫症候群（ARDS） 急性肺障害（ALI） 肺実質の疾患など

で鎮静薬などを投与されている状況下では呼吸抑制が問題となる．RRaは小児から成人まで使用可能であり，音響トランスデューサー内臓のセンサを頸部に貼付するだけで非侵襲的かつ連続的に呼吸数を測定でき，術前・術後のモニタリングとして有用である．

b. 動脈血液ガス分析[5,6]

動脈血液ガス分析は動脈血中の酸素分圧（Pa_{O_2}）・二酸化炭素分圧（Pa_{CO_2}）・酸素飽和度（Sp_{O_2}）・pH・重炭酸イオン濃度などが求められ，患者の換気状態・酸素化能・酸塩基平衡の評価に有用である．代表的な動脈血液ガス分析測定項目の基準範囲を表1示す．

1. Pa_{O_2}，Sa_{O_2}

Pa_{O_2}が基準値未満の場合を低酸素血症という．低酸素血症を来す病態には，吸入気酸素分圧（P_{IO_2}）の低下・肺胞気酸素分圧（P_{AO_2}）の低下・肺胞気動脈血ガス分圧較差（AaD_{O_2}）の開大がある（表2参照）．空気呼吸下のAaD_{O_2}は以下の簡易式①で計算できる．10 mmHg以下を基準範囲内，10〜20 mmHgを境界域とする．

$$AaD_{O_2} = 150 - Pa_{CO_2}/0.8 - Pa_{O_2} \cdots ①$$

低酸素血症のうち，室内気吸入時$Pa_{O_2} \leq 60$ mmHgとなる呼吸障害を呈する異常状態を呼吸不全といい，$Pa_{CO_2} \leq 45$ mmHg（Ⅰ型呼吸不全）と$Pa_{CO_2} > 45$ mmHg（Ⅱ型呼吸不全）に分類する．

2. pH

生体にはpHの変動を最小限にとどめるためのさまざまな緩衝系補正システムが存在する．最も重要な重炭酸緩衝系は，Henderson–Hasselbalchの式②から成り立っている．

$$pH = 6.10 + \log[HCO_3^-]/(0.03 \times Pa_{CO_2}) \cdots ②$$

pHが低下した状態をアシデミア，pHが上昇した状態をアルカレミアという．アシデミア，ア

表3 酸塩基平衡障害の分類と病態

酸塩基平衡障害	一次作用	代償作用	病態
呼吸性アシドーシス	$Paco_2$ ↑	HCO_3^- ↑	肺胞低換気
呼吸性アルカローシス	$Paco_2$ ↓	HCO_3^- ↓	肺胞過換気 ①呼吸中枢刺激 ②心因性過換気 ③$AaDo_2$開大を伴う低酸素血症
代謝性アシドーシス	HCO_3^- ↓	$Paco_2$ ↓	①アニオンギャップ AG 増加 　ケトアシドーシス 　乳酸アシドーシス 　腎不全 ②AG 正常 　消化管・腎からの HCO_3^- 喪失
代謝性アルカローシス	HCO_3^- ↑	$Paco_2$ ↑	消化管・腎からの酸喪失 外因性のアルカリ投与など

ルカレミアに至る変化過程をアシドーシス，アルカローシスという．アシドーシス，アルカローシスはそれぞれ呼吸性と代謝性に分類される．また，酸塩基平衡障害があると生体内では代償作用が働く．呼吸の代償はただちに働くが，腎による代償には数日を要する（表3参照）．

3. $Paco_2$

$Paco_2$は肺胞換気式より次式③で表される．
　　　$V_A = V_{CO_2} \times 0.863 / Paco_2$　・・・③
　　（V_A：肺胞換気量，V_{CO_2}：分時二酸化炭素排出量）

換気能は分時換気量全体よりも，ガス交換にかかわる肺胞換気量に依存する．動脈血における$Paco_2$は，分時二酸化炭素排出量に比例し，肺胞換気量に反比例する．

$Paco_2$が上昇するとpHは低下し（呼吸性アシドーシス），$Paco_2$が低下するとpHは上昇する（呼吸性アルカローシス）．

4. HCO_3^-

HCO_3^-は酸塩基平衡の指標であり主に腎により調節される．HCO_3^-が低下するとpHは低下し（代謝性アシドーシス），HCO_3^-が上昇するとpHは上昇する（代謝性アルカローシス）．なお，血液中には通常測定されるCl^-，HCO_3^-以外の陰イオンが存在し（乳酸やケトン体など），その量を間接的に表す指標としてアニオンギャップ（anion gap：AG）④がある．基準範囲は10-14（12±2）mEq/lである．
　　　$AG = Na^+ - (Cl^- + HCO_3^-)$　・・・④

5. EIT（electrical impedance tomography）

CT検査のように，肺の電気インピーダンス変化を断層的に測定する方法として開発された．この際にインピーダンスが大きい部分は気体で，インピーダンスが小さい部分は液体として測定している．これにより肺内ガス分布を計測し，呼吸効率を判定することができる．EITにより局所換気，含気分布を映像化し，肺内ガス分布の不均一性の評価や，人工呼吸器設定の評価，またそれによる人工呼吸器関連肺障害の軽減に役立つ可能性を含んでいる[8,9]．

6. グラフィックモニタリング

　具体的には「D　人工呼吸」の項を参照していただきたいが，最近の人工呼吸器では，気道内圧，流量，換気量をリアルタイムにモニタリング，表示することができ，それぞれの関係を表示することにより，呼吸管理の適切性の判断に役立っている[10,11]。

文　献

1) 稲田　豊，藤田昌雄，山本　享．6．技術，C．モニタリング，C．呼吸のモニター．最新麻酔科学（上）改訂第二版．東京：克誠堂出版；1995．p.591．
2) Davidson KG, Bersten AD, Nicholas TE, et al. Measurement of tidal volume by using transthoracic impedance variations in rat. J Appl Physiol 1999；86：759-66．
3) Mimoz O, Benard T, Gaucher A, et al. Accuracy of respiratory rate monitoring using a non-invasive acoustic method after general anesthesia. Br J Anaesth 2012；108：872-5．
4) 枝長充隆，高田幸昌，畠山洋輔ほか：カプノグラムに代わる新しい呼吸数モニタリングとしてのRRa（Acoustic Respiratory Rate）．臨麻 2013；37：41-8．
5) Patio M, Redford DT, Quigley TW, et al. Accuracy of acoustic respiration rate monitoring in pediatric patients. Paediatr Anaesth 2013；23：1166-73．
6) 日本呼吸器学会肺生理専門委員会．呼吸機能検査ガイドラインⅡ（血ガス，パルスオキシメータ）．東京：メディカルレビュー社；2006．
7) 日本呼吸器学会．臨床呼吸機能検査．第7版．東京：メディカルレビュー社；2008．
8) Wachter SB, Markewitz B, Rose R, et al. Evaluation of pulmonary graphical display in the mecical intensive care unit：an observatinal study. J Biomed Inform 2005；38：239-43．
9) Imanaka H, Takeuchi M, Tachibana K, et al. Exhaled tidal volume overestimation in mechanically ventilated patients with large cardiogenic oscillation. Crit Care Med 2004；32：1546-9．
10) Heinze H, Eichler W, Karsten J, et al. Functional residual capacity-guided alveolar recruitment strategy after endotracheal suctioning in cardiac surgery patients. Crit Care Med 2011；39：1042-9．
11) Moever O, Hahn G, Quintel M. Lung impedance measurements to monitor alveolar ventilation. Curr Opin Crit Care 2011；17：260-7．

〈坪光　祥晃，竹田　晋浩〉

B 酸素療法

周術期に限定せず，緊急酸素療法について詳しく記された英国胸部疾患学会酸素療法ガイドライン（British Thoracic Society guidline：BTS ガイドライン）を参照し，より簡潔な臨床対応として以下にまとめる。

a. 目 的

1. 低酸素血症に対する治療

低酸素状態が継続すれば，生命維持にとってきわめて危険な状態に至る可能性がある。
酸素投与を行い組織酸素化，細胞酸素化というものを改善していく必要がある。
末梢組織の酸素化に影響する因子として，肺胞から血中への酸素移行（取り込み），血中ヘモグロビン濃度，心拍出量が挙げられるが，酸素療法で改善できるのは肺での酸素の取り込みである。

2. 正常値もしくはその近傍の酸素飽和度の維持

決して，過剰の酸素飽和度，酸素化を目的とするものではない。
酸素も薬物であり，使い方次第では毒物と考えておく必要がある。
患者の状態をモニタリングし，過剰量であれば減量していく必要がある。最終的には，中止する必要も出てくる。

b. 酸素投与方法

低流量システム・高流量システムに分類される。これは，両々そのものではなく，1回換気量を超える酸素かどうかと，空気混合ガスを供給するかということである。

1. 低流量システム

1回換気量以下の酸素を供給するシステムであり，1回換気量が多いと吸入酸素濃度が低くなる。

2. 高流量システム

1回換気量以上の酸素を供給するシステムであり，呼吸パターンによらず設定した酸素を吸入させることが可能になる。

c. 対象患者と初期対応

重症患者で，致命的なものには可及的速やかに高濃度酸素が投与されなければならない。呼吸は最初に確認されなければならないバイタルサインであり，その効率，数値的評価として酸素飽和度はモニタリングされなければならない。しかし，経皮的に酸素飽和度をモニタリングしているだけでは不十分なケースもある。長時間の高濃度酸素投与が必要であるような患者であれば，動脈血採血を行い，血中酸素濃度の測定・評価を行い，酸素濃度調節を行う必要がある。

除外例（高CO₂呼吸不全）を除き，ほぼすべての重症・急性期患者では酸素飽和度の適正化を行わなければならない（正常値に到達）。しかし，患者は年齢・疾患により目標酸素飽和度に当然の差異が認められるため，全身状態が落ち着いている状態，臨床的に落ち着いている状態であれば，酸素投与（酸素療法）は必要ないかもしれない。低酸素血症がなければ，基本的に酸素投与の必要はない。逆に，高濃度酸素に長時間曝露され，血中酸素濃度が高値であり続けることによりフリーラジカル産生を通じ，細胞障害性が生じうる。

　酸素飽和度が正常値ではない患者である場合がありうる。健常であっても高齢者では酸素飽和度94%未満になることもある。このような症例の場合，酸素投与は無意味であり，酸素投与する必要がないということになる。

　また慢性閉塞性肺障害患者などの高二酸化炭素血症患者では，高濃度酸素投与により病態の増悪が危惧されるような場合には，血液ガス分析結果が判定できるまでは，酸素投与量の調整を行い酸素飽和度88-92%を目標にした方がよいと提唱されている。また，このような患者ではエピソードが繰り返されることが多く，以前のデータを参考にし治療される必要がある。個人差として，初期目標の酸素飽和度が適切でない患者が存在するためである。

　酸素化，呼吸を中心に考えれば，坐位の方が仰臥位よりも呼吸がしやすい状態であることが多く，症状や既往症・合併症などにより側臥位の方がよいかもしれない。患者の楽な体位が適切である可能性を忘れてはならない。

d. 評　価

　酸素飽和度のみにとらわれて，酸素療法の効果を考えてはならない。酸素飽和度が不変であっても，その他のバイタルサインの安定化，全人状態の安定化が得られていることがある。例えば，呼吸数，血圧，脈拍，意識状態などが指標になる。

　最終的に細胞ミトコンドリアでの酸素を確保することが必要となるが，評価としては動脈酸素含量である〔=1.34×ヘモグロビン濃度（g/dl）×動脈酸素飽和度（%）/100＋0.0031×動脈血酸素分圧（mmHg）〕。ヘモグロビン酸素飽和度と酸素分圧の関係を示すものに酸素解離曲線がある。

　評価指標としてP/F比，A-aDO₂，R-index，シャント率が挙げられる。

①P/F（mmHg）＝ PaO_2/FIO_2

②A-aDO₂＝ PAO_2-PaO_2

③R-index＝ $A\text{-}aDO_2/PaO_2$

④シャント率＝ $(Cc'O_2-CaO_2)/(Cc'O_2-CvO_2)$

　評価指標を考えた際には血液ガス分析が必要になる。そして血液ガス分析を行ううえで，コントロールとして最初の動脈血を取っておくことが重要になる。動脈血液ガス分析が必要になる場合としては，酸素飽和度を経皮的に測定され，正常範囲内であっても，循環動態異常が生じていることがある。つまり，高濃度酸素投与により一見血中酸素の正常化が得られ，重症患者がマスクされることもある。患者を見ていれば，見落とすことはないと考えられるが，このような場合には血液ガス分析などでCO_2分圧やpH，そして乳酸菌などが指標になる。

e. 術後酸素投与の必要性

　術後は基本的に緊急酸素療法が必要になる。麻酔覚醒後に手術室退室となるが，術後早期には呼吸器系合併症として低酸素血症が生じやすい。麻酔薬や筋弛緩の影響（舌根沈下など）による

表1　鼻カニューラの酸素濃度

酸素流量（l/分）	吸入酸素濃度の目安（%）
1	24
2	28
3	32
4	36
5	40
6	44

（酸素療法ガイドライン作成委員会/日本呼吸器学会, 日本呼吸管理学会. 酸素療法ガイドライン. 東京：メディカルレビュー社：2006 より引用）

表2　マスクの酸素濃度

酸素流量（l/分）	吸入酸素濃度の目安（%）
5〜6	40
6〜7	50
7〜8	60

（酸素療法ガイドライン作成委員会/日本呼吸器学会, 日本呼吸管理学会. 酸素療法ガイドライン. 東京：メディカルレビュー社：2006 より引用）

表3　ベンチュリーマスク酸素濃度

色	酸素濃度（%）	流量（l/分）
青色	24	4
黄色	28	4
白色	31	6
緑色	35	8
桃色	40	8
橙色	50	10

表4　リザーバーバッグ酸素濃度

酸素流量（l/分）	吸入酸素濃度（%）
6	60
7	70
8	80
9	90
10	90 以上

（酸素療法ガイドライン作成委員会/日本呼吸器学会, 日本呼吸管理学会. 酸素療法ガイドライン. 東京：メディカルレビュー社：2006 より引用）

上気道閉塞，気道確保操作や術式による喉頭痙攣・喉頭浮腫も考えられる．また，過度の疼痛のため頻呼吸になり，低酸素血症になるケースもある．低酸素状態により循環動態の不安定化，不可逆的な中枢神経合併症発症なども起こりうる．

重症度により異なるが，マスクによる酸素投与，気道確保のうえで酸素投与が必要になることもある．挿管が必要になるケースだけではなく，非侵襲的陽圧換気（noninvasive positive pressure ventilation：NPPV）やネーザルハイフローなどの補助具も有益に使用できる．

術後患者に見られる合併症に着目し，酸素投与が必要であるケースが認められる．

f. よく使用されるデバイス

1. 鼻カニューレ

表1に示すように低流量の酸素投与から可能であるが臨床使用は4 l/分程度までが限界と考えられる．加湿しなければ，鼻が乾くという訴えが多い．

2. フェイスマスク

表2に示すように5-8 l/分程度で使用するものである．3 l/分では目的の酸素濃度は得られないことに注意．

3. ベンチュリーマスク

表3に示すように4-10 l/分程度で使用し，24-50%程度までの酸素投与が可能となる．

4. ネブライザー付酸素吸入器

ベンチュリーマスクと同様な機能に加え，ネブライザー機能を兼ね備えている．術後喀痰核出困難患者によく使用する．インスピロン®で15 l/分にて60%程度の酸素投与が可能となる．

5. リザーバーマスク

　高濃度酸素投与をするためには，上記デバイスでは限界が近い．そのため，高濃度酸素が必要であれば速やかにリザーバーマスクを使用する必要がある．表4に示すように6-10 *l*/分程度の酸素流量で60-90％超の酸素投与が可能である．

6. ネーザルハイフロー

　鼻カニューレのように低流量酸素から使用可能であり，加湿しているため高流量まで対応可能である．一部NPPVへの移行を回避できるという報告もある．筆者の自己使用経験からはCPAP 4 cmH$_2$O程度の閉口時陽圧の印象である．

g. 酸素投与療法の実際

　簡潔にまとめられたBTSガイドラインより一部引用し，以下に示す．

　低流量の酸素が必要，もしくは濃度が規定されたレベルで必要であるケースとして，慢性呼吸不全，慢性神経筋疾患，病的肥満や胸郭異常などがある．しかし，一部では人工呼吸器を必要とするケースもある．デバイスとしては，鼻カニューレ，フェイスマスクで開始し，対応不能であればベンチュリーマスク・ネブライザー付酸素吸入器などを使用する．

　中等度の吸入酸素療法が必要になるケースとして，原因不明の急性低酸素血症，喘息発作，肺炎，急性心不全，肺塞栓，血気胸・胸水，重度の貧血などが挙げられる．中等量の酸素投与を行いつつ，基礎疾患の治療が必要になる．デバイスとしては，初期には鼻カニューレ，フェイスマスクで対応可能のこともあるが，目標値に至らない場合にはリザーバーマスクを使用する．

　高度の吸入酸素療法が必要なケースとしては，術後に滅多に遭遇しないが，心停止，ショック，敗血症などがある．しかし，多発外傷患者の術後であれば，術式に関わらず，高流量酸素が必要になることがある．高流量酸素を投与しつつ，基礎疾患の積極的な治療を行う必要がある．高流量酸素投与の際，必要となるデバイスとしては初期にはリザーバーマスクであり，積極的にバッグバルブマスクを使用していく．そして，気道確保・人工呼吸管理下での酸素投与が必要となる．

h. 酸素毒性

　酸素毒性による障害を以下にあげる．詳しい機序に関しては成書に譲るが，高濃度酸素の長時間曝露は以下のような酸素毒性による合併症を誘発する．短期集中・効率的治療により高濃度酸素をできる限り早期に離脱することが必要となる．
　①肺障害
　②中枢神経障害
　③無気肺
　④換気抑制
　⑤未熟児網膜症

おわりに

　酸素療法ガイドラインは日本呼吸器学会・日本呼吸管理学会より，そして緊急酸素療法についてはBTSガイドラインが2008年に発表されており，2015-2016年に改定予定である．術後患者というわけではないが，酸素療法に対するガイドラインであるため，改定後はできる限り早期に

参照され，臨床知識の拡充をしていただきたい。

文 献

1) British Thoracic Society Emergency Oxygen Guideline Group. British Thoracic Society Guideline for emergency oxygen use in adult patients. Thorax 2008；63：vi1-vi73.
2) 酸素療法ガイドライン作成委員会/日本呼吸器学会，日本呼吸管理学会．酸素療法ガイドライン．東京：メディカルレビュー社；2006.

〔坪光　祥晃，竹田　晋浩〕

C 気道確保

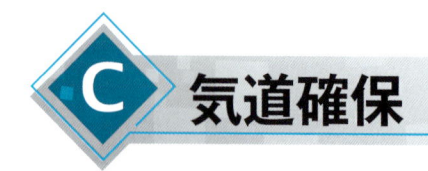

a. 気道の構造

気道管理・確保を考えた際の気道とは，一般的には上気道のことを意味する。

b. 気道の役割・機能

上気道は，消化管との共通路であるため，気道開通性の確保や分泌物・胃内容物の誤嚥からの防御機能が重要である。この機能は，さまざまな神経筋，受容体機構により生じる強力な反射機構の上で成り立っているものであるため，意識障害，鎮静・全身麻酔，神経筋疾患などでは障害がさまざまな程度生じうる。術後患者では，全身麻酔後，また鎮静中であることが多く，反射機構の低下が予想される。また，緊急手術患者であれば意識障害，重症患者であることもあり，同様に反射機構の低下が生じうる。

c. 気道管理手技・器具

1. 用手換気

頸部後屈法，顎先挙上法，triple airway maneuver（頸部後屈，下顎挙上，開口）の手技により行う。術後患者であれば，喉頭周囲筋緊張低下，舌根沈下などが生じ，用手的に気道確保を行う必要がある可能性がある。

2. 気道管理器具

1）フェイスマスク・鼻カニュラ・ベンチュリーマスク・リザーバーマスク

それぞれ酸素投与における酸素濃度の違いがあるものの，酸素投与器具としては同様の役割を示している。

2）エアウェイ

舌根沈下，気道閉塞に対する気道確保器具であり，上記マスクと併用することが多い。一時的な気道確保としては使用することがあるが，ごく一時的なものでなければ，下記のNPPV・ネーザルハイフロー・気管挿管により気道確保を行ってもよい。しかし，適応は選ぶ必要がある。

3）NPPV

4）ネーザルハイフロー

5）気管挿管

(1) 適 応

周術期では下記のような適応が多い

- 種々のマスク・NPPV・ネーザルハイフローによる酸素投与法により改善しない呼吸不全（術後肺炎など）
- 気道閉塞を起こす舌根沈下・咽頭喉頭浮腫
- 意識障害などによる咽頭反射消失
- 緊急蘇生

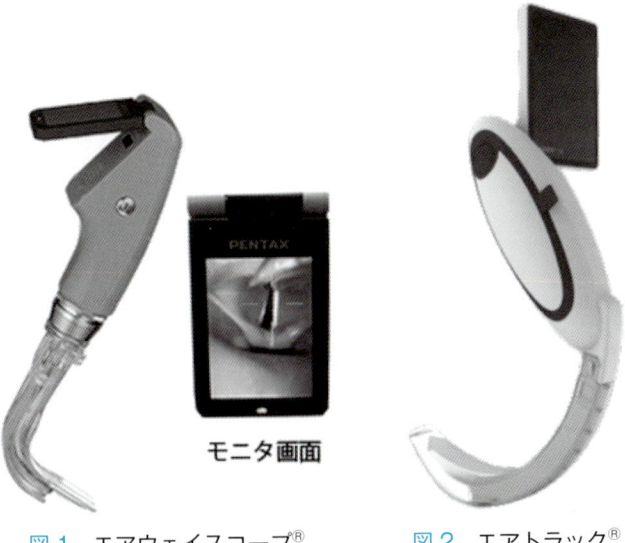

図1 エアウェイスコープ®　　図2 エアトラック®

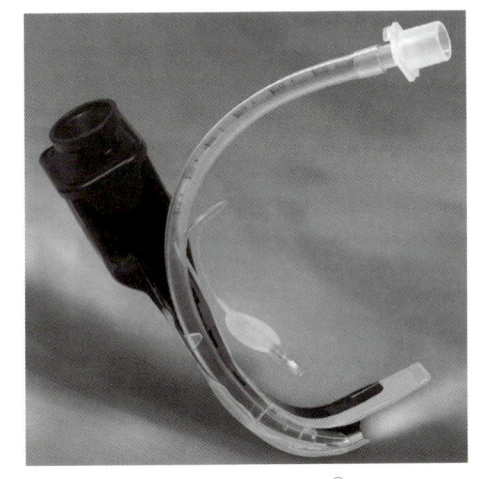

図3 McGRATH®　　図4 Air-Q®

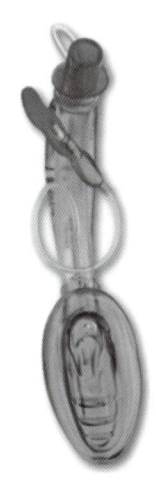

　・全身麻酔施行下
(2) 気管挿管補助器具
　・トラキライト
　・喉頭鏡（マッコイ，ブラード，西川式）
　・ビデオ喉頭鏡〔エアウェイスコープ®（図1），エアトラック®（図2），McGRATH®（図3）など〕
(3) 合併症
　合併症内容については下記に記すが，原因としては患者要素，施行者の能力（技量・知識），筋弛緩・鎮静薬の選択，導入前準備の有無などが挙げられる。
　・重度低酸素血症
　・重度低血圧
　・食道挿管

- 嘔吐・誤嚥
- 心停止

6）喉頭上エアウェイ

　代表的には，ラリンジアルマスク（図4：Air-Q®）が挙げられる。予定手術のように禁飲食が保たれていれば，誤嚥のリスクが少なくなり，また全身麻酔中であれば固定性が確保されるために，有益なことも多い。しかし，術後の集中治療室での軽度鎮静下では誤嚥のリスク・不安定な固定性のため気道確保の確実性に勝る気管挿管が好まれ，ラリンジアルマスクなどが使用されることはほぼないといえる。しかし，気管挿管困難例では可及的盲目的に挿入できるラリンジアルマスクは有益である。そして一部のものは，気管挿管も可能となっている。

d. 実際の気管挿管

気管挿管を行うために準備が必要である。

1．気道評価
①気道アクセス可能かどうか
　開口可能か（十分か），口腔内部状況（歯列，解剖学的異常の有無）などの評価
②喉頭展開可能か
　頭頸部の可動制限がないか，咽頭喉頭の軟部組織量（舌を喉頭鏡ブレードにて圧排可能かなどの評価
③気道狭窄などによりチューブ挿入が不可能ではないか，反回神経麻痺などの病変はないか，などの評価
④そのほか，頸部手術既往，リウマチによる環軸椎亜脱臼の有無，妊娠・肥満などの気道確保困難予測病変の評価

2．集中治療室での気管挿管，手術室での気管挿管困難
1）挿管用カート内容，気管挿管困難用カート，準備物品
- 通常の喉頭鏡・気管チューブ・スタイレット
- ラリンジアルマスク各種（各サイズを準備）
- 気管ファイバー，ビデオ喉頭鏡
- 逆行性気管挿管器具
- 非観血的エアウェイ
- 観血的緊急エアウェイなど
- ジャクソンリース，アンビューバックなど

2）緊急気管切開など
　気管切開に熟練した外科医に関しては，観血的に気管切開すればよい。しかし，それほど気管切開経験をしていない場合，輪状甲状膜穿刺や経皮的気管切開が有効である。

e. Difficult airway management

　日本麻酔科学会より気道管理ガイドラインが2014年に報告されているほか，気管挿管困難に対するガイドラインとして，米国のAmerican Society of Anesthesiologistsや英国のDifficult Air-

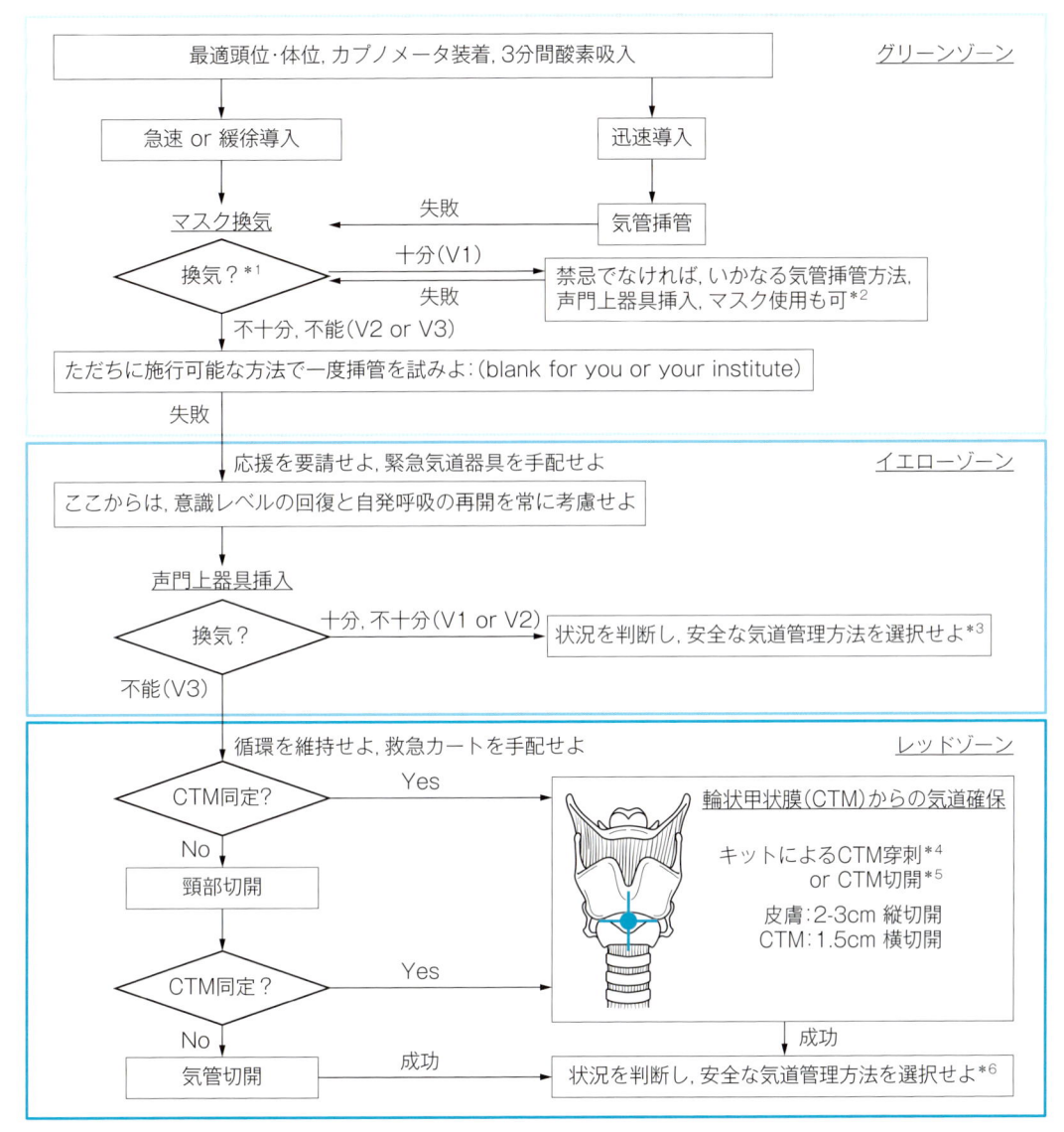

図5 麻酔導入時の日本麻酔科学会（JSA）気道管理アルゴリズム（JSA-AMA）

CTM（cricothyroid membrane）：輪状甲状膜
*1：図5に列挙された方法を使ってマスク換気を改善するよう試みる。
*2：同一施行者による操作あるいは同一器具を用いた操作を，特に直視型喉頭鏡またはビデオ喉頭鏡で3回以上繰り返すことは避けるべきである。迅速導入においては誤嚥リスクを考慮する。
*3：①意識と自発呼吸を回復させる，②ファイバースコープの援助あるいはなしで声門上器具を通しての挿管，③声門上器具のサイズやタイプの変更，④外科的気道確保，⑤その他の適切な方法　などの戦略が考えられる。
*4：大口径の静脈留置針による穿刺や緊急ジェット換気は避けるべきである。
*5：より小口径の気管チューブを挿入する。
*6：①意識と自発呼吸を回復させる，②気管切開，および③気管挿管を試みる，などの戦略が考えられる。

way Societyから報告されている。気道確保困難は常に予測可能というわけではないため，予期せぬ気道確保困難に遭遇するのである。予期せぬ気道確保困難に対応するため気道管理アルゴリズム・ガイドラインがまとめられている。ここで重要なことは，すべての気道確保困難に対応した複雑なものを作成するのではなく，最重要事項を単純明快にしておき，気道確保を行う者の記憶に残り，それを実行する必要がある。そして気道確保困難時のためのデバイスなどを集めた

difficult airway management cart を作成しておく必要もある。また，気道確保困難時のアルゴリズムがまとまっているので，気管挿管困難例に対しては日々シミュレーションを行い，緊急時に役立つようにしておく必要がある。下記ガイドラインの詳細については省略するが，これを記憶し体が反応するようにしておくとよい。

1. JSA airway management guildine 2014

図5に示す。これは，麻酔導入時の気道確保のアルゴリズムであるが，気道確保困難時の対応としてまとまっている。

2. ASA Difficult Airway Algorithm[1,2]

米国麻酔学会がまとめた気道確保困難アルゴリズムであり，広く参考にされているアルゴリズムである。

3. DAS guideline[3]

Difficult Airway Society が発表している。気管挿管時フローチャートである。予期せぬ気道確保困難症例のフローチャートが有用であると思われる。

4. DAS guideline for the management of tracheal extubation[4]

Difficult Airway Society が発表している。抜管についてのガイドラインである。知識を深めるために，参照していただきたい。

文 献

1) American Society of Anesthesiologists Task Force on Management of the Difficult Airway. Practice guidelines for management of the difficult airway：an updated report by the American Society of Anesthesiologists Task Force on Management of the Difficult Airway. Anesthesiology 2003；98：1269-77.
2) Apfelbaum JL, Hagberg CA, Caplan RA, et al. Practice guidelines for management of the difficult airway：an updated report by the American Society of Anesthesiologists Task Force on Management of the Difficult Airway. Anesthesiology 2013；118：251-70.
3) Frerk C, Mitchell VS, McNarry AF, et al. Difficult Airway Society 2015 guidelines for management of unanticipated difficult intubation in adults. Br J Anaesth 2015；115：827-48.
4) Difficult Airway Society Extubation Guidelines Group, Popat M, Mitchell V, David R, et al. Difficult Airway Society Guidelines for the management of tracheal extubation. Anaesthesia 2012；67：318-40.

〈坪光 祥晃，竹田 晋浩〉

D 人工呼吸

a. 人工呼吸とは

さまざまな様式が現在は使用されているが，基本的には強制換気と補助換気の組み合わせということになる。

制御部位の組み合わせによって，人工呼吸の換気形式が決まってくる。人工呼吸器が何をコントロールするか，どのように呼吸を開始しているか，どのように制限し，どのように呼吸を終了しているかを考える必要がある。

b. 人工呼吸の適応と目的

人工呼吸は肺炎や肺水腫などのガス交換能異常や中枢性呼吸抑制，神経筋疾患による呼吸不全状態に対して，人工的に呼吸を代償させる生命維持の目的がある。急速に悪化する呼吸不全状態を急性呼吸不全といい，また呼吸不全の定義とは $PaO_2 \leq 60$ mmHg であり，原因としては肺胞低換気，肺内シャント，換気血流比不均衡，拡散障害である。急性呼吸不全に対して人工呼吸が施行されることが多い。

c. 人工呼吸の種類

人工呼吸を症例別にうまく適応させるためには，モード別に何を制御し，他の要素として何を設定するかを理解する必要がある。

1. 人工呼吸制御

人工呼吸は換気方式・様式により複雑な制御の元で行われている。個々の換気モードを詳細に理解することは困難であるが，ほぼ共通の制御がなされている部分がある。基本的に何を制御 (control) し，動作開始基準 (trigger)，動作終了基準 (cycle)，そして何を制限 (limit) しているかを理解することによりおおよその呼吸器モードを理解するのに役立つ。

1) Control

制御している部分であり，容量制御換気 (volume control ventilation) では吸気流量や1回換気量を制御している。圧制御換気 (pressure control ventilation) では吸気圧と吸気時間制御を行っている。

2) Trigger

吸気補助が何で制御されているかである。自発呼吸がなければ，時間により制御され人工呼吸が開始されるのである。自発呼吸があれば，吸気を圧やフローにて感知し人工呼吸補助がされる。

3) Cycle

吸気が何を持って終了するかの設定値である。
①Volume-cycle：設定した1回換気量（図1）
②Pressure-cycle：設定した吸気圧
③Time-cycle：設定した吸気時間（図2）

図1　volume-cycle
VCV施行中の圧（上段）・流量（中段）・換気量（下段）の波形を示す。縦軸はそれぞれ，圧，流量，換気量であるが，横軸は時間である。波形をモニタリングすることで制御状況を把握することができる。波形の理解としては，ある一定の換気量に達した時点で吸気が終了しているのでvolume-cycleであるとわかる。

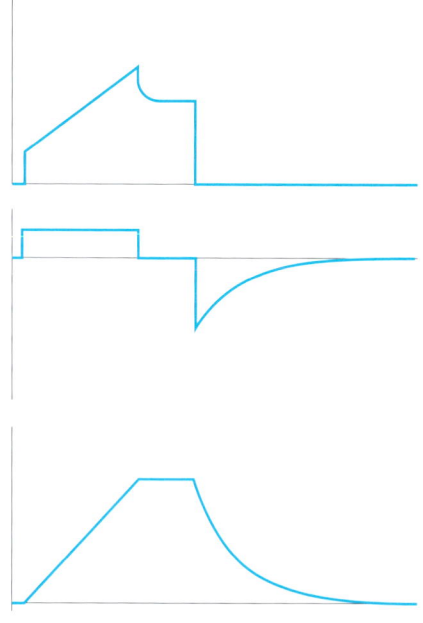

図2　time-cycle
VCV施行中の圧（上段）・流量（中段）・換気量（下段）の波形を示す。縦軸はそれぞれ，圧，流量，換気量であるが，横軸は時間である。波形の理解としては，図1と異なり一定の換気量に達した時点で吸気が終了していないので，volume-cycleではない。下段の換気量で一定時間プラトーがあり，吸気が終了しているのでtime-cycleであることがわかる。

④Flow-cycle：設定した吸気流量

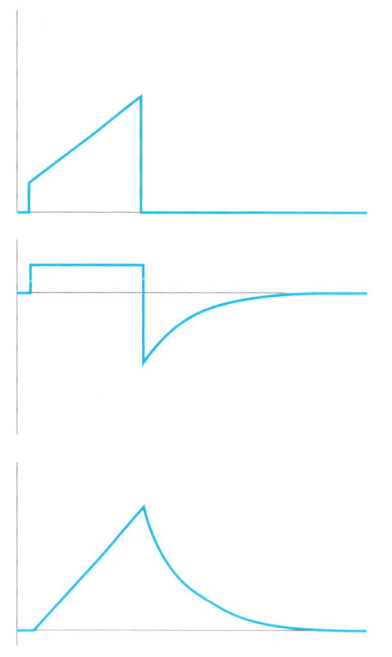

4）Limit
制限されている項目ではあるが，吸気終了などに影響しない因子である。

2. 強制換気
1）Volume control ventilation（図3）
①定義と特徴：一定の換気量が入った時点で呼吸が終了される呼吸器モード。共通に設定する吸入酸素濃度とPEEPが設定できる。この呼吸器モードでは，吸気流量もしくは1回換気量を制御している。吸気流量，吸気時間，1回換気量から2つを決定するが，これは人工呼吸器によって異なる。以前は，矩形波での吸気波形であったが，現在ではさまざまな吸気波形を選択できるようになっている。この呼吸器モードの場合には，自発呼吸の自由度は少ない。

②メリット：このモードでのメリットは，1回換気量および分時換気量が保証されているということである。肺コンプライアンス，胸郭コンプライアンスや，呼吸中枢が抑制されても換気・換気量が保証されるということである。

③デメリット：換気量を保証する一方で肺に負担がかかる。例えば，肺炎やARDSでコンプライアンスが低下した際には，吸気圧が上昇する。

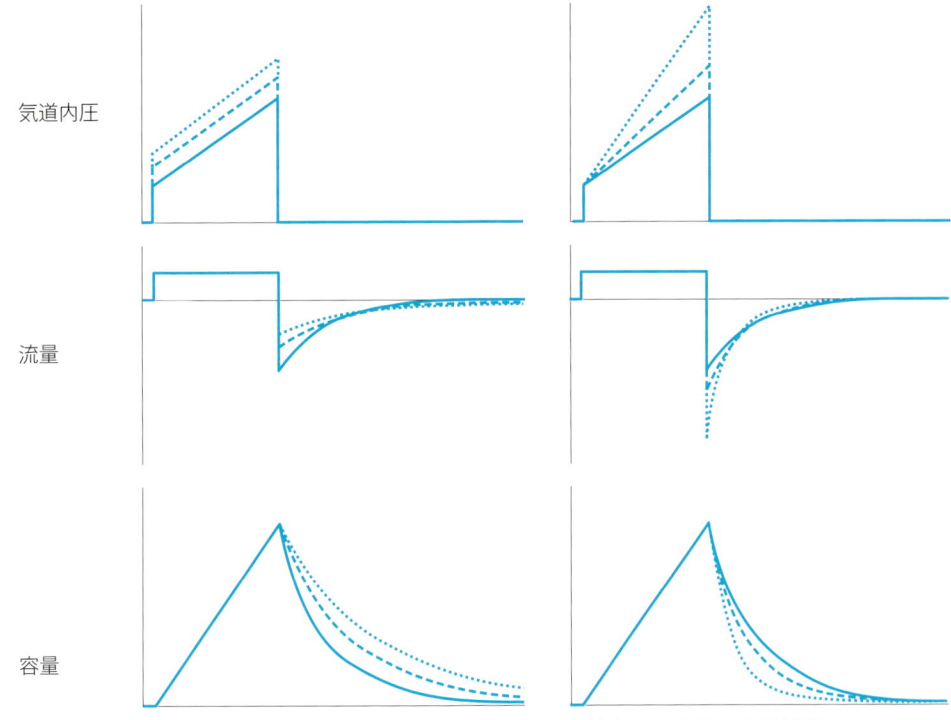

図3 Volume control ventilation での気道内圧，流量，容量波形
左側：気道抵抗が変化した時の変化を示す．気道抵抗が高くなるにつれて，気道内圧は立ち上がり部分が高くなり最高気道内圧も高くなる．吸気流量波形は気道抵抗の変化にかかわらず一定である．右側：コンプライアンスが変化した時の変化を示す．コンプライアンスが低下すると気道内圧は最初の立ち上がり部分は同じであるが，それ以後の傾きが強くなり最高気道内圧が上昇する．

2) Pressure control ventilation（図4）

①定義と特徴：吸気圧が設定値になったときに吸気終了する呼吸器モード．ほかには吸気酸素濃度と PEEP を設定できる．このモードは VCV が吸気量を制御しているのとは異なり，吸気圧を制御している．換気回数を設定することで吸気時間も制御することになる．吸気流量は肺コンプライアンス・胸郭コンプライアンスにより大いに影響を受けることになる．吸気圧に到達するまでの時間を設定することができる人工呼吸器もある．

3．換気モードの基本

①基本モード：調節換気（controlled mechanical ventilation：CMV），補助換気（assist mechanical ventilation：AMV），間欠的強制換気（intermittent mandatory ventilation：IMV）が基本モードとなる．これ以外に自発呼吸の補助として pressure support ventilation（PSV）がある．CMV と AMV に関しては，それぞれ単独で使用されるのではなく，組み合わせた assist/control mechanical ventilation（A/C）として使用されることが一般的である（図5）．

②A/C モード：従来は，強制換気が一般的であったため，CMV では自発呼吸に同調性は期待できなかったが，これに対し吸気努力に同調させて強制換気をさせる AMV が開発された．しかし，自発呼吸前提のため鎮静などによる呼吸中枢抑制がある場合には低換気のリスクがある．両者の欠点を補完しあったものが A/C モードである．このモードでは，CMV により最低限の換気を保障し，自発呼吸が増加すれば AMV により換気補助が入るということになる．

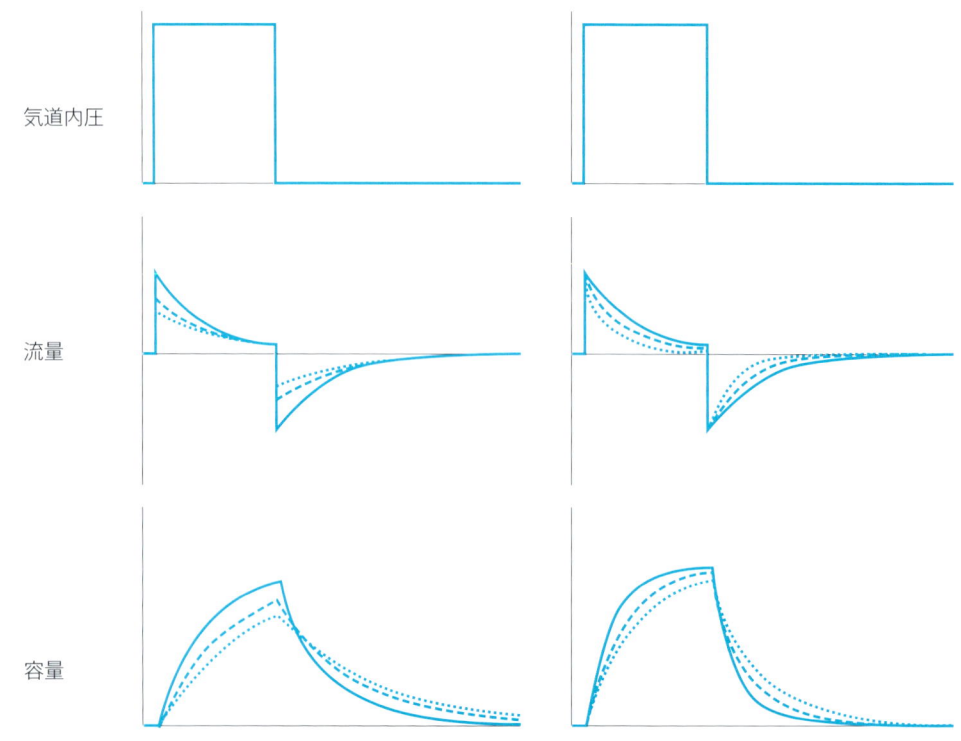

図4 Pressure control ventilation での気道内圧，流量，容量波形
左側：気道抵抗が変化した時の変化を示す．気道抵抗が高くなるにつれて，流量は減少し，1回換気量も減少する．ガス流量は吸気時間中の減少は少ない．気道内圧は気道抵抗の変化にかかわらず一定である．右側：コンプライアンスが変化した時の変化を示す．コンプライアンスが低下すると流量は減少し，1回換気量も減少する．流量波形は気道抵抗が上昇した場合と異なり，流量が急速に低下する．気道内圧はコンプライアンスの変化にかかわらず一定である．

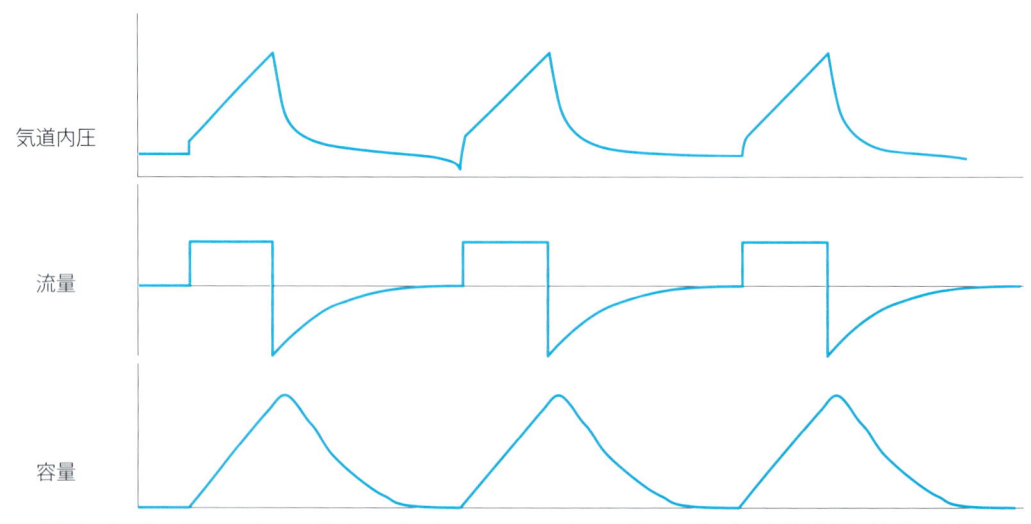

図5 Assist/Control ventilation（volume control ventilation）時の気道内圧，流量，容量の波形
設定した換気回数は患者の自発呼吸の有無とは関係なく保証される．設定回数以上の自発呼吸がある場合は，自発呼吸をトリガーして強制換気が開始される．すべての換気は強制換気である．流量波形（中段），容量（下段）はまったく同じである．気道内圧（上段）では第1，3換気は強制換気前に気道内圧の低下がないが，第2呼吸は気道内圧が低下していることから自発呼吸によりトリガーされていることがわかる．

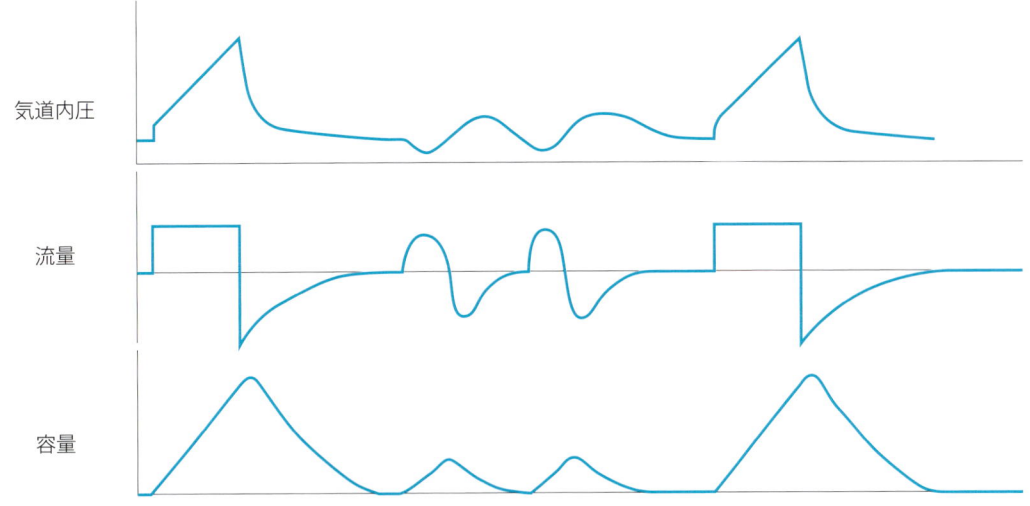

図6　間欠的強制換気（IMV）での気道内圧，流量，容量の波形
設定された回数の強制換気が行われるのは Assist/Control ventilation の時と同じである。しかし，それ以外の自発呼吸には強制換気は作動しない。

③IMV：IMV は強制換気回数を設定するが，AMV のように設定以上の強制換気は行わない。しかし，CMV とは異なり，自発呼吸は可能ということが特徴である。最近では自発呼吸補助を PSV で行うことが一般的になっている。一般的に使用される IMV としては，synchronized IMV（SIMV）があり，その名の通り自発呼吸に同調させることができ，強制換気回数の調整と自発呼吸補助の調整が可能となる。このモードは人工呼吸からの離脱を段階的に行っていくことができる（図6）。

d. 人工呼吸時の合併症

1. 人工呼吸器関連肺傷害（VALI/VILI）（図7）

人工呼吸器による肺損傷を VALI（ventilator-associated lung injury）もしくは VILI（ventilator-induced lung injury）という。臨床的に人工呼吸が直接原因かの判断は難しいため，前者の VALI が使われることが多い。

1）気道系への影響
(1) 圧損傷（barotrauma）
　気道内圧の過度な上昇による人工呼吸中の気胸はまれではない。気道内圧の上昇から気管支周囲組織・肺胞壁の破綻が生じ，間質性気腫・縦隔気腫・皮下気腫が認められる。気道そのものの障害として気管支拡張が生じ，解剖学的死腔の増大に至ることがある。
(2) 生物学的損傷（biotrauma）
　過剰な1回換気量により肺胞の過伸展が生じ，肺損傷を招くことが知られている容量損傷（volutrauma），また肺胞の虚脱・再膨張によるずり応力により肺障害が引き起こされる無気肺損傷（atelectrauma），肺での局所炎症から全身障害・多臓器障害を引き起こす生物学的損傷（biotrauma）という。
(3) 肺保護戦略
　VALI/VILI 予防のために過剰な1回換気量ではなく，そして肺虚脱を予防するための至適

```
                        陽圧呼吸
                   ┌──────┴──────┐
              肺胞・気道内圧↑      胸腔内圧↑
                   │              │
          ┌────────┴────────┐    静脈還流↓
          │  圧損傷(barotrauma)│    │
          │ 容量損傷(volutrauma)│  ┌─┴──┐
          │無気肺損傷(atelectrauma)│心拍出量↓ 前負荷↑
          └────────┬────────┘    ↑
                   │           鎮静薬
          生物学的損傷(biotrauma)
```

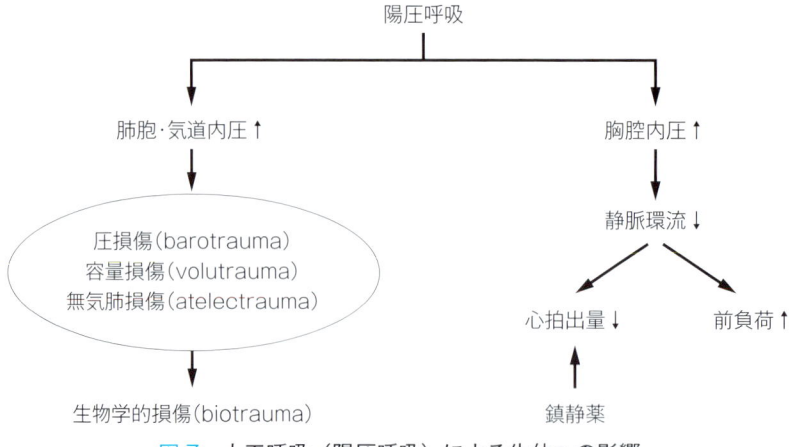

図7 人工呼吸（陽圧呼吸）による生体への影響

PEEPを用いる呼吸管理が行われるようになっている。

2）循環系への影響

人工呼吸下では，陽圧呼吸が原因となり胸腔内圧上昇により末梢静脈圧上昇を引き起こし，静脈還流量低下を来し，心拍出量減少に至る。過度の陽圧換気では，循環動態の破綻から臓器障害が生じうる。そのため，人工呼吸管理下では，適切な循環モニタリングを行い，循環動態の安定化を図る必要がある。

2. 人工呼吸器関連肺炎（ventilator-associated pneumonia：VAP）

①定義：気管挿管による人工呼吸開始48時間以降に発症する肺炎と定義され，気管挿管・人工呼吸器管理後に初めて生じた肺炎であることが必要である。発症時期により早期VAP（気管挿管4日以内）と晩期VAP（気管挿管5日以降）に分類され，晩期VAPでは多剤耐性菌を念頭におく必要がある[1]。

②原因：原因菌の侵入は経気道的であり，気管チューブのカフ上口腔内貯留物がチューブ外壁を伝わって気管内へ入り，バイオフィルムを形成し，末梢気道へ播種されることにより発症する。

③検査：VAPを疑った際には，胸部X線，気道分泌物培養，採血による炎症反応の確認を行う必要がある。近年注目されている炎症マーカーとしてはTREM-1（triggering receptor expressed on myeloid cells）やプロカルシトニンである[2,3]。

④治療：早期・晩期で多少異なる。晩期では多剤耐性菌の存在を念頭に治療を開始する必要があり，その際に日本呼吸器学会編集の院内肺炎ガイドラインが参考になる。初期治療としては，広域抗菌薬の使用を行い，臨床効果・培養結果を参考にし，初期投与2-3日後には目的菌に効果のある狭域抗菌薬に変更する（de-escalation）。これは非常に重要なことであり，耐性菌発生の防止につながる。

⑤予防：VAP治療に携わったものであれば，わかると思われるが，治療よりも予防のほうが医療経済的にも労力的にも有益である。VAPの予防には人工呼吸器バンドル実施も含め，リスク回避を行うべきである。（1）頭部挙上，（2）鎮静・気管挿管の必要性の確認，（3）消化性潰瘍予防，（4）静脈血栓塞栓症（venous thromboembolism：VTE）予防が含まれる。そして，口腔内貯留物の気管内流入防止と口腔ケアが重要である。予防手段に関しては表1にまとめる。

表1 VAPの危険因子と予防法

危険因子	予防対策
気管挿管	非侵襲的陽圧換気（NPPV）
再挿管	NPPVによる再挿管の回避
経鼻挿管	経口挿管
カフ上貯留物	カフ上吸引
カフ内圧	20-30 cmH$_2$O
鎮静薬：筋弛緩薬	極力回避
呼吸器回路の交換	明らかな汚染時
臥位	半坐位
開放式吸引カテーテル	閉鎖式〔多剤耐性菌（multiple drug-resistant：MDR）拡大防止〕

3. 気道損傷・閉塞

以下に示すような合併症も存在するが詳細は成書を参照。

①喉頭浮腫

無症状の喉頭浮腫は比較的頻度も多く，喉頭浮腫の患者のうち24時間以内に50％で認められ，ほぼ4週間以内には改善する。著明な喉頭浮腫では，抜管後に呼吸不全になり，再挿管に至る。治療としては，ステロイド投与であるが，抜管12時間以上前からステロイド投与により喉頭浮腫抑制と再挿管リスクの軽減につながったとする報告がある[4]。

②声門下狭窄

③声帯損傷

・声帯潰瘍：気管挿管4日以上で生じやすい。

・声帯肉芽：抜管後7日以上嗄声が持続する症例で疑うべきである。

④反回神経麻痺

これにより声帯麻痺となる。原因としてはチューブサイズ過大，カフ圧過剰。

e. 人工呼吸の離脱

1. 離脱を巡る問題

人工呼吸からの離脱は早期が望ましい。不要な人工呼吸は合併症の増加，ICU滞在日数・在院日数の延長につながり，コスト増加を来し，最終的には，医療の崩壊に至るといってよい[5]。しかし，不適切に早すぎる離脱により呼吸・循環動態の悪化，再挿管に至り，呼吸筋疲労・酸素化不全により離脱がより遅くなることが懸念される。離脱に失敗した患者ではICU滞在日数増加，死亡率増加が顕著である[6,7]。

2. 離脱困難例

離脱困難な患者の原因は表2に示す。このような症例では離脱に注意していく必要がある。

3. ウィーニング（weaning）

開始基準を表3に示す。人工呼吸を必要にした原因疾患治療が進み，症状の改善があり，呼吸・循環動態の安定があることが必要である。これが長期人工呼吸管理患者である場合には，呼吸筋の萎縮があり離脱困難のことがある。離脱開始を行い，離脱可能かを判定する必要があるが，成否を判定する確実な方法はない。しかし，簡単に判定する方法としてSBT（spontaneous breathing trial）がある。離脱を考えている患者に対し，Tピース定常流での判定である。数分の

表2 人工呼吸器離脱困難の原因

1．神経障害	●中枢神経障害 ●末梢神経障害
2．呼吸障害	●力学的呼吸負荷の増大 ●呼吸筋力（固有筋力，持久力）の低下 　代謝動態の不均衡 　栄養状態の悪化 　酸素需要供給バランスの悪化 ●ガス交換能の悪化 　酸素供給不全 　肺/血管血流比の不均衡
3．循環障害	●呼吸負荷による循環動態の破綻
4．精神障害	●鎮静剤，鎮痛薬の投与 ●長期患者の呼吸器依存

表3 Weaning 開始基準

1. 呼吸不全の原因が改善している
2. 酸素化が改善し適切である
   - $F_{IO_2} \leq 0.4$ で $Pa_{O_2} \geq 60$ mmHg
   - PEEP≦5～8 cmH$_2$O
   - P/F 比＞150～300
3. 呼吸性アシドーシスがない
4. 循環動態が安定している
   - 心拍数≦140 回/分
   - 低血圧がない（ドパミンまたはドブタミン＜5 μg/kg/min）
   - 貧血がない（Hb≧8～10 g/dl）
5. 発熱がない（体温＜38℃）
6. 代謝動態が安定している（電解質に異常がない）
7. 意識レベルが適切である
8. 担当医が weaning 可能と考えている

表4 SBT 中止基準

1. 脳神経系の異常
   - 意論障害の出現（不穏，不安，傾眠，昏睡）
2. 呼吸系モニタの異常
   - 呼吸困維，努力呼吸，奇異呼吸
   - 呼吸数 35 回/分以上または weaning 前からの 50％以上の増加
   - アシドーシス（pH7.3 以下）の出現
   - Pa_{CO_2}が weaning 前より 10 mmHg 以上の増加
   - Sp_{O_2} 90％未満または Pa_{O_2} 60 mmHg 未満となるとき
3. 循環系モニタの異常
   - 高血圧（180～200 mmHg 以上）または低血圧（90 mmHg 以下）
   - 血圧が weaning 前より 20％以上変化するとき
   - 頻脈（120/分以上）または 20％以上の心拍数の増減
   - 発汗の増加

初期評価から 30 分以上 120 分程度の評価を行う。これにより呼吸・循環の不安定，意識障害出現があれば，中止しなければならない（表4）。SBT で異常でない場合にも離脱が失敗することもある。ただし，SBT を失敗した患者では必ず失敗した理由がある。呼吸機能，意識，循環動態などの異常が挙げられるが，その原因を治療し，再度 24 時間ごとに SBT を試みる必要がある。また，患者を疲労させないためにも必要があれば24 時間以上経過したのちに試みる必要があるかもしれない。

4．非侵襲的陽圧換気の意義

人工呼吸器離脱を成功するためにも，離脱早期の非侵襲的陽圧換気（noninvasive positive pressure ventilation：NPPV）は有効であるという報告もある。しかしながら，予後改善という報告はない。人工呼吸管理から自発呼吸への離脱という状況は，生体周囲環境として劇的な変化である。そのため，離脱後早期に NPPV を使用するということは，劇的な環境変化を円滑にするためという意味では効果があるかもしれないが，NPPV に固執してはならない。

f. 非侵襲的陽圧換気（NPPV）

①特徴：気管チューブを使用せず，マスクでもって陽圧人工呼吸管理を行う方法である。気管挿管を伴わない人工呼吸管理であるため，疾患発症早期より陽圧換気を開始できるため，特徴・適応を理解し，熟練すれば気管挿管回避をもたらし，不要な人工呼吸期間，ICU 滞在日数・在院日数，感染症発症の減少につながる。

②適応：上記に記した人工呼吸離脱後早期の適応に関しては意見が分かれるが，明確に適応がある。それは，COPD 急性増悪や急性心原性肺水腫，免疫不全患者の呼吸不全に対してであり，生命予後改善が認められる[8〜10]。

③注意点：NPPV でもっとも重要なことは，限界を理解し，固執することなく，速やかに人工呼吸管理へ移行することである。これにより不容易に予後悪化をもたらすことを回避する必要がある。

g. 人工呼吸の限界

1．ECMO の適応基準

①人工呼吸管理で生命維持が不可能（呼吸・循環管理不安定もしくは不可能）であり，急性呼吸不全が可逆的であること。

②人工呼吸管理を継続することにより肺障害が不可逆的になってしまうこと。

③P/F≦80 mmHg かつ Murray Score≧3

2．ECMO 禁忌

メリットデメリットのバランスにもよるが以下のような禁忌がある。

①出血性疾患

②多臓器不全

文　献

1) American Thoracic Society：Infectious Diseases Society of America. Guidelines for the management of adults with hospital-acquired, ventilator-associated, and healthcare-associated pneumonia. Am J Respir Crit Care Med 2005；171：388-416.
2) Gibot S, Cravoisy A, Levy B, et al. Soluble triggering receptor expressed on myeloid cells and the diagnosis of pneumonia. N Engl J Med 2004；350：451-8.
3) Luyt CE, Guérin V, Combes A, et al. Procalcitonin kinetics as a prognostic marker of ventilator-associated pneumonia. Am J Respir Crit Care Med 2005；171：48-53.
4) McCaffrey J, Farrell C, Whiting P, et al. Corticosteroids to prevent extubation failure：a systematic review and meta-analysis. Intensive Care Med 2009；35：977-86.

5) Esteban A, Alia I, Ibañez J, et al. Modes of mechanical ventilation and weaning. A national survey of Spanish hospitals. The Spanish Lung Failure Collaborative Group. Chest 1994 ; 106 : 1188-93.
6) Epstein SK, Ciubotaru RL, Wong JB. Effect of failed extubation on the outcome of mechanical ventilation. Chest 1997 ; 112 : 186-92.
7) MacIntyre NR, Cook DJ, Ely EW Jr, et al. Evidence-based guidelines for weaning and discontinuing ventilatory support : a collective task force facilitated by the American College of Chest Physicians ; the American Association for Respiratory Care ; and the American College of Critical Care Medicine. Chest 2001 ; 120 : 375S-95S.
8) Ventilation with lower tidal volumes as compared with traditional tidal volumes for acute lung injury and the acute respiratory distress syndrome. The Acute Respiratory Distress Syndrome Network. N Engl J Med 2000 ; 342 : 1301-8.
9) Antonelli M, Conti G, Bufi M, et al. Noninvasive ventilation for treatment of acute respiratory failure in patients undergoing solid organ transplantation : a randomized trial. JAMA 2000 ; 283 : 235-41.
10) Conti G, Costa R, Antonelli M. Non invasive ventilation in immunocompromised patients. Minerva Anestesiol 2011 ; 77 : 342-8.

（坪光　祥晃，竹田　晋浩）

E 呼吸理学療法

　周術期における呼吸器合併症の頻度は高く，それは原疾患・手術侵襲・薬物療法・活動制限などにより患者の呼吸予備能が低下していることに起因する。呼吸予備能低下は肺感染症・無気肺を引き起こし，人工呼吸期間・ICU滞在日数などのエンドポイントを悪化させる。呼吸理学療法は肺の換気・ガス交換・気道クリアランスを改善し，呼吸予備能を高めることで各種肺合併症を予防することを目的としている。本項では，排痰法，喀痰吸引，加湿，胸部理学療法，深呼吸療法・インセンティブスパイロメトリと陽圧療法について，ICU管理を含めた急性期における呼吸理学療法を述べる。

a. 排痰法

　排痰とは末梢気道・中枢気道に貯留した分泌物を気道の外に排出することであり，気道の粘液線毛運動によるクリアランス・咳嗽など自己排出機能がある。これらの機能は周術期に手術による疼痛・臥床などにより低下しやすく，痰づまり・無気肺・肺炎の原因となるため積極的な対処が必要となる。喀痰吸引・体位ドレナージ・用手的排痰法（スクイージング・スプリンギング・パーカッションバイブレーション）・インセンティブスパイロメトリ・咳嗽・離床などが挙げられる。

b. 喀痰吸引

　喀痰吸引は咽頭吸引や挿管時の吸引チューブによる気管吸引・気管支ファイバースコープによる気管吸引がある。喀痰吸引の目的は気道開通性を改善し，呼吸困難感を改善し呼吸仕事量を減らすことである。

　気管吸引とは人工気道を含む気道からカテーテルを用いて機械的に分泌物を除去するための準備，手技の実施，実施後の観察，アセスメントと感染管理を含む一連の流れと定義され，日本呼吸療法医学会より気管吸引ガイドラインが2007年に出され2013年に改定されている[1]。ここで強調すべきは，気管吸引を一連の流れとして捉えることである。患者の気管吸引の必要性をアセスメントしてから気管吸引を施行し，気管吸引後はその効果判定を行い気管吸引の継続実施を判断する。またこの一連の流れにおいて必要な知識を身につけており，気管吸引の禁忌症例・患者状態の悪化に対する対処に加え感染に対しても注意を払えなくてはならない。

c. 加　湿

　酸素療法を実施する場合，酸素配管・酸素ボンベから供給される酸素ガスは常温で乾燥した状態である。酸素ガスの加湿が不十分な場合，気道の乾燥を引き起こし気道分泌物の粘稠性が増し，気道クリアランスの低下，無気肺，感染症の原因となる。酸素マスクを使用する場合の加湿装置ではボトル型と霧吹き型がよく用いられる。

d. 胸部理学療法

　胸部理学療法（chest physiotherapy）とは気道分泌物の排泄を促進するために療法士の手で，また器具を用いて患者に施行される手技をいう[2]。その目的は肺の換気とガス交換を改善させることであり，胸部理学療法の基本手技として①リラクセーション，②呼吸訓練，③モービライゼーショなどが挙げられる。またその他に呼吸筋トレーニング，胸郭可動域訓練，各種気道クリアランス方法がある[3,4]。

1．リラクセーション

　リラクセーションの方法は安楽姿勢，ストレッチ・呼吸筋のマッサージおよびストレッチング，呼吸法，呼吸介助法などがある。リラクセーションの目的は，酸素消費量・呼吸困難感の軽減，呼吸数の低下，痛みの緩和作用などがある。術後ICU管理において人工呼吸中の患者では鎮静剤・筋弛緩剤を使用されている場合が多くリラクセーションの効果は少ないが，状態が安定して人工呼吸器のウィーニング施行時や抜管後などにおいてリラクセーションを実施することが効果的である。

2．呼吸訓練

　開胸・開腹手術などの大手術において，全身麻酔下では陽圧換気で管理することがほとんどであり重力・肺胞コンプライアンスの関係から圧排されている下側肺は拡張しにくく虚脱を引き起こし無気肺の原因となる。術後管理として呼吸訓練を行うことで肺の拡張や1回換気量の増加を促し，ガス交換の改善が期待できる。また，1回換気量の増大や呼吸数の減少が呼吸仕事量を軽減させる。呼吸訓練としては，胸式呼吸・腹式呼吸・口すぼめ呼吸・胸郭外部圧迫法，呼吸介助法，バッグ加圧換気，インセンティブスパイロメトリなどがあり，これらの呼吸訓練を行うにあたっての疼痛コントロールも重要である。

3．モービライゼーション

　長期臥床は神経・筋・骨関節の廃用症候群を引き起こす。モービライゼーションとは，上肢筋および下肢筋の強化，呼吸体操，呼吸筋ストレッチ体操などの身体運動を行い，早期離床を進めることである。術後管理において人工呼吸器・循環作動薬の使用・点滴ラインなどを使用している場合も多く，患者の全身状態やその時の病態を理解し，循環動態の安定に注意をはらう必要がある。

e. 深呼吸療法・インセンティブスパイロメトリと陽圧療法

　術中の人工呼吸管理中において，肺胞の開存を維持することは周術期の呼吸器合併症を減少させると近年報告されている[5]。肺胞の開存を維持することで肺容量を増やし術後無気肺を予防することができる。
　深呼吸療法・インセンティブスパイロメトリは肺理学療法の中でも重要であり，これらが効果を発揮するためには術前からのしっかりとしたやり方をトレーニングしておくことは非常に重要である。また，これらが肺機能維持ひいては呼吸器合併症の予防の一助となることを患者に教育し意欲を向上させておくことも大切なプロセスである。インセンティブスパイロメトリは見て効果を実感でき，簡単に施行できることも利点の一つである。

無気肺を予防するための気道陽圧療法は，非挿管下では持続気道陽圧（continuous positive airway pressure：CPAP）と間欠的陽圧呼吸（intermittent positive pressure breathing：IPPB）がある。呼吸サイクルの間継続して陽圧が維持される自発呼吸をCPAPという。CPAPは密着したマスクを経由させ，吸気のための陰圧を必要としないため呼吸仕事量の減少や呼吸サイクルの間を通じて陽圧となることで肺の拡張を促すなどの効果がある。また，閉塞性睡眠時無呼吸症候群患者において，鼻マスクによるCPAPも行われ上気道の開通を保つ。CPAPが持続的に陽圧を加えていたのに対し，IPPBは吸気に陽圧をかけるという特徴がある。密着したマスク経由で非侵襲的である。CPAPと同様の呼吸仕事量低下・気道分泌物のクリアランス上昇効果がある。

文　献

1) 気管吸引ガイドライン作成ワーキンググループ．気管吸引ガイドライン2013．人工呼吸 2013；30：75-91．
2) Pryor JA. Physiotherapy for airway clearance in adults. Eur Respir J 1999；14：1418．
3) 黒川幸雄，高橋正明，鶴見隆正ほか．呼吸理学療法と呼吸リハビリテーションのEBM．呼吸理学療法．第二版．東京：三輪書店；2009．p.1-25．
4) 高橋仁美，神津　玲，山下康次．適応される呼吸理学療法の基本手技．急性期呼吸理学療法．東京：メジカルビュー社；2010．p.106-55．
5) Serpa Neto A, Hemmes SN, Barbas CS, et al. Protective versus conventional for surgery：a systematic review and individual patient data meta-analysis. Anesthesiology 2015；123：66-78．

〔坪光　祥晃，竹田　晋浩〕

F 口腔ケア

a. 口腔ケアの重要性

1. 効　果
　口腔機能管理を行うことにより，周術期の誤嚥性肺炎発症予防やそれに伴う在院日数減少に役立ち，最終的には医療費削減にもつながる。

2. 診療報酬
　医療費削減を目標としているためか，診療報酬は平成24年診療報酬改定の際に周術期の口腔ケアが新設され，平成26年に改正も行われている。

3. 術後肺炎予防
　口腔ケアにより術後肺炎予防・人工呼吸器関連肺炎（ventilator associated pneumonia：VAP）予防がいわれている。内容としては，ブラッシング非施行群と施行群で食道癌根治術の術後肺炎発症率（32％：9％）で有意差を示している。特に，歯垢中の病原性細菌による肺炎（71％：17％）の減少が認められている[1]。また同様に口腔ケア非施行群と施行群で人工呼吸患者のVAP発症率（10.4％：3.9％）を減少させる[2]。

4. 口腔機能管理
　口腔機能管理を簡潔的にいうと，クリーニングと治療となる。口腔ケアにより口腔内を清潔に保つことに加え，歯・歯周・口腔粘膜の状態の評価・治療を行う必要があり，接触に関わる嚥下を評価治療することもここに含まれるとする考え方もある[3]。

b. 周術期口腔ケアの実際

1. 術前の口腔機能評価
1）歯の状態
　う歯・義歯の有無，動揺歯の有無のチェックなど。
2）歯周の状態
　歯肉の色合い，腫脹・出血の有無による評価。
3）口腔粘膜の状態
　出血，潰瘍，炎症の有無を確認。

2. 手術に向けての口腔内疾患の治療，口腔ケア
1）欠損歯
　欠損歯の存在により，気道確保時のほかの歯の損傷のリスクが増大してしまう。
　術後患者の経口摂食の遅滞による栄養摂取障害を来す可能性があり，必要があれば術前に治療する場合もある。しかし，義歯作成などには時間を有するため，手術直前の診察では対応困難なことが多い。

2）う　歯

手術までに時間に余裕があれば歯科治療しておく。

時間的余裕がなければ，応急処置として考えられるトラブルの対策を行っておく。

3）歯周病

口腔清掃指導，クリーニング指導を行う必要があり，これにより日常のクリーニング作業の質向上をもたらし，歯周病治療につながるのである。

4）動揺歯

特に上歯中央付近の歯牙の動揺により気道確保時の事故の可能性が高くなる。また，術中の歯牙脱落の可能性がある。

歯周病の進行が強く，歯牙温存が難しい場合には，抜歯を行うこともある。しかし，免疫抑制薬使用患者や化学療法予定患者には，特に感染に弱いため，抜歯と口腔ケアの徹底を行うことがある。

5）口腔内乾燥

乾燥を放置することにより，口腔内自浄作用低下，粘膜の潤滑作用の低下により口腔ケアが困難になり，歯周病発症・口腔粘膜障害・義歯の不安定性が表出してくる。

口腔ケア後には，口腔内を湿潤させるために保湿剤や薬液使用により湿潤状態を持続する必要がある。

6）プラーク除去

ブラッシングと清拭法があるがプラーク除去をメインに考えれば，ブラッシング法が良いと思われる。それは，バイオフィルム除去にとってブラッシングが適切であるためである。

しかし，適応を考えなくてはならない。ブラッシング法であれば，意識障害の患者で人工呼吸管理されているとすれば，誤嚥のリスクが高くなるかもしれない。

3. 口腔内の働き

口腔内には自浄作用が働いている。唾液に含まれる抗菌因子（ラクトフェリン）や細胞壁分解を促進する因子（リゾチーム）が含まれ，細菌の繁殖が抑制されるのである。

重症患者の場合，絶食という非日常的な状態に至る。唾液分泌減少，嚥下抑制により口腔内細菌量が増加する傾向になる。

c. 周術期口腔機能管理料（Ⅰ）（Ⅱ）

1. 平成 26 年診療報酬改定

院内歯科の有無により保険点数は異なる。しかし，悪性腫瘍などにより手術が必要な患者について請求できるのは，ブラッシングを含めた口腔ケアによる医療費削減の可能性が根底であると推測される。

経済的な面を除いても，患者 QOL に大いに関わり，また診療報酬が付いていなかった時期からも病院が自主的に口腔ケアを行い，肺炎予防効果などの評価が行えた結果といえる。

おわりに

口腔ケアというと医師は指示を出すだけになっているかもしれない。ナースに指示をし，口腔ケアを行っていた筆者としてもこの分野についての知識は十分であるとは当然いえない。口腔ケアを行うだけではなく，そのうえで口腔ケアの質を上げていく必要がある。この分野については，

専門家である口腔外科医・歯科医・衛生士との連携が必要であることは間違いない。

文 献

1) Akutsu Y, Matsubara H, Shuto K, et al. Pre-operative dental brushing can reduce the risk of post-operative pneumonia in esophageal cancer patients. Surgery 2010；147：497-502.
2) Mori H, Hirasawa H, Oda S, et al. Oral care reduces incidence of ventilator-associated pneumonia in ICU populations. Intensive Care Med 2006；32：230-6.
3) 別所和久．口腔機能の維持・向上による全身状態改善のためのオーラルケア・マネジメント実践マニュアル．東京；医歯薬出版：2010.

（坪光　祥晃，竹田　晋浩）

G 呼吸器系術後合併症

　呼吸器系術後合併症は，心血管の合併症と同じくらい頻度が高く，病態は多岐にわたるが，その原因を正しく診断することにより，死亡や重症化を防ぐことができる。通常の外科手術後において，約5％の頻度で発症し，よりハイリスクな手術後では20％にまで達する[1]。

　周術期呼吸管理の目標は，そのリスクが高い患者を識別して，合併症の発生を最小限に抑えるために適切な介入をすることである。ほとんどの場合，例えハイリスクの患者でも，手術工程は計画どおりに，安全に実行できるが，状況によっては，手術の延期や変更あるいはキャンセルすることも必要になる。

　術後肺合併症としては，微小無気肺による発熱，咳，呼吸困難，気管支攣縮，低酸素血症，無気肺，高二酸化炭素血症，薬の副作用，胸水，肺炎，気胸，急性呼吸促迫症候群（acute respiratory distress syndrome：ARDS）などがある。術後肺合併症の定義に含まれる疾患は幅広いが，なかには臨床的に大きな問題にならないものもある。一般的には，肺疾患や呼吸機能不全を惹起する異常としての合併症を指し，臨床的に重要性があり術後の臨床経過に悪影響を及ぼすものと定義されている。

　術後管理には，適切な患者のモニタリングが必要である。心電図，血圧，パルスオキシメータ（SpO_2），尿量，体温などは術中より継続する。術後は呼吸循環のモニタリングに加え，特に意識状態，疼痛のコントロールに注意する。術前から呼吸循環合併症をもつ患者や侵襲の大きな手術では，あらかじめ術後の集中治療管理を計画し，数時間から数日間，鎮静・鎮痛下に，人工呼吸療法を併用しながら術後管理を行う。

a. 呼吸抑制

　術後呼吸抑制のリスク因子には，筋弛緩薬残存のほかに麻酔薬や麻薬の残存・前投薬・鎮静剤・高齢・肥満・神経筋疾患・低肺機能などがある[2]。これらのリスク因子が加わると呼吸抑制が起きやすくなる。

　各種麻酔薬は，呼吸中枢を抑制するので，中枢神経系から横隔神経への電気信号を低下させ，横隔膜の刺激の低下から，運動機能が低下する。また，麻酔薬の使用は，呼吸筋力を低下させ，高二酸化炭素血症と低酸素血症を惹起する。筋弛緩薬を併用することによって，横隔膜などの呼吸筋が弛緩し，無気肺の形成と換気血流比不均衡からシャント率が増加し，低酸素血症となる。それは50％以上の患者において，24時間以上継続するといわれている。

　さらに，筋弛緩薬の残存は呼吸抑制に伴い，低換気・気道閉塞・咽頭反射・咳反射・粘膜繊毛クリアランスの低下を起こし，術後肺炎の原因となる。筋弛緩薬を使用する場合は過剰投与を避け，術後は筋力が十分回復するまで呼吸状態を観察することが大切である。例えば，上腹部や胸部の術後の場合は，1回換気量が少なくなり，呼吸数を多くして分時換気量を維持しているのが特徴である。その他の要因としては，術中に発生した低カリウム血症，低カルシウム血症，低リン血症などの電解質異常や，既存の慢性閉塞性肺疾患（chronic obstructive pulmonary disease：COPD）などの肺疾患などにも気をつけることが重要である。

　高齢・肥満などのハイリスク患者では術前・術後管理も重要である。術前は血ガス測定，いびき・誤嚥の有無，喀痰排出できるかなどを十分に評価し，前投薬は控えめにする。術後は，呼吸

抑制を起こす可能性があるので，十分監視できる体制を整えておくことが必要である。

b. 無気肺

　無気肺は，およそ90％の術中患者に発生するが，通常は重篤な状態にはならない[1]。しかし，上腹部手術などの全身麻酔後には低酸素血症が発症し，その期間は数日にもわたることがあると報告されている[3]。この術後低酸素血症には，機能的残気量（functional residual capacity：FRC）の減少，換気血流不均等性の拡大，シャント率の増加など多様な機序が関与する。全身麻酔中の無気肺形成は3つの基本的機序に分類される；圧迫性無気肺，吸収性無気肺，サーファクタント欠乏性無気肺である[4]。

　圧迫性無気肺は，肺胞を広げるために必要な経肺圧が減少することにより起こる。横隔膜などの吸気筋の弛緩のため，仰臥位では腹部内臓臓器が肺を圧迫するために，無気肺が肺底部に起こりやすくなる。吸収性無気肺は，肺胞に入るガスの量よりも，血液中に取り込まれて出て行くガスの量が多いために起こる。V_A/Q比が低い部位で，特にF_{IO_2}が高い場合に，酸素の混合静脈血への取り込み量が相対的に多くなると，肺胞が虚脱する。サーファクタント欠乏性無気肺は，サーファクタントの産生が低下した肺胞において，表面張力が増大するため肺胞がさらに虚脱する。

　上腹部手術後の患者は，肺活量（vital capacity：VC）が約50％，FRCは24時間後には約70％低下し，術後約7～14日で術前値に回復する。これは，横隔膜の機能不全，術後疼痛，あるいは創部の固定器具などが原因である。FRCは，安静時呼気終末の時点で肺内に残っている空気の量である。また，クロージングキャパシティ（closing capacity：CC）とは，最大吸気位から最大呼気位まで，肺内の空気を呼出していく時に，末梢気道の閉塞が起こり始める肺容量である。FRCがCCよりも低下すると，依存性肺領域（dependent lung regions）を中心に呼気相後半で末梢気道の閉塞が始まり，肺胞気のトラッピング，肺胞虚脱，無気肺形成が起きる。また，体位変換，排痰の促進，早期離床が重要であり，必要なら，抜管後に一時的な非侵襲的陽圧呼吸（non-invasive positive pressure ventilation：NPPV）などで対応可能である。Jorisらの臨床研究では，肥満患者の胃形成術後に二相性陽圧換気（biphasic positive airway pressure：BiPAP）システムを導入して，吸気圧/呼気圧を12/4 cmH$_2$Oの設定で24時間人工呼吸療法を行うと，肺活量，1秒率，酸素飽和度，などが有意に改善して，術後の肺機能低下をより早く改善することができたと報告している[5]。

c. 胸水貯留

　胸部には，胸壁を裏打ちしている胸膜（壁側胸膜）と肺を包んでいる胸膜（臓側胸膜）がある。この2枚の胸膜の隙間にたまった液体が「胸水」である。正常でも少量は存在し，透明に近い淡黄色の液体で潤滑液としての役割がある。胸水が貯留するとは，何らかの原因で正常よりも多い量が貯留している状態である。胸部X線写真で胸水がわかるのは150 ml以上貯留した場合で，3,000 ml以上になることもある。

　上腹部や胸部手術（肺切除術，肺移植術，開心術など）後の胸水は，術後1-4日に，頻度としては，40～80％の割合で出現する。診断は，胸部X線写真や超音波で行われ，片側あるいは両側の胸腔に認められるが，通常は少量で症状もなく1カ月以内に自然に吸収されてしまうので，胸腔ドレナージなど外科的介入が必要な場合は少ない。まれに3カ月以上継続する場合もあるが，多くは胸腔の1/4程度の貯留にとどまる。心臓や肺の手術では，術後胸水は，急性期は好中球優

位の胸水であり，1カ月以上経過したものではリンパ球優位となる。胸部外科的操作中の，胸腔内臓器損傷，胸管損傷，心損傷では，血胸や乳糜胸を伴う。医学的には，胸水が貯留する原因によって，2つの性状に分類される。

1）滲出性胸水

例えば，細菌や結核などの肺や胸膜の感染や炎症，肺がん・悪性中皮腫といった腫瘍，関節リウマチなどの膠原病，肺梗塞や膵炎などが原因となり，胸膜が損傷することで，リンパ液灌流の低下や毛細血管透過性亢進によって生じる。通常片側にみられ，血性や黄色，時に白色で混濁していることが多い。

2）漏出性胸水

血管内静水圧の増加または血漿膠質浸透圧の減少により，肺内の正常な圧力に障害が起こるために引き起こされる病態で生じる。心不全，肝硬変，腎不全などにより，通常は両側に見られ，淡黄色透明である。生化学的には，比重 1.015 以下，総蛋白量（total protein：TP）3 g/dl 以下，乳酸脱水素酵素（lactate dehydrogenase：LDH）200 u/l 以下，糖 60 mg/dl 以下，白血球数 1,000/mm^3 以下である。腹部外科手術後の胸水は，ほとんどの場合漏出性胸水である。

1）と 2）を鑑別する Light の分類を示す[6]。以下の3項目のうち少なくとも1項目を満たせば滲出性，いずれも満たさなければ漏出性と判断する。

・胸水 TP/血清 TP＞0.5
・胸水 LDH/血清 LDH＞0.6
・胸水 LDH＞血清 LDH 上限値の 2/3

3）乳糜胸

トリグリセリドを多く含む乳白色の胸水であり，胸管を外傷や胸部手術の際に損傷することにより引き起こされる。この場合，早期から多量の乳糜の漏出がみられるものは保存的治療での改善が難しく，外科的治療を要することが多い。すなわち，胸膜癒着術や，開胸下に胸管を直接結紮あるいはクリッピングする。

術後胸水貯留についての治療法は，原因となる病態を評価し，それに対する医学的な対応をすることになる。しかし，患側肺が胸水で圧排されて虚脱し，無気肺が広がり，低酸素血症や肺炎を併発する場合にはドレナージを行う。血胸であれば，凝血により詰まりやすいので，体格に応じて 8-24 Fr 程度のトロッカーを用い，血胸以外であればアスピレーションキット（日本コヴィディエン）が細くて非侵襲的である。超音波診断装置で，心肺や横隔膜の位置を確認し，もっとも安全な部位に挿入する。通常第 5-6 肋間中腋窩線より，肋骨上縁に沿って挿入する。陽圧人工呼吸管理中の患者では，ドレーン挿入時に，胸腔内圧が一時的に大気に逃げて急に下がることがあるので，肺が拡張してドレーンの内筒により損傷して，気胸にならないように注意する必要がある。穿刺の瞬間のみ，人工呼吸の PEEP 設定を外す場合もある。

チェスト・ドレーン・バッグは，①排液ボトル，②水封室，③吸引圧制御ボトルの3つのチェンバーによって構成されており，これらの作動により胸腔内の空気や血液を体外に排出するとともに，持続的に陰圧を保つことができる。

d. 術後肺炎

術後肺炎は，およそ 15％の患者に発生し，死亡率との関連性が高い。術後肺炎は，全身麻酔下で行う胸部や上腹部の手術後に併発しやすい合併症である。主な感染機序は，バクテリアルトランスロケーション，汚染された口腔内分泌物の誤嚥，人工呼吸器関連肺炎（ventilator associated

表 1 術後肺合併症のリスクを軽減する各戦略のエビデンスの強さ

リスク軽減戦略	エビデンス	合併症の種類
術後に肺を用手的に拡張させる	A	無気肺，肺炎，気管支炎，重度の低酸素血症
経鼻胃管による胃減圧	B	無気肺，肺炎，誤嚥
短時間作用型筋弛緩剤	B	無気肺，肺炎
腹腔鏡手術 vs 開腹術	C	スパイロメトリー，無気肺，肺炎，肺合併症全般
禁煙	I	術後人工呼吸管理
脊椎麻酔法	I	肺炎，術後低酸素血症，呼吸不全
術後硬膜外鎮痛法	I	無気肺，肺炎，呼吸不全
免疫賦活栄養剤	I	感染合併症全般，肺炎，呼吸不全
完全非経腸栄養法	D	無気肺，肺炎，膿胸，呼吸不全
右心カテーテル検査	D	肺炎

A＝強い科学的根拠があり，利点が危険性を上回る．
B＝少なくとも十分な科学的根拠があり，利点が危険性を上回る．
C＝少なくとも十分な科学的根拠があるが，利点と危険性のバランスが一般的でなく，正当な推奨を正当化しにくい．
D＝戦略が少なくとも危険性が安全性を上回る状態．
I＝戦略の有効性がどちらともいえず，質の低く不十分であり，あるいは利点と欠点のバランスが不明である．
(Lawrence VA, Cornell JE, Smetana GW. Strategies to reduce postoperative pulmonary complications after noncardiothoracic surgery: systematic review for the American College of Physicians. Ann Intern Med 2006；144：605 より引用)

pneumonia：VAP），などであり，それに高齢（年齢＞60），男性，COPD，基礎疾患，侵襲的手術の影響や抗がん剤や免疫抑制療法等のアジュバント治療による宿主の免疫力の低下が加わった場合には，重症化しやすく，集中治療室滞在期間および入院期間の長期化にもつながる．

通常，細菌性肺炎が主であり，特にグラム陰性桿菌，例えば，*Pseudomonas aeruginosa*, *Enterobacter* species, *Klebsiella pneumoniae*, *Acinetobacter* species, *Serratia/Citrobacter* species, *Stenotrophomonas* species．グラム陽性球菌としては，Methicillin-resistant *Staphylococcus aureus*（MRSA）が多い．複数の細菌感染が多く，多剤耐性菌が問題となる[7]．

バクテリアルトランスロケーションは，腸管内細菌が粘膜バリアを通過して，体内に移行する状態である．全身的な栄養不全や種々のストレス，消化管手術などによる全身性・局所性免疫能低下，肝の網内系機能低下，腸粘膜萎縮などが背景となる．細菌そのものだけではなく，腸管内の毒素の移行により，腸管の粘膜やリンパ節で産生されたサイトカインが引きおこす SIRS（全身性炎症反応症候群）を含む場合がある．これらを防ぐための経腸栄養の効果が提唱されている．

VAP は，人工呼吸を 48 時間以上施行している患者に発生する肺炎であり，胸部 X 線写真で，新たに肺の浸潤陰影の出現，発熱，白血球増加，CRP 上昇，膿性痰などが，臨床症状である．口腔の分泌物が，咽頭・喉頭から気管チューブ外側をつたって下気道に流れ込むことにより発生する．

最初に投与する術後肺炎や重症敗血症に対する広域抗菌薬は，各種培養陰性あるいは感染兆候が消失したのであれば，48-72 時間以内に中止すべきである．

表1に術後肺合併症のリスクを軽減する介入とそのエビデンスの強さを示す．もっとも強いエビデンスを示すのが，術後に肺をしっかりと膨らませる療法がよい，ということになる．

呼吸器合併症を防ぐために肺の虚脱を予防する方法に関しては，積極的な理学療法，インセンティブ・スパイロメトリ，nasal CPAP などが推奨されている．インセンティブ・スパイロメトリは，深呼吸や咳嗽の促進，早期離床を併用することで，術後合併症予防に役立つかもしれないが，一定程度以上の肺活量，吸気を阻害する術後痛や横隔膜機能障害がないこと，そして適切な麻酔が前提であると述べられている[8]．

e. 急性呼吸促迫症候群（ARDS）

　ARDSは，一般外科の術後患者において，およそ0.2％に発生する。なかでも，COPDあるいは腎不全の既往がある患者や，緊急手術の術後患者は，ハイリスクとなる。

　Ashbaughら[9]は，人工呼吸管理を受けた患者群から，背景疾患はさまざまであるが，突然発症する強い呼吸困難，多臓器障害の合併，頻呼吸，低酸素血症，肺コンプライアンスの減少，胸部X線上の非心原性両側肺浸潤影を呈し，死亡例の病理組織検査で間質や肺胞の浮腫および硝子膜形成を伴うなど，新生児呼吸窮迫症候群に類似する特徴的所見を示した12例を報告し，成人呼吸窮迫症候群（adult respiratory distress syndrome）と命名した。その後，ARDSの診断基準についてさまざまな変遷があったが，2011年，新たに欧州集中治療医学会の主導にてBerlin定義が提唱された[10]。これは，

① 急性発症のびまん性炎症性肺傷害であり，肺血管透過性の亢進，肺湿重量の増加，含気肺組織の減少を伴う。
② 臨床的には低酸素血症と胸部X線上の両側肺浸潤影を特徴とし，生理学的死腔の増加，肺コンプライアンスの低下を伴う。
③ 急性期の組織学的特徴は，肺浮腫，炎症，硝子膜形成，出血などを示すびまん性肺胞傷害（diffuse alveolar damage：DAD）である。
④ 基礎疾患（危険因子）がある。

などを確認し，ALIという用語を廃したうえで，ARDS全体が，mild（軽症），moderate（中等症），severe（重症）の3群に分類された。また，急性発症を1週間以内，P/F比の評価にはPEEPの存在を必要とする。

・Mild ARDS：PEEP，CPAP≧5 cmH$_2$O ありで，P/F 200–300 mmHg
・Moderate：PEEP≧5 cmH$_2$O ありで，P/F 100–200 mmHg
・Severe：PEEP≧5 cmH$_2$O ありで，P/F≦100 mmHg と定義された。

　両側性・びまん性の浸潤影（肺水腫）を呈し，左房圧の上昇を認めない（PAWP＜18 mmHg）ことが条件である。重症度別のアウトカム（死亡率）は，mildが27％，moderateが32％，severeが45％であった。

　外科手術を受けている患者は，術後にARDSを発症するリスクが高い群である。特に心血管，胸部，外傷の手術はさらにリスクが高い。また，肺切除やその他の胸部手術中の人工呼吸管理や輸液管理は，術後のARDSの発症に大きく影響を与える。ASAクラス1-2の患者では，ARDS発症のリスクは低い。ASAクラス3-5，緊急手術，腎不全，COPD，複数の全身麻酔の既往，などはリスクが高くなる。また，ARDSの発症には，患者の既往疾患やリスク因子の制御，術中のPEEPレベル，ΔPレベル，F$_{IO_2}$，晶質液の投与や輸血などが関連する。

1．治療法
1）肺保護戦略

　ARDSの肺のコンプライアンスの低下は，Gattinoniら[11]のCT画像の解析からbaby lung conceptが提言されているように，ARDSでは，正常肺部分とコンプライアンスとの差に相関がある。また，傷害肺と正常肺が不均一に混在しており，特に仰臥位では背側に無気肺領域が広がっている。したがって，低容量で換気しているにもかかわらず，正常肺部分が過伸展することにより圧損傷/容量損傷（barotrauma/volutrauma）などの人工呼吸器関連肺傷害（ventilator induced lung injury：VILI）が発生するので，人工呼吸器による肺損傷を最小限にする。すなわち，ARD-

Snetwork が提唱した低容量換気が推奨される。1回換気量規定式でアシスト/調節換気モード，1回換気量 6-8 ml/kg（予想体重），プラトー圧≦25～30 cmH$_2$O とする。PEEP は，F$_{IO_2}$ に応じた設定が推奨されている[12]。

予想体重
男：50 + 0.9 ×（身長（cm）－152）
女：45.5 + 0.9 ×（身長（cm）－152）

2）腹臥位

Guerin らが行った PROSEVA study[13] では，，P/F＜150 mmHg の重症 ARDS 症例を対象に，1 セッション 16 時間/日の腹臥位管理にて 28 日後および 90 日後死亡率の有意な低下を報告している。

Case　ECMO を装着された患者の術後管理

68 歳，男性，体重 72 kg。黄疸と胆管炎を呈した，膵頭部がん（cT4N0M0）stage ⅣaⅢにて消化器外科に紹介。

既往歴：高血圧，糖尿病。飲酒歴：焼酎 2-3 杯/日，喫煙 20 本/日，ASA 2

術式：膵頭十二指腸合併切除術，門脈再建術。腸瘻増設術。

術後経過：人工呼吸管理継続，腎不全に対して CHDF 開始した。誤嚥を契機に呼吸状態が急激に悪化した。喀痰培養にて，グラム陰性桿菌が検出された。術後 8 日目，積極的な理学療法にもかかわらず，人工呼吸器設定；Pressure control ventilation, F$_{IO_2}$ 100%，PIP 30 cmH$_2$O，PEEP 15 cmH$_2$O，IT 1.0，呼吸数 20/分にて，動脈血ガス分析は，Pao$_2$ 49.1, Paco$_2$ 48 mmHg, pH 7.28, HCO$_3^-$ 20 mmol/l, Lactate 5 mmol/l となったため，VV ECMO を導入した。

右大腿静脈より，23 Fr 脱血カニューレ（Biomedicus, Medtronic, USA）を挿入，先端を右房と IVC の境界付近に置いた。右内頸静脈より 19 Fr 送血カニューレ（Biomedicus, Medtronic, USA）を挿入した。ECMO デバイスは，遠心ポンプ（Rotaflow, Maquet, Germany）および膜型人工肺（Mera Excelung, 泉工医科工業）および脱血回路（1/2 インチ），送血回路（3/8 インチ）ヘパリンコーティングからなる。CHDF は，脱血回路に取り付けた 2 カ所の 3 方活栓から脱返血する方法で継続した（図 1）。ECMO 流量は，4 l/分より開始し，人工呼吸器は肺を安静に保つ設定とした。すなわち，Pressure control ventilation, F$_{IO_2}$ 35%，PIP20 cmH$_2$O，PEEP 10 cmH$_2$O，IT 1.0，呼吸数 8/分とし，1 日 6 時間の腹臥位とした。最小限の人工呼吸器設定にて，Sao$_2$＞85%，Paco$_2$ は正常範囲となるように ECMO 流量と人工肺への吹送酸素（100%）流量を調節した。Hgb＞10 g/dl，血小板数＞50,000/μl となるように輸血を行った。抗凝固療法は，ヘパリンを 15-20 U/kg/時にて投与し，APTT 60-80 秒に維持した。抗菌薬は，バンコマイシン 0.3-1.0 g/日（血流感染予防）を持続継続し，TDM にて血中濃度が 15～25 μg/ml となるように調節し，メロペネム 2 g/日を投与した。VV ECMO の臨床経過を図 2 に示す。導入後 165 時間目に無事離脱した。ECMO の適応の原則は，最大限の従来の人工呼吸療法では予測致死率 80% 以上と考えられ，かつ，可逆性の病態であり，絶対的禁忌事項がないことである。

図1　Veno-venous ECMO

図2　VV-ECMOの臨床経過

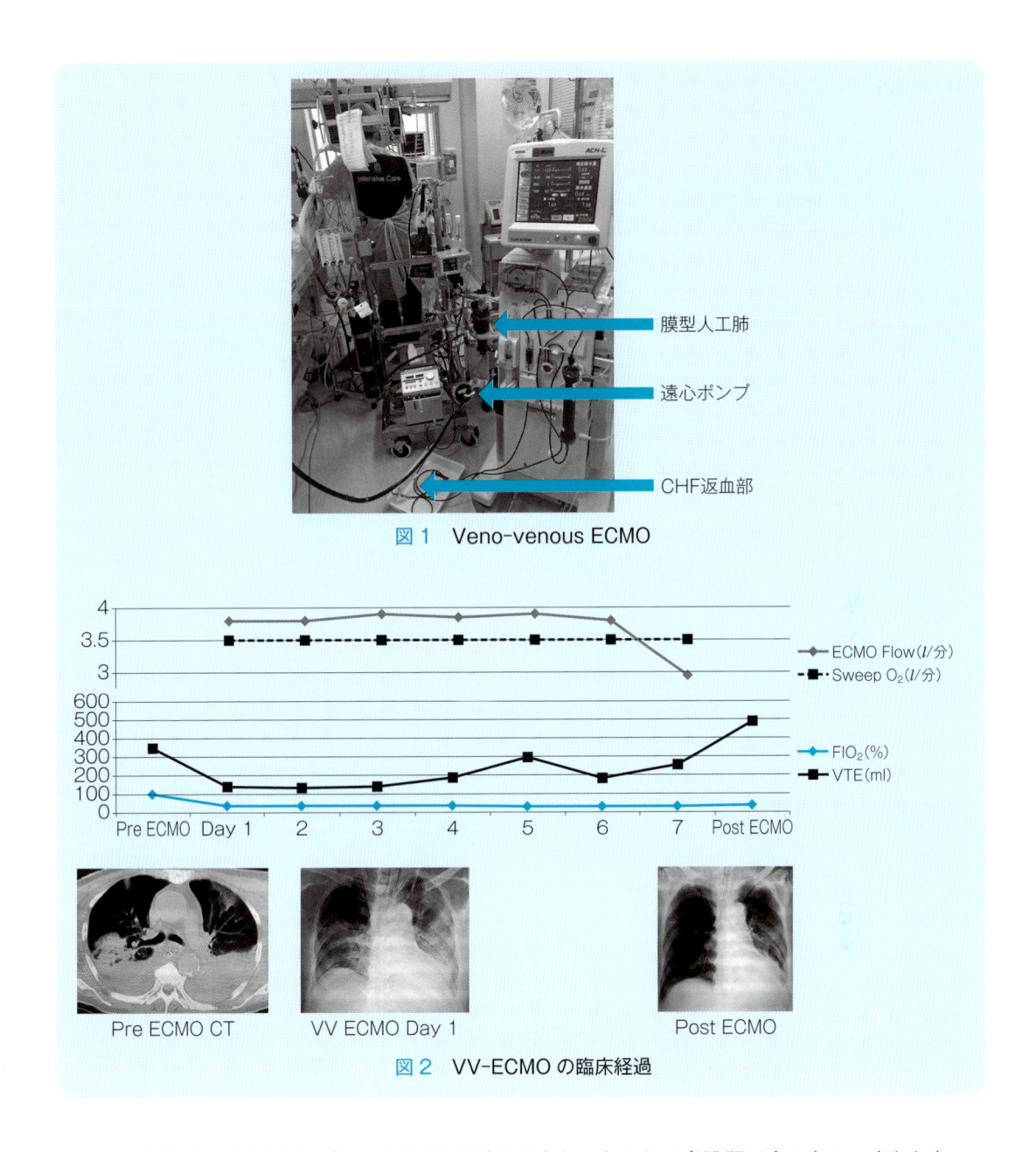

　ARDS患者の死亡原因の多くが非可逆性呼吸不全というよりは多臓器不全である。すなわち，ARDSの肺は，神経学的，生化学的，代謝的，炎症反応において，他の遠隔臓器と相互に大きく関わっている。早期にARDSを認知し，その増悪因子である，非保護的な人工換気，大量輸血，輸液過剰，VAP，誤嚥などを避けることがもっとも重要である。

3）成人のARDSに対する一般的な適応基準[14]

①重症低酸素血症（例：高い圧のPEEP［典型的には15-20 cmH$_2$O］を少なくとも6時間かけても，PaO_2/FIO_2＜80である，潜在的に可逆性である呼吸不全）

②機械的人工呼吸管理による最適な標準的治療にも関わらず，非代償性の高二酸化炭素血症で，アシドーシス（pH＜7.15）である。

③機械的人工呼吸器管理による最適な標準的治療にも関わらず過剰に高い吸気終末プラトー圧（＞35～45 cmH$_2$O，患者の体格による）を呈する。

4）相対的禁忌

①人工呼吸器が高い圧設定（吸気終末プラトー圧＞30 cmH$_2$O）で7日を超えて行われている。
②高いF$_{IO_2}$（＞0.8）が7日を超えて必要である。
③血管へのアクセスが制限されている。
④ECMOからの総合的な恩恵の享受を制限されるあらゆる病態または臓器機能不全，例えば，重症で不可逆性脳障害または治療困難な転移性がんなど。

5）絶対的禁忌

抗凝固療法ができないあらゆる病態。

適応は，個々の患者の病態や臨床経過を考慮して導入決定されるが，臨床の実際では，若いこと，おおむね7-14日間のECMOによる呼吸補助下で，原疾患の確定的ないし暫定的診断が期待でき，効果的な治療手段が想定されること，また，急性期であり，できれば免疫抑制の病態でないこと，がよい適応である。ECMOを行う施設に転送する場合には，病態が悪化してしまう前に余裕をもって搬送すべきである。

f. 慢性閉塞性肺疾患（COPD）

COPDの既往を有する患者は，術後肺合併症のリスクが2.7-4.7倍になるといわれている。COPDは手術の禁忌事項ではないが，横隔膜から下方に距離のある下腹部の手術のほうが合併症の率が低い。術前の肺機能評価が重要であり，少なくとも術前に4-8週間の禁煙が望ましい[15]。

低体温を避けることと，術後は早期抜管，早期離床，硬膜外麻酔などの適切な鎮痛，インセンティブ・スパイロメトリーの導入のほか，経鼻胃管による胃内容物のドレナージ，が有効である。薬物療法では，適切な抗菌薬の選択，気管支拡張薬，ステロイドを考慮する。PaO_2＜60 mmHgあるいはSpO_2＜90％の場合には，酸素療法を行い，呼吸状態が改善せず，呼吸回数＞25回/分で，PaCO_2＞45 mmHgかつpH＜7.35の場合には，low tidal ventilationの原理に則った愛護的な間欠的陽圧呼吸やNIPPVを検討，気流閉塞の改善と吸気補助により換気効率を高めることを目的とする。初期設定はS/Tモード，EIP 4 cmH$_2$O，PIP 8-10 cmH$_2$Oとし，同調しなければTモードに変更する。PaCO_2の急速な低下はアルカローシスを招くため，平常値を目標とする。心房細動などの頻脈性不整脈に対しては，β遮断薬によるレートコントロール，抗血小板薬なども必要である。個々の患者に応じて，全組織への酸素運搬量を考慮し，輸液と輸血の投与量，そし循環動態を安定化させることは，いかなる病態においても基本である。

文　献

1) Taylor A, DeBoard Z, Cauvin J. Prevention of postoperative pulmonary complication, in Perioperative Management, Clinics Review Articles Surgical Clinics of North America. Schenarts PJ, ed. 2015.
2) Rose DK, Cohen MM, Wigglesworth DF, et al. Critical respiratory events in the postanestheia care unit. Patient, surgical, and anesthetic factors. Anesthesiology 1994；81：410.
3) Hedenstierna G, Strandberg A, Brismar B, et al. Functional residual capacity, thoracoabdominal dimensions, and central blood volume during general anesthesia with muscle paralysis and mechanical ventilation. Anesthesiology 1985；62：247-54.
4) Magnusson L, Spahn DR. New concepts of atelectasis during general anaesthesia. Br J Anaesth 2003；91：61-72.
5) Joris JL, Sottiaux TM, Chiche JD, et al. Effect of bi-level positive airway pressure（BiPAP）nasal

ventilation on the postoperative pulmonary restrictive syndrome in obese patients undergoing gastroplasty. Chest 1997 ; 111 : 665-70.
6) Light R, Macgregor M, Luchsinger P, et al. Pleural effusions : the diagnostic separation of transudates and exudates. Ann Intern Med 1972 ; 77 : 507-13.
7) Kollef M. Prevention of postoperative pneumonia. Hospital physician 2007 : 47-64.
8) Restrepo RD, Wettstein R, Wittnebel L, et al. Incentive spirometry : 2011. Respir Care 2011 ; 56 : 1600-4.
9) Ashbaugh DG, Bigelow DB, Petty TL, et al. Acute Respiratory Distress in Adults. Lancet 1967 ; 2 : 319-23.
10) Ranieri VM, Rubenfeld GD, Thompson BT, et al. Acute respiratory distress syndrome : the Berlin Definition. JAMA 2011 ; 307 : 2526.
11) Gattinoni L, Pesenti A. The concept of baby lung. Intensive Care Med 2005 ; 31 : 776-84.
12) Ventilation with lower tidal volumes as Compared with Traditional Tidal Volumes for Acute Lung Injury and the Acute Respiratory Distress Syndrome. The Acute Respiratory Distress Syndrome Network. N Engl J Med 2000 ; 342 : 1301-8.
13) Guérin C, Reignier J, Richard JC, et al ; PROSEVA Study Group. Prone positioning in severe acute respiratory distress syndrome. N Engl J Med 2013 ; 368 : 2159-68.
14) Brodie D, Bacchetta M. Extracorporeal Membrane Oxygenation for ARDS in Adults. N Engl J Med 2011 ; 365 : 1905-14.
15) Licker M, Schweizer A, Ellenberger C, et al. Perioperative management of patients with COPD. Int J Chron Obstruct Pulmon Dis 2007 ; 2 : 493-515.

(市場　晋吾)

4 循環器系の管理

A 循環系モニタリング・検査

　急性の循環不全により組織の酸素需給バランスが崩れると，細胞機能不全，臓器障害，最終的に個体としての生命の危機的状況に陥る。そのため，循環動態が不安定な麻酔・手術後の患者管理において酸素需給バランスの概念を十分理解し，循環管理を適切に行うことはきわめて重要であり，循環系モニタリング・検査が必要となる。循環が適切に維持できているのかを評価するモニタリングとして，心電図，観血的血圧測定法，前負荷モニタリング，心拍出量モニタリング，が重要である。

a. 心電図

　心電図は心臓自身の活動状況を簡便かつ詳しく知らせてくれるもっとも優れたモニタリング法のひとつである。

1. 心電図モニターから分かること

　心電図モニターにより，①不整脈（心拍の異常），②ST部分の偏位（ST低下：心筋虚血，心肥大，ST上昇：心筋梗塞），③電解質異常，などを検出することができる。心電図モニターの適用例とは，①各種ショック病態の患者，②失神や動悸が主訴の患者，③急性心筋梗塞や不安定狭心症の症例，④呼吸不全，電解質代謝異常などで急変が予想される症例，などである。そのため，麻酔・手術後の循環動態が不安定な時期には心電図モニターは必須である。

2. 心電図モニターによる評価

　心電図モニターは簡便かつ連続的モニタリングができるため，①致命的な不整脈の診断および治療経過観察，②心房細動などの頻脈の評価，③洞不全症候群などの失神やめまいの原因の診断，④狭心症や心筋梗塞の経過の観察，⑤病態が急変した場合の心電図変化，などの評価に適したモニタリング法である。

3. 心電図モニター判読のポイント

　①QRS波とP波をチェックする（P波，QRS波の有無）。P波に続くQRS波があるか，QRS波に先行する（対応する）P波があるか。
　②P波，QRS波のリズムに変動はないか，予測時間より早期に出現していないか。
　③頻脈か，徐脈か。
　④QRS波形は単一か，多形性か（異常QRS波の有無），対応するP波があるか。
　⑤基線の揺れはないか，f波，F波はないか。

⑥PQ 時間は正常か，QRS 幅は正常か。
⑦P 波，QRS 波，T 波の形は正常か，T 波の増高，平低化はないか。
⑧ST の上昇，下降はないか。
⑨ペースメーカー波形など人工的な波形はないか。

以上の項目を常に意識しながら心電図モニターの判読をすべきであり，異常が認められた場合には，ただちに 12 誘導心電図検査（心エコーなど）を行うべきである。

b. 観血的血圧測定法

臨床において収縮期血圧 90 mmHg 以下の血圧低下はショックを意味する。そのため，麻酔・手術後の患者管理において血圧測定法は重要である。血圧測定には，非侵襲的血圧測定法（noninvasive blood pressure：NIBP）と動脈カテーテル留置による観血的血圧測定法があるが，重症患者では連続的な血圧監視と，頻回の動脈血ガスや電解質，乳酸値などの測定が必要となることから，観血的血圧測定法が推奨される。血圧には，収縮期血圧（systolic blood pressure：SBP），拡張期血圧（diastolic blood pressure：DBP），平均血圧（mean blood pressure：MAP）があり，（MAP＝DBP＋1/3（SBP−DBP））と示され，それぞれの臨床的な意義に関しては，SBP は左室後負荷に関与し，DBP は冠血流の決定因子，MAP は臓器灌流の決定因子である。

c. 前負荷モニタリング

BP＝CO×SVR〔血圧（blood pressure：BP），心拍出量（cardiac output：CO），末梢血管抵抗（systemic vascular resistance：SVR）〕の関係が成り立つため，血圧が極端に低下した場合，CO か SVR のどちらか（or どちらも）を上昇させる必要がある。特に，循環管理の基本は組織酸素供給量の維持であるため，CO 低下を回避することがもっとも重要である。CO は，1 回拍出量（stroke volume：SV），心拍数（heart rate：HR），左室拡張末期容量（left ventricular end-diastolic volume：LVEDV），左室収縮末期容量（left ventricular end-systolic volume：LVESV）を用いて（CO＝SV×HR＝（LVEDV−LVESV）×HR）と示すことができ，SV の低下は，LVEDV の減少（輸液不足，心タンポナーデなど，前負荷の低下）か，または LVESV の上昇（心収縮力の低下，後負荷の上昇）が関与している。うっ血性心不全などの一部の心原性ショックを除いて，多くのショック（右心不全性ショック，出血性ショック，血管拡張性ショック，など）に対する初期対応は，CO を上昇させるために急速輸液負荷（LVEDV の上昇）を行うことである。

1. 中心静脈圧（central venous pressure：CVP）

CVP は有用であるとする報告も多いが，近年 CVP は血管内容量の指標とはなりえず[1]，輸液蘇生の指標としては不適切である[2]，との報告もある。過剰輸液と予後との検討から，水分バランスが増加するほど死亡率が増加するとの報告もある[3]。患者ごとに輸液反応性をモニタリングすべきであるが，CVP はあくまで右心房圧の指標で循環血液量や前負荷を反映しない可能性がある。

2. 新しい前負荷モニタリング

輸液反応性の指標としては，CVP のようにある一点における情報（静的パラメーター）よりも，呼吸性変動などの動的パラメーター〔1 回拍出量変動（stroke volume variation：SVV），脈圧変動（pulse pressure variation：PPV），脈波変動指標（pleth variability index：PVI）など〕

が有用であると報告されており，29研究（総計685人）を解析したsystemic reviewにおいても，同様な結果が得られている[4]．しかし，このような脈圧変動は，前負荷だけでなく，自発呼吸や換気量，不整脈の影響も受ける．特に，麻酔からの覚醒時や抜管直後の不安定な呼吸パターンにおいては，呼吸性変動などの動的パラメーターの解釈には注意が必要である．

d. 心拍出量モニタリング

　ショック状態の患者に対する輸液負荷はファーストラインの治療法であるが，急速大量輸液負荷を行った場合，どれだけの量を，いつまで続けるのか，どのタイミングで強心薬を使用するのかを判断する必要がある．判断に迷う場合は，ショック病態の基本に戻って考えてみるとよい．つまり，輸液負荷を行う一番の理由は，$CO = SV \times HR = (LVEDV - LVESV) \times HR$ の中で，LVEDVを上昇させてCOを増加させることである．つまり，SBP＞90 mmHg（MAP≧65 mmHg）で，CI≧2.2 $l/分/m^2$ であれば，輸液負荷はもはや必要ない．一方，CIがいまだ低い場合，①LVEDVが低値の場合は，輸液負荷を継続，②LVEDVが上昇（心拡大）の場合，強心薬使用（収縮力増加：LVESV低下，HR増加）が必要となる．つまり，重症患者の循環管理においてCOモニタリングは病態を評価するうえできわめて重要である．

1. 肺動脈カテーテル（pulmonary artery catheter：PAC）

　ICU入室患者5,735人を対象としたSUPPORT研究において，PACの使用により死亡率が上昇し，PACは有用でないと報告され，Shahら[5]は，13のランダム化比較試験（randomized controlled trial：RCT）（5,051人）を用いてメタ解析を行い，重症患者に対するPACの使用は予後改善や入院日数を減少させることはなく，明らかな利益をもたらさないと結論した．また，心臓血管手術においてもPAC挿入が予後を悪化させる可能性があると報告されている[6]．熱希釈法を用いたPACによる心拍出量測定の系統誤差は26％であり，特に薬剤介入時では34-39％まで拡大し[7]，カテーテルと装置の選択にも依存しているが，1回ではなく3回測定すると誤差が有意に減少すると報告されている[8]．その他，測定精度に影響を及ぼす要因として，不正確な注入液の温度や量，測定中の急速な輸液，呼吸による影響，不正確なコンピューテーション定数などが指摘されている．連続測定においては測定時間によるタイムラグには注意が必要である．しかし，PACは治療法そのものではなく，あくまでも病態を評価し，治療効果を判定する手段である．PACで得られたデータをどう解釈し，どう治療に結びつけるかは臨床医の腕しだいであるため，厳密な循環管理が必要な症例で，PACによる管理が必要と判断される場合は，使用を躊躇する必要はないと考える．

2. 動脈圧波形解析心拍出量モニタシステム（atrial pressure waveform-derived cardiac output measurement：APCO）

　大動脈弁閉鎖不全症の患者，大動脈内バルーンパンピング使用患者，不整脈が高頻度の患者などに関しては，測定限界がある．

1）キャリブレーションが必要なモニタシステム
（1）経肺熱希釈法（intra-arterial pulse contour cardiac output：PiCCO）
　専用動脈カテーテル（大腿もしくは上腕）と中心静脈カテーテルを必要とする．測定可能パラメーターとして，肺血管外水分量，拡張末期心臓容量，胸腔内血液容量などがある．問題点としては，血管抵抗変動時の測定精度の低下である[9]．

2）キャリブレーションが必要でないモニターシステム

(1) Flotrac/Vigileo（米 Edwards Lifesciences 社製）

アルゴリズムにて，動脈圧波形より，1回拍出量（SV）は標準偏差（standard deviation：SD）と比例係数χを用いて，SV＝χ×SDで表される。χは血管緊張度を表し，第3世代までは1分間のデータから算出，20秒ごとに更新していたが，血管コンプライアンスの変化を正確に反映できていなかった。2014年から使用可能となった第4世代では，χの算出に血圧と血管コンプライアンスが反比例することを応用した新たな係数 Kfast を追加し，急激な血圧変化時でも正確な心拍出量の算出が可能となったと考えられるが，その精度には更なる検証を要する[10]。

(2) LiDCOrapid（英 LiDCO 社製）

わが国でも，LiDCO 社の第4世代装置として 2012 年に使用可能となった。このアルゴリズムでは，患者個体差を反映するキャリブレーションファクター（calibration factor：CF）を用いて，動脈容量 V を 1/100 秒ごとに得られる動脈圧 BP の関数として，$V = CF \times 250 \text{ ml} \times (1 - e^{-0.092\,BP})$ と定義している。つまり，動脈容量波形に変換，1心拍ごとに SV を算出することが可能となっているため，よりリアルタイムにモニタリングできる。また，血管抵抗の変化に対する追従性が高いことも報告されている[11]。一方，動脈圧ラインの周波数特性の影響を受けにくいため，通常の動脈圧ラインからも測定可能であり，その他，小児でも使用可能，脈圧変動（PPV）もモニター可能などの特徴がある。2014 年には日本人のデータを含む新しいノモグラムが採用されたバージョンがリリースされ，心拍出量の過小評価の改善，体外循環後の誤差の改善が認められたが，さらなる検証が必要と思われる。

3．非観血的心拍出量測定装置

海外では，すでに BMEYE 社の Nexfin と LiDCO 社の LiDCOrapid v2 with unity software が，使用可能となっている[12]。フィンガーカフと上腕部カフにより，非観血的に連続血圧，心拍出量，SV などの測定，管理が可能である。Nexfin と輸液ポンプを用いて，closed-loop 制御による目標指向型輸液療法を中等度リスク手術患者に行い，実用的であるとの報告がある[13]。今後，わが国の術中術後管理においても使用されていくものと思われる。

4．経胸壁心エコー（transthoracic echocardiography：TTE）

TTE の心拍出量測定精度は高い。術前術後の比較，特に体重 3 kg 未満の新生児，覚醒後の患者の評価，術後 ICU において心タンポナーデなど形態的部位診断を行う際にもっとも適している。問題点としては，術後創部により測定が困難となる場合があること，施行者の技量により測定精度にばらつきが見られてしまうこと，連続的測定が不可能であることなどである。

5．経食道心エコー（transesophageal echocardiography：TEE）

TEE の心拍出量測定精度は高い。体重 3 kg 以上の新生児においても施行可能であることや，術創と関係なく施行できること，また，TTE で評価困難な部位の診断に有用な場合がある。問題点としては，食道内にプローブを挿入するため施行患者に制限があること，施行者の技量により測定精度にばらつきが見られてしまうこと，連続的測定が不可能であることである[14]。

6．部分的 CO_2 再呼吸法による心拍出量測定システム（noninvasive cardiac output：NICO）（米 Novametrix 社製）

間接 Fick 法を利用した測定方法である。三尖弁閉鎖不全症の患者では，PAC より精度が高

い[15]。問題点としては，人工呼吸中の患者にしか使用できない。また，再呼吸により動脈血二酸化炭素分圧（$PaCO_2$）が上昇するため，頭蓋内圧亢進症や重症肺高血圧症などの$PaCO_2$上昇が危険と思われる患者に対しては禁忌である。

7．胸郭インピーダンス法（BioZ：米 Cardio Dynamics 社製）

臨床的にはあまり使用されていない。

文　献

1) Marik PE, Baram M, Vahid B. Does central venous pressure predict fluid responsiveness? A systematic review of the literature and the tale of seven mares. Chest 2008；134：172-8.
2) Perel A. Bench-to-bedside review：the initial hemodynamic resuscitation of the septic patient according to Surviving Sepsis Campaign guidelines--does one size fit all? Crit Care 2008；12：223.
3) Boyd JH, Forbes J, Nakada TA, et al. Fluid resuscitation in septic shock：a positive fluid balance and elevated central venous pressure are associated with increased mortality. Crit Care Med 2011；39：259-65.
4) Marik PE, Cavallazzi R, Vasu T, et al. Dynamic changes in arterial waveform derived variables and fluid responsiveness in mechanically ventilated patients：a systematic review of the literature. Crit Care Med 2009；37：2642-7.
5) Shah MR, Hasselblad V, Stevenson LW, et al. Impact of the pulmonary artery catheter in critically ill patients：meta-analysis of randomized clinical trials. JAMA 2005；294：1664-70.
6) Schwann NM, Hillel Z, Hoeft A, et al. Lack of effectiveness of the pulmonary artery catheter in cardiac surgery. Anesth Analg 2011；113：994-1002.
7) Yang XX, Critchley LA, Rowlands DK, et al. Systemic error of cardiac output measured by bolus thermodilution with a pulmonary artery catheter compared with that measured by an aortic flow probe in a pig model. J Cardiothorac Vasc Anesth 2013；27：1133-9.
8) Yang XX, Critchley LA, Joynt GM. Determination of the precision error of the pulmonary artery thermodilution catheter using an in vitro continuous flow test rig. Anesth Analg 2011；112：70-7.
9) Yamashita K, Nishiyama T, Yokoyama T, et al. The effects of vasodilation on cardiac output measured by PiCCO. Cardiothorac Vasc Anesth 2008；22：688-92.
10) Suehiro K, Tanaka K, Mikawa M, et al. Improved Performance of the Fourth-Generation FloTrac/Vigileo System for Tracking Cardiac Output Changes. J Cardiothorac Vasc Anesth 2015；29：656-62.
11) Wolff CB, Gooch BS, Douglas JS. A simple volume related model of arterial blood pressure generation. Adv Exp Med Biol 2008；614：109-17.
12) 佐藤　慎，国沢卓之．低侵襲連続的心拍出量モニタシステム「LiDCOrapid」．循環制御 2014；35：166-76.
13) Joosten A, Huynh T, Suehiro K, et al. Goal-Directed fluid therapy with closed-loop assistance during moderate risk surgery using noninvasive cardiac output monitoring：A pilot study. Br J Anaesth 2015；114：886-92.
14) Darmon PL, Hillel Z, Mogtader A, et al. Cardiac output by transesophageal echocardiography using continuous-wave Doppler across the aortic valve. Anesthesiology 1994；80：796-805；discussion 25A.
15) Imakiire N, Omae T, Matsunaga A, et al. Can a NICO monitor substitute for thermodilution to measure cardiac output in patients with coexisting tricuspid regurgitation? J Anesth 2010；24：511-7.

（今林　徹，垣花　泰之）

B 心血管作動薬

a. 血管収縮薬と強心薬

1. カテコラミン

カテコラミンは心筋細胞や血管平滑筋細胞に存在するアドレナリン受容体を介して作用を発揮する。アドレナリン受容体は，$α_1$，$α_2$，$β_1$，$β_2$，$β_3$の受容体に分類され，使用される薬剤により作用する受容体が異なり，また，組織の受容体の分布の違いによって作用発現が異なる。以下に代表的なカテコラミンと作用受容体，力価の比較を示す。

1) アドレナリン（Ad）── $α_1 = β_1 = β_2$

心臓においては強力な β 作用により心収縮力，心拍数が増加する。反面，重篤な不整脈を招くことがある。投与速度が高用量では $α_1$ 作用が優位となり強力な血管収縮作用が発現し，血圧を上昇させる。肺血管の直接的な収縮作用と，容量血管の収縮による静脈還流量の増加により肺動静脈圧が上昇し肺水腫を生じることがある。アナフィラキシーショック時の第一選択薬であり気管支喘息の急性増悪時にも使用される。

2) ノルアドレナリン（Nad）── $α_1 > β_1 > β_2$

血管平滑筋内の $α_1$ 受容体に作用し，広範に血管収縮を来し末梢血管抵抗を増大させ血圧を上昇させる。$β_1$ 受容体刺激作用もアドレナリンに比べ弱いながら有する。$β_1$ 受容体刺激による心拍数増加よりも，圧受容器からの減圧反射による迷走神経を介する心拍数低下が認められる。アドレナリンと同様催不整脈作用も有する。

＊Ad と Nad の受容体への作用力価の比較　　$α_1$：Ad＞Nad，$β_1$：Ad≧Nad，$β_2$：Ad≫Nad

3) ドパミン──DA_1，DA_2，$α_1$，$β_1$，$β_2$

Nad の前駆体であり，α，β 受容体のほか DA_1，DA_2 受容体に対しても作用する。投与量により作用する受容体が変化する。

低用量（3γ 以下）では，ドパミン D_1 受容体を刺激し腎動脈や腹部内臓血管を拡張させ腎血流，腹部内臓血流を増加させる。

中用量（3-10γ）では，$β_1$ 受容体を刺激し心収縮力と心拍数を増加させる。

高用量（10γ 以上）では，$α_1$ 受容体刺激作用により血管収縮が起き，末梢血管抵抗が増大する。右心不全や肺高血圧症例では肺血管抵抗も上昇するので注意が必要である。

4) ドブタミン── $β_1 > β_2 ≫ α_1$

合成カテコラミンであり，主に $β_1$ 受容体に作用し，軽度の $β_2$ 作用とわずかな $α_1$ 作用がある。左心室の収縮能を増強させ，心拍数は増加する。体血管抵抗は直接の動脈拡張作用により低下するが，これは $β_2$ 作用が $α_1$ 作用を上回るためである。この後負荷軽減により 1 回拍出量はさらに増加する。肺血管抵抗を低下させるため右心不全の患者には好ましい。イソプロテレノールに比べ心拍数をあまり増加させないが，心筋酸素需要は増加し，頻脈性不整脈が認められる。

5) イソプロテレノール── $β_1$，$β_2$

強力な $β_1$，$β_2$ 受容体刺激作用を有する。心拍数，心収縮力は増加するが $β_2$ 受容体刺激による血管拡張作用により拡張期血圧は低下する。また，肺血管拡張作用と気管支拡張作用を持つ。

6) エフェドリン，フェニレフリン

エフェドリンやフェニレフリンなどのアドレナリン受容体作動薬は，カテコラミンと比較する

と作用が穏やかであり，ボーラスで安全に使用できる．1回あたりの投与量は，エフェドリンでは 4-8 mg，フェニレフリンでは 0.1-0.2 mg である．エフェドリンは α 受容体と β 受容体の双方に作用し，脈拍が増加する．投与量が少ないと $β_2$ 作用が優位となり血圧が低下することがあるため，血圧低下時の緊急時には，$α_1$ 作用を期待した多めの投与量（8 mg）が推奨される．フェニレフリンは，$α_1$ 受容体に作用し，動脈，静脈ともに収縮させる．静脈灌流量（前負荷）の増加と末梢血管抵抗（後負荷）の上昇により昇圧効果が認められ，ボーラス投与すると反射により心拍数は低下する．

2．PDE（ホスホジエステラーゼ）Ⅲ阻害薬

PDE Ⅲ阻害薬（ミルリノン，オルプリノン）は，β 受容体を介さず cAMP 濃度を増加させるため，心臓においては収縮力を増強し，血管平滑筋に対しては拡張作用を来す．β 受容体を介さないためカテコラミンの長期投与時に見られるダウンレギュレーションを生じず，β 遮断薬投与中でも効果を発揮する．心収縮力の増加と血管拡張作用以外にも抗炎症作用，抗血栓効果，虚血再灌流障害に対する保護作用も報告されている．しかし，カテコラミンのように即効性がないため，ローディングが必要であり，腎排泄であるため，腎機能低下例では投与量を減量する必要がある．また，循環血液量が減少している症例では血管拡張に伴い著明な血圧低下を来すことがあるため注意が必要である．

3．ジギタリス

Na-K ATPase 活性抑制により細胞内 Ca^{2+} 濃度が上昇し心収縮力が増加する．迷走神経刺激作用と洞房結節および房室結節への刺激伝導速度の低下により心拍数が減少する．レニン・アンギオテンシン系の活性も抑制する．しかし，カテコラミンと比べ強心作用が弱く，安全域も狭い．中毒域に達するとさまざまな不整脈が出現し，低カリウム血症では不整脈の発現頻度が増加する．心臓手術などでは，体外循環に伴う血液希釈や急激な電解質変化により，ジギタリス中毒を発症させる危険性があるため，原則として手術 2 日前にジギタリスは中止すべきである．

4．バソプレシン

バソプレシンは，下垂体から分泌される抗利尿ホルモンの合成アナログである．バソプレシンの受容体は V_{1a}，V_{1b}，V_2 の 3 つが知られており，V_{1a} 受容体を介した血管平滑筋の収縮による血圧上昇作用，V_{1b} 受容体を介した脳下垂体前葉からの ACTH 分泌刺激作用，V_2 受容体を介した遠位尿細管での抗利尿作用があげられる．バソプレシンは V_{1a} 受容体を介して直接的に血管平滑筋の ATP 依存性 K チャンネルを不活化し，心房性ナトリウム利尿ペプチドで誘導される cGMP や，iNOS（誘導型 NO 合成酵素）合成を抑制し昇圧効果を発揮する．蘇生時にはバソプレシンの単回ボーラス投与（40 U 静注）が，アドレナリン投与の代替薬として推奨されている．また，敗血症性ショック時にみられるカテコラミン抵抗性の血管拡張性ショックに対しては，ノルアドレナリン持続投与に追加して低用量（0.03 U/分）持続投与が有効と報告されている．バソプレシンは効果発現が速く，作用時間は 10-20 分間である．

b．血管拡張薬

血管拡張薬はその作用機序，作用部位により特徴が大きく異なる．動脈系を拡張させる薬剤は後負荷を軽減させ心拍出量を増加させる．また，心筋酸素需給バランスを改善させるとともに，

弁逆流の軽減や心筋収縮機能の改善をもたらす。静脈系を拡張させる薬剤は前負荷を軽減させ肺うっ血を防ぎ，左室拡張末期圧が低下することにより拡張期冠血流が増加し心筋酸素需給バランスの改善が見込める。カルシウム拮抗薬や硝酸薬には冠血管を拡張する作用もある。

1. カルシウム拮抗薬（ニカルジピン，ジルチアゼム，ベラパミル）

　カルシウム拮抗薬は，虚血性心疾患，高血圧，末梢血管障害，脳血管障害，不整脈等の治療に用いられているが，薬剤の特徴として①血管選択性，②心筋選択性に分けることができる。ニカルジピンは，血管選択性の高い薬剤であり，降圧薬，冠動脈拡張薬として使用される。血管拡張，血圧低下に伴い反射性の頻脈を呈することがある。一方，ジルチアゼムやベラパミルは，心筋選択性が高いため，心筋抑制，洞房結節抑制，房室結節抑制作用が特徴である。どちらも血行動態の安定したQRS幅の狭い上室性頻脈性不整脈に適応となり，ジルチアゼムは，冠動脈を含む血管拡張作用・心筋保護作用を有し，ベラパミルは，血管拡張作用は弱く心臓選択制が強いのが特徴である。

2. 亜硝酸薬（ニトログリセリン，硝酸イソソルビド，ニトロプルシド，ニコランジル）

　主に静脈系の血管平滑筋を弛緩させ前負荷を低下させる。心筋酸素消費量を減少させ，冠動脈拡張作用により虚血部への酸素供給を増加させることにより心筋酸素需給バランスを改善する。
　ニトログリセリンは，低用量では静脈系の血管拡張作用が優位だが，用量依存的に動脈も拡張する。太い冠動脈は低用量から拡張するが細い冠動脈を拡張させるには高用量投与が必要である。持続投与によりタキフィラキシーが起こることは知っておくべきである。硝酸イソソルビドは，ニトログリセリンに比べ降圧作用は弱いが，作用時間は長い。ニトロプルシドの作用は，動脈拡張による後負荷減少が主であるが，静脈拡張による前負荷減少作用もいくらかある。ニコランジルは，硝酸様作用とATP感受性カリウムチャネル開口作用を有し，硝酸様作用により静脈系の血管と太い冠動脈を拡張し，ATP感受性カリウムチャネル開口作用により細い冠動脈を拡張する。末梢動脈を拡張させ後負荷を軽減させる作用もあるが弱い。臨床研究において心筋保護効果が報告されている。

c. β受容体遮断薬（エスモロール，ランジオロール）

　開発当初のβ（$β_1$＋$β_2$）遮断薬は高血圧，不整脈治療薬として使用されていたが，第二世代では$β_1$選択的遮断薬として喘息症例にも使用でき，第三世代ではα遮断作用や利尿作用を併せ持つ新たなβ遮断薬として，かつて禁忌とされていた心不全にも使用されるようになっている。一方，周術期では超短時間作用型β遮断薬（エスモロール，ランジオロール）が開発され，安全かつ効果的な使用が可能となった。
　エスモロールの$β_1$選択性は45倍であり，血球内のエステラーゼによって加水分解されるため血中半減期は約10分程度，効果持続は5-20分である。一方，ランジオロールの$β_1$選択性は255倍であり，肝臓・血漿中のエステラーゼで加水分解され，血中半減期は4分，効果持続は5-20分である。ランジオロールはエスモロールと比較して同じ変時作用を示す投与量での変力作用の影響が少ないため，血圧低下の副作用が少ないことが特徴であるが，低心機能症例では同様に注意が必要である。

（谷口　淳一郎，垣花　泰之）

C 補助循環装置

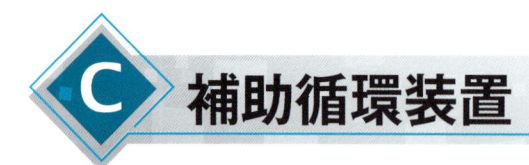

a. 大動脈内バルーンパンピング（intra-aortic balloon pumping：IABP）

1）適 応
- 広範な左室収縮機能低下による心原性ショック
- 心術後の低心拍出量症候群
- 人工心肺離脱困難例
- 薬剤抵抗性心不全
- 虚血に基づく難治性不整脈（心室性不整脈）
- 左冠動脈主幹部病変や低左心機能患者における経皮的冠動脈形成術（percutaneous transluminal coronary angioplasty：PTCA）を含む心臓カテーテル検査
- Forrester分類のⅣ群

2）禁 忌
大動脈弁閉鎖不全症，大動脈解離，胸部大動脈瘤など。

3）原 理
先端にバルーンが装着されたカテーテルを大腿動脈より挿入し，左鎖骨下動脈2 cm下から腎動脈直上の範囲にバルーンが収まるように留置する。バルーンが膨張・収縮することにより圧補助を行うことが可能となる。バルーンには追従性のよいヘリウムガスが使用されているが，血液に溶けにくいためバルーンの破裂には注意する。

4）効 果
①Diastolic augmentation：心拡張期にバルーンが膨張し拡張期血圧が上昇することで，冠動脈血流量が増加する。また，拡張期血圧が上昇するため平均血圧も上昇し，臓器血流の増加も見込める。

②Systolic unloading：心収縮期の直前にバルーンを収縮させることにより，陰圧効果が生まれ，左心室後負荷が軽減する。これによって心筋仕事量が軽減し，心筋の酸素消費量も減少する。

これらの効果を確実に得るためにはバルーンの膨張・収縮のタイミングが重要であり，バルーン膨張は大動脈弁閉鎖直後に，バルーン収縮は左心室収縮直後に行われるのが最も効果的である。

5）トリガー
トリガーとして，心電図，動脈圧，ペーシング，内部トリガーなどがあるが，通常は心電図トリガーモードを使用する。心電図トリガーではR波を感知し，バルーンの膨張・収縮が行われるため，R波が確認できる誘導を選択する。

6）合併症
①胸部大動脈損傷，②下肢の虚血，③大動脈解離，④挿入部の出血，⑤感染症，⑥血小板減少症，⑦血栓症

b. 膜型人工肺（extracorporeal membrane oxygenation：ECMO）

ECMOは人工肺とポンプを用いた簡易的な心肺補助法であり，重症呼吸不全や循環不全症例が適用となる。動脈と静脈をアクセスして呼吸と循環の双方のサポートをするのがvenoarterial

ECMO（VA ECMO）であり，経皮的心肺補助（percutaneous cardiopulmonary support：PCPS）とも呼ばれている．一方，静脈と静脈をアクセスして呼吸だけのサポートを行うのがvenovenous ECMO（VV ECMO）である．

1. VA ECMO（PCPS）
1）適　応
　開心術後の人工心肺離脱困難例，心筋梗塞などによる心原性ショックや劇症型心筋炎，非心原性の肺塞栓症や中毒などにおいて呼吸・循環サポートとして使用される．救急領域では心肺停止症例に対してVA ECMOを用いた蘇生（extracorporeal CPR：ECPR）も施行されている．

2）適応外症例
　基本的には原疾患回復までの橋渡しとなる装置であるため原疾患の加療が見込めない場合は適応とならない．高度の末梢動脈硬化症，凝固障害，顕性出血，末期患者，外傷性心障害，高度大動脈弁閉鎖不全症などは相対的禁忌である．

3）原　理
　遠心ポンプを用いて静脈より脱血し，人工肺で酸素化した血液を動脈より送血する．大腿動脈から送血した場合，逆行性血流となり，自己心拍によって拍出された順行性の血流が混ざり合うmixing pointが存在する．

4）導　入
　大腿静脈や右内頸静脈から脱血カニューレ先端を右房近くに留置する．送血カニューレは一般に成人では大腿動脈が選択される．カニューレは，経皮的もしくはカットダウン法で挿入され，サイズ選択は動脈側（送血側）15-17 Fr，静脈側（脱血側）21-23 Fr前後のものを患者の体格に応じて選択する．カニューレの抵抗が最大血流量を決定するため，可能な限り太く短い脱血カニューレが理想的である．

5）管　理
(1) 人工呼吸器管理
　人工呼吸器は肺の休息を促すために低い設定とする．呼吸回数<10，吸気時間を長く保つ（I：E＝2：1），F_{IO_2} 0.4未満，プラトー圧25 cmH$_2$O，PEEP 5-15 cmH$_2$O，1回換気量1-5 ml/kgが目安である．

(2) 抗凝固療法
　回路内血栓予防のため，抗凝固療法を行う．未分画ヘパリンが第一選択薬である．活性凝固時間（activated clotting time：ACT）180-220秒が一般的な目標である．最近のECMO回路はヘパリンコーティングが施されているため，ACT 160-180秒で管理することも可能となっている．

(3) モニタリング
　血圧やバイタルサインが重要である．ECMO回路の脱血圧，人工肺前後圧，脱血回路の酸素飽和度，送血流量をモニタリングすることが重要である．

①動脈圧モニター：大腿動脈送血の場合は送血部からもっとも遠い右橈骨動脈に観血的動脈圧ラインを挿入し，大動脈弓部分枝（脳）への酸素供給をモニタリングする．心臓と肺を通過する血流を維持するため，脈圧は最低10 mmHgで管理する．自己心拍がある程度機能していれば，酸素運搬はECMOによるものと自己心拍によるものの両者が混在する．循環血液量が減少すると脱血不良となり，カニューレが振動する．循環血液量減少以外にも回路内血栓により血流量が減少することがあるため，回路に組み込んだ圧モニタリングの変化とカニューレの異常等を観察する必要がある．

②混合静脈血酸素飽和度：VA バイパス中の酸素供給量と酸素消費量のバランスを反映しており，70％以上を保つようにする。
③ETco₂（呼気終末二酸化炭素分圧）モニター：自己心拍に伴う肺血流量を反映しているため，心機能回復の指標となる。
④Spo₂モニター：右手に装着する。自己脈が存在する場合は冠動脈や脳血流は，心臓から供給されるが，呼吸不全を合併していると酸素濃度が低い可能性がある。そのため ECMO 送血部位（通常は大腿動脈）からもっとも遠い（心臓に近い）右手でSpo₂をモニタリングする。

6）離　脱

心エコーを用いて心機能の回復を評価する。補助流量を徐々に減少させ，各種モニタリングの値も加味して離脱を考慮する。ECMO 回路の流量が500 ml/分以下になると体外循環回路部分での室温冷却効果で体温低下を引きおこしたり，血流低下による凝固異常を引き起こしたりするためこの程度の流量まで減量できたらON/OFFテストを行う。5-7分の停止時間中にカテコラミン使用で循環が保たれれば離脱可能と判断する。

7）合併症

(1) 神経学的合併症

VA ECMO の場合，呼吸不全を呈していると自己心拍の増加に伴い，自己肺からの酸素濃度の低い血流が脳へ灌流し低酸素脳症を生じることがある。ECMO 送血からもっとも遠い右手のSpo₂値が，低酸素脳症の予測に有用である。また，頭部へ装着した近赤外線分光法（NIRO や rSO₂）による脳酸素飽和度測定も有用である。

(2) 下肢阻血

大腿動脈にカニューレを挿入した場合，下肢阻血を生じることがある。下肢の冷感や色調変化を観察することが重要である。下肢の指先のSpo₂でパルスが検出できるのか，下腿に装着した近赤外線分光法（NIRO や rSO₂）で下肢組織の酸素飽和度が40％以上を維持できているのかなどで，下肢の阻血状態を早期に認知することが可能である。阻血を回避するため，可能な限り中枢側（太い血管）で送血カニューレを挿入する。阻血が発生した場合には，送血管留置部位よりも末梢側から順行性（下肢向き）に，あるいは足背動脈から逆行性（中枢向き）に ECMO からのバイパス血流を送血する。適切な流量を維持することが困難な場合には，バイパス回路にローラーポンプを組込み最低限必要流量を強制的に送血することも考慮する。

(3) 出血，回路内血栓

血小板が回路内で活性化ならびに凝集することで，血小板減少が生じる。また，抗凝固療法も施されているため出血が起こりやすいが，抗凝固薬を低下させると，回路内血栓を生じやすい。

(4) 感　染

感染徴候である体温の変化は，ECMO 施行中には評価できない。感染症が引き起こす血管透過性亢進や循環動態の変化，血液生化学検査の異常などから感染症が疑わしければ，すぐに培養をとり，抗菌薬加療をただちに行う。

(5) 溶　血

脱血カニューラの径が細いと，回路内に陰圧が生じ溶血が発生するため，脱血カニューラの選択は重要である。

2．VV ECMO（venovenous ECMO）

1）適　応

①Murray lung injury score（胸部 X 線スコア，低酸素血症スコア，全肺・胸郭コンプライア

ンススコア・PEEP スコア）が 3.0 以上，②高二酸化炭素血症で，pH＜7.2，③人工呼吸管理に反応しない可逆性の急性呼吸不全のときに導入を考慮する。

2）適応外症例
抗凝固薬投与禁忌症例，不可逆的な基礎疾患，末期がん，化学療法や骨髄移植後の骨髄機能不全例，急性期の頭蓋内出血症例

3）原　理
右房から遠心ポンプにより脱血し，人工肺で酸素化した血液を静脈内に送血する。VA ECMO と異なり，体血流は自己心拍量に依存し，ECMO の流量とは無関係である。ECMO を介した血流は臓器からの静脈血流と送血部位で混合され，右心系，肺，左心系を介して体循環へ送られる。その一部は再度脱血カニューレにより ECMO に送られる（リサーキュレーション）。静脈血の酸素化上昇により，冠動脈血流の酸素供給の改善や，肺動脈に酸素化された血液が流れることにより肺血管抵抗が低下し，右室後負荷が軽減するなど循環改善も少なからず見込めるが，循環不全がある場合には VA ECMO への移行も考慮する。

4）導　入
大腿静脈から挿入されたカニューレと右内頸静脈に留置されたカニューレを用いて脱送血が行われる。VV ECMO の場合，カニュレーションの位置が不適切であるとリサーキュレーションが上昇し，効率が悪くなってしまう。それ以外に，心拍出量の低下や送血量が多すぎてもリサーキュレーションは上昇する。

5）管　理
(1) 人工呼吸器管理

VV ECMO でガス交換をサポートしているため，人工呼吸器は肺の休息を促すために低い設定とする。VA ECMO と同様に，呼吸回数＜10，吸気時間を長く保つ（I：E＝2：1），F_{IO_2} 0.4 未満，プラトー圧 25 cmH$_2$O，PEEP 5-15 cmH$_2$O，1 回換気量 1-5 ml/kg が目安である。SaO_2 80％でも，乳酸値の上昇がなければ，全身の酸素供給はこのレベルで十分であり，人工呼吸器設定を強化してはならない。

(2) 抗凝固療法

VA ECMO と同様に未分画ヘパリンによって調整を行う。

(3) モニタリング

VA ECMO と同様にバイタルサインや人工肺前後の圧や脱血圧などのモニタリングは重要である。脱血回路の酸素飽和度は VV ECMO の場合リサーキュレーションの結果上昇する可能性がある。

6）離　脱
背景となる疾患によって多少異なるが，F_{IO_2} 0.4 以下，PEEP10 以下で十分な酸素化と，安定した自発呼吸で CO_2 貯留等ないようであれば，酸素流量を減量していき，血液ガス等問題ないことを確認し離脱を試みる。

7）合併症
(1) 神経学的合併症

VV ECMO においては酸素化された血液が心臓から拍出されるため低酸素脳症の影響は少ない。

(2) 出血，回路内血栓，感染，溶血

VA ECMO と同様である。

c. 補助人工心臓

　VA ECMO を用いても循環動態が安定しない場合や，補助循環装置使用が長期になる場合には，補助人工心臓（ventricular assist device：VAD）の導入を考慮する。VAD は，IABP と比較すると心拍出量が十分に得られる。また，VA ECMO（PCPS）よりも心室の前負荷を確実に軽減できる点で優位である。VA ECMO は心拍出量の 70％ほどの補助であるのに対して，VAD はほぼ 100％を補助することが可能である。長期の循環補助が可能であるが，呼吸補助が不可能であり，また装着には開胸手術が必要であるなどの欠点もある。左心補助人工心臓（left ventricular assist device），右心補助人工心臓（right ventricular assist device），両心室補助人工心臓（biventricular assist device）がある。体内植込み型と体外設置型が存在する。

1）適　応

　①急性心筋梗塞症例に対し，最大限の内科的治療，IABP や VA ECMO による循環補助を用いても改善しない場合，②劇症型心筋炎・心筋炎後心筋症症例に対し，回復の可能性が比較的高く，VA ECMO で 1 週間管理しても回復兆候が見られない場合，③拡張型心筋症や虚血性心筋症などの慢性心不全の急性増悪で致死性不整脈の発症やショック状態となった場合，に VAD の適応となる。

文　献

1) 日本集中治療医学会．集中治療専門医テキスト．東京：総合医学社；2013.
2) Marino PL. The ICU book. third edition. Philadelphia：Lippincott Williams & Wilkins；2007.
3) Annich G, Lynch W, MacLaren G, et al. ECMO：Extracorporeal cardiopulmonary support in critical care 4th edition. Ann Arbor：Extracorporeal Life Support Organization；2012.
4) 讃井將満，内野滋彦，林　淑朗編．特集：ECMO．INTENSIVIST 2013；5.

（政所　祐太郎，安田　智嗣，垣花　泰之）

D 緊急ペーシング

　心臓ペーシングは①恒久ペーシング，②一時ペーシングに分類され，周術期においては主に一時ペーシングが施行されるが，挿入に関しては緊急的と待機的に分類される。

a. 緊急ペーシングの適応

　緊急ペーシングの適応は，薬物療法により改善できない不整脈で，循環動態が著しく虚脱する場合である。適応には徐脈性不整脈と頻脈性不整脈があり，特に徐脈性不整脈は急性心筋梗塞の有無により分類され，頻脈性不整脈は主に予防目的で使用される[1,2]（表1）。

b. ペーシングモードの種類

　国際ペースメーカーコードであるNBGコード（NASPE/BPEG generic pacemaker code）[3]でペースメーカーのモードが規定されている。主に英語の大文字3字（例：VVIなど）で表現されるが，1文字目が刺激電極の位置（O：なし，A：心房，V：心室，D：両方），2文字目が感知電極の位置（O：なし，A：心房，V：心室，D：両方），3文字目が自己心拍を感知した際の応答の様式（O：なし，T：同期型，I：抑制型，D：両方）を表す（表2）。緊急性が高い場合は刺激部位として確実性の高い心室が一般的に用いられ，心室ペーシングと呼ばれる。

表1　緊急ペーシングの適応

徐脈性不整脈	急性心筋梗塞を伴うもの ● 心停止 ● 症候性徐脈（薬物に反応しない低血圧を認めるもの） ● 3度房室ブロック，MobitII型の房室ブロック ● 両脚ブロック ● 新たに発症した2枝ブロック ● 1度房室ブロックを伴う脚ブロック 急性心筋梗塞を伴わないもの ● 心停止 ● 血行動態が不安定な2度または3度房室ブロック ● 徐脈依存性心室頻拍
頻脈性不整脈	● 徐脈やQT延長を伴う心室頻拍（特にtorsade de pointesの予防） ● 薬物抵抗性あるいは薬物使用困難な発作性頻拍の停止・予防 ● 洞頻脈や異所性心房頻拍を伴う難治性心不全

表2　NBGコード

1文字目（ペーシング部位）	2文字目（感知部位）	3文字目（反応様式）
O＝なし	O＝なし	O＝なし
A＝心房	A＝心房	T＝トリガー
V＝心室	V＝心室	I＝抑制
D＝デュアル（A+V）	D＝デュアル（A+V）	D＝デュアル（T+I）

c. ペーシングの方法

ペーシングの方法は，①経皮的体外ペーシング，②経静脈的ペーシング，③経食道的ペーシング，④心外膜ペーシングなどがある。緊急時には迅速性，簡便性から非侵襲的な経皮的体外ペーシングが第一選択でもっともよく用いられているが，確実性においては経静脈的ペーシングが勝っており，ペーシングがある程度長期に渡ると予想される場合は，速やかに経皮的ペーシングから経静脈的ペーシングに移行するべきである。また経静脈的ペーシングの確立には，時間と技術を要し，合併症の危険性もあり熟練を要する

1. 経皮的体外ペーシング（transcutaneous pacing：TCP）

1）適　応

非侵襲的で合併症もきわめて少なく，開始が容易で迅速性も高いため，緊急時には第一選択となる。また心室補足は 50-100% とばらつきがあり確実ではないが，緊急使用で約 78% で有用であったとの報告もある[4]。

2）特　徴

基本的に心室ペーシングなので同期させて使用するが，心室有効不応期が延長するので経静脈的ペーシングに比し，不整脈を誘発することは少ない。ペーシングモードはVVIとなり，心房と心室の同調性が失われ心房収縮の分だけ心拍出量が減少し，血圧の減少を認める。しかし，同じ心拍数の経静脈的心室ペーシング（VVIモード）に比し，胸壁，腹壁，横隔膜の筋収縮が同期して連動するため心拍出量は多くなる。覚醒下に使用する場合は，不快感のため鎮静が必要となる。

3）電極の位置

経皮的体外ペーシングのパッド（電極）の位置は，陰極は最大拍動点である胸骨左縁またはV3誘導の位置に張り，陽極は右胸部もしくは心臓を前後に挟むように左肩甲骨と棘突起の中央部に張る。しかし心臓を前後を挟むように装着するほうがパッド間のインピーダンスが低くなり，電流が大きく流れ，その結果，心室補足の閾値は低くなり確実性が増し，不快感も減少し忍容性も改善するとされている。

4）設　定

まずペーシングモードを ON にし，心拍数 80/分に設定する。心静止の場合には最大出力から漸減させ，徐脈の場合には 10 mA より出力を漸増して QRS が捕捉される閾値を測定する。おおよそペーシング閾値は 40-80 mA となる。ペーシング出力を捕捉閾値より 10%（約 8-10 mA）高いレベルに設定する。個々の患者の状態によりペーシング閾値は異なり各々設定する必要がある。また肥満，肺気腫，心嚢液貯留，陽圧呼吸などでもペーシング閾値は上昇する。またパルス持続時間は，最小出力で心室捕捉を得るために，長く設定する（20-40 m 秒）。

5）管理・禁忌・合併症

ペーシングに伴う不快感・疼痛に対しては鎮静薬を投与する必要がある。皮膚合併症として，電極貼付部位のびらん，熱傷などがある。経皮体外ペーシングは一時的な緊急処置であるため，状況が許せば速やかにより確実性のある頸静脈ペーシングに移行すべきである。

2. 経静脈的ペーシング（transvenous pacing：TVP）

1）適　応

経静脈的ペーシングは，古くから確立されている手法で，心外膜ペーシングを除くともっとも信頼性が高く，心房ペーシング，心室ペーシング，房室ペーシングが可能であり，心房ペーシン

グ，房室ペーシングは心室ペーシングに比し心拍出量の増加を期待できるが，緊急時においては基本的に心室ペーシングを選択し，モードはVVIとなる。

2）特　徴

　経静脈的ペーシングは確実性の高い方法であるが，ペーシング導入に時間がかかり，熟練が必要である。挿入は透視下に行うことが基本だが，ペーシングカテーテルの先端圧と心室リード電極からの心内心電図を同時にモニターし挿入することも可能であり，手術麻酔中でも施行できるメリットがある。

3）ペーシングリード挿入

　基本的には中心静脈カテーテルを挿入する手技と同様で，右内頸静脈が第一選択となり，左鎖骨下静脈が第二選択となる。まず，一時ペーシングに適したサイズのシースを挿入し，そこからペーシングリードを挿入していく。次にバルーンをインフレートさせ，静脈の流れにのせてゆっくり進めていき，右室に到達させる。透視がない場合は，先端圧かペーシングによる心電図波形から，右室到達を知ることができる。次に，バルーンをデフレートさせ，リード尖端の電極部分を軽く心尖部に押し当てるように留置する。この際に，強く押してしまうと，心室穿孔を生じる危険があるため，注意が必要である。ジェネレーターに接続し適切にペーシングできるか確認する。可能であったら胸部X線写真を撮影し位置確認を行う。

4）設　定

　緊急時は心室ペーシングなのでVVIモードを基本とし，手術などで電気メスを使用する場合はspike on Tに気をつけながら，VOOモードを選択せざるを得ないときもある。心室の捕捉閾値は1 mA以下である。ペーシングパルスの持続時間は1-2 m秒にし，ペーシングの出力はペーシング閾値の3-5倍に設定するとされているが，おおよそ3-5 mAの範囲に収まる。また感度もおおよそ3-5 mVの範囲である。ペーシングの心拍数は，自己心拍より15％少なく設定する。心停止などの緊急の際はペーシングリードをペースメーカにつなぎ，出力は最大で，非同期にしたまま，ペーシングリードを進め，心室ペーシングが得られるまで挿入する。適正な位置にペーシングリードの先端が留置されると，心電図は左脚ブロックの形を示す。

5）合併症

　静脈穿刺に伴う合併症と，ペーシング電極そのものによる合併症がある。静脈穿刺に伴うものは，中心静脈穿刺施行の際の合併症と同様で，気胸，動脈穿刺等がある。また施行期間によっては，刺入部感染とカテーテル関連血流感染が問題となることもある。電極挿入中に不整脈を誘発し，薬物的治療もしくは除細動が必要になるときもあるので，ペーシングカテーテル挿入時は必ずベッドサイドに除細動器を準備するべきである。電極による心筋穿通から心タンポナーデを引き起こすことがある。ペーシングの心電図が右脚ブロックを示す場合は，心筋穿通の可能性が高く，注意が必要である。

3．経食道的ペーシング（transesophageal pacing）

1）適　応

　経食道的ペーシングは，非侵襲的であり，緊急時の選択肢のひとつとして考えてもよい。また基本的には左房ペーシングであり，適応として徐脈性不整脈や洞不全症候群による洞停止などがあるが，房室結節伝導異常には無効である。心房粗動やリエントリー性上室性頻拍に対しては，診断・治療として経食道ペーシングを用いてオーバードライブペーシング（心房レートの25％以上速いレート）を施行する。

2）特　徴

経静脈的ペーシングに比し，透視や静脈穿刺の必要がなく食道にペーシングリードを挿入するだけで施行可能のため，安全性，迅速性がともに高い．左房ペーシングであるため，心房捕捉率は3-60％と確実性は低いが，心房ペーシングのため心室ペーシングに比し血圧の上昇を見込める．

3）設　定

最適な電極位置は，心電図上ペーシング波形が最大振幅になるように調整する．またパルス持続時間が長いほど，心房捕捉率が上昇する．

文　献

1) Gammage MD. Temporary cardiac pacing. Heart 2000；83：715-20.
2) Kaushik V, Leon AR, Forrester JS Jr, et al. Bradyarrhythmias, temporary and permanent pacing. Crit Care Med 2000；28：N121-8.
3) Bernstein AD, Daubert JC, Fletcher RD, et al. The revised NASPE/BPEG generic code for antibradycardia, adaptive-rate, and multisite pacing. North American Society of Pacing and Electrophysiology/British Pacing and Electrophysiology Group. Pacing Clin Electrophysiol 2002；25：260-4.
4) Zoll PM, Zoll RH, Falk RH, et al. External noninvasive temporary cardiac pacing：clinical trials. Circulation 1985；71：937-44.

〈安田　智嗣，垣花　泰之〉

E 院内緊急コールとRRSにおける救命処置

a. 院内救急コールとRRS（rapid response system）

わが国では1970年代から各地の病院に院内救急コールが導入され始め，「スタット・コール」，「コード・ブルー」，「ドクター・ハリー」などと呼ばれている。このコールの目的は，院内で発生した救命処置を必要とする救急事態に対し，あらかじめ取り決めたコールを院内放送することにより，診療科を問わずに経験ある医師，その他のスタッフを呼び出し，迅速な救命処置を行える体制を確立することにある[1]。対応するスタッフは各病院で異なり，あらかじめ救急蘇生チームが編成されている病院や手の離せる全スタッフが急行する病院がある。これに対しRRSは2008年の「医療安全全国共同行動 いのちをまもるパートナーズ」の行動目標6で院内急変時の迅速対応および体制の構築が推奨されて普及してきている。RRSは患者の状態が少しずつ増悪していく場合に早期介入し，治療を行うことでショックや心停止といった緊急事態を未然に防ぐために緊急対応チームが起動されるしくみをいう[2]。RRSではMET（medical emergency team）と呼ばれる医師が主導するチームで高度気道管理，中心静脈カテーテル留置などを行うことが可能なチームとRRT（rapid response team）看護師や呼吸療法士により構成され患者の重症度・緊急度を評価して，安定化のために酸素投与や気管吸引など基本的な処置を行い，重症患者に対してはMETをコールするチームとがある。院内救急コールを整備したとしても院内CPA（cardiopulmonary arrest）症例の生存率は十分に改善しないことがすでに報告されている[3]。この理由として，すでにCPAとなった重篤な病態の症例に院内救急コールを起動するのは医療安全のシステムとしては後手に回っているためと考えられている[4]。

b. 院内救急コールとRRSの起動基準

院内救急コールは心肺停止，意識消失などをきっかけに起動される。これに対しRRSは心肺停止や意識消失といった目に見えて危険な症状ではなく，バイタルサインの変化があった場合や「何かおかしい」といった危険予測に基づき起動される。大部分の病院内で一番大きな部署は看護部である。また看護師だけでなく，分業化されている院内ではリハビリ部門や栄養部門などさまざまな職種がベッドサイドで患者ケアにあたっている。これらの職種が判断しやすいよう各病院で客観的な判断基準による起動基準を設けている。鹿児島大学病院のRRS起動基準を表1に示す。

c. 院内救急コールとRRSのアウトカム

院内救急コールでは，院内の整備をしたとしても院内CPA症例の生存率は十分に改善しないことがすでに報告されている。一方，RRSに関しては，RRS導入後，1000人当たりの予期しない院内心停止の発生が3.77人から2.05人に減少（$p<0.001$）し，心停止症例も77%から55%に有意に低下（$p<0.001$）したことが報告されている[5]。また，いくつかの施設からRRS導入により院内心停止発生が有意に減少したことが報告されている。2005年にオーストラリアで行われた大規模臨床研究（MERIT study）ではRRSの有用性を示すことができなかった[6]。しかし，この

表1 鹿児島大学病院でのRRSコール基準

コールの目安	
新たな意識レベルの変化	
新たな自発呼吸回数の変化	呼吸回数　8回/分以下または 呼吸回数　28回/分以上
新たな酸素飽和度の低下	SpO₂ 90%未満
新たな収縮期血圧の変化	収縮期血圧 90 mmHg 以下
新たな心拍数の変化	HR 40/分以下 or HR 130/分以上
新たな尿量の低下	50 ml/4 時間以下
急変に関する何らかの懸念	「なんだか変」「急変しそう」など

研究の問題点は，RRS の起動基準を満たした場合でも 30% しかコールが行われていなかったという事実が判明したことである。RRS はその性質上呼ぶ側が呼ぶべき時にチームを呼ばないと始まらない。したがって要請件数を増やすことが結果的に予期せぬ心停止・呼吸停止を減らす目標に向かうこととなる。さらに，要請されないということは，該当する患者がいないということを意味するものではないということも理解しておく必要がある。

d. 院内救急コールと RRS の教育

　院内救急コールでは心肺蘇生法や AED 使用法の研修や急変時のシミュレーションなどが挙げられる。ICLS (immediate cardiac life support) や ACLS (advanced cardiovascular life support) などの 2 次救命処置を普及させることも院内救急コールの質を向上させる。院内救急コールでは発見から心肺蘇生に至るまでノンストップで行わなければならないため，アセスメントする時間はなく緊急コール要請，心肺蘇生が開始される。これに対し RRS では心肺停止前であるためしばらくの時間がある。心肺停止していないことから「覚知」が遅れる恐れや，主治医との関係性に関連する「起動」の遅れなどの可能性がある。RRS 概念の普及活動や RRS 対象患者を想定したシミュレーションを実施し「危険兆候が理解でき RRS を起動できる」ことを目標とする。RRS においては呼ばれる側にも教育が必要となる。患者の評価や重症度の認知，判断，対処，処置および，現場で客観的に判断し行動することはもちろんのこと，調整能力などのノンテクニカルスキルが必要である。また要請件数を増やすことが RRS の目標につながっていくため，常に現場の立場になり，「Thank you for calling（コールしてくれてありがとう）」の精神で，次のコールも気軽に呼んでもらえるように振る舞うという姿勢をチームに浸透させることが必要である[7]。

e. 院内救急コールと RRS のリーダーの役割

　院内救急コール，RRS の目標はともに急変した患者の病態をできるだけ早く安定化させることである。リーダーの役割は，その目標達成のために急変現場にいるメンバーの力を活性化させることである。そのためには，必ずしも現場でリーダーシップを発揮する必要はなく，リーダーシップは手段の一つである。実際には急変の現場に到着した時に，その現場の統制がとれているかどうかを判断する。統制がとれており医師や看護師たちにより必要な処置・対応がなされているならば患者の容体，背景などの情報やサポートが必要ではないかを聞く。無理にリーダーシップを発揮すると，治療の指揮命令系統が混乱し，治療の流れが途絶える可能性がある。一方，現

場が混乱している場合には速やかにリーダーになることを宣言し，情報を集めるとともに患者の気道，呼吸，循環および意識状態を把握し，それらの情報をもとに治療・処置の優先順位を決定する．リーダーとなった場合には基本的に治療行為に加わらず周りをみてメンバーに役割を分担させながら患者病態を安定化させることと，急変現場の混乱を平静化させることに力を注ぐ[8]．

f. 院内救急コールとRRSの今後

前述のように院内救急コール整備を行っても，院内CPA生存率の改善に寄与しないことから，CPA前に治療介入するRRSの普及が求められる．しかしRRSの十分な起動のためには看護師のアセスメント能力の向上，主治医との関係性に関する問題，チーム構成員の問題，倫理的な問題などさまざまな問題が生じてくる．これらの問題を一つ一つ乗り越え活動を続けていくことが急変対応の充実につながっていくと考える．

文献

1) 奥村 徹，小林弘幸，久岡英彦．リスクマネージメントの観点からみた院内救急体制とACLS―その理念と目指すもの―．順天堂医学 2004；50：60-7．
2) 津久田純平，藤谷茂樹，工藤由子．RRSの日本での普及を目指して①．看護展望 2014；39：48-53．
3) Ehlenbach WJ, Barnato AE, Curtis JR, et al. Epidemiologic study of in-hospital cardiopulmonary resuscitation in the elderly. N Engl J Med 2009；361：22-31.
4) 児玉貴光，中川雅史，安宅一晃ほか．Rapid Response Systemによる院内救急対応．日本臨床麻酔学会誌 2013；33：222-42．
5) Buist MD, Moore GE, Bernard SA, et al. Effects of a medical emergency team on reduction of incidence of and mortality from unexpected cardiac arrests in hospital：preliminary study. BMJ 2002；324：387-90.
6) Hillman K, Chen J, Cretikos M, et al. Introduction of the medical emergency team (MET) system：a cluster-randomised controlled trial. Lancet 2005；365：2091-7.
7) 森安恵実，坂下智珠子．院内急変対応システムの効果的導入と運用．呼吸療法サポートチーム兼任方式による取り組み．看護管理 2014；24：552-7．
8) 林下浩士．Chapter 6, 1．児玉貴光，藤谷茂樹編．RRS院内救急対応システム．東京：メディカル・サイエンス・インターナショナル；2012．p.79-82．

（福元 幸志，垣花 泰之）

F 循環器系術後合併症

a. 高血圧/低血圧

術後の循環器合併症の中で，高血圧/低血圧，徐脈/頻脈/不整脈，心筋虚血，心不全・肺水腫，肺血栓塞栓症，ショックなどは致死的合併症でありその対応が重要である．この項では，心臓大血管術後に遭遇する上記の循環器系術後合併症の予防，診断，治療について論ずる．

1. 高血圧症

術後高血圧の原因としては，疼痛，不穏，高二酸化炭素血症，低酸素血症，低体温，過剰輸液，気管内チューブの刺激などがある．内因性カテコラミン放出に伴い，頻脈と末梢血管抵抗の増大が特徴である．特に高血圧症の既往のある患者で発生することが多い．まれではあるが，甲状腺機能亢進症，褐色細胞腫，悪性高熱症の病態を反映していることもある．

1）疼痛・不穏

疼痛は術後高血圧のもっとも多い原因である．対応としては，まず疼痛の原因除去，次に鎮痛薬や硬膜外/局所麻酔などを使用した積極的な疼痛コントロールである．術後の不穏もまた疼痛同様に高血圧をもたらす．特に小児で著明であり，鎮静剤の投与も考慮するが，不穏の原因（苦痛，呼吸の不足）除去がもっとも重要である．特に，低酸素血症やショックに伴う不穏に関しては不用意な鎮静薬の投与により危機的状況に陥ることがある．末梢冷感や冷汗の有無を確認することが重要である．

2）高二酸化炭素血症/低酸素血症

高二酸化炭素血症や低酸素血症に伴い，頻脈と高血圧が認められる．これらの診断には呼吸モニターだけでなく，血液ガスを測定し，現在の呼吸状態を正確に把握する必要がある．術後の高二酸化炭素血症/低酸素血症の原因としては，術中に使用した麻酔薬，鎮痛・鎮静薬の残存や，抜管後の上気道狭窄，痰による無気肺などがあり，呼吸音，呼吸回数，呼吸パターンなどの観察が重要である．治療としては，酸素投与やバッグマスク換気，重症であれば再挿管し，陽圧換気での管理が必要となる．

3）低体温

低体温に伴うシバリングは体温調整を行う生理現象であり，中枢の体温セットポイントよりも体温が低い時に発生する．レミフェンタニルは優れた麻酔薬であるが，麻酔中の体温低下による悪寒やシバリングが術後に強く表れるという不利な面もある．シバリングは術後の患者にとって「痛み」とともに非常に不快な経験となるばかりでなく，持続的な震えによって莫大な酸素を消費し，心臓に問題がある場合，狭心発作を誘発することもある．メペリジン，クロニジンによりシバリングが止まることから，中枢神経の関与も考えられ，残存する麻酔薬の中枢神経系の作用が，上位の運動神経を抑制するため，脊髄反射が亢進しシバリングが起こるともいわれている．シバリングは酸素消費量の著明な増加に伴い，低酸素症の危険を増すため，発生時には，酸素投与を第一に行う．薬物療法としては，メペリジン（12.5-25 mg 静注）や鎮静薬が効果的だが，呼吸抑制には十分に注意する．

上記のように二次性に発症した高血圧症に対する治療は原因に対する治療（鎮痛・鎮静薬の投与，換気補助，酸素投与など）を優先すべきである．術後高血圧に対して，治療を必要とする血

圧の指標は定まっていないが，収縮期血圧 180 mmHg 以上では降圧薬を投与する。カルシウム拮抗薬（ニカルジピン 0.5-1 mg 静注，ジルチアゼム 2.5-10 mg 静注），ニトログリセリン（0.5 mg 静注，0.5-5 μg/kg/分持続静注）などを投与する。

2．低血圧症

　術後早期の低血圧は，術中の輸液・輸血の不足，手術終了時に投与した薬物の影響，術後出血のほか，低酸素血症，代謝性アシドーシス，電解質異常などにより引き起こされる。主たる病態は循環血液量の減少または心拍出量の低下であり，初期の対応としては，まず気道確保と呼吸の確認を行い，急速輸液負荷を行う。下肢の挙上も有効である。これらの処置で血圧が回復しないときには，血管作動薬を投与する。取りあえず，重要臓器の灌流圧維持のため，エフェドリン 4-8 mg またはフェニレフリン 1-2 mg を静注する。初期対応と並行して原因解明を行う必要があり，病歴や術中管理を検討することや，術中管理を担当した麻酔科医に連絡することで，原因解明に役立つことがある。それぞれの病態を引き起こす具体的な原因と機序，それに対する治療・対応を理解することが重要であり，低血圧の初期対応を行いながら，次のアプローチをもとに原因検索と鑑別診断をする。

　低血圧に対するアプローチ：(1) 手足が温かい or 冷たいで分類（温かい：①末梢血管抵抗の低下（血液分布異常性ショック），(2) 手足が冷たい場合は頸静脈の怒張の有無で分類（怒張なし：②循環血液量の減少（循環血液量減少性ショック），怒張あり：③心機能の低下（心原性ショック），④静脈灌流の障害（心外閉塞性ショック），などがある。詳細に関してはショックの項を参照。

1）末梢血管抵抗の低下（血液分布異常性ショック）

　末梢（手足）が温かいのが特徴である。機序として，交感神経の緊張緩和（中枢性）や神経ブロック（末梢性）のほか，直接的な血管拡張（薬剤や内因性血管拡張物質）などにより末梢血管が拡張し，中枢の血液が末梢へと再分布するために引き起こされる。治療・対応は，病態の程度により多少異なるが，軽度であれば輸液負荷，中等症・重症であれば輸液負荷＋循環作動薬で対処する。α 刺激薬を用いた薬物療法が選択されるべきであり，フェニレフリン，ノルアドレナリン，そして重症（アナフィラキシーショックなど）の場合はアドレナリンが適応となる。同時に，末梢血管抵抗の低下を引き起こした原因検索を行う。原因として，残存している術前の降圧薬や麻酔薬の影響，低体温からの復温，疼痛治療に伴う疼痛緩和，副腎機能不全，輸血や薬物によるアナフィラキシー，血管拡張薬の投与，心臓大血管術では頻度は少ないが全身麻酔に併用した硬膜外または脊髄麻酔による交感神経系の抑制などが末梢血管抵抗の低下を引き起こす。

2）循環血液量の減少（循環血液量減少性ショック）

　手足が冷たく，頸静脈は虚脱している。心臓大血管術後の場合，持続する出血，脱水（輸液不足，浸透圧利尿），全身性炎症反応に伴う体液分布異常などが循環血液量の減少を引き起こす。生体反応として末梢冷感，頻脈などがみられ，心原性ショックとの鑑別には外頸静脈の虚脱などが重要なサインである。治療・対応としては，十分量の輸液負荷を行い，同時に病因を検索する。患者の下肢を挙上したり，トレンデレンブルグ体位にすることも一時的な循環改善には有効である。ヘマトクリット（ヘモグロビン）低下の有無は術後出血に対する重要な情報であるが，出血初期にはヘモグロビンの低下はみられないため注意が必要である。晶質液などの輸液負荷で対応できない場合は，人工膠質液，血液製剤を適応に応じて使用し，場合によっては輸血も考慮する。十分な輸液負荷にもかかわらず低血圧が持続する場合には，さらなる評価が必要であり，18 G 以上の末梢ルートを 2 カ所以上確保する。導尿カテーテルの留置，観血的動脈圧ライン，必要があ

れば中心静脈カテーテルの挿入も考慮する。手術部位からの連続的な出血による血圧低下が原因の場合，出血を助長する因子（低体温，アシドーシス，凝固因子の低下，血小板の低下）の有無を検索し対応すると同時に，輸血だけで対応できるのか，止血術の適応がないのかなどを外科医と話し合う。

3）心機能の低下（心原性ショック）

手足が冷たく，頸静脈の怒張あり。周術期心機能低下を起こす病態とは，心筋虚血や心筋梗塞，不整脈，うっ血性心不全，心抑制のある薬物（麻酔薬，β遮断薬，カルシウム拮抗薬，抗不整脈），甲状腺機能低下症，代謝性アシドーシス，低酸素血症，電解質異常などである。症状としては，呼吸困難，冷感，チアノーゼ，頸静脈怒張，乏尿，喘鳴，聴診上でコースクラックルやS3ギャロップ，胸部X線写真で心拡大やバタフライシャドウ，心筋虚血の場合は12誘導心電図などが有用。どの原因に関しても，心エコーは有用な情報を与えてくれるため，必須の検査である。導尿カテーテルの留置，観血的動脈圧ライン，必要があれば中心静脈カテーテル，肺動脈カテーテルの挿入も考慮する。治療としては，

　　前負荷軽減：利尿薬，心房性ナトリウム利尿ペプチド（ANP），静脈拡張薬（ニトログリセリンなど）
　　後負荷軽減：カルシウム拮抗薬，α遮断薬，ACE阻害薬
　　陽性変力作用薬：ドパミン，ドブタミン，アドレナリン，PDEⅢ阻害薬など

虚血性心疾患や心不全の既往があり，心機能低下患者においては注意すべきである。特に何らかの冠動脈疾患に対して薬剤溶出性ステントを挿入されている患者が，抗血小板薬を術前より休薬している状態は術中・術後ともに虚血性心疾患や心不全を生じる可能性を考慮する。

4）静脈灌流の障害（心外閉塞性ショック）

手足が冷たく，頸静脈の怒張あり。症状としては，循環血液量減少と同じであるが，頸静脈が怒張し，中心静脈圧も上昇する。循環血液量は減少していないが，機械的な外力により心臓への静脈灌流が減少し低血圧を生ずる。周術期にみられるのは，陽圧換気，内因性PEEPによる肺の過膨張，緊張性気胸，心タンポナーデ，肺血栓塞栓症などがある。治療としては，輸液負荷をしながら，原因の除去が必要な低血圧である。

低血圧を生じた患者では，まず，入手できたデータを検討して広く鑑別診断を行い，手術手技，術中のイベント，投与された薬物，既往歴などを考慮し，循環血液量が不足しているのか，心機能が低下しているのかの判別が必要である。診断に関して，この判別には，心エコー検査が簡便で有用である。心エコー検査以外では，出血量や尿量も注意すべき項目である。その他，不整脈や虚血性心疾患の既往も原因となることがあるため，12誘導心電図によって不整脈の有無を検査する。

（前原　光佑，垣花　泰之）

b. 徐脈/頻脈/不整脈

周術期に発生する徐脈/頻脈/不整脈は，循環動態を急激に悪化させることがある。特に，心機能の低下した心臓手術後の症例においては，その発症原因をただちに解明し，早急な対応が必要となる。ここでは心臓手術後の不整脈について述べる。

1. 徐 脈

徐脈とは60 bpm未満のことであり，原因としては手術操作による刺激伝導障害や心筋浮腫による洞不全症候群，房室ブロック（1度房室ブロック，ウェンケバッハ型とモービッツⅡ型の2度房室ブロック）などがある。それ以外にも術前・術中に投与されたβ遮断薬，Ca拮抗薬，ジギタリス製剤，鎮静・鎮痛薬や電解質異常なども過度の徐脈を引き起こす原因となる。40～60 bpmの洞性徐脈であれば通常治療対象とはならないが，心臓手術直後の心機能低下例では，循環動態を維持できないことがある。原因検索と同時に迅速な対応が必要であり，心臓手術後であれば，心外膜取りつけ電極（開心術後）を用いて体外式ペーシングで対応する。しかし，ペーシングがすぐに開始できない場合には，アトロピンや陽性変時作用のあるカテコラミンを一時的に使用する。体外式（一時）ペーシングには，心外膜取りつけ電極（開心術後），体表電極（経皮），経静脈的心腔内電極（floating電極）などがあるが，心房収縮（atrial kick）を保つために心房ペーシングを基本とする。房室ブロックでは心室ペーシングを選択し，急性期を過ぎても徐脈が遷延する場合には植込み型（永久）ペーシングの適応を検討する。

2. 頻 脈

100 bpmよりも多い心拍数を頻脈と定義する。160 bpmを超える洞性頻脈はまれである。開心術後は徐脈よりも頻脈が問題となることが多く，頻脈のコントロールには難渋する。さらに，頻脈は心筋酸素需要を増大させ，心機能の悪化やさらなる不整脈の惹起につながるため，早急な原因検索と対応が重要である。発熱，疼痛，挿管などの不快刺激による生理的な頻脈に対しては体温管理や適切な鎮静・鎮痛薬の使用で対応する。循環不全，高二酸化炭素血症，低酸素血症などによる内因性カテコラミン放出に対しては適切な呼吸・循環管理を行うことがまず重要である。このような対応を行っても頻脈が持続する場合には，超短時間作用型β遮断薬などの心拍数コントロールが有用だとの報告がある。

3. 不整脈
1）心房細動

心房細動（atrial fibrillation：Af）は，心臓術後の不整脈でもっとも多く，その発生率は冠動脈バイパス術（coronary artery bypass graft surgery：CABG）後で30％程度[1]，弁置換術後で35％程度[2]，CABGと弁置換を同時に行った場合，50-60％程度[3]と報告されている。心房細動では，トリガーとなる異常興奮と，肺静脈を含む心房でリエントリーが成立しており，心房は統率のない興奮に陥っている[4～6]。P波は消失し，有効な心房収縮もみられなくなるため心拍出量は減少し，心疾患を有する症例では血行動態が悪化する。また，心房収縮の消失は心房内の血流低下をきたし，心房内血栓形成の原因となる。術後心房細動のリスク因子としては，高齢，男性，僧房弁・大動脈弁手術，左房拡大，術後肺炎，術中大動脈内バルーンパンピング，心臓手術既往，血管手術，慢性閉塞性肺疾患，高血圧，肥満，低カリウム血症，低マグネシウム血症，術後24時間以上の人工呼吸器管理などが上げられる[5～8]。Off-pump CABGではon-pumpよりも術後心房細動の発生頻度は低下する（Odds ratio 0.70）[7]。そのため，心房細動発症の予防法に関して検討がなされており，周術期心房細動の予防法として，β遮断薬の有用性がメタ解析で示されている[9]。アミオダロンも術後心房細動を軽減することが知られている[10]が，徐脈やQT延長には注意が必要である。その他，心房ペーシング[11]，マグネシウムの経静脈的投与[12]，スタチン[13]なども術後心房細動の軽減に効果が示されている。

心房細動に関する基本的な管理としては，血清カリウムやマグネシウム濃度の電解質補正，交

感神経系の過剰な亢進を抑制するために鎮静・鎮痛薬の適正投与，カテコラミンなどの血管作動薬の減量，酸素化・換気の是正，血管内容量の是正なども心がける必要がある。心房細動は術後早期に発生し，繰り返す症例も多い。しかし，除細動を行わずとも心拍コントロールだけで80％の症例が24時間以内に洞調律となることが報告されている[4]。ポイントは，心房細動発症により循環不良の病態を生じるのかどうかである。循環不良でなければ積極的に洞調律を目指す必要はなく，心拍コントロールが治療の中心となる。その際，心原性脳塞栓症を防ぐために抗凝固療法を忘れてはならない。心拍コントロールにおいてはβ遮断薬が効果的であるが，どの程度の心拍数を目指すかは症例に応じて決定する必要がある。超短時間作用型β遮断薬（ランジオロール，エスモロース）は投与量の調節性がよく，半減期も短いため使用しやすい。心拍コントロールを目的とした場合，ジゴキシンやカルシウムチャネル遮断薬も候補に挙がるが，β遮断薬に耐えられない場合の代替薬と考えるべきである。一方，循環不良な心房細動の場合には積極的に除細動を行うべきである。その場合，抗不整脈薬を用いる場合と電気的除細動がある。アミオダロンは，ナトリウムチャネル遮断薬などの抗不整脈薬よりは陰性変力作用が軽度なため，心機能が低下している心臓術後症例でも使用しやすい。効果の面でも心拍コントロール，リズムコントロールの両面から期待できる。ただし間質性肺炎，肝機能障害，QT延長には注意が必要である。ナトリウムチャネル遮断薬は，心機能に注意しながら使用すべきである。電気的除細動はもっとも迅速に除細動できるが，実施時に一時的に循環不良となることがあるため，体外ペーシングやカテコラミンをすぐに使用できるように準備しておく必要がある。術後心房細動に対する抗凝固薬の使用は出血のリスク，心房細動の再発回数や持続時間，心房細動以外の脳梗塞のリスクなどを含めて検討しなければならない。

4．心室性不整脈

術後に発生する頻脈性不整脈は上述した心房細動などが圧倒的に多く，心室性はきわめて少ないが，心室性不整脈は，致死的不整脈に移行する危険性があり，迅速な対応が求められる。原因検索（電解質異常，心筋虚血など）を行いながら，電気的除細動，あるいは，心抑制作用の少ないニフェカラントやアミオダロンが効果の面からも推奨される。

5．抗不整脈薬

不整脈の治療にはその誘発原因を理解し，薬剤の作用機序についても理解が必要である。

1）Vaughan Williams 分類

(1) Ⅰ群

ナトリウムチャネル抑制により作用を発現する。活動電位第0相脱分極の最大立ち上がり速度を減少させ，伝達速度を低下させる。活動電位持続時間に対する作用によりa・b・c群に分類される。細胞内カルシウムが減少し心収縮力が低下することがある。

①Ⅰa群：活動電位持続時間不応期延長。QT延長が生じる可能性がある。心房細動・上室性および心室性不整脈に有効。プロカインアミド・ジソピラミド・キニジンなど。

②Ⅰb群：活動電位持続時間不応期短縮。QT間隔は不変。心室性不整脈に有効。リドカイン・メキシレチン・アプリンジン・フェニトインなど。

③Ⅰc群：活動電位持続時間不応期不変。上室性および心室性不整脈に有効。フレカイニド・ピルジカイニド・プロパフェノンなど。

(2) Ⅱ群

β受容体遮断薬。カテコラミン作用に拮抗することにより頻脈性不整脈を抑制する。長時間作

用型：プロプラノロール，超短時間作用型：ランジオロール・エスモロール
(3) Ⅲ群

カリウムチャネル遮断薬。活動電位持続時間を延長させ不応期を伸ばすことによりリエントリー性不整脈を抑制する。アミオダロン・ニフェカラント・ソタロールなど。

(4) Ⅳ群

カルシウムチャネル遮断薬。房室結節における伝導遅延と不応期を延長させ上室性頻拍や心房細動を抑制する。ベラパミル・ジルチアゼム・ベプリジルなど。

Case 術後発作性頻脈の治療

75歳，男性。
既往歴：糖尿病，間質性肺炎，高血圧，肥満（BMI 33）。
現病歴：胸部大動脈瘤および右冠動脈閉塞に対して大動脈弓部置換術および冠動脈バイパス術を施行し，術後ICU管理となった。
術後経過：術後はドパミン3μg/kg/分，ドブタミン5μg/kg/分を使用。術後30時間で抜管。抜管後は非再呼吸式リザーバー付き酸素マスクで呼吸状態は保たれていた。術後32時間たったころに突然心房細動を発症。心房レートは140/分前後，心室レートは60-80/分で，血圧低下，心係数，混合静脈血酸素飽和度の低下を認めた。循環不良の心房細動であったため電気的除細動を選択した。同期下100Jでショックを行い洞調律となったが60台の徐脈となったため，心外膜取りつけ電極を用いてAAI rate 90/分で体外式ペーシングを開始したところ，循環動態の著明な改善が認められた。既往歴や術式からは心房細動の高リスク患者であり，抜管後の呼吸仕事量の増加やカテコラミン使用が心房細動発症に関与したと考えられたため，鎮静薬の増量（デクスメデトミジンの増量：0.2 → 0.7μg/kg/時），リザーバー付き酸素マスクからネイザルハイフローへの変更，カテコラミンの漸減，超短時間作用型β遮断薬（ランジオロール1μg/kg/分）の開始などを行い，心房細動再燃のリスク軽減に努めた。また血清カリウム濃度3.8 mmol/l，血清マグネシウム濃度0.55 mmol/lと低めであったため電解質補正も行った。この症例はこれ以降集中治療室を退室するまで心房細動の再発はみられなかった。

文献

1) Mariscalco G, Klersy C, Zanobini M, et al. Atrial fibrillation after isolated coronary surgery affects late survival. Circulation 2008；118：1612-8.
2) Asher CR, Miller DP, Grimm RA, et al. Analysis of risk factors for development of atrial fibrillation early after cardiac valvular surgery. Am J Cardiol 1998；82：892-5.
3) Creswell LL, Schuessler RB, Rosenbloom M, et al. Hazards of postoperative atrial arrhythmias. Ann Thorac Surg 1993；56：539-49.
4) Soucier RJ, Mirza S, Abordo MG, et al. Predictors of conversion of atrial fibrillation after cardiac operation in the absence of class Ⅰ or Ⅲ antiarrhythmic medications. Ann Thorac Surg 2001；72：694-7；discussion 697-8.
5) Aranki SF, Shaw DP, Adams DH, et al. Predictors of atrial fibrillation after coronary artery surgery. Current trends and impact on hospital resources. Circulation 1996；94：390-7.

6) Zacharias A, Schwann TA, Riordan CJ, et al. Obesity and risk of new-onset atrial fibrillation after cardiac surgery. Circulation 2005；112：3247-55.
7) Athanasiou T, Aziz O, Mangoush O, et al. Do off-pump techniques reduce the incidence of postoperative atrial fibrillation in elderly patients undergoing coronary artery bypass grafting? Ann Thorac Surg 2004；77：1567-74.
8) Wahr JA, Parks R, Boisvert D, et al. Preoperative serum potassium levels and perioperative outcomes in cardiac surgery patients. Multicenter Study of Perioperative Ischemia Research Group. JAMA 1999；281：2203-10.
9) Arsenault KA, Yusuf AM, Crystal E, et al. Interventions for preventing post-operative atrial fibrillation in patients undergoing heart surgery (Review). Cochrane Database Syst Rev 2013；1：CD003611.
10) Mitchell LB, Exner DV, Wyse DG, et al. Prophylactic oral amiodarone for the prevention of arrhythmias that begin early after revascularization, valve replacement, or repair：PAPABEAR：a randomized controlled trial. JAMA 2005；294：3093-100.
11) Blommaert D, Gonzalez M, Mucumbitsi J, et al. Effective prevention of atrial fibrillation by continuous atrial overdrive pacing after coronary artery bypass surgery. J Am Coll Cardiol 2000；35：1411-5.
12) Gu WJ, Wu ZJ, Wang PF, et al. Intravenous magnesium prevents atrial fibrillation after coronary artery bypass grafting：a meta-analysis of 7 double-blind, placebo-controlled, randomized clinical trials. Trials 2012；13：41.
13) Liakopoulos OJ, Kuhn EW, Slottosch I, et al. Preoperative statin therapy for patients undergoing cardiac surgery. Cochrane Database Syst Rev 2012；4：CD008493.

（柳元　孝介，垣花　泰之）

c. 心筋虚血

1. 非心臓手術における周術期心筋梗塞

非心臓手術の周術期における心筋梗塞の発生率は1-4％程度であるが[1]，中等度から高リスクの患者では19％程度発生するという報告もある[2]。そして周術期心筋梗塞を引き起こした患者の院内死亡率は20％程度で予後不良である[3,4]。術前に周術期心筋虚血のリスク評価を行いハイリスク患者に対して特に注意して管理することが重要と考える。

1）定　義

心筋梗塞は心筋虚血により心筋細胞の壊死を来す。その診断はトロポニンTなどの心筋バイオマーカーの上昇に加え，胸痛などの虚血症状，術後のST変化，左脚ブロック，異常Q波の出現，新たな心筋局所の壁運動異常などが特徴的な所見であり，周術期にそれらの中から一つ以上の所見を有する場合に周術期心筋梗塞と診断できる[5]。

2）病態生理

原因はプラークや冠動脈の攣縮に起因する冠動脈の虚血のみならず，周術期心筋梗塞の場合には酸素需給バランスの不均衡，貧血，低血圧，不整脈なども要因となる。

3）予測因子

非心臓手術における心血管系イベントのリスク因子の評価にはrevised Goldman cardiac risk indexが用いられる。①ハイリスク手術かどうか，②心筋虚血の既往の有無，③心不全の有無，④脳血管障害の既往の有無，⑤インスリン治療を必要とする糖尿病の有無，⑥術前の血清クレアチニン値＞2.0 mg/dlかどうかの6つの独立した予測因子で構成され，発生頻度を4つのグループ

に分けて予測することができる[6]。

4）症　状

　周術期は鎮静薬や鎮痛薬のために症状の訴えが乏しい可能性がある。そのため術後の心電図変化や血清トロポニンTなどの心筋バイオマーカーの上昇で診断する必要がある。トロポニンTの上昇は1回の測定だけでなく，経時的変化をみることでより正確な診断が可能となるが，保険適応の問題もあるため短期間で繰り返し検査をすることに関しては，病態の変化なども考慮して実施すべきである。現実的には12誘導心電図検査や心エコー検査を繰り返し行い，まずはST変化や異常Q波の出現，心筋壁の動きに注意し，術後心筋梗塞を疑う場合にはトロポニンTを測定することになる。

5）治　療

　術後患者であり，抗凝固薬の使用は出血のリスクを高めるため，治療の必要性とデメリットを十分検討して経皮的冠動脈血管形成術（percutaneous coronary intervention：PCI）の適応を判断する必要がある。アスピリンとスタチンの使用は死亡率を低下させる可能性があり[7]，安全面でも使用しやすい治療と考えられる。

2．心臓手術における周術期心筋梗塞

　心臓手術後の心筋梗塞の診断は容易ではない。術直後は鎮静，鎮痛，人工呼吸管理などで症状の確認ができず，また心筋梗塞がなくてもトロポニンTは手術侵襲で上昇し，心電図変化も術前後で来しやすいからである。欧米のガイドライン[5]を参照すると冠動脈バイパス術（coronary artery bypass graft surgery：CABG）後の心筋梗塞は心筋バイオマーカーの正常上限より5倍以上の上昇に加え新たな異常Q波や左脚ブロックの出現，血管造影による冠動脈閉塞所見，新たな心筋壁運動異常などで診断する。この項ではCABG後の心筋梗塞について述べる。

1）発生頻度

　CABG後の新たな異常Q波の出現頻度は5％弱である[8]。通常新たな異常Q波の出現は心筋梗塞を反映するが，CABG後の場合は陳旧性の心筋梗塞の顕在化を示す場合もある[9]。

2）リスク因子

　心機能低下例や心筋梗塞既往例の死亡率は高くなる[10]。

3）診　断

　トロポニンTの上昇は診断に役立ち，予後の予測にも役立つ。血清トロポニンT濃度が1.58 ng/ml以上では術後死亡，ショックのリスクが高まる[11]。冠動脈造影はより確実に診断できる可能性はあるが，循環動態不良の場合には血管造影を行わずに再手術を検討すべきである[12]。

4）治　療

　周術期における適切な血管内容量や血圧管理は冠血流の維持や心筋酸素需給バランスの是正に役立つと考えられる。術直後は血液希釈や低体温の影響で尿量が多く，またドレーンからの出血もあるため，血管内容量が減少しないように輸液負荷や輸血が必要である。輸血の際はヘマトクリット値が高くなりすぎると血液の粘稠度が増し，冠動脈の血流を低下させるため血液ガス分析でヘマトクリット値やヘモグロビン濃度の上がり過ぎにも注意する。術後30日以内に起こる早期グラフト閉塞の発生率は，静脈グラフトの場合，8-18％程度に起こる。これはジピリダモールとアスピリンの投与によって軽減できるかもしれない[13]。治療は再CABGやPCIが選択される。再CABGの場合は再度受ける手術侵襲の負担が問題となり，PCIでは出血やグラフト穿孔のリスクがあり，症例に応じて治療の選択が必要である。術後心筋梗塞の死亡率は，循環安定例では7％，循環不安定例では50％との報告がある[12]。

文献

1) Mangano DT, Goldman L. Preoperative assessment of patients with known or suspected coronary artery disease. N Engl J Med 1995；333：1750-6.
2) van Waes JA, Nathoe HM, de Graaff JC, et al. Myocardial injury after noncardiac surgery and its association with short-term mortality. Circulation 2013；127：2264-71.
3) Shah KB, Kleinman BS, Sami H, et al. Reevaluation of perioperative myocardial infarction in patients with prior myocardial infarction undergoing noncardiac operations. Anesth Analg 1990；71：231-5.
4) Badner NH, Knill RL, Brown JE, et al. Myocardial infarction after noncardiac surgery. Anesthesiology 1998；88：572-8.
5) Thygesen K, Alpert JS, White HD, et al. Universal definition of myocardial infarction. Circulation 2007；116：2634-53.
6) Lee TH, Marcantonio ER, Mangione CM, et al. Derivation and prospective validation of a simple index for prediction of cardiac risk of major noncardiac surgery. Circulation 1999；100：1043-9.
7) Devereaux PJ, Xavier D, Pogue J, et al. Characteristics and short-term prognosis of perioperative myocardial infarction in patients undergoing noncardiac surgery：a cohort study. Ann Intern Med 2011；154：523-8.
8) Yokoyama Y, Chaitman BR, Hardison RM, et al. Association between new electrocardiographic abnormalities after coronary revascularization and five year cardiac mortality in BARI randomized and registry patients. Am J Cardiol 2000；86：819-24.
9) Bassan MM, Oatfield R, Hoffman I, et al. New Q waves after aortocoronary bypass surgery. Unmasking of an old infarction. N Engl J Med 1974；290：349-53.
10) Chaitman BR, Aldeman EL, Sheffield LT, et al. Use of survival analysis to determine the clinical significance of new Q waves after coronary bypass surgery. Circulation 1983；67：302-9.
11) Januzzi JL, Lewandrowski K, MacGillivray TE, et al. A comparison of cardiac troponin T and creatine kinase-MB for patient evaluation after cardiac surgery. J Am Coll Cardiol 2002；39：1518-23.
12) Rasmussen C, Thiis JJ, Clemmensen P, et al. Significance and management of early graft failure after coronary feasibility and results of acute angiography and re-re-vascularization. Eur J cardiothorac Surg 1997；12：847-52.
13) Fuster V, Chesebro JH. Role of platelets and platelet inhibitors in aortocoronary artery vein-graft disease. Circulation 1986；73：227-32.

（柳元　孝介，垣花　泰之）

d. 心不全・肺水腫

1. 急性心不全の定義

　急性心不全は「心臓に器質的および/あるいは機能的異常を生じ，急速に心ポンプ機能の代償機転が破綻し，心室充満圧の上昇や主要臓器への灌流不全をきたし，それに基づく症状や徴候が急性に出現した状態」と定義されている[1]。

2. 病態別分類

1) 急性非代償性心不全

　心不全の徴候や症状が軽度で，心原性ショック，肺水腫や高血圧性急性心不全などの診断基準を満たさない新規急性心不全，または慢性心不全が急性増悪した場合。

2）高血圧性急性心不全
　高血圧を原因として心不全の徴候や症状を伴い，胸部 X 線で急性肺うっ血や肺水腫像を認める。
3）急性心原性肺水腫
　呼吸困難や起座呼吸を認め，水泡音を聴取する。胸部 X 線で肺水腫像を認め，治療前の酸素飽和度は 90％未満であることが多い。
4）心原性ショック
　心ポンプ失調により末梢および全身の主要臓器の微小循環が著しく障害され組織低灌流を続発する重篤な病態。
5）高拍出性心不全
　甲状腺中毒症，貧血，シャント疾患，脚気心，Paget 病，医原性などを原因疾患とし，四肢は暖かいにもかかわらず肺うっ血を認める。しばしば敗血症性ショックで認められる。
6）急性右心不全
　静脈圧の上昇，肝腫大を伴った低血圧や低心拍出状態を呈している場合。

3．診断と治療

　上記の急性心不全の 6 病態はそれぞれが独立した概念ではなく，共通している部分も多い。Killip 分類 Nohria-Stevenson プロファイル，心エコー検査，動脈血液ガス分析，Swan-Ganz カテーテル法などにより血行動態，重症度を評価しそれに基づいて適切な治療法の選択を行う必要がある。さらに，①初期治療に続き，②急激に破綻を来した循環動態を迅速に保持するとともに，③ただちにその原因となる基礎疾患を治療し，心収縮力の出来る限りの回復を図る。次いで，④過度の代償機序を是正し，適正な前負荷および後負荷を得る。⑤かかる治療によって安定した循環動態がもたらされたならば，各種薬剤をできる限り減量し，残存心機能を評価し，⑥慢性心不全の治療へと移行する。

4．心エコーによる心不全の評価

　（1）血行動態の異常（心ポンプ機能異常，心室充満圧上昇，心拍出量低下）と，（2）原疾患についての検索の 2 点に集約される。
　左室充満圧を推定する方法として，①左室流入血流速波形，②組織ドプラ法，③肺動脈圧，などがある。左室拡張機能は，超音波パルスドプラ法を用いた左室流入血流速波形記録法を用いて評価される。左室流入血流速波形は通常急速流入期血流速波形（E 波）と心房収縮期血流速波形（A 波）の 2 峰性をなしている。また，E 波の減衰時間（DT）を測定し，左室弛緩障害パターン，偽正常化パターン，拘束パターンをみることにより左房圧，左室充満圧の上昇の有無を予測できるが，左室駆出率低下に影響を受けることが問題であった。現在は，その問題を解消するために急速流入期血流速波形（E 波）を組織ドプラ法における拡張早期の僧帽弁輪部の動き（E' 波）で除した E/E' を用いるのが一般的となっている。
　肺高血圧の存在は左室ポンプ機能障害の指標として重要であり，三尖弁逆流血流速度より求められる収縮期右室・右房圧較差，加えて下大静脈径とその呼吸性変動を診ることにより，右室収縮期圧を推定できる。右室収縮期圧は肺動脈弁や肺動脈に狭窄がなければ，肺動脈収縮期圧と一致する。そのため収縮期右室右房圧較差により収縮期肺動脈圧が推定されるが，三尖弁逆流が存在しなければ測定できない。また，肺動脈に直接病変をもつ肺動脈性肺高血圧では，肺高血圧があっても左房圧が高いことにはならないため注意が必要である。

Case 低心機能患者の術後管理：術後心不全

58歳，男性。

現病歴：10年前に下壁の急性心筋梗塞に対し＃13にDES，＃11にBMSが留置された。本年4月ごろから労作時の倦怠感が著明となり，その後，下腿浮腫，呼吸苦，夜間起坐呼吸が出現したため前医受診。冠動脈造影でLAD（＃7）100％の狭窄，心エコーでEF 20％，severe MRを認め，手術適応と判断されたため，鹿児島大学病院へ手術目的に転院となった。低心機能であるため手術前日にIABP挿入し，左室形成術＋僧帽弁形成術＋三尖弁形成術を施行し，術後ICU管理となった。

術前心エコー：LVDd/Ds 76.8/68.4 mm，EF 18.1％，SV 20.1 ml，CO 1.71 ml/分，E/A 1.39，E/e' septal 50.1 latera 34.5，AR mild，MR Severe（PWD法）：逆流率69.5％，逆流量45.8％，TRVmax 3.7 m/秒，RVsp 64.8 mmHg，IVC 17/12 mm

術後経過：ICU帰室時IABP使用下にアドレナリン0.05γ＋ドブタミン3γ＋ノルアドレナリン0.08γの持続投与が行われ，心拍数110/分，動脈圧100/60 mmHg，肺動脈圧30/20 mmHg，中心静脈圧9 mmHg，心係数2.7，乳酸値4.0 mmol/l，酸素化はPEEP 5 cmH$_2$OでP/F比236であった。循環動態が安定していたため，アドレナリン漸減停止したが，その後，心係数1.9へ低下，肺動脈圧（45/30 mmHg），中心静脈圧（15 mmHg）の急上昇を認め，酸素化もP/F150と悪化した。心機能低下に伴う左心不全と考えドブタミンの増量とPDEIII阻害薬（ミルリノン）を開始したところ，心係数は1.9から2.3へ改善し，上昇した肺動脈圧，中心静脈圧も前値へ回復した。その後，循環動態は安定していたが，術後2日目の夜間より肺動脈圧，中心静脈圧の急激な再上昇を認めたが，前回と異なり心係数は3.0と保たれていた。肺酸素化はP/F106と低下し，胸部X線写真で両側肺うっ血像の増悪が認められた。以上の所見より，術後のrefillingに伴う前負荷増大から溢水状態が起こったと判断し，ラシックスおよび心房性ナトリウム利尿ペプチド（ハンプ）の持続静注を開始した。また，肺水腫に伴う酸素化の悪化に対しては，PEEPを7 cmH$_2$Oから15 cmH$_2$Oへ変更し呼吸管理を行った。連日2,000〜3,000 mlのマイナスバランスで管理したところ，肺動脈圧，中心静脈圧は前値に回復し，酸素化改善（P/F 300以上），循環作動薬の整理もでき，心係数は2.5〜2.7と保たれており術後7日目にはIABPを抜去。翌8日目には人工呼吸離脱し，10日目には一般病棟へ転棟となった。

術前に逆流性疾患（severe MR）があり，しかも術前心不全状態で心臓手術を行った症例では，術後の水管理には難渋することが多く，特に低心機能の症例では注意が必要である。同症例の場合，術直後の急激な心機能低下と，数日後の利尿期の変化に対して，肺動脈カテーテルなどのモニタリングにより病態を正確に評価し，適切な対応を迅速に行うことが可能であった。

文献

1) 日本循環器学会，日本胸部外科学会，日本高血圧学会ほか．急性心不全治療ガイドライン（2011年改訂版）．http://www.j-circ.or.jp/guideline/pdf/JCS2011_izumi_h.pdf

（宮本　昇太郎，垣花　泰之）

e. 肺血栓塞栓症

1. 肺血栓塞栓症の要因

　肺血栓塞栓症は，静脈，心臓内で形成された血栓が遊離して，肺血管を閉塞することによって生じる疾患である．血栓が小さい場合には，ほとんど症状が出現しないため，診断されずに経過することも多いが，大きな血栓が肺門部を閉塞するような場合には，低酸素血症，肺高血圧，ショックを来し，突然死となることも少なくない．塞栓源については，理論的には，全身のいずれの静脈においても生じうるが，実際には，骨盤部および下肢の深部静脈を起源としているものが9割を占める[1]．なかでも，下腿のヒラメ筋静脈から中枢側へ進展した浮遊血栓（フリーフロート血栓）は，肺血栓塞栓症を引き起こすハイリスク血栓として注意すべきである．

　日本麻酔科学会の調査によると，周術期における肺血栓塞栓症の発症頻度は，手術1万件あたり約3人である[2]．これは，シャルル・ド・ゴール国際空港で調査された10,000 km以上の旅行者におけるエコノミークラス症候群の発症頻度（100万人あたり4.77人）の約100倍に上る．一般に認知度の高いエコノミークラス症候群と比べ，周術期肺血栓塞栓症の方が，認知度は低くても頻度は高いのである．

　周術期には深部静脈血栓症および肺血栓塞栓症を発症しやすくなる．静脈血栓症の要因としては，古くから「ウィルヒョウの三徴」が知られている．①血流の停滞，②血管内皮細胞の障害，③血液の凝固能の亢進，によって静脈血栓症が引き起こされる，というものである．周術期は，①長期臥床，気腹式腹腔鏡手術，駆血操作，全身麻酔の影響などによって血流が停滞しやすい状況にあり，②血管内カテーテルの挿入や手術操作などによって血管内皮細胞が傷つきやすく，③悪性腫瘍などの原疾患によって血液凝固能が亢進していることが多い．また，血栓性素因を有する患者として，先天的にアンチトロンビン，プロテインC，プロテインSなどの凝固抑制因子に変異がある患者，抗リン脂質抗体などの凝固促進因子を後天的に獲得してしまった患者が少なからずいることにも注意する必要がある．欧米白人では，健常人の3-5％に活性化プロテインCレジスタンス（factor V Leiden）を認め，静脈血栓塞栓症発症のリスクは，factor V Leidenのヘテロ接合体で約7倍，ホモ接合体では約80倍にのぼると報告されている．欧米における静脈血栓塞栓症患者の約20％は，この遺伝子変異を有している[3]．日本人の場合，factor V Leiden変異は認められないが，プロテインS徳島変異（K196E）の頻度が高く，日本人の55人に1人はプロテインS徳島変異を保有していて，静脈血栓塞栓症発症のオッズ比が5.6であることが報告されている[4]．今後，プロテインS異常症のスクリーニング法が確立されれば，静脈血栓症のリスク評価に役立つかもしれない．

2. 肺血栓塞栓症の病態

　肺血栓塞栓症の主要病態は，肺高血圧と低酸素血症である．静脈から遊離してきた血栓が肺動脈につまると，血栓の中の血小板からセロトニンやトロンボキサンなどの伝達物質が放出され，周囲の血管平滑筋や気管支平滑筋を攣縮させる．血栓による機械的閉塞と攣縮による二次的閉塞とによって，肺血管床の30％以上が閉塞すると，肺血管抵抗が上昇して肺高血圧を来すと考えられている．平均肺動脈圧の正常上限は40 mmHgと考えられているので，それを超える場合には，肺血栓塞栓症を含めた何らかの心肺疾患を疑う必要がある．肺血管床が減少すると，残った血管床への血流が増加するが，その領域の気管支が攣縮していると，換気血流不均衡となって低酸素血症を来す．

表1 各領域の静脈血栓塞栓症のリスクの階層化

リスクレベル	一般外科・泌尿器科・婦人科手術	整形外科手術	産科領域
低リスク	●60歳未満の非大手術 ●40歳未満の大手術	●上肢の手術	●正常分娩
中リスク	●60歳以上,あるいは危険因子のある非大手術 ●40歳以上,あるいは危険因子がある大手術	●腸骨からの採骨や下肢からの神経や皮膚の採取を伴う上肢手術 ●脊椎手術 ●脊椎・脊髄損傷 ●下肢手術 ●大腿骨遠位部以下の単独外傷	●帝王切開術（高リスク以外）
高リスク	●40歳以上の癌の大手術	●人工股関節置換術・人工膝関節置換術・股関節骨折手術（大腿骨骨幹部を含む） ●骨盤骨切り術（キアリ骨盤骨切り術や寛骨臼回転骨切り術など） ●下肢手術にVTEの付加的な危険因子が合併する場合 ●下肢悪性腫瘍手術 ●重度外傷（多発外傷）・骨盤骨折	●高齢肥満妊婦の帝王切開術 ●静脈血栓塞栓症の既往あるいは血栓性素因の経腟分娩
最高リスク	●静脈血栓塞栓症の既往あるいは血栓性素因のある大手術	●「高リスク」の手術を受ける患者に静脈血栓塞栓症の既往あるいは血栓性素因の存在がある場合	●静脈血栓塞栓症の既往あるいは血栓性素因の帝王切開術

総合的なリスクレベルは，予防の対象となる処置や疾患のリスクに，付加的な危険因子を加味して決定される。例えば，強い付加的な危険因子を持つ場合にはリスクレベルを1段階上げるべきであり，弱い付加的な危険因子の場合でも複数個重なればリスクレベルを上げることを考慮する。
リスクを高める付加的な危険因子：血栓性素因，静脈血栓塞栓症の既往，悪性疾患，癌化学療法，重症感染症，中心静脈カテーテル留置，長期臥床，下肢麻痺，下肢ギプス固定，ホルモン療法，肥満，静脈瘤など。（血栓性素因：主にアンチトロンビン欠乏症，プロテインC欠乏症，プロテインS欠乏症，抗リン脂質抗体症候群を示す）
大手術の厳密な定義はないが，すべての腹部手術あるいはその他の45分以上要する手術を大手術の基本とし，麻酔法，出血量，輸血量，手術時間などを参考として総合的に評価する。
〔肺血栓塞栓症および深部静脈血栓症の診断，治療，予防に関するガイドライン（2009年改訂版）．http://www.j-circ.or.jp/guideline/pdf/JCS2009_andoh_h.pdf 表28 より引用〕

3. 肺血栓塞栓症の予防

1) 静脈血栓塞栓症のリスクレベルの評価

　急性肺血栓塞栓症を発症した際の死亡率は1割を超え，そのうちの4割以上は発症1時間以内の突然死である。このため，予後改善を目指すうえでは，発症後の診断法や治療法を向上させるだけでなく，発症予防に注力することが重要である。わが国における肺血栓塞栓症および深部静脈血栓症の診断，治療，予防に関するガイドラインでは，患者の年齢，術式，血栓性素因などによって周術期の静脈血栓塞栓症のリスクを階層化することを推奨している（表1)[5]。

2) 静脈血栓塞栓症の予防法

　患者の静脈血栓塞栓症リスクレベルを評価した後，それに応じた予防策を講ずることが推奨されている（表2)[5]。

(1) 理学療法

　弾性ストッキングを着用することによって，下肢を圧迫して静脈の総断面積を減少させ，静脈の血流速度を増加させ，血液のうっ滞を減少させることができる。大腿部までカバーするストッキングタイプと，膝下までをカバーするハイソックスタイプとがあるが，静脈血栓塞栓症の予防効果に差はないと考えられている。足部あるいは下腿にカフを巻き，空気を間欠的に送ることでマッサージをする間欠的空気圧迫法も，下肢での静脈のうっ滞を減少させ，静脈血栓塞栓症の予防に有用である。

表2 リスクの階層化と静脈血栓塞栓症の発生率，および推奨される予防法

リスクレベル	下腿 DVT（%）	中枢型 DVT（%）	症候性 PE（%）	致死性 PE（%）	推奨される予防法
低リスク	2	0.4	0.2	0.002	早期離床および積極的な運動
中リスク	10-20	2-4	1-2	0.1-0.4	弾性ストッキング あるいは間欠的空気圧迫法
高リスク	20-40	4-8	2-4	0.4-1.0	間欠的空気圧迫法 あるいは抗凝固療法*
最高リスク	40-80	10-20	4-10	0.2-5	（抗凝固療法*と間欠的空気圧迫法の併用） あるいは （抗凝固療法*と弾性ストッキングの併用）

*整形外科手術および腹部手術施行患者では，エノキサパリン，フォンダパリヌクス，あるいは低用量未分画ヘパリンを使用。その他の患者では，低用量未分画ヘパリンを使用。最高リスクにおいては，必要ならば，用量調節未分画ヘパリン（単独），用量調節ワルファリン（単独）を選択する。
エノキサパリン使用法：2,000単位を1日2回皮下注，術後24時間経過後投与開始（参考：わが国では15日間以上投与した場合の有効性・安全性は検討されていない）。
フォンダパリヌクス使用法：2.5 mg（腎機能低下例は1.5 mg）を1日1回皮下注，術後24時間経過後投与開始（参考：わが国では，整形外科手術では15日間以上，腹部手術では9日間以上投与した場合の有効性・安全性は検討されていない）。
DVT：deep vein thrombosis, PE：pulmonary embolism
〔肺血栓塞栓症および深部静脈血栓症の診断，治療，予防に関するガイドライン（2009年改訂版）http://www.j-circ.or.jp/guideline/pdf/JCS2009_andoh_h.pdf 表26より引用〕

(2) 薬物療法

未分画ヘパリン，低分子ヘパリン（エノキサパリン），フォンダパリヌクスの皮下注射，ならびにワルファリンやエドキサバンの内服が行われる。いずれの薬剤も静脈血栓塞栓症のリスク低下に有用であるが，薬剤間の優劣については今後の検討が必要である。術後24時間経過後に抗凝固薬の投与を開始し，その後，観血的処置が必要になった場合には，抗凝固薬の最終投与から半減期の2倍以上の時間を空けることが望ましいとされている。

4. 肺血栓塞栓症の診断
1）症状および診察所見

肺血栓塞栓症に特異的な症状はないが，突然の呼吸困難，胸痛，頻呼吸を認める場合には，本症の可能性を念頭に置くべきである。また，発症状況を確認することが重要で，安静解除後最初の歩行，排便，排尿，体位変換時に症状が出現した場合には，本症の可能性が高い。膝を軽く押さえて足関節を背屈させた場合に腓腹部の疼痛を認める場合は（Homansテスト陽性），深部静脈血栓症を有している可能性を考える。

2）スクリーニング検査
(1) Dダイマー

Dダイマーはフィブリン分解産物に相当し，Dダイマーが検出されることは，血栓ができて，その一部が分解されたことを意味する。Dダイマーが陰性である場合には，肺血栓塞栓症である可能性は低く，除外診断に有用な検査である。このため，肺血栓塞栓症の可能性がそれほど高くない状況でのスクリーニング検査として利用価値が高く，Dダイマーの陰性を確認することで，疾患可能性を除外できる。一方，肺血栓塞栓症の可能性が高い状況では，Dダイマーの結果に依らず，診断確定のための画像検査に進むことが推奨される。

(2) 呼吸関連検査

肺動脈の閉塞，気管支の攣縮，換気血流不均衡の結果，酸素飽和度が低下し，呼気終末二酸化炭素分圧が低下する。動脈血液ガス分析では，頻呼吸に伴って二酸化炭素分圧（$PaCO_2$）が低下す

るが，手術中で人工呼吸管理中に発症した場合は，Paco$_2$の上昇を認める。これらの所見は，手術中に発症した肺血栓塞栓症を診断するうえで重要である。

(3) 心電図検査

肺血栓塞栓症に特異的な心電図所見はないが，洞性頻脈，右側胸部誘導の陰性T波，SⅠQⅢTⅢなどの所見を認める。

(4) 心エコー検査

経胸壁心エコーや経食道心エコーによる推定肺動脈圧や右室負荷の評価は，肺血栓塞栓症の診断のみならず，重症度の判定や治療方針の決定にも有用である。

3）診断確定のための検査

診察所見やスクリーニング検査で肺血栓塞栓症の可能性が示唆された場合には，特異度の高い検査で診断を確定させる。この目的で，従来は肺シンチグラフィを行うことが多かったが，近年はCT検査を行うことが多くなっている。また，塞栓子を描出して診断を確定するうえでのゴールドスタンダードは肺動脈造影検査である。

5. 肺血栓塞栓症の治療

肺血栓塞栓症の治療は，呼吸循環管理，肺動脈再開通のための処置，再発予防のための塞栓源対策，の3点が重要である。

1）呼吸循環管理

急性肺血栓塞栓症は急性期を乗り切ることができれば予後は比較的良好である。低酸素血症，肺高血圧，ショックの状態を改善することが重要で，酸素，カテコラミン，フォスフォジエステラーゼⅢ阻害剤，一酸化窒素（NO）などを投与しても呼吸循環を安定化できない場合は，経皮的心肺補助装置（percutaneous cardiopulmonary support：PCPS）を導入し，次の治療への橋渡しをする。

2）肺動脈再開通のための処置

(1) 薬物療法

抗凝固療法は急性肺血栓塞栓症の治療の中核であり，禁忌でない限り，すべての患者に対して適応となりうる。再開通を積極的に促進する治療法ではないが，抗凝固作用によって血栓のさらなる増大を抑制し，生体が備えもつ血栓溶解作用，再開通促進作用を期待する。循環動態が安定していて右心負荷を認めないような症例に対しては，積極的な再開通療法を行わずに，抗凝固療法で経過をみることが基本方針となる。現時点での第一選択薬は未分画ヘパリンで，急性肺血栓塞栓症の死亡率と再発率を減少させることが報告されている。その後，ワルファリンによるコントロールが安定化するまでは併用を続ける。未分画ヘパリンに替わる抗凝固薬として期待されているのが，低分子ヘパリンおよびフォンダパリヌクスである。これらの薬剤は，未分画ヘパリンと比べて出血の副作用が少ないと考えられていて，作用の個人差も小さいことから，頻回のモニタリングを必要としないことが特徴である。

循環動態が不安定な症例や右心負荷の所見を認めるような広範な肺血栓塞栓症例に対しては，積極的な再開通療法を考慮する。薬物療法としては，遺伝子組換え組織プラスミノゲンアクチベーター（t-PA）による血栓溶解療法が行われる。血行動態を改善する効果に優れているものの，出血のリスクを伴うことから，予後を改善できるかどうかについては意見の一致をみていない。しかしながら，重症例に対する予後改善効果が徐々に明らかになりつつあり，右心機能障害やショックを伴う症例には血栓溶解療法が推奨されている。

(2) カテーテル療法

　循環動態が不安定な症例が適応となる。カテーテルを用いた肺動脈からの局所血栓溶解療法は，治療効果の増強と副作用の軽減が期待されていたものの，末梢静脈からの血栓溶解療法と有意差を認めなかった。このため，血栓溶解薬は末梢静脈から投与することが推奨されている。カテーテル療法としては，血栓吸引術，血栓破砕術，流体力学的血栓除去術が行われていて，ほとんどの場合，末梢静脈からの血栓溶解療法と併用される。カテーテル療法と薬物療法，外科療法との優劣に関してはエビデンスに乏しい。

(3) 外科療法

　ショックが持続する症例，頻脈が持続して内科的治療に反応しない症例，肺動脈幹あるいは主肺動脈に血栓があって急速に心不全や呼吸不全が進行する症例，右房から右室にかけて浮遊血栓が存在する症例，などでは外科的な血栓摘除術の適応となる。

3) 再発予防のための塞栓源対策

　再発予防の基本は抗凝固療法だが，残存する深部静脈血栓症が広範だったり，中枢進展していたりする場合は，抗凝固療法に加えて，下大静脈フィルターの挿入を考慮する。ただし，永久留置型下大静脈フィルター挿入によって，肺血栓塞栓症の発症を抑制できるが，深部静脈血栓症を含めた合併症が増加することも指摘されていて，リスクとベネフィットを考え合わせたうえで適応を検討する必要がある。

文　献

1) Moser KM. Venous thromboembolism. Am Rev Respir Dis 1990；141：235-49.
2) 日本麻酔科学会肺血栓塞栓症ワーキンググループ；黒岩政之，瀬尾憲正，古家　仁．2009年日本麻酔科学会・肺血栓塞栓症発症調査結果．心臓 2012；44：908-10.
3) Seligsohn U, Lubetsky A. Genetic susceptibility to venous thrombosis. N Engl J Med 2001；344：1222-31.
4) Kimura R, Honda S, Kawasaki T, et al. Protein S-K196E mutation as a genetic risk factor for deep vein thrombosis in Japanese patients. Blood 2006；107：1737-8.
5) 肺血栓塞栓症および深部静脈血栓症の診断，治療，予防に関するガイドライン（2009年改訂版）. http://www.j-circ.or.jp/guideline/pdf/JCS2009_andoh_h.pdf

（伊藤　隆史，垣花　泰之）

f. ショック

1. ショックの定義

　ショックとは，「急性の全身性循環不全により，臓器・組織への酸素供給が不足し，正常な細胞活動を維持できなくなった状態」である。臨床的には，収縮期血圧 90 mmHg 以下を指標とすることが多いが，血圧低下だけでは判断できない。ショックにもかかわらず，交感神経の緊張により末梢血管収縮が起こり，初期には血圧が正常なことがある。ショックの本態は，組織での酸素需給バランスの異常であり，その治療目標は，血圧を維持することだけではなく，循環不全を是正し，組織への酸素供給量を維持することが重要である[1]。

2. ショックの症状

　ショック患者では，交感神経系の緊張による頻脈や血管収縮による四肢の冷汗，組織灌流不全

表3 ショックの分類

循環血液量減少性ショック（hypovolemic shock）	出血性ショック，体液喪失（脱水，熱傷など）
心原性ショック（cardiogenic shock）	左心不全性心原性ショック（狭義の心原性ショック） 重症不整脈性心原性ショック 右心過負荷性心原性ショック
心外閉塞性ショック（obstructive shock）	心タンポナーデ，緊張性気胸，収縮性心外膜炎，肺血栓塞栓症
血液分布異常性ショック（cardiogenic shock）	敗血症性ショック，アナフィラキシーショック，神経原性ショック

表4 ショックの血行動態

病態分類	CVP	PAWP	SVR	CO	$ScvO_2$ or SvO_2
循環血液量減少性	↓	↓	↑	↓	↓
心原性	↑	↑	↑	↓	↓
血液分布異常性	→ or ↓	→ or ↓	↓	→ or ↑	→ or ↑
心外閉塞性	↑	→ or ↓	→ or ↑	↓	→ or ↓

による代謝性アシドーシスの代償として頻呼吸が出現し，古典的なショックの5 P's〔pallor（蒼白），perspiration（冷汗），prostration（虚脱），pulmonary insufficiency（呼吸促迫），pulselessness（脈拍触知不能）〕を認める。ショックの病態にかかわらず代償機構が働き，酸素消費量の少ない臓器（例えば，皮膚）から，酸素消費量の大きい臓器（例えば，脳や心臓）へ血液が優先的に供給される。ショックがさらに悪化すれば，脳や心臓などの灌流不全から意識変容や心機能低下などを引き起こすことになる。

3．ショックの分類

ショックの原因は，血液循環の三要素（心臓のポンプ作用，血液量，血管抵抗）の障害を中心とした病態別分類法が用いられている（表3）。それぞれのショックの血行動態（表4）を十分理解し，病態の変化を捉えながら治療を行うことが重要である[2]。

1）循環血液量減少性ショック（hypovolemic shock）

(1) 病　態

出血や脱水などにより循環血液量が減少しショックをきたすものであり，周術期によく認められる病態である。麻酔関連偶発症例調査によると手術患者が偶発症により死亡する頻度は約1万人に5人であり，その半数は術前・術中の出血性ショックである。出血では，心拍出量の減少だけでなくヘモグロビンも低下するため，組織への酸素供給の急激な低下に注意が必要である。

(2) 治　療[3]

輸液や輸血による循環血液量の補正を行いながら，出血部位の止血が必要になる。初期輸液療法として細胞外液製剤を成人では1〜2 l，小児では20 ml/kgを急速輸液し，その後の反応により治療方針を決定する。初期輸液療法で循環が安定すれば（responder），循環血液量の20％程度の出血であり輸液のみでショックを離脱できる。しかし，循環が安定しなければ（non-responder），出血は循環血液量の40％以上と考えられ，ただちに輸血を開始し，止血処置を行う必要がある。

2) 心原性ショック (cardiogenic shock)[4,5]

(1) 病 態

広義の心原性ショックの本態は心臓のポンプ機能不全からの心拍出量減少であり，その主因は大きく3つに分類される（左心不全性心原性ショック（狭義の心原性ショック），重症不整脈性心原性ショック，右心過負荷性心原性ショック）。ほとんどの原因は，急性心筋梗塞とその合併症である。心原性ショックはもっとも重症な心不全であり，Forrester分類のⅣ群の状態である。

(2) 治 療

治療目標は心機能の改善であるが，心原性ショックのタイプによりそれぞれ第一選択治療が異なる。左心不全性の場合は，ショックの程度に合わせてカテコラミン製剤の投与を行う。それでもショック状態から離脱できなければ大動脈内バルーンパンピングや経皮的心肺補助（percutaneous cardiopulmonary support：PCPS）を導入する。重症不整脈性の場合は，頻脈性では，同期下電気的除細動を行い，徐脈性では，アトロピンの投与や一時ペーシングにて対応する。

3) 心外閉塞性ショック (obstructive shock)[3]

(1) 病 態

心臓のポンプ機能に異常はないが，大血管の閉塞や心臓の拡張不全などにより心拍出量が低下するショックである。心タンポナーデや緊張性気胸，収縮性心外膜炎，肺血栓塞栓症などがある。これらは，原因の解除により状態が劇的に改善する可能性があり，見逃してはならないショックである。

(2) 治 療

閉塞の解除と血管内容量を維持することが重要である。心タンポナーデでは心嚢穿刺を行い，緊張性気胸では胸腔ドレナージを迅速に行う。肺血栓塞栓症では，循環動態が安定していれば，ヘパリンやワルファリンによる抗凝固療法が第一選択となる。しかし，循環動態が不安定であれば，組織プラスミノーゲンアクチベータ（t-PA）による血栓溶解療法やPCPSによる循環補助も考慮する。

4) 血液分布異常性ショック (distributive shock)

(1) 病 態

末梢血管の拡張と血管透過性の亢進により相対的な循環血液量不足となりショックとなる状態である。もっとも典型的なものは敗血症性ショックであり，そのほかに，アナフィラキシーショックや神経原性ショックがある。わが国における麻酔中のアナフィラキシーの頻度は約4万人に1人である。アナフィラキシーには，IgE抗体を介する狭義のアナフィラキシー（Ⅰ型アレルギー）と，IgE抗体を介さず補体，肥満細胞や好塩基球を直接的に刺激し，ケミカルメディエーターを放出するアナフィラキシー様反応があり，両者は，臨床像や治療がまったく同じである。

(2) 治 療

敗血症性ショックの治療は，重症敗血症治療ガイドライン（Surviving Sepsis Campaign guideline：SSCG）2012に準じて行う[6]。治療内容は，循環管理（特に初期蘇生），感染対策，続発する臓器不全や周辺病態に対する集中治療である。アナフィラキシーショックに対する治療は，アドレナリン投与と大量輸液である。また，遅発性アナフィラキシー反応を予防するためハイドロコルチゾン1-5 mg/kgの投与を考慮する[7]。

Case 術中アナフィラキシーショックを起こした患者の術後管理

54歳，女性，身長156 cm，体重52 kg。
既往歴：10年前に全身麻酔下で虫垂切除術を施行されていたが，周術期にアレルギー反応は認めなかった。また，これまで特に食事や薬物によるアレルギーの既往もなかった。
現病歴：胆嚢結石症に対して腹腔鏡下胆嚢摘出術が施行された。麻酔はプロポフォール70 mg，レミフェンタニル0.5 μg/kg/分，ロクロニウム50 mgで導入し気管挿管した。維持はセボフルラン1.5%とレミフェンタニル0.25-0.75 μg/kg/分で行った。また，執刀30分前にセファゾリン1 gを投与した。手術は順調に終了し，スガマデクス100 mgを投与した。スガマデクス投与3分後から，血圧低下（収縮期血圧＜60 mmHg），頻脈（心拍数140 bpm＜），全身性紅斑を認めた。スガマデクスによるアナフィラキシーを疑い，アドレナリン0.1 mg静注，細胞外液を1.5 l急速輸液行い，ノルアドレナリン0.05-0.1 μg/kg/分を持続投与したところ，徐々に循環が安定したため手術室で抜管し，経過観察目的にICU入室とした。
術後経過：スガマデクス投与から約12時間後から呼吸苦を訴え，上気道狭窄が原因と思われる陥没呼吸，努力呼吸となったため再挿管し人工呼吸管理とした。遅発性ショックによる喉頭浮腫の可能性を考え，ハイドロコルチゾン200 mgを投与し，翌日抜管した。その後は呼吸・循環ともに安定していたためICU退室となった。6週間後に行った皮内テストにおいてスガマデクスで陽性を認め，今回のショックの原因としてスガマデクスによるアナフィラキシーが強く疑われた。

　アナフィラキシーショックに対して留意すべきは，気道閉塞による窒息と循環虚脱である。そのため，アナフィラキシーショックに対してはアドレナリンが第一選択薬であり，cAMPを介する各種ケミカルメディエーターの放出抑制（脱顆粒抑制作用），α作用による末梢血管収縮（血圧の維持，上気道浮腫の軽減），さらにβ作用による気管支拡張作用（気管支痙縮作用の改善）と心収縮力の増強作用などの効果が期待できる。また，末梢血管拡張と毛細血管透過性亢進により循環血液量の35-50%が最初の10分間で血管外へ漏出するため[8]，積極的な急速輸液（1-2 l）を行い，心停止症例では4-8 lの急速大量輸液が必要となる場合もある。一方，β遮断薬を服用している患者に対しては，β受容体を介さず心筋内cAMP濃度を上昇させるグルカゴンの方が有効なことがある。アナフィラキシー反応には2相性反応が7～20%でみられるため，少なくとも24時間の経過観察が必要である。近年，アナフィラキシーの確定診断にヒスタミン，トリプターゼ測定の有用性が報告されている。

Case 術中大量輸血を受けた患者の術後管理

68歳，男性，身長158cm，体重63kg。
既往歴：高血圧，糖尿病
現病歴：不安定狭心症，大動脈狭窄症に対し冠動脈バイパス術＋大動脈弁置換術が施行された。手術時間8時間，術中出血量4,800ml，術中バランス＋4,600mlであった。
術後経過：ICU入室時の血液検査ではヘモグロビンは7.6g/dl，血小板4.5万/μg，プロトロンビン時間48.2％，活性化部分トロンボプラス時間42.0秒，フィブリノゲン128mg/dlであった。ICU帰室後から前縦隔ドレーンの出血が300ml/時で持続したが，時間とともに出血量は徐々に減少した。数時間後，中心静脈圧の上昇，肺動脈圧と血圧の低下が認められ，経食道心エコー検査で心タンポナーデの所見がみられたため，ただちに血腫除去と止血術を行い，その後循環動態は安定した。術後3日目から血圧，肺動脈圧，中心静脈圧が上昇し，胸部X線写真では肺うっ血像が増強してきた。周術期に投与された過剰な輸液負荷が，炎症反応のコントロールに伴い，間質（サードスペース）から血管内へもどってくるrefilling（利尿期）への移行が示唆された。前負荷の増大に伴い循環血液量過多（溢水状態）となり，酸素化の悪化も認められたため，高PEEPで対応した。強心薬開始し，急性血液浄化療法の導入も考慮したが，腎機能は正常範囲内であったため，利尿剤（心房性ナトリウム利尿ペプチド，ループス利尿薬）を積極的に使用しながら尿量を確保し，溢水状態は改善した。術後5日目に抜管し翌日ICU退室となった。

　術中の大量輸液・輸血を受けた症例では，術後のrefilling期（利尿期）に前負荷の急激な増大から左心不全を引き起こすことがある。特に，心機能低下や腎機能低下例では注意が必要である。湿性ラ音やピンク色の泡沫状の痰，両側肺門部陰影の増強（Butterfly shadow）も診断の一助となる。心エコーにて左心機能や血管内ボリュームを評価し，カテコラミンや利尿薬を開始するが，利尿薬への反応が悪い場合は急性血液浄化療法も考慮する。心原性肺水腫による低酸素血症に対しては，high PEEPが有効である。

文献

1) Antonelli M, Levy M, Andrews PJ, et al. Hemodynamic monitoring in shock and implications for management. International Consensus Conference, Paris, France, 27-28 April 2006. Intensive Care Med 2007；33：575-90.
2) Kumar A, Parrillo JE. Shock：Classification, pathophysiology, and approach to management. Parrillo JE, Bone RC, eds. Critical Care Medicine（1st Edition）. St. Louis：Mosby；1995, p.291-339.
3) 日本外傷学会外傷初期診療ガイドライン改訂第3版編集委員会編．外傷初期診療ガイドラインJATECTM．第3版，東京：へるす出版；2008．p.43-60.
4) 渡辺和宏，長尾 建．心原性ショックの病態，診断と治療戦略とは？ショック管理Q＆A．救急・集中治療 2009；21：943-8.
5) 長尾 建．心筋梗塞時のショックの病態と治療．救急医学 2005；29：41-7.
6) Dellinger RP, Levy MM, Rhodes A, et al. Surviving Sepsis Campaign：International Guidelines for

Management of Severe Sepsis and Septic Shock, 2012. Intensive Care Med 2013；39：165-228.
7) 光畑裕正．アナフィラキシーショックの指針．岡元和文編．救急・集中治療ガイドライン．東京：総合医学社；2012-13．p.72-6.
8) Kemp SF, Lockey RF. Anaphylaxis：a review of causes and mechanisms. J Allergy Clin Immunol 2002；110：341-8.

〔二木　貴弘，垣花　泰之〕

5 消化器系の管理

A 飲水，食事，内服の開始時期と方法

a. 覚醒状態

　経口摂取を開始するにあたり患者の覚醒状態は重要である．十分な覚醒状態にあり，意思疎通が可能，さらに坐位にしてもふらつきがない（筋力が十分に回復している）ことなどが指標となる．

b. 開始時期

　術後飲食の開始時期は術式により影響される．吻合を伴う消化管手術では胃および小腸の蠕動は術後数時間で回復し，大腸の蠕動は術後2日目または3日目までには回復する．また腹部大動脈瘤などの後腹膜手術や婦人科手術，泌尿器科手術などの骨盤内手術でも同様である．術後回復力強化（enhanced recovery after surgery：ERAS）プロトコル[1]の浸透により，これらの手術でも第1病日から飲水を開始する．内服も同時に開始してよい．食事は飲水を行っても悪心・嘔吐，腹満などの症状がない，また誤嚥の徴候がなければ開始可能である．一方で，腹部操作を伴わない体表手術であれば，術後数時間から飲水は開始可能である．反回神経周囲の操作を伴う縦隔および頸部手術の場合は，解剖学的に経口摂取が問題なく，かつ嗄声などの反回神経麻痺症状の有無を確認し慎重に経口摂取を開始する必要がある．現在，ERASプロトコルでは経鼻胃管の留置を可能な限り行わないよう推奨しているが，術後長期に渡り経口摂取が困難な患者，または鎮静・挿管管理を継続する患者には経鼻胃管を留置し経腸栄養を早期に開始することが好ましい．なお，いずれの場合も排ガス，排便，腸蠕動音の確認は必要としない．

c. 栄養療法

　経腸栄養に関して，3つの主要ガイドライン[2〜4]をもとに概説する．経腸栄養は血行動態が安定していれば，術後24-48時間以内に開始することを推奨している．エネルギー投与量は，急性期は20-25 kcal/標準体重/日，回復期には25-30 kcal/標準体重/日としている．48〜72時間で目標エネルギー投与量に到達するようにする．

　経腸栄養がすすまない場合，術後1週間は経静脈栄養を行わないことが推奨されている．一方で術前から Nutritional Risk Screening 2002 が5を超える低栄養の患者に対しては，経静脈栄養も含めた術前栄養サポートを行うことで術後合併症が減少する[5]．重度の低栄養患者に対して経腸栄養がすすまない場合は早期の経静脈栄養を検討する余地がある．

B 消化管機能の評価と管理

消化器系とは，食物を体内に摂取し消化・吸収・貯蔵し，最終的に排泄する器官である．周術期に特に重要となるのは嚥下機能と消化管蠕動機能である．

a. 嚥下機能

術後早期経口摂取開始には嚥下機能の維持が重要である．嚥下障害を来すと誤嚥へとつながるため十分な評価が必要となる．

1. 嚥下障害の原因

嚥下障害は機能的，器質的および精神的原因により生じる．もっとも頻度が高いのは脳血管障害に伴う機能的なものであり，加えて周術期には気管チューブまたは外科的損傷による反回神経麻痺が原因となる嚥下障害が見られる．術後嗄声の発生頻度は10-55％程度とされ，気管チューブのカフによる圧迫が局所循環障害を引き起こし，それが反回神経麻痺の一因となる．その他，周術期の脳血管障害，周術期の敗血症が原因となる．

2. 嚥下障害の予防

気管チューブに伴う反回神経麻痺を予防するためには，可能ならば細径の気管チューブを選択しカフ圧を適正（20-30 mmH$_2$O）に保つこと，また気管チューブを動かさないことが推奨されている．

3. 嚥下障害の診断

まずは詳細な問診，身体所見および神経学的診察を行う．さらに水飲みテスト，反復唾液嚥下テストなどでスクリーニングを行い，その結果嚥下障害が疑われれば嚥下内視鏡検査，嚥下造影検査で診断を確定する．

4. 嚥下障害の治療

治療はリハビリテーション，薬物療法，外科療法よりなる．リハビリテーションは口腔・咽頭諸器官の運動訓練が主体となる嚥下間接訓練および食事を用いる嚥下直接訓練を行う．薬物療法としては，鎮静薬など嚥下機能に悪影響を及ぼす薬剤の減量や中止および，誤嚥性肺炎の発症予防目的にアンギオテンシン変換酵素阻害薬などの嚥下・咳嗽反射を改善させる薬剤の使用などが挙げられる．誤嚥性肺炎を繰り返し致死的になりうる場合は喉頭気管分離術，喉頭閉鎖術など外科療法の適応を検討する．

b. 消化管蠕動障害

手術侵襲に伴い交感神経系が賦活化され，術後は消化管蠕動障害が起こる．さらに腹部手術の場合は，手術操作に伴う腸管への直接的刺激のため消化管蠕動は障害される．腹部手術では，胃および小腸の蠕動は術後数時間で回復し，大腸の蠕動は術後2日目または3日目までには回復す

る。消化管蠕動障害は効果的な治療法がほとんどないため，危険因子に留意し，予防的措置を講じることが重要である。

1. 危険因子

長時間の腹部および骨盤内手術，開腹手術，経口摂取の遅れ，経鼻胃管留置，術後合併症（肺炎，腹腔内膿瘍など），輸血を要する術中および術後出血，周術期のオピオイド使用などが挙げられる。

2. 予　防[1]

胸部硬膜外鎮痛を行い，局所麻酔薬を使用することで侵害受容性刺激を遮断し，交感神経の賦活化を抑制する。最小侵襲手術に伴い皮膚切開創が小さくなることが術後炎症反応の抑制につながり，術後の腸管蠕動にも影響する。オピオイドは腸管神経叢に作用し腸管蠕動を抑制するため，周術期のオピオイド使用を制限し非ステロイド性抗炎症薬（nonsteroidal anti-inflammatory drugs：NSAIDs）およびアセトアミノフェンなどの代替鎮痛薬を用いる。周術期の過剰な輸液は腸管浮腫につながり術後イレウスの一因となるため輸液制限を行う。そのほか，チューインガム，早期経口摂取，早期離床が推奨されている。

3. 治　療

薬物療法として，腸管蠕動亢進薬を使用する。ガイドラインではメトクロプラミドおよびエリスロマイシンが推奨されているが，ほかに大建中湯，ネオスチグミン，末梢性μオピオイド受容体拮抗薬であるアルビモパンの有効性が報告されている。作用機序の面から六君子湯，パンテノール，モサプリドも使用される。

C 肝・膵機能の評価と管理

術後には，一時的もしくは持続的な肝・膵機能検査異常を生じることがある。本項では術後の肝酵素および膵酵素上昇の原因および発生機序を中心に述べる。肝胆膵術後の手術内容に関連した検査異常については他項に譲る。

a. 術後肝酵素上昇の原因と機序

1. 臓器灌流障害

さまざまな機序による肝血流の灌流障害が起こり得る。肝臓は体重の約1/50程度の重量でありながら心拍出量の25％の血流を受けており，血流支配は肝動脈20％に対して門脈系80％で，低圧系主体であることが特徴である。灌流障害のタイプにより以下の項目に分けて概説する。

①周術期全身性低灌流：心原性・非心原性を問わず全身低灌流に伴い肝虚血が発生しうる。発症初期からトランスアミナーゼの上昇を伴い12-48時間で極値に達し重症例では正常値の25-250倍もの上昇を示すが，循環不全が一過性であった場合上昇した酵素は速やかに低下に転じる[6]。

②手術操作：上腹部手術における肝血流低下は以前から指摘されているが，近年では肝静脈血

酸素飽和度測定による評価が試みられており，肝周囲操作による血流低下が観察されている[7]。
③うっ血：低心機能症例での開心術後や補助人工心臓挿入術後に右心不全が遷延する場合など，うっ血が原因と考えられる肝障害が生じる。

2. 薬剤性
①麻酔薬：現在臨床使用されているセボフルランやデスフルランは生体内代謝率が低く，臨床投与量での肝毒性はほぼ問題にならない。ただ，すべての麻酔薬に共通の特性である心拍出量低下や末梢血管拡張作用は，術中肝血流に影響しうる。
②その他：周術期に頻用される鎮痛薬や抗菌薬，制酸薬などは肝障害の原因になりうるが，頻度は高くない。

3. 敗血症やその他の重症病態
敗血症性ショックに伴う低灌流や凝固系異常による微小循環障害と合わせて，sepsis-associated cholestasis と呼ばれる胆汁うっ滞性機序が特徴的な病態として知られている。腸管を経由して門脈内に侵入したエンドトキシンが原因となって Kupffer 細胞が活性化し，放出されたサイトカインの影響により肝細胞や胆管細胞の胆汁酸トランスポーター機能を障害しているとされる[8]。

4. その他
トランスアミナーゼ（特に AST）は，肝臓以外の組織（心臓，筋肉，腎，膵など）にも広く分布している。他臓器・組織に異常がないか鑑別が必要である。

b. 術後膵酵素上昇の原因と機序

膵実質障害や膵管内圧上昇を来すような手術操作以外でも，まれではあるが術後膵酵素上昇を認める場合がある。術後に唾液腺型アミラーゼ上昇が起こりうることは知られており，鑑別のためにアイソザイム測定が必要である。機序としては臓器灌流障害や薬剤性が挙げられる。

1. 膵灌流障害
肝臓と同じく全身性低灌流に伴い虚血性に急性膵炎が発生しうる。大量出血手術や心血管系手術，脊椎手術などで報告されている。

2. 薬剤性
一部の利尿薬や抗菌薬，制酸薬，免疫抑制薬などが周術期に使われうる薬剤の中で膵炎発症に関与する。

D 術前より肝硬変を有する患者の術後管理

肝硬変患者が手術を受ける際，術前状態と手術内容を勘案した周術期リスクの評価と，それを踏まえた術前・術中および術後管理が必要となる。

a. 周術期肝障害増悪リスクの評価

1. 術前肝予備能の評価
　Child-Pugh 分類や MELD（model for end stage liver disease）スコアが肝硬変患者の予備能評価に用いられ，Child-Pugh A または B，あるいは MELD スコア≦15 に該当する患者は一般的な手術に耐えうる。

2. 合併する他臓器障害の評価
　上記のスコアには限られた臓器機能の項目しか含まれていない。肝硬変は全身性血管拡張傾向により呼吸・循環障害を引き起こして，全身臓器の酸素需給バランスに影響を与えうる病態である。予備力の低下した肝臓が手術時の低灌流に曝露されるにあたり，どの程度肝臓の酸素需給バランスを維持しうるか想定する必要がある。

3. 周術期肝機能増悪因子
　前項で挙げたような肝障害因子の評価が必要である。特に高侵襲手術，上腹部手術や大量出血手術によるリスクは高いと想定される。

b. 術後管理

1. 臓器酸素需給バランスの維持
　肝血流は心拍出量の変化に依存しており，術後早期に何らかの原因で低灌流や低心拍出量状態が生じている場合，放置せず積極的な介入を考慮する。観血的動脈圧測定を含めた適切なモニタリングを行い，循環血液量不足の評価・補正を行いながら，末梢血管拡張の程度やエコーによる心機能の所見次第では，血管収縮薬や強心薬による循環動態の適正化を図るべきである。

2. 肝障害性薬剤の忌避
　肝障害性薬剤の使用は，リスクの高い症例においては必要最小限とするべきである。また，肝代謝性の鎮痛薬や鎮静薬，抗菌薬などは過量投与を避ける配慮が必要である。

3. 感染制御
　肝硬変は好中球機能低下や低補体血症，Kuppfer 細胞の貪食低下を機序とする免疫不全状態である。創感染をはじめとして人工呼吸器関連肺炎やカテーテル関連血流感染症，尿路感染症など二次性に発生する院内感染症発症リスクを考慮し，早期抜管や不要なカテーテル抜去など，可能な感染制御手段を講じる。また，肝硬変に合併した血糖異常があれば，感染制御の観点からも厳重な管理が必要である。

4. 必要に応じた凝固因子・血球成分補充療法
　術前より凝固能低下や血小板減少を伴う症例が多く，術後出血リスクに応じて輸血による補充が必要な場合もあり得る。

5. 早期離床・腸管蠕動回復を目的とした栄養・排便調整・リハビリテーション
　肝硬変患者は門脈体循環シャントの存在により，腸管由来物質による脳症や全身性感染症のリ

スクを常にはらんでいる。経口摂取や経管栄養を速やかに再開し，周術期に一旦停滞した腸管蠕動を回復させ腸管血流や粘膜機能を保つことは，肝硬変患者の病態を考えると理にかなった管理方針である。腸管蠕動維持の一環として積極的な排便コントロールを考慮する。肝硬変患者では，骨格筋による糖やアンモニアの代謝が低下した肝機能を補助しており，手術による骨格筋量低下は極力避けるべきである。筋力低下防止や腸管蠕動回復の観点からも，術後早期のリハビリテーション介入は利点が大きい。

E 消化器系術後合併症

a. 悪心・嘔吐

術後悪心・嘔吐（postoperative nausea and vomiting：PONV）の発生率は10-30％程度である。嘔吐中枢は延髄網様体にあり，PONVは末梢性受容体，中枢性受容体およびその両方からのさまざまな刺激が引き金となって生じる現象である。PONVが発生すると患者の満足度は下がり，さらにPONVの結果生じる合併症により医療費も高騰するため，その予防および適切な治療が重要となる。

1. PONVの危険因子

危険因子は患者因子，麻酔因子，手術因子に分けられ，次のように示されている[9,10]。
- 患者因子：女性，PONVまたは動揺病の既往，非喫煙者，若年者
- 麻酔因子：全身麻酔，吸入麻酔薬および亜酸化窒素の使用，術後オピオイド使用
- 手術因子：手術時間，術式（胆囊摘出術，腹腔鏡下手術，婦人科手術）

Apfelらは，女性，PONVまたは動揺病の既往，非喫煙者，術後オピオイド使用を危険因子としてPONVのリスクスコアを考案した[11]。危険因子が0，1，2，3，4つあるとPONVの発生頻度はそれぞれ10％，20％，40％，60％，80％と予測されるが，感度，特異度とも65-70％程度である。

2. PONVの対策
1）PONVの基本リスクを減少させる管理[9]
①全身麻酔を避けて区域麻酔を行う

区域麻酔を行うことでPONVの頻度は1/9となる。

②プロポフォールによる導入と維持

全静脈麻酔（total intravenous anesthesia：TIVA）で行うと術後6時間までの早期PONVの頻度が減少する。5,199名のハイリスク患者での研究で，TIVAによりPONVのリスクが25％減少した。

③亜酸化窒素の不使用

④吸入麻酔薬の不使用

吸入麻酔薬は術後2時間以内の早期PONV発生の主因であるが，2時間以降の晩期PONVの原因とはならない。

⑤術中および術後オピオイドの使用を最小限にする

　術後オピオイドのPONVへの影響に関しては多く報告されているが，術中オピオイドに関しては明確なエビデンスはなかった。2012年の報告[10]では術中オピオイドとPONVに関連はなかった。

⑥十分な輸液管理

2）予防的制吐薬

　エビデンスレベルの高い薬剤として，セロトニン受容体拮抗薬（オンダンセトロン，グラニセトロン，トロピセトロン），ニューロキニン受容体拮抗薬（アプレピタント），コルチコステロイド（デキサメサゾン，メチルプレドニゾロン），ブチロフェノン系（ドロペリドール，ハロペリドール），抗ヒスタミン薬（ジメンヒドリナート），抗コリン薬（スコポラミン貼付薬），フェノチアジン系（ペルフェナジン）が挙げられる[9]。ただし，いずれの薬剤もPONV予防薬としてはわが国では未承認である。メトクロプラミドは，PONV予防効果はなく治療薬として用いられていたが，近年再検討が行われPONV予防薬として有効であることが証明され，わが国では第一選択薬となっている。

3）PONVの予防

　費用対効果の面より予防薬を全例に投与することは現実的ではないため，リスクの評価が重要である。Apfelスコアにおけるリスク因子が2つ以上の中等度および高リスク群に対しては基本リスクを減少させる管理を行ったうえで制吐薬の予防投与を考慮する。

3．PONVの治療

　PONVが生じたら予防投与を行った薬剤とは異なる機序の制吐薬を投与する。予防投与を行っていなかった際はセロトニン受容体拮抗薬が推奨されるがわが国では未承認であるためメトクロプラミドまたはドロペリドールが選択される。治療と平行してPONVの原因となる薬剤を使用していないか，また機械的な閉塞要因がないかを除外することも重要である。予防投与に用いた薬剤を再投与する際は6時間以上空けなければ効果が得られない。

b．便　秘

　便秘とは，3日以上排便がない状態をいう。特発性および二次性（巨大結腸症，結腸無力症など）に大腸の通過速度が遅いことが原因となる。術後は，術中の腸管操作に伴う蠕動障害，子宮摘出などによる解剖学的なS状結腸，直腸の位置変化また長期的には癒着に伴う便秘が起こりうる。

1．治　療

1）早期経口摂取・離床

　早期経口摂取を行うことで腸管蠕動を促進させる。また離床を促し，腸管同士の局所刺激により腸管蠕動を促進させる方法も一般的に行われる。離床の妨げとならないよう十分な鎮痛が得られるよう疼痛管理も重要である。その際，腸管蠕動を抑制するオピオイドを避けることが望ましい。

2）患者教育

　水分や食物繊維を多く摂取するよう指導する。また食後，特に朝食後が腸管の活動がもっとも活発であり，トイレに座り排便を意識することを習慣付けさせる。

3）下　剤
①機械性下剤

　塩類下剤，膨張性下剤，湿潤性下剤などがあり，水分を腸管内に留め水溶性便を排出しやすくする。

②刺激性下剤

　大腸粘膜を刺激して腸管蠕動を促進させる。

4）手術療法

　癒着が原因である場合，薬物療法に反応がなければ癒着剝離術，結腸切除術が適応となる。ただし，再癒着の可能性もあることに留意する。

c. 胃潰瘍

　ヘリコバクターピロリ菌およびNSAIDsが消化性潰瘍の主たる原因であり，術後は鎮痛目的にNSAIDsが頻用されるため更なる注意が必要である。またストレス状態も消化性潰瘍の原因となり，入院患者の0.3％に消化管出血が生じるといわれている。

1. 症　状

　70％の患者で無症状である。胸やけ，心窩部痛の訴えから始まり消化管出血に伴う吐血・下血，穿孔が生じうる。

2. 診　断

　上部消化管内視鏡検査で行われる。穿孔例では単純X線写真でfree airを認めれば診断確定となるが，約20％の症例で単純X線写真ではfree airを同定できないためCT撮影を行う。

3. 治　療

　NSAIDsを服用中であれば休薬し，プロトンポンプ阻害薬（proton pump inhibitor：PPI）を用いる。出血であれば内視鏡的止血術が第一選択であるが，制御できない場合は手術または血管造影によるコイル塞栓術が行われる。穿孔例では，PPI，抗菌薬治療，経鼻胃管による減圧，十分な輸液療法を行い，まずは手術を検討する。非手術管理においても自然閉鎖が期待できる場合があり，全身状態が安定している患者では厳重なモニタリング下に保存的管理の選択も考慮する。

d. 消化管虚血（NOMI）

　非閉塞性腸管虚血症（nonocclusive mesenteric ischemia：NOMI）は，比較的まれな消化器系術後合併症である。しかし，発症早期の診断はしばしば困難で，多くが致死的経過をたどる。術後管理に携わる麻酔科医・集中治療医は本疾患について熟知し，早期診断および早期治療を心掛ける必要がある。

1. 概　要

　NOMIは，急性腸管虚血の約20％を占めるとされ，腸間膜血管に血栓や塞栓などの器質的閉塞が存在しないにもかかわらず，腸管が虚血状態から壊死に陥る疾患である。高齢の動脈硬化性疾患，心不全，腎不全などの基礎疾患を持つ患者に，血圧低下，心拍出量低下，循環血液量減少な

どが誘因となり，"腸管膜血管の攣縮"が生じることにより発症する。

　術後合併症としてのNOMIは，あらゆる術後患者において発症する可能性があるが，特に心臓血管外科領域において報告が多い。心臓血管外科術後の発症率は0.1〜0.87％，死亡率は30〜93％と報告され[12]，発症頻度は低いものの致死率が非常に高い。その原因としては，心不全，腎不全など重篤な基礎疾患を合併している割合が高いことに加え，確定診断が得られず治療開始が遅れることなどが挙げられている[13]。

2．リスク因子

　本疾患を発症する患者は，前述のように高齢で動脈硬化性疾患，高血圧症，心疾患（虚血性心疾患，弁膜症，心不全，不整脈など），腎不全（特に血液透析患者），脳血管疾患，糖尿病，高脂血症，喫煙歴などの基礎疾患を持つことが多い。このような患者に，血圧低下，心拍出量低下，循環血液量減少を来す状態，例えば，心原性ショック，出血性ショック，敗血症性ショック，人工心肺下心臓血管外科手術を代表とする高侵襲外科手術，外傷，熱傷，膵炎，血液透析などを契機に発症する。さらにノルアドレナリンやバソプレシンなどの血管収縮薬や，ジギタリス，利尿薬の使用も誘因となる[14,15]。

3．診　断

1）臨床症状および所見

　NOMIを発症した患者は，非特異的な腹痛，下血，腹部膨満，嘔吐，下痢などの多彩な症状を示す。腹部症状の程度はさまざまで，比較的緩徐に出現する。筋性防御，反跳痛，圧痛などの腹膜刺激症状も乏しい場合があり注意が必要である[14]。さらに発症リスクの高い患者は，鎮静，鎮痛，人工呼吸管理下に置かれていることが多く，より診断を困難にする。腹部所見以外では，腸管虚血・壊死を感染源として敗血症を発症するため，発熱もしくは低体温，意識レベルの低下，血圧低下，呼吸不全，尿量低下などさまざまな異常所見を呈する可能性がある。

2）血液生化学検査

　腸管虚血・壊死により，白血球上昇，CRP上昇など炎症所見のほか，AST，ALT，CPK，LDH，lactateの上昇や代謝性アシドーシスを認めるが，NOMIに特異的なものはない[13]。NOMIにより明らかな腸管壊死を生じているにもかかわらず，これらの検査項目が正常値を呈する症例も存在するため注意が必要である[15]。また，敗血症の併発により，白血球低下，低血糖をはじめ，肺，肝臓，腎臓など他臓器の障害を呈することもある。

3）画像検査

　腹部単純X線写真は，NOMIに特徴的な所見はないが，麻痺性イレウスの像を示すことがある。

　腹部造影CT検査は，虚血・壊死の評価に加え，虚血腸管の範囲を推定するのにも有効で，さらに3D-CTでは血管像の再構築も可能である。また低侵襲で，全身状態不良の患者にも迅速に施行可能である。造影CTで虚血，壊死を疑わせる所見としては，①腸管壁の肥厚（虚血に伴う組織浮腫の所見），②不均一で造影不良の腸管壁（腸管の壊死），③腸管内膜からの出血，④腸管内容液貯留や拡張所見，⑤腸管壁内気腫，門脈内ガスなどである[14,16]。しかし，これらの所見を呈するのは60％程度とされ[14,17]，虚血を示唆する所見がないからといってNOMIを否定することはできない。

　NOMIを疑う場合には，腹部血管造影検査を積極的に施行するべきであるという意見もある[17]。NOMI症例における上腸間膜動脈造影では，①分枝のびまん性狭小化，②string of sausages sign（攣縮と拡張が交互に発生），③腸管辺縁動脈の攣縮，などが特徴的な所見で確定診断が可能である[14,15]。さらに，選択的に血管拡張薬の投与も行うことができる。しかし，どのような症例に血管造影検査を行うべきかについて明確な基準がない[15]。侵襲的であること，施行に時間を要することも問題である。

4．治　療

NOMI は，粘膜のみの可逆的な虚血状態のものから，腸管全層壊死に至ったもの，腸管穿孔を来したものまでその重症度はさまざまある。重症度に合わせた治療の選択が必要である。

1）外科的治療

腹膜刺激症状を呈する症例，腸管穿孔を合併した症例，全身状態が急速に悪化している症例などが対象となる。臨床所見，検査データ，画像所見などをもとに消化器外科医にコンサルトを行い，外科的治療の適応と判断した場合には緊急手術を行う。壊死範囲が部分的・分節状に多発する場合には，肉眼的に切除範囲を決定することが困難で，術後に残存腸管が虚血・壊死を来たすことがある[15]。このような場合には，second look operation も考慮する。

前述のように，腹膜刺激症状など外科的治療選択の有用な指標となる所見を認めない症例も多い。造影 CT でも明らかな虚血・壊死所見を認めないこともあるが，臨床経過などから NOMI を強く疑う場合には，試験開腹を考慮すべきである[16]。治療方針決定の遅れは救命率の低下に繋がる。麻酔科医・集中治療医，消化器外科医のみならず，リスク因子を多く持つ患者の主治医となる心臓血管外科医など，関連各科の医師と NOMI に対する情報の共有を図り，協力体制をあらかじめ構築しておく必要がある。

2）内科的治療

発症早期で，腸管虚血が可逆性であると診断された症例が主な対象となる。血管造影検査時に責任血管へ留置した動注カテーテルより，塩酸パパベリンやプロスタグランディン E_1（PGE_1）などの血管拡張薬の注入を行う[14]。PGE_1 は全身投与でも有効であるとの報告もある[18]。これらの治療を外科的治療に併用することも可能である。ただし，循環動態が不安定な患者も多いため，血管拡張薬の使用には注意が必要である。迅速に血管造影検査および動注を行えるよう，放射線科医と NOMI 患者への対応を前もって協議しておく必要がある。また内科的治療に反応を認めない場合は，外科的治療に移行する必要があるため消化器外科医との情報共有も重要である。

3）全身管理

NOMI 発症を誘発する因子を可能な限り早急に排除する必要がある。つまり，適切な血管内容量を保ち，血管収縮薬の使用を中止，もしくは最低限の使用を心掛け，循環の安定化を図る。心機能が低下している場合は，強心薬も要する。NOMI による腸管虚血・壊死を感染源とした敗血症を発症するため，抗菌薬投与も行う。敗血症診療ガイドラインに基づいた感染治療，循環管理，呼吸管理，腎不全治療などが必須事項である。NOMI に対する外科的・内科的治療は当然のことながら，全身管理・集中治療の質が患者の予後を大きく左右する。

5．予　防

1970 年代と比較し，その後約 20 年で侵襲的循環モニタリングの普及と，血圧低下に対する迅速な対応および心不全に対する血管拡張薬の使用によって，NOMI の発症が約 50％低下したとする報告がある[19]。NOMI 発症のリスクを有した患者の周術期には，腸管循環を意識した循環管理，つまり適切な血管内容量の維持および適切な循環作動薬の使用を心掛け，血圧低下，腸管血流の低下を回避することが重要である。

NOMI の診断はしばしば困難で，発症した場合の救命率は著しく低い。NOMI 発症のリスク因子を持った症例の周術期管理においては，腸管循環を意識した循環管理を心掛ける必要がある。術後においては，軽微な腹部所見や検査データ異常も見逃さず，早期発見・早期診断に繋げることが，救命率改善に重要である。また，消化器外科医，放射線科医，外科系関連各科の協力体制の構築も必須であり，術後管理に携わる麻酔科医・集中治療医はそのチームの中で中心的役割を担う必要がある。

e. 術後急性肝障害・肝不全

　術後には，軽度の肝酵素上昇から重篤な肝不全までさまざまな程度の肝障害が生じる可能性がある。術後肝障害・肝不全の重症度は，術前の肝障害の程度と周術期肝障害因子（C　肝・膵機能の評価と管理を参照）へどのくらい曝露されたかによって規定される。

1. 術後急性肝障害・肝不全への対応

　比較的軽症の肝障害が生じた場合は，循環動態の適正化による臓器酸素需給バランス維持や肝障害性薬剤の忌避などが行いうる主な治療である。肝庇護剤としてグリチルリチン製剤やウルソデオキシコール酸が投与されることもある。

　以下において，比較的重篤な術後肝障害および肝不全を来して集学的治療を必要とするようになった症例の管理について述べる。

1）急性肝障害から多臓器不全への進展

　わが国における診断基準では，急性肝不全とは正常肝予備能患者が急激な肝障害を来し，プロトロンビン時間≦40％ないし国際標準比≧1.5 を示したものとされているが[20]，術後はさまざまな原因による凝固能低下が生じ得るため，凝固系機能のみを指標とした術後肝不全の診断は難しい。根本的な治療方針は自己肝の機能再生を待つか，それが望めない場合肝移植が検討されることとなるが，急性肝不全とは多臓器不全を来しうる病態であるため，まずは生命維持のために集学的管理が必要となる。

2）循環・呼吸管理

　重度肝障害では循環・呼吸不全を呈しうる。肝不全による末梢血管の過剰な拡張や続発した感染症によって敗血症性ショック様の循環動態を呈した場合は，全身臓器の酸素需給バランス維持のために適切な輸液負荷および血管収縮薬の使用による循環動態の適正化を要する。肝不全患者では急性呼吸促迫症候群（acute respiratory distress syndrome：ARDS）や呼吸器感染症などを原因とする呼吸不全ならびに意識障害により，挿管下での人工呼吸管理を要する場合もある。

3）中枢神経障害

　肝不全に伴う脳症や続発する敗血症の影響により意識障害を来しうる。

4）腎障害

　腸管膜血管床の過剰な増大に対して代償性に腎皮質血管収縮が生じ糸球体濾過率低下および乏尿にいたるという，いわゆる肝腎症候群を発症しうる。適切な循環管理による血管内容量確保・灌流圧維持でも腎機能維持が困難な場合は，血液浄化療法を考慮する。

5）感　染

　急性肝不全患者は好中球機能低下や液性免疫障害をベースとした免疫不全患者である。人工呼吸器関連肺炎やカテーテル関連血流感染症など主要な院内感染症発生を想定して感染予防策を講じつつ全身状態を注意深くフォローし，感染の関与が疑われる状態変化・臓器障害進行を認めた

場合は，躊躇せずに血液培養をはじめとした適切な培養検体を採取し，感染源検索を進める。循環呼吸状態の悪化や意識障害の進行など重篤な臓器不全進行の兆しが認められた場合は，経験的な抗菌薬投与も考慮される。

6）人工肝補助療法

血漿交換はわが国において施行率が高い人工肝補助療法である[21]が，生命予後を改善するという有力なエビデンスはない。わが国では bridge to transplantation として重視される位置付けにあるが，人工肝補助療法はあくまで肝移植あるいは肝機能再生を前提とした臓器代替療法であり，多大な医療費・医療資源を消費することから継続期間は限定される。

7）栄　養

状態が許す範囲での積極的な経管・経腸栄養は，腸管粘膜機能維持の観点から肝不全時に有用である。腸管粘膜機能低下は外界由来物質の侵入により肝臓の負担を増大し，bacterial translocation により免疫低下状態も相まって全身性感染症のリスクを増大させる。経静脈栄養に関しては，肝不全時はアミノ酸利用障害や血糖調節障害をはじめとした各種代謝障害が存在することから，血糖をモニターしながらの慎重な調整が必要である。

文　献

1) Fearson KC, Ljungqvist O, Von Meyenfeldt M, et al. Enhanced recovery after surgery：a consensus review of clinical care for patients undergoing colonic resection. Clin Nutr 2005；24：466-77.
2) McClave SA, Martindale RG, Vanek VW, et al. Guidelines for the Provision and Assessment of Nutrition Support Therapy in the Adult Critically Ill Patient：Society of Critical Care Medicine and American Society for Parenteral and Enteral Nutrition. JPEN J Parenter Enteral Nutr 2009；33：277-316.
3) Singer P, Berger MM, Deutz NE, et al. ESPEN Guidelines on Parenteral Nutrition：intensive care. Clin Nutr 2009；28：387-400.
4) Heyland DK, Dhaliwal R, Drover JW, et al. Canadian clinical practice guidelines for nutrition support in mechanically ventilated, critically ill adult patients. JPEN J Parenter Enteral Nutr 2003；27：355-73.
5) Jie B, Jiang ZM, Nolan MT, et al. Impact of preoperative nutritional support on clinical outcome in abdominal surgical patients at nutritional risk. Nutrition 2012；28：1022-7.
6) 玄田拓哉，市田隆文．循環不全による急性肝障害の病態と病像．肝胆膵 2009；59：407-12.
7) 多保悦夫．肝静脈カテーテルによる肝静脈血酸素飽和度モニタリング．日臨麻会誌 1999；19：255-9.
8) Lescot T, Karvellas C, Beaussier M, et al. Acquired liver injury in the intensive care unit. Anesthesiology 2012；117：898-904.
9) Gan TJ, Diemunsch P, Habib AS, et al. Consensus guidelines for the management of postoperative nausea and vomiting. Anesth Analg 2014；118：85-113.
10) Apfel CC, Heidrich FM, Jukar-Rao S, et al. Evidence-based analysis of risk factors for postoperative nausea and vomiting. Br J Anaesth 2012；109：742-53.
11) Apfel CC, Laara E, Koivuranta M, et al. A simplified risk score for predicting postoperative nausea and vomiting：conclusions from cross-validations between two centers. Anesthesiology 1999；91：693-700.
12) Kazui T, Yamasaki M, Abe K, et al. Non-obstructive mesenteric ischemia：a potentially lethal complication after cardiovascular surgery：report of two cases. Ann Thorac Cardiovasc Surg 2012；18：56-60.
13) Bassiouny HS. Nonocclusive mesenteric ischemia. Surg Clin North Am 1997；77：319-26.
14) 木所昭夫，射場敏明．非閉塞性腸管虚血症（nonocclusive mesenteric ischemia，NOMI）の病態と治療．日集中医誌 2007；14：10-3.

15) 藤田文彦, 井上悠介, 江口 晋ほか. Non-occlusive mesenteric ischemia (NOMI). 消化器外科 2011；34：1621-7.
16) Barrett T, Upponi S, Benaglia T, et al. Multidetector CT findings in patients with mesenteric ischaemia following cardiopulmonary bypass surgery. Br J Radiol 2013；86：20130277.
17) Trompeter M, Brazda T, Remy CT, et al. Non-occlusive mesenteric ischemia：etiology, diagnosis, and interventional therapy. Eur Radiol 2002；12：1179-87.
18) Mitsuyoshi A, Obama K, Shinkura N, et al. Survival in nonocclusive mesenteric ischemia：early diagnosis by multidetector row computed tomography and early treatment with continuous intravenous high-dose prostaglandin E1. Ann Surg 2007；246：229-35.
19) Boley SJ, Brandt LJ, Sammartano RJ. History of mesenteric ischemia. The evolution of a diagnosis and management. Surg Clin North Am 1997；77：275-88.
20) 持田 智, 滝川康裕, 中山伸朗ほか. 我が国における「急性肝不全」の概念, 診断基準の確立：厚生労働省科学研究費補助金（難治性疾患克服研究事業）「難治性の肝・胆道疾患に関する調査研究」班. ワーキンググループ-1. 研究報告. 肝臓 2011；52：393-8.
21) 西田 修. 急性肝不全. 日本集中治療医学会教育委員会編. 集中治療専門医テキスト. 第2版. 東京：総合医学社；2015. p.546-57.

（松本 聡治朗, 松本 周平, 関野 元裕）

6 腎機能の管理

A 腎機能モニタリング・検査

a. 概論

　腎臓は組織学的にネフロン（腎小体と1本の尿細管）と呼ばれる機能単位で成り立ち，ネフロンは左右腎それぞれに100-120万個存在する。腎小体を構成している糸球体は生体内で産生される老廃物の濾過をする役割を担っている。一方，尿細管は濾過された物質を再吸収し水素イオン，有機物を分泌する役割を担っている。

　術前に腎臓が正常に機能していたにも関わらず，術後尿量が減少したり，水素イオン濃度のバランスが崩れたりと急速に腎機能が悪化する場面に時折遭遇する。

b. 周術期腎機能モニタリング

　腎機能を持続的にモニタリングするのは困難である。したがってわれわれは尿量や尿比重等で，適宜そして間接的に腎機能を評価しているのである。

1. 尿量

　尿量測定は直接腎機能を反映しているわけではないが，測定が簡便であり経時的な観察をすることができる。しかし，術直後尿量が減少したことが腎機能の低下と直結しているわけではないし，尿量が増加することが腎機能の回復を示すわけでもない。尿量と急性尿細管壊死（acute tubular necrosis：ATN）などの腎組織の障害，クレアチニンクリアランス，血清クレアチニン値，血液尿素窒素（blood urea nitrogen：BUN）値に相関関係がないことが示されている[1]。例えば，視床下部で分泌されたバソプレッシンは集合管に作用し水の再吸収を促進するが，バソプレッシンの分泌量もしくは作用低下，また集合管の細胞の感受性が低下している場合，水の再吸収が十分に行われず尿量が増加する。特に術後は，腎機能障害以外にも循環血液量不足や手術侵襲による高サイトカイン血症，疼痛や心理的なストレスによる内分泌物質の放出などさまざまな要因が絡んでくる。術後の尿量監視においてはこれらの要因を十分に考慮しなければならず，尿量のみで直截的に腎機能を判断することはできないが，大きな参考要因ではある。

2. 尿比重

　腎濃縮能を反映している。一般的に腎血流が低下すると尿細管における再吸収が亢進し，尿比重は上昇する。一方，ATNでは濃縮能が低下するため，尿比重は低下する。また，尿比重低下は尿細管損傷の程度による。その他影響を及ぼす因子として蛋白質，グルコース，年齢，抗生剤，利尿薬等多く知られている。濃縮能は腎機能の一部であり，これのみで腎機能全体を判断できる

わけではない。

3. 血清クレアチニン

糸球体濾過能を反映している。しかし，一般的に血清クレアチニンは若年者よりも高齢者で低値であり，男性よりも女性の方が低値であるなど，さまざまな腎外因子によって影響を受ける。また，熱傷などの組織崩壊があれば値が高くなり，急性腎不全に陥った場合には浮腫により希釈され，時として低値になることがある。クレアチニンは簡便な指標であり急性腎傷害（acute kidney injury：AKI）の診断の中心として用いられているが，1つの時点で観察する場合は，以上の影響に留意する必要がある。

4. クレアチニンクリアランス（CCr）

CCrは，糸球体により血漿中クレアチニンを濾過する能力を数値化したものである。濾過されたクレアチニンはほとんど再吸収されないので糸球体濾過量（glomerular filtration rate：GFR）に近似できる。ただし算出するには蓄尿が必要である。蓄尿時間が長ければ長いほどCCrを正確に反映するとされている。短時間の判定には向かないが，腎機能のモニタリングとして考えればもっとも正確である。

c. 検　査

AKIの診断基準として，RIFLE（risk, injury, failure, loss of kidney function and end stage of kidney disease），AKIN（acute kidney injury network），KDIGO（kidney disease improving global outcomes）の3つが提唱されている。これらの確立により，以前よりも容易かつ迅速に診断ができるようになったのは事実である。しかし，それでも実際の病変の進行に比べると遅いという批判もある。そこで最近の報告の中から早期AKI診断に役立つ可能性があるマーカーを解説する。

1. GDF-15（growth and differentiation factor-15）

脳や胎盤で高発現している成長因子で，TGF-β（transforming growth factor-β）のスーパーファミリーとして考えられている34 kDaの蛋白質である。活性化したGDF-15は軟骨や骨の形成，またマクロファージのアポトーシスを誘導する等に関与し，in vivoにおいて虚血再灌流障害から心臓を保護する作用がある。GDF-15は低酸素，炎症，酸化ストレスなど死亡に関わる因子すべてで上昇する。心臓手術前に血漿中GDF-15を測定することが，術後AKIの発症を予測するのに有用とされる[2]。

2. TREM-1（triggering receptor expressed on myeloid cells-1）

ミエロイド系細胞に発現するレセプターで，TLR（toll-like receptor）と協調的に働くことで炎症反応を増強する特徴を有している。TREM-1の働きを抑制することで敗血症などの感染症から保護することができる[3]。また，敗血症時のAKI発症に関して，尿可溶性TREM-1を測定することで次のような有用性が示されている[4]。

①AKI発症時，高値を示す
②発症24-48時間前に上昇する
③TREM-1が上昇傾向であると，生命予後不良となる傾向がある

④TREM-1 は多変量解析により敗血症に伴う AKI 発症リスクファクターであることが明確である

3. NGAL（neutrophil gelatinase-associated lipocalin）

　25 kDa の蛋白質で好中球から分泌される好中球ゼラチナーゼに共有結合するリポカインファミリーの一種である。通常，ヒトの組織中に低濃度で存在するが，炎症などで上皮細胞が傷害を受けると産生が亢進する。糸球体で濾過され，ほとんどが近位尿細管で再吸収を受けるため，尿中 NGAL 濃度が高値であると近位尿細管の傷害が示唆される。腎移植後の腎機能指標としてクレアチニンと比較した場合，反応が迅速であり，虚血，毒性傷害時の AKI 早期発見マーカーとして有用との報告がある[5]。

4. Sema3A（semaphorin3A）

　ヒト sema3A 遺伝子でコード化された蛋白質で，神経系と脈管系の成長発達に関与している。統合失調症に関与し，腫瘍細胞からの分泌が確認されている。Sema3A は敗血症を伴った AKI の発症約 12 時間前から検出され，AKI が原因で死亡した症例では Sema3A が高値であった[6]。

5. KIM-1（kidney injury molecule-1）

　膜貫通型蛋白質である。通常，健康腎では検出されないが，虚血再灌流障害や腎毒性物質の曝露など近位尿細管が傷害を受けると近位尿細管上皮細胞での産生が亢進する。腎移植後 AKI の予測マーカーとして有用であったという報告がある[7]。

6. IL-18

　18 kDa のサイトカインの一種で，Kupffer 細胞で産生される。リポ多糖類等微生物産生に伴った感染に続いて起こる細胞性免疫を誘導する。また，インターフェロンγの産生に関与する。虚血性近位尿細管傷害では，近位尿細管での発現が誘導され高値が持続する。

7. L-FABP（liver-type fatty acid binding protein）

　14 kDa の脂肪酸結合蛋白質で，ヒト腎臓の近位尿細管細胞の細胞質に局在する。組織障害が進行する前の，尿細管の血流不全や尿細管への酸化ストレスにより尿中に排泄される。AKI 発症前から治癒過程までの経過を追うと，尿中 L-FABP，NGAL，KIM-1，IL-18 のうち，尿中 L-FABP 値がもっとも鋭敏に反応したという報告がある[8]。

B 術前より腎不全を有する患者の術後管理

a. 定　義

　①尿異常，画像診断，血液，病理で腎障害の存在が明らか，特に 0.15 g/gCr 以上の蛋白尿（30 mg/gCr 以上のアルブミン尿）の存在が重要，②GFR<60 ml/分/1.73 m^2，①②のいずれか，または両方が 3 カ月以上持続する病態を慢性腎臓病（chronic kidney disease：CKD）と呼ぶ。
　その中で，血液透析の導入が行われている患者は，透析導入となった基礎疾患や，すでに発症

表 1　術前からの腎機能低下患者における術後合併症

系統別術後合併症	具体的な病態
心血管系	塩分・水分の貯留，それに伴う高血圧，心筋症，うっ血性心不全，肺うっ血，動脈硬化，リポ蛋白代謝異常，シャントトラブル，肺動脈塞栓症，尿毒症性心膜炎，自律神経失調，カルシウム沈着による弁膜症，貧血
凝固止血系	尿毒症性血小板機能異常症，血栓/過凝固，シャント血栓症
筋骨格系	骨融解，筋萎縮症，成長遅延 腎性骨異栄養症，大手術後の横紋筋融解症
内分泌系	続発性副甲状腺機能亢進症，ビタミンD欠乏症，糖尿病
消化器系	消化不良，食思不振，嘔吐，栄養失調，カルシウム欠乏
免疫系	免疫抑制
電解質	高カリウム血症，体液過多，脱水，代謝性アシドーシス

もともと腎予備能が低下している患者では容易に病態が悪化しやすい。

している合併症を考慮しながら周術期管理を行うことが重要である。

b. 術後合併症

　血液透析を導入されている患者では，表1のような術後合併症を示す可能性がある。術前に血液透析が順調に行われたとしても，術後水分バランスが崩れ，水分が貯留すると，やがてうっ血性心不全に至り，肺うっ血を来す。CKD患者は，エリスロポエチンの産生が減少している影響で慢性的な貧血が基礎にあり，呼吸状態の悪化と相まってさらに酸素化を悪化する原因となっている。したがって術後管理において，水分のin-outを把握し，バランスが過剰あるいは過少にならないよう配慮し，循環器系や呼吸器系への負担の軽減に努めることが重要である。また尿毒症の進行により，血管内皮細胞からNO（一酸化窒素）の産生が誘導され，血小板機能の低下，出血傾向を引き起こす。術後腎不全のさらなる悪化が心血管系合併症を発症させ，それが誘因となり死亡率を上昇させる[9]。

c. 体液管理

　CKD患者の適正な体液管理に関する明確な見解はない。血液透析患者は体液バランスを自己尿に依存することができず，体液バランス管理には何らかの指標が必要である。これまで頻用されてきた中心静脈圧（central venous pressure：CVP）測定は，輸液管理の指標や輸液反応性の指標にならないことが示された[10]。近年，中心静脈カテーテルや肺動脈カテーテルを使用しなくても，心拍出量や1回拍出量係数（stroke volume index：SVI），1回拍出量変化（stroke volume variation：SVV）が測定可能となった。SVVを約10％で管理することで術後合併症を回避できたとする報告もあり[11]，今後CVPに代わる指標として有望である。ただし，SVVは循環血液量不足には鋭敏であるものの，輸液過剰を判断しがたい欠点も有しており，さらに検討が必要である。

d. 輸液の選択

　血液透析患者ではカリウムの投与（摂取）は厳しく制限されている。しかし，カリウム制限の

表2 乏尿の病態

	主原因	診断	治療	予防
腎前性	腎より中枢側の循環不全	FENa＜1	補液，血管作動薬投与	循環動態の安定
腎性	腎機能の悪化	FENa＞1	薬剤中止，血液浄化療法	原因薬剤の最小限の投与，除去
腎後性	腎より末梢側の循環不全	障害の存在	原因の除去	原因の除去

腎性乏尿の腎機能悪化の主原因は腎より中枢側における循環不全も一因であることより循環動態保持が重要となる。

ため晶質液として生理食塩水のみを長期間投与した場合，高クロール性代謝性アシドーシスを引き起こすことがある。アシドーシスはカリウムイオンを細胞内から細胞外へ移動させるため，カリウム制限の観点からも逆効果となる可能性がある。また，代謝性アシドーシスが進行すると心収縮性が減弱，ついで心拍出量および腎血流量が減少する[12]。したがって，腎機能がわずかでも残存している患者には注意が必要である。

膠質液は分子量分布が高分子量（平均300 kDa以上），中分子量（平均130-300 kDa），低分子量（平均70 kDa）に分けられ，その分子量の大きさと腎障害の程度が比例する。血液透析患者はすでに腎機能障害が不可逆的な状況であるため，ヒドロキシエチルスターチ製剤の投与は，腎機能が保たれている状態で敗血症に陥った患者に投与するのと異なり，必ずしも禁忌ではなく血管内容量保持に有効であると報告されている[13]。

C 術前腎機能正常患者の術後管理

a. 乏尿

1. 定義

乏尿とは，腎泌尿器系に何らかの障害が生じ，1日尿量が400 ml以下に至った病態である。術後管理においては時間尿量（0.5 ml/kg/時）を指標とし，乏尿は障害部位により分類して病態を理解することが望ましい。

2. 分類（表2）

1）腎前性乏尿

腎前性乏尿は腎血流の低下により発生する。原因は循環血液量減少，ストレスホルモン分泌，敗血症による末梢血管拡張，などである。周術期に認める乏尿の多くの原因はここに当てはまるものと考える。

2）腎性乏尿

腎そのものが障害を受けた病態であり，もっとも高頻度に発生するのがATNである。原因は薬剤（非ステロイド性解熱鎮痛剤，アミノグリコシド，造影剤），横紋筋融解症，異型輸血などである。また薬剤は尿細管だけでなく間質にも障害を来すことがある。

3）腎後性乏尿

尿路閉塞により起こる。原因は前立腺肥大，腎・尿管結石，神経因性膀胱，尿路カテーテル閉塞などである。

表3 AKIの定義

	RIFLE	AKIN	KDIGO
提唱時期	2004年	2005年	2011年
尿量	リスクとして<0.5 ml/kg/時が6時間以上	初期で<0.5 ml/kg/時が6時間以上	<0.5 ml/kg/時が6時間以上
クレアチニン　上昇程度	1.5倍以上	1.5倍以上，あるいは0.3 mg/dl以上増加	1.5倍以上
上昇期間	1〜7日間	≦48時間	≦48時間
基礎値	正常下限	≦48時間に2回以上の測定	—
クレアチニンクリアランス	25%以上減少	—	—
病期分類	5段階	3段階	3段階

尿量・血漿中クレアチニン値をもとに作成されている。

3. 診　断

時間尿量（0.5 ml/kg/時）が達成できない場合には臨床所見が重要である。大量出血など循環血液量が著しく減少した状況が継続すると，腎前性乏尿や腎性乏尿に陥る。手術侵襲による高サイトカイン血症，術後鎮痛によるストレスホルモンの分泌が乏尿を引き起こしうる。術前から存在する結石や，尿路カテーテルの屈曲は腎後性乏尿の原因となる。これらの可能性を排除した上で原因がはっきりしない場合，ナトリウム排泄分画（fractional exretion of sodium：FENa）が参考になる。FENa<1では，ナトリウムの再吸収ができているので正常もしくは腎前性乏尿の疑いがあり，FENa>1は腎性乏尿の可能性がある。

4. 治　療

それぞれの原因を排除することが治療となる。特に術後数日までは全身状態を監視し，不必要な過剰輸液を行わないことが術後経過を良くすると考えられており，適切なゴールを定めたgoal-directed therapy（GDT）を計画することが必要である。

b. 術後急性腎傷害

1. 定義・診断

現在，RIFLE，AKIN，KDIGO[14]から急性腎傷害（acute kidney injury：AKI）の診断基準が発表されており，いずれも血清クレアチニン値と尿量を用いている。RIFLE基準ではこの2項目に加えてクレアチニンクリアランス項目も含んでいるが，あまり使用される頻度は高くない（表3）。同一症例をRIFLE，AKINの2つの基準を用いて診断した場合，一方のみでAKIと診断される症例が相当数認められた。2011年，AKIN基準をもとに改良されたのがKDIGO基準である。

2. リスクファクター

手術内容，時間は多様であり，腎機能に直接影響を与えるものもある。以前から，心臓手術後におけるAKI発症率は非心臓手術後と比較し有意に高率であると報告されて来た。非心臓手術と比較し，術後AKIとなるリスクファクターを表にまとめた（表4）[15,16]。両群において加齢症例，心機能低下症例，腎機能低下症例については同様にリスクファクターであるが，心臓手術では女性のリスクが高く，非心臓手術では糖尿病や高血圧がリスクファクターとして挙げられている。

表4　心臓手術および非心臓手術における術後AKI発症リスクファクター

心臓手術（発症率≒30%）*	非心臓手術（発症率≒1%）**
加齢 HYHA Ⅲ度以上 術前クレアチニン高値 女性 心房細動 心臓手術の既往 心内膜炎の存在（心機能低下） 肥満 COPD 人工心肺装置使用	年齢≧56 うっ血性心不全 軽度～中等度の腎機能低下 男性 緊急手術 腹腔内手術 治療が必要な糖尿病 腹水 高血圧

心臓手術は非心臓手術と比べ，約30倍術後AKIを発症するリスクが高いことが窺える。
(*Darko K, Ivica H, Ino H, et al. Cardiac surgery-associated acute kidney injury : risk factors analysis and comparison of prediction models. Interact Cardiovasc Thorac Surg 2015 ; 18 : 1-8.
**Kheterpal S, Tremper K, Heung M, et al. Development and validation of an acute kidney injury risk index for patiens undergoing general sugery. Anesthesiology 2009 ; 110 : 505-15 より引用)

3．原因と予防

術前に異常のなかった患者が，術後AKIを発症する原因として，①術中から引き続く循環不全，②人工心肺回路使用，③術後使用される人工呼吸の影響が挙げられる。

1）循環不全

心拍出量が低下すると腎血流量が低下し，それに伴いGFRも低下する。手術において長時間低灌流にさらされると，炎症性メディエーターが腎臓に直接作用して内皮細胞からのエンドセリン放出を促進する。このエンドセリンは，腎内の血管攣縮を誘発し腎機能を傷害する。したがって，術後AKIの予防には腎血流の適切な維持が必要不可欠である。Goal-directed therapy（GDT）に基づいた適切な輸液を行い，腎血流を含む術後血行動態を適正化することで，AKI発症リスクを軽減できると報告されている[17]。この方法は，次のようにまとめられる。

①ICU入室時に平均動脈圧（mean arterial pressure：MAP），1回拍出量（stroke volume：SV），CVPを測定する
②CVP≧5 mmHgでMAP≧65 mmHgなら目的達成
③CVP≧5 mmHgであるがMAP＜65 mmHgなら血管作動薬投与
④CVP＜5 mmHgなら5分間で250 mlの晶質液を投与
⑤晶質液投与後，SV上昇割合≧10%なら「iv」を反復
⑥SV上昇割合＜10%で，基準からの血圧変動≦20%なら目的達成
⑦血圧変動＞20%で，尿量減少，血清乳酸値上昇を認めるなら早期の腎代替療法（renal replacement therapy：RRT）を考慮。

2）人工心肺の使用

定期の心臓手術後におけるAKI発症率は約30%とする報告がある[15]。この発症率は体外時間が長くなる程，高くなり，人工心肺を使用する場合，極力体外循環時間を短縮することが重要である。ただ，冠動脈バイパス術（coronary artery bypass graft：CABG）の場合，off-pump CABGの方がon-pumpCABGよりもリスクは低いが，グラフト開存の面からみるとon-pump CABGの方が優れており，総合すると必ずしもoff-pump CABGが勝っているとは言い難い。

3）人工呼吸

集中治療対象患者の多くは人工呼吸を必要とするが，陽圧換気がTNF-α，NF-κB，IL-6などの炎症性メディエーターを惹起しこれが引き金となりAKIを発症する[18]。したがって，人工呼吸管理では高い陽圧換気を避け，1回換気量を6 ml/kg程度とするのが望ましい。

表5 AKIの予防と治療

推奨グレード	予防・治療
1A	AKIの予防または治療目的では低用量ドーパミンを使用しないことを推奨する。
1A	24時間以上にわたってアミノグリコシドを連日複数回投与する場合は，血中濃度モニターすることを推奨する。
1A	術後AKIを予防する目的で経口または経静脈的にN-アセチルシステインを投与しないことを推奨する。
1B	AKIを予防する目的での利尿剤の投与は行わないことを推奨する。
1C	AKIの高リスクかAKIである患者が血管作動性ショックになっている場合には輸液とともに昇圧薬を投与することを推奨する。
2B	出血性ショックではない場合，AKIの高リスク患者やAKIでは患者の血管内容量増量のための初期輸液には膠質液（アルブミンやスターチ）ではなく等張性晶質液を使用するのが望ましい。
2C, 2B	AKIの予防（2C）または治療（2B）目的では心房性ナトリウム利尿ペプチド（ANP）を使用しないことが望ましい。
2C	周術期または敗血症性ショックによる高リスク患者においてAKIの発症または悪化を防ぐために，血行動態と酸素化パラメーターのプロトコール管理を行うことが望ましい。
2C	重症患者において，インスリン療法の目標血糖値は110-149 mg/dlが望ましい。
2C	AKIのどの病期の患者に対してもカロリー摂取量を20-30 kcal/kg/日に到達させるのが望ましい。
2C	AKI患者では栄養を可能であれば消化管経由で与えることが望ましい。
2C	体液過剰の治療以外では，AKIを治療する目的での利尿剤の投与は行わないことが望ましい。
2C	周術期におけるAKIやRRTを避ける目的だけのために，オフポンプ冠動脈バイパス術を選ばないことが望ましい。
2D	RRTの開始を防ぐもしくは遅らせる目的で蛋白制限を行うことは避けるのが望ましい。
2D	透析を必要とせず異化非亢進状態にないAKI患者では0.8-1.0 g/kg/日の蛋白質を，CRRTを行い異化亢進状態にある患者では最高1.7 g/kg/日の蛋白質を投与することが望ましい。

AKIの治療目的での利尿薬使用は推奨されないが乏尿を改善する目的で使用することはある。

　この他，KDIGOで提唱されている予防と治療をエビデンスの高い順に表にして提示する（表5）。

4. 治　療

　AKIに至った場合は，腎臓にとって有害なことを中止することが重要であり，再度，循環血液量，心機能を含めた腎前性・腎性・腎後性の原因の有無を見直すことが必要である。術後は創感染から全身感染症を発症する可能性もあり，画像診断と血液検査を含めて全身検索を行う。明白な原因が見当たらず，明らかにAKIを発症している場合は，時宜を逃さない血液浄化療法の開始が患者の予後を良くする。低血圧が存在している場合，心臓の機能が低下している病態なのか，循環血液量不足であるのかを判断する必要がある。四肢の浮腫の有無，超音波検査で下大静脈径の測定と呼吸性変動の有無，心室内の容積，壁運動，駆出率の測定などを評価し，血管作動薬の投与，もしくは輸液負荷を要するのかを判断する（図1）[19]。

D　血液浄化療法の適応

　腎機能低下に対する血液浄化療法は，施行時間の違いから間歇的と持続的に分けられる。間歇

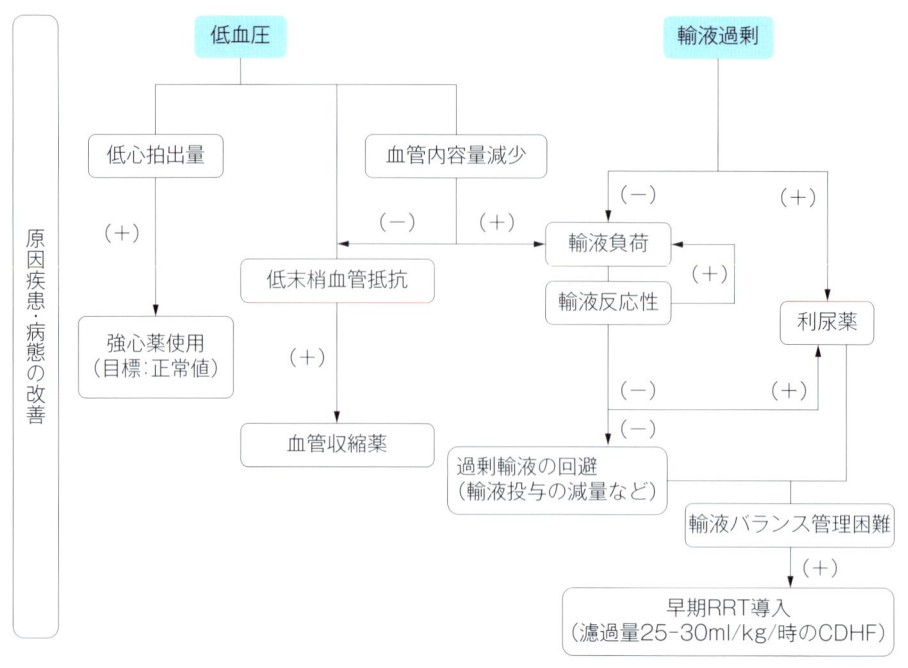

図 1　術後 AKI 管理法の一例
術後 AKI 管理において，それに至る疾患，病態の改善が大前提となる。
CDHF：continuous hemodiafiltration，持続的血液濾過透析法

的な方法は，比較的全身状態が良好で循環動態が落ち着いている場合に選択され，一方，循環動態が不安定な場合には持続的な方法が選択される。現在，集中治療室における RRT は，重症患者を対象とするため，持続的腎代替療法（continuous renal replacement therapy：CRRT）を選択することが多い。

a. 術後 AKI における適応

どのタイミングで血液浄化療法を開始するかは議論のあるところである。一般的にいわれている開始基準は，緊急適応として，pH 7.2 未満の代謝性アシドーシスおよび 6.5 mEq/l 以上の高カリウム血症である。また，導入を考慮する待機適応は，乏尿，血清 BUN 値が 60 mg/dl 以上の尿毒症，および溢水である。体液過剰状態を放置することは予後を悪化させるため，利尿薬の効果が乏しいと判断した時点で血液浄化療法を開始する。

b. 術後敗血症における適応

敗血症や全身性炎症性反応症候群（systemic inflammatory response syndrome：SIRS）では体内に大量の炎症性サイトカイン（TNF-α，IL-1，IL-6 など）が存在するが，炎症性サイトカインの分子量は 20 kDa 前後と中分子量であり，これらを除去しようと試みるのであれば，濾過を中心とした方法が優れていると考えられる。また，血液浄化量を増大させることに関しても否定的なエビデンスしかないが，個々の症例では大量置換を行うことが血行動態の安定につながるともされ，考慮しても良い方法であると考える。重症患者は個体差が大きすぎて RCT のような大規模研究には不向きであると考えられる。

おわりに

　腎機能を考慮した術後管理は，腎臓の機能検査だけを見ていると大きな落とし穴に陥る可能性がある．腎臓に血液を送る循環管理から始まり，感染症の検索，人工呼吸の設定，疼痛管理などを総合的に考慮して，必要な処置をタイミングを逃さずに行うことが必要である．

文　献

1) Knos GB, Berry AJ, Isaacson IJ, et al. Intraoperative urinary output and postoperative blood urea nitrogen and creatinine levels in patients undergoing aortic reconstructive surgery. J Clin Anesth 1989；1：181-5.
2) Guenancia C, Kahli A, Laurent G, et al. Pre-operative growth differentiation factor 15 as a novel biomarker of acute kidney injury after cardiac bypass surgery. Int J Cardiol 2015；197：66-71.
3) 村上洋介．炎症増強因子としての TREM-1．日本臨床免疫学会会誌 2009；32：242-8.
4) Longxiang S, Lixin X, Dawei L. Urine sTREM-1 may be a valuable biomarker in diagnosis and prognosis of sepsis-associated acute kidney injury. Crit Care 2015；19：281.
5) Cantaluppi V, Dellepiane S, Tamagnone M, et al. Neutrophil gelatinase associated lipocalin is an early and accurate biomarker of graft function and tissue regeneration in kidney transplantation from extended criteria donors. PLoS One 2015；10：e0129279.
6) Tian M, Zhao S. The early diagnostic value of urinary Sema3A for ICU adult patients with acute kidney injury. Zhonghua Yi Xue Za Zhi 2015；95：1457-62.
7) Malyszko J, Lukaszyk E, Glowinska I, et al. Biomarkers of delayed graft function as a form of acute kidney injury in kidney transplantation. Sci Rep 2015；5：11684.
8) Parr SK, Clark AJ, Bian A, et al. Urinary L-FABP predicts poor outcomes in critically ill patients with early acute kidney injury. Kidney Int 2015；87：640-8.
9) Howell SJ, Sear YM, Yeates D, et al. Risk factors for cardiovascular death after elective surgery under general anaesthesia. Br J Anaesth 1998；80：14-9.
10) Wiesenack C, Fiegl C, Keyser A, et al. Assessment of fluid responsiveness in mechanically ventilated cardiac surgical patients. Eur J Anaesthesiol 2005；22：658-65.
11) Mailloux PT, Friderich J, Freda B, et al. Establishing goals of volume management in critically ill patients with renal failure. J Nephrol 2012；25：962-8.
12) Wilcox CS. Regulation of renal blood flow by plasma chloride. J Clin Invest 1983；71：726-35.
13) Iijima T. Perioperative fluid therapy for surgical patients with chronic kidney disease. Masui 2013；62：1304-12.
14) Kidney Disease Improving Global Outcome. KDIGO Clinical Practice Guidelines for Acute Kidney Injury. http://www.kdigo.org/clinical_practice_guidelines/pdf/KDIGO%20AKI%20Guideline.pdf
15) Darko K, Ivica H, Ino H, et al. Cardiac surgery-associated acute kidney injury：risk factors analysis and comparison of prediction models. Interact Cardiovasc Thorac Surg 2015；18：1-8.
16) Kheterpal S, Tremper K, Heung M, et al. Development and validation of an acute kidney injury risk index for patiens undergoing general sugery. Anesthesiology 2009；110：505-15.
17) Thomson R, BSc (Hons) DE, Meeran H, et al. Goal-directed therapy after cardiac surgery and the incidence of acute kidney injury. J Crit Care 2014；29：997-1000.
18) Ko GJ, Rabb H, Hassonum HT. Kidney-lung crosstalk in the critically ill patient. Blood Purif 2009；28：75-83.
19) 松三絢弥，片山　浩．術後 AKI の管理．予防に勝る治療なし．LiSA 2013；20：980-5.

　　　　　　　　　　　　　　　　　　　　　　　　　　　　（日根野谷　一，片山　　浩）

7 体液・代謝・内分泌系の管理

A 体液バランスの評価

　麻酔・手術後患者の体液バランスを評価するためには，術前状態・術中管理の情報を収集することが重要である．術前の経口摂取量・経口補水量・術前の出血の有無・糖尿病に伴う尿糖の有無や，まれではあるが尿崩症の存在などの情報が麻酔・手術後患者の体液バランスを評価するに大きな情報源となる．しかし，外傷患者や腸管穿孔やイレウス患者などの緊急症例では，術前の情報だけでは，現在の体液バランスを正確に評価することが困難である．

　皮膚の乾燥や高 Na 血症は，水分喪失を示唆するかもしれないが，正確な水分の喪失量や細胞内脱水量を算出することは困難である．このため，体液バランスの評価は循環血液量が適正化されているかどうかを評価し，その是正を繰り返し行うことになる．この評価と是正を繰り返すことで最終的に体液バランスの適正化が可能となる．

　循環血液量不足による循環不全を是正する際，左室前負荷を増大させるために輸液療法が選択される．しかし，輸液量あるいは輸液速度を適正化するための明確な指標はいまだ存在せず，輸液療法は医師の裁量によって行われている．輸液が少なすぎると，前負荷の減少が是正されず循環不全から回復しないため，不適切な血管収縮薬（フェニレフリンあるいはノルアドレナリンなど）投与を招き，臓器虚血あるいは臓器不全の危険性を増加させる可能性がある[1]．逆に過剰な輸液はうっ血性心不全の危険性を増加させ，組織酸素運搬能を低下させる可能性がある．Lopes らは，高侵襲手術を施行された患者において，前負荷と心拍出量を最適化するためのプロトコルを使用することで，術後合併症と病院滞在期間を減少させることを示している[2]．

　循環血液量の過不足を評価する際に，心不全を伴わない患者には CVP モニターは必要ではないとされる．しかし，右心不全を伴う患者では，CVP 圧高値（例えば 12–15 cmH$_2$O 以上）はカテコラミンの使用を考慮するなど輸液以外の循環管理を要する指標となるため有用であるかもしれない．

　循環血液量の低下を評価する場合には，もっとも単純な指標である頻脈や低血圧が臨床上使用しやすい．しかし，痛みやアシドーシスあるいは手術による侵襲に伴い頻脈が生じることも多く，頻脈が循環血液量不足単独で生じているか否かを鑑別するためには痛みやアシドーシスなど頻脈を生じる他の原因がないか精査することが重要である．

　輸液が患者の循環動態改善に有効であるか否かを判断するためには，100–200 ml 程度の急速輸液を行い，前負荷の増加を短時間に生じさせることで，循環動態が改善するか否かで判断すればよい．輸液によって循環動態の改善を認めれば輸液反応性ありとする．輸液反応性があれば，循環血液量の増大により心拍出量の増大を生じる状態であることがわかる．

　血圧や輸液反応性の指標を用いながら循環血液量の正常化を行うことで，結果的に全身の水分不足量を知ることができる[3]．心機能の低下や右心不全が疑われる患者では，経胸壁心エコーを施行し，心機能とともに循環血液量の評価を行うことが勧められる．

文 献

1) Murakawa K, Kobayashi A. Effects of vasopressors on renal tissue gas tensions during hemorrhagic shock in dogs. Crit Care Med 1988 ; 16 : 789-92.
2) Lopes MR, Oliveira MA, Pereira VO, et al. Goal-directed fluid management based on pulse pressure variation monitoring during high-risk surgery : a pilot randomized controlled trial. Crit Care 2007 ; 11 : R100.
3) Kitabchi AE, Umpierrez GE, Miles JM, et al. Hyperglycemic crises in adult patients with diabetes. Diabetes Care 2009 ; 32 : 1335-43.

〔江木　盛時〕

B 輸液療法

a. 輸液に使用するルート

　輸液に使用するルートは，投与する輸液製剤に応じて選択する。医療者は使用する輸液製剤を選択した際に，その輸液製剤が末梢静脈カテーテルからの投与が可能か，中心静脈カテーテルから投与しなければならないかを確認しなければいけない。高浸透圧である輸液製剤や組織障害性のある輸液製剤は，中心静脈カテーテルから投与しなければならない。

　カテーテルの抵抗は，半径の4乗に反比例し，長さに比例する。最大滴下速度は，各社のカテーテルによって異なるが，22 G のカテーテルは成人患者に対する急速滴下には不向きである。特に大量出血に対応する際には太いゲージの末梢カテーテルが必要である。

b. 輸液製剤

　輸液製剤は，大別して，水分補給輸液（5％ブドウ糖）・電解質輸液（生理食塩水・リンゲル液・3 号液・1 号液）・膠質液（アルブミン製剤・スターチ製剤）・栄養輸液に分けられる。周術期において循環血液量を是正する際には，細胞外液（生理食塩水・リンゲル液）を使用することが基本的である。実臨床においては，電解質や酸塩基平衡に応じて輸液製剤を変更する。

1. 生理食塩水

　欧米では，循環血液量不足に対する輸液として生理食塩水が使用されることが多かった。生理食塩水は安価であり，長年の臨床使用経験があることがその理由である。これらの歴史的背景から欧米の教科書を翻訳した書籍には，細胞外液投与の際の輸液製剤の選択肢の一つとして，生理食塩水が挙げられている。

　生理食塩水は，浸透圧は生理的範囲に調整されているが，正常血清電解質濃度と比較して，高ナトリウム，高クロール濃度の製剤である。特に正常血清クロール値との差が大きいため，大量に輸液すると相対的に高クロール血症が生じ[1]，代謝性アシドーシスが起きうる。

　リンゲル液投与と比較して，生理食塩水の大量投与により，腎血流速度が有意に低下し（p＝0.045），腎皮質血流が投与前と比較して低下する（p＝0.008）ことが示されている[2]。また，観察研究であるが before-after 研究において，生理食塩水投与からリンゲル液輸液の変更により，急性腎障害の発生率が低下し，腎代替療法を要する患者の割合が減少したことが報告されている[3]。現在，重症患者を対象とし生理食塩水とリンゲル液を比較する多施設無作為化比較試験が行われており，その結果が待たれる。

　急性期患者に対する細胞外液輸液を選択する際に，生理食塩水を考慮する際にはこれらの情報を知ったうえでその判断を行うべきである。

2. アルブミン

　アルブミンの使用に関しては，過去さまざまな論争があったが，現在ではアルブミン輸液が安全で晶質液輸液と同等に有効であることが SAFE study で示されている[4]。2015 年に報告された科学的根拠に基づいたアルブミン製剤の使用ガイドラインにおいて，外傷や手術による循環血液

量低下に対して，循環血液量維持あるいは増加を目的とする輸液が判断された患者へのアルブミン液の使用は，術後合併症の発生頻度を減らす可能性が示唆されている（http://yuketsu.jstmct.or.jp/wp-content/themes/jstmct/images/medical/file/guidelines/1530_guidline.pdf）。この推奨の根拠となったメタ解析は報告からすでに10年以上経過しており[5]，このメタ解析の結果が現在の周術期管理に外挿できるか否かを慎重に判断する必要がある。

3. Hydroxyethyl starch（HES）

重症患者に対するHES使用によって患者予後が悪化することがいくつかの大規模研究で報告されている[6,7]。HESは，さまざまな種類がありその分子量などで有効性・有害性は異なるため，一つの研究結果をすべてのHESに適応するべきではない。また，上記の研究は敗血症患者や重症患者を対象とした研究であり，これらの情報を周術期に適応することはできない。しかし，HESの使用による臨床的アウトカム改善効果を示した大規模研究は存在していない。周術期患者に対するHESの使用にあたっては，これらの情報を考慮してバランスよく使用することが求められる。

c. 適正な循環血液量を維持するための輸液療法

前項に示したように，高侵襲手術を施行された患者において，前負荷と心拍出量を最適化するためのプロトコルを使用することで，術後合併症と病院滞在期間を減少させることを示されており[8]，循環血液量の適正化は重要と考えられる。

1. 輸液反応性

Frank-Starlingの法則に従えば，輸液負荷にて血行動態が改善する患者では，前負荷の増加に伴い1回拍出量が増加し，心拍出量と組織灌流量が増加する（図1-A）。輸液負荷に反応しない患者では，輸液を行って前負荷を増加させても，1回拍出量はほとんど変化しない。これ以上の輸液は，過剰輸液やうっ血性心不全の危険性が増すと考えられる（図1-B）。

循環不全患者の内，輸液負荷によって循環動態が改善するのは，全体の約50％程度であると考えられている[9]。このため，すべての循環不全患者に輸液を行えば，半数の患者に対し不必要な輸液を行うことになる。輸液負荷を行う前に輸液反応性の評価ができれば，不必要な輸液負荷を避けることができる。

2. 中心静脈圧

中心静脈圧（central venous puressure：CVP）は古くから輸液管理の指標として使用されてきた。欧米の麻酔科・集中治療医の約90％がCVPを参考に輸液管理を行っているとの報告も存在する。静脈は動脈の30倍にも及ぶコンプライアンスを有するため，容量の変化に対する圧の変化はきわめて小さく，静脈系の容量を静脈圧で評価することは困難である。特に重症患者では静脈抵抗，胸腔内圧および右心室のコンプライアンスが変化するため，CVPは右心室の前負荷の良い指標とはなり難い。結果的に，CVPは左室前負荷の指標となり難く，多くの研究がCVPあるいはCVPの変化が輸液反応性と関連しないことを報告している[10]。少なくとも，現時点において，循環不全患者に対し，輸液を行うか行わないかを判断するためにCVPあるいはCVPの変化は使用すべきではない。

しかし，CVP圧高値（例えば12-15 cmH$_2$O以上）は右心不全の存在を疑わせ，カテコラミン

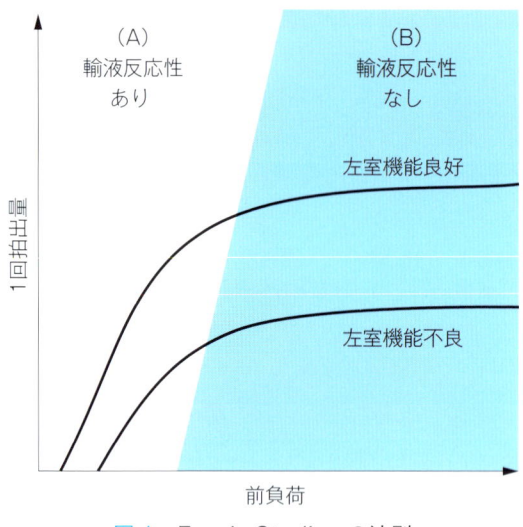

図1 Frank-Starlingの法則

の使用といった輸液以外の循環管理や利尿薬の適応を示唆するといった意味で有用であるかもしれない。

3. 呼吸性変動

人工呼吸中の患者では，吸気により胸腔内圧が上昇し，静脈還流が減少することで右心前負荷が減少する。同時に，肺内外圧差（肺胞圧−胸膜腔内圧）が上昇することで，吸気時には右心後負荷が増加する。胸腔内圧上昇に伴って生じる右室前負荷の減少と右室後負荷の増加によって，吸気時には右室の心拍出量は低下する。陽圧換気による右室心拍出量の低下は吸気終末に最も顕著となり，肺循環を経由して2-3心拍後の左室前負荷の減少に関与する[11]。

左心室がFrank-Starling曲線の平坦な部分の前負荷を得ていた場合（図1-B），人工呼吸による周期的な全身循環変動（呼吸性変動）は小さい。Frank-Starling曲線の急な部分の前負荷であった場合（図1-A），呼吸性変動は大きい。

近年，呼吸性変動を観血的動脈圧波形やパルスオキシメトリーの脈波信号強度で検出し，輸液反応性の評価に使用する方法が報告されている。呼吸性変動を用いた輸液反応性の評価の指標として①観血的動脈圧波形の収縮期血圧変動（systolic pressure variation：SPV），②脈圧変動（pulse pressure variation：PPV），③動脈圧波形解析法（pulse contour法）を用いて計算された1回拍出量の変動（stroke volume variation：SVV）および④パルスオキシメトリーの脈波信号強度の変動（pleth variability index：PVI）が挙げられる[9]。

SPV・PPV・SVVおよびPVIを臨床応用するにあたり，輸液をすべきか否かを判断するための一つの閾値を提示するのは困難である。現在，もっとも現実的と考えられる方法は，2つの閾値によって分けられた3つの領域で呼吸性変動を考える方法である。呼吸性変動の指標9％以下は，最適な陰性尤度比の下限以下であり，輸液反応性がない確率が高い。

呼吸性変動13％以上は，最適な陽性尤度比の上限以上であり，輸液反応性がある確率が高い。

呼吸性変動9-13％はグレーゾーンであり，輸液反応性の評価は難しい。この3ゾーンアプローチを使用する場合，4つの呼吸性変動の指標における有効性に相違はない[12]。

4. 呼吸性変動を輸液療法の指標とする際の注意点

呼吸性変動を輸液反応性の指標として使用するためには，安定して陽圧換気が左室前負荷を変化させる状況でなければならない．1回換気量＜8 ml/kg，脈拍/呼吸回数＜3.6，開胸，不整脈，自発呼吸，腹腔内圧上昇，および右心不全の存在下では，呼吸性変動の信頼性は低下する．

術後患者では，自発呼吸を温存した呼吸管理が行われていることも多く，呼吸性変動による評価が困難である．この際には，mini-fluid challenge や下肢挙上テストを使用して輸液反応性を評価することができる．

5. Mini-fluid challenge

Mini-fluid challenge は，100 ml 前後の輸液を1分程度の短時間で輸液することで，前負荷を急速に増大させ，輸液反応性を評価する方法である．Mini-fluid challenge で生じる循環動態の変化は，より多量の輸液（例えば500 ml 程度）を行った時の1回拍出量の変化と強い相関性があるため，その信頼性は高い[13]．Mini-fluid challenge は，自発呼吸管理中であっても，不整脈が存在しても評価できる．Mini-fluid challenge を使用することで，輸液反応性のない患者に対する不利益な輸液量を減少させることができかもしれない．

6. 下肢挙上テスト

下肢挙上により，胸腔内に向かって下肢から血液が移動し，静脈還流量の増加により左室前負荷の増加が生じる．この反応は1分以内に生じるため，リアルタイムに前負荷増加が循環動態に与える影響を観察することができる．45度の下肢挙上の変化は，約 500 ml の輸液負荷に匹敵する前負荷増加を生じる．この前負荷増加は下肢を水平位に戻すことで，中和することができるため，下肢挙上テストは可逆的"自己血輸血"と考えることもできる．下肢挙上テストは，自発呼吸管理中であっても，不整脈が存在しても評価できる．下肢挙上テストは，正しく施行すれば輸液反応性の評価として優れた方法である[14]．下大静脈閉塞や腹腔内圧増加など，下半身からの静脈還流が障害されている患者では下肢挙上テストの有効性は低くなる．

文　献

1) Scheingraber S, Rehm M, Sehmisch C, et al. Rapid saline infusion produces hyperchloremic acidosis in patients undergoing gynecologic surgery. Anesthesiology 1999；90：1265-70.
2) Chowdhury AH, Cox EF, Francis ST, et al. A randomized, controlled, double-blind crossover study on the effects of 2-L infusions of 0.9% saline and plasma-lyte (R) 148 on renal blood flow velocity and renal cortical tissue perfusion in healthy volunteers. Ann Surg 2012；256：18-24.
3) Yunos NM, Bellomo R, Hegarty C, et al. Association between a chloride-liberal vs chloride-restrictive intravenous fluid administration strategy and kidney injury in critically ill adults. JAMA 2012；308：1566-72.
4) Finfer S, Norton R, et al. The SAFE study：saline vs. albumin for fluid resuscitation in the critically ill. Vox Sang 2004；87：123-31.
5) Vincent JL, Navickis RJ, Wilkes MM：Morbidity in hospitalized patients receiving human albumin：a meta-analysis of randomized, controlled trials. Crit Care Med 2004；32：2029-38.
6) Perner A, Haase N, Guttormsen AB, et al. Hydroxyethyl starch 130/0.42 versus Ringer's acetate in severe sepsis. N Engl J Med 2012；367：124-34.
7) Myburgh JA, Finfer S, Bellomo R, et al. Hydroxyethyl starch or saline for fluid resuscitation in intensive care. N Engl J Med 2012；367：1901-11.
8) Lopes MR, Oliveira MA, Pereira VO, et al. Goal-directed fluid management based on pulse pressure

variation monitoring during high-risk surgery : a pilot randomized controlled trial. Crit Care 2007 ; 11 : R100.
9) Marik PE, Cavallazzi R, Vasu T, et al. Dynamic changes in arterial waveform derived variables and fluid responsiveness in mechanically ventilated patients : a systematic review of the literature. Crit Care Med 2009 ; 37 : 2642-7.
10) Marik PE, Baram M, Vahid B. Does central venous pressure predict fluid responsiveness? A systematic review of the literature and the tale of seven mares. Chest 2008 ; 134 : 172-8.
11) Theres H, Binkau J, Laule M, et al. Phase-related changes in right ventricular cardiac output under volume-controlled mechanical ventilation with positive end-expiratory pressure. Crit Care Med 1999 ; 27 : 953-8.
12) Cannesson M, Le Manach Y, Hofer CK, et al. Assessing the diagnostic accuracy of pulse pressure variations for the prediction of fluid responsiveness : a "gray zone" approach. Anesthesiology 2011 ; 115 : 231-41.
13) Muller L, Toumi M, Bousquet PJ, et al. An increase in aortic blood flow after an infusion of 100 ml colloid over 1 minute can predict fluid responsiveness : the mini-fluid challenge study. Anesthesiology 2011 ; 115 : 541-7.
14) Cavallaro F, Sandroni C, Marano C, et al. Diagnostic accuracy of passive leg raising for prediction of fluid responsiveness in adults : systematic review and meta-analysis of clinical studies. Intensive Care Med 2010 ; 36 : 1475-83.

〈江木　盛時〉

C 輸血療法

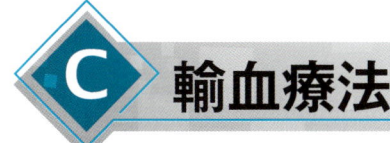

輸血療法は周術期患者で一般的に行われる医療行為である。供給血液の感染検査や放射線照射といった安全対策の実施により，輸血関連合併症の発生頻度は低下し，輸血療法は以前と比較して安全な治療手段となりつつある。しかし，供血者がウインドウ期にあることによる輸血後感染症〔B型肝炎，C型肝炎，HIV感染，ヒトTリンパ球向性ウイルス1型（human T-cell lymphotropic virus type 1：HTLV-1）など〕，ヒトパルボウイルスB19やプリオンの感染，溶血性輸血副作用，移植片対宿主病（graft-versus-host disease：GVHD），あるいは，輸血関連急性肺障害などの輸血関連合併症は軽症のものも含めればその頻度は決して低いとはいえず，致命的な転帰をとることもまれにある。

輸血療法は限られた生体資源を利用する危険も伴った補助治療であるため，患者の状態から輸血の必要性を判断し，適した血液製剤を選択し，必要最低限の輸血を行う必要がある[1]。

a. 周術期の赤血球濃厚液の使用

赤血球濃厚液は，出血に対する治療および貧血の急速な補正を必要とする患者に使用する。過去に慣習的に行われてきた赤血球輸血のいわゆる10/30ルール（Hb値10 g/dl，ヘマトクリット（Ht）値30％以上にすること）は近年では根拠のないものとされている。

軽度の貧血であれば，血液粘性減少により血管抵抗が減少するため心拍出量は増加し，2,3-DPG増加により酸素解離曲線の右方シフトが起こるため，酸素運搬能は代償されている[2]。全身状態が良好な患者で循環血液量が正常に保たれていれば，Hbが7-8 g/dlであっても問題がないと考えられる[3~5]。生理学的にはHbが6-7 g/dlであっても生体は耐えられると考えられているが，このレベルのHb値では，出血や心機能低下などが起きた場合に対処できる予備能は，非常に少なくなっていると考えるべきである[1]。

厚生労働省「血液製剤の使用指針」は，全身状態が良好な患者における赤血球輸血は，6 g/dl以下では必須，10 g/dl以上では不要であるとしている（表1）。心疾患などにより循環予備力が減少した患者や酸素化悪化が予想される患者，骨髄における血球産生能力が低下している患者では，輸血トリガー値は10 g/dlとしている。ただし，10 g/dlより高く設定する必要はない[6]。

厚生労働省「血液製剤の使用指針」[6]も米国麻酔科学会ガイドライン[7]も，明確な輸血のトリガーとなるHbを明示するよりは，6 g/dl以下では必須，10 g/dl以上では不要であるとし，6-10

表1 周術期における赤血球製剤の使用指針

厚生労働省「血液製剤の使用指針」	基本事項	輸血トリガー（g/dl）	
		合併症なし*	合併症あり*
術前	慢性の貧血	6-7 g/dl	10 g/dl程度
術中・術後	急性出血	6 g/dl以下では必須，10 g/dl以上では不要	10 g/dl程度
米国麻酔科学会ガイドライン	基本事項	輸血トリガー（g/dl）	
術中・術後	急性出血	6 g/dl以下では必須，10 g/dl以上では不要**	

＊：冠動脈疾患あるいは肺機能障害や脳循環障害などの合併症の有無により輸血トリガーは異なる。
＊＊：個々の患者でトリガー値は異なる。

7 体液・代謝・内分泌系の管理　163

g/dl の間においては個々の患者状態に応じて輸血判断をするよう提言している (表1)。輸血の判断には Hb 値だけでなく合併症や患者状態の見極めが重要である。

輸血トリガー値はあくまで循環血液量が適正化されている場合に適応となることを留意する必要がある。たとえ，Hb 値がトリガー値以上であっても，循環血液量が減少している場合は，循環血液量を是正したことを想定して赤血球輸血の判断をしなければいけない。例えば，循環血液量が20％減少した状態で Hb が 8 g/dl であった場合，赤血球輸血を行わずに循環血液量を是正すると Hb 値は 6.4 g/dl となる。また，出血が続いている患者では，輸血の判断を早めに行わなければならない。繰り返しとなるが，赤血球輸血の判断は，患者個々の状態によって変わることを十分に理解して行う必要がある。

赤血球濃厚液の投与によって改善される Hb 値は，以下の計算式から求めることができる[1]。

予測上昇 Hb 値（g/dl）＝投与 Hb 量（g）/循環血液量（dl）
循環血液量：70 ml/kg ｛循環血液量（dl）＝体重（kg）×70 ml/kg/100｝
投与 Hb 量（1 単位＝200 ml 由来）：約 14 g/dl×2＝28 g

例えば，体重 50 kg の成人（循環血液量 35 dl）に Hb 値 14 g/dl の血液を 2 単位輸血することにより，Hb 値は約 1.6 g/dl（28×2/35＝1.6）上昇することになる。

b. 周術期の血小板濃厚液の使用

一般に，血小板数が 5 万/μl 以上では，血小板減少による重篤な出血を認めることはなく，したがって血小板輸血が必要となることはないとされている。血小板数が 2-5 万/μl では，時に出血傾向を認めることがあり，止血困難な場合には血小板輸血が必要となる。血小板数が 2 万/μl 未満ではしばしば重篤な出血をみることがあるため，血小板輸血が必要となる場合がある[1]。これらの血小板の設定は目安であり，すべての患者に合致するものではないが，大まかな基準として周知されているべき事項である[5,8,9]。

血小板濃厚液の供給体制は受注生産であることから常時必要量を確保して輸血することが困難である。したがって，輸血本来のあり方である血小板数をチェックしてから輸血することが実際上は不可能である場合がある。

頭蓋内の手術のように局所での止血が困難な特殊な領域の手術では，7-10 万/μl 以上を目標に術前から血小板輸血する。待機的手術患者では，血小板数が 5 万/μl 以上あれば，通常は血小板輸血を必要とすることはない。骨髄穿刺や抜歯など局所の止血が容易な手技は血小板数を 1-2 万/μl 程度で安全に施行できる。

以上の目安を元に，血小板数・患者状態・手術の内容により，血小板濃厚液の準備または術直前の血小板輸血の可否を判断する (表2)。血小板減少による重篤な活動性出血を認める場合には，血小板数を 5 万/μl 以上に維持するように血小板輸血を行う[1]。

血小板輸血直後の予測血小板増加数（/μl）は次式により算出することができる。

予測上昇血小板値（/μl）＝0.66×輸血血小板数/循環血液量（ml）×1000
（0.66 は輸血された血小板が脾臓に補足されるための補正係数）
循環血液量：70 ml/kg ｛循環血液量（ml）＝体重（kg）×70 ml/kg｝
輸血血小板量（1 単位＝200 ml 由来）：約 2×10^{10} 個以上

例えば，血小板濃厚液 5 単位（1.0×10^{11} 個以上の血小板を含有）を循環血液量 5,000 ml（体重 65 kg）の患者に輸血すると，直後には輸血前の血小板数より 13,500/μl 以上増加することが見込まれる[1]。

表2 周術期における血小板製剤の使用指針

	手術・手技	輸血の目安（万/μl）
術前	抜歯など 通常手術 頭蓋内手術など	1-2 5> 7-10
術中，術後	通常手術 人工心肺使用中 人工心肺離脱後	5> 3> 5>

c. 周術期の新鮮凍結血漿の使用

　新鮮凍結血漿（fresh frozen plasma：FFP）の投与は，血漿凝固因子の補充が主目的である。投与に当たっては，投与前にプロトロンビン時間（prothrombin time：PT），活性化部分トロンボプラスチン時間（activated partial thromboplastin time：APTT）を測定し，大量出血時ではフィブリノゲン値も測定する。新鮮凍結血漿の予防的投与の有効性は証明されていない。

　生理的な止血効果を期待するための凝固因子の最少の血中活性値は，正常値の20-30％程度である。フィブリノゲンに限っては正常値の約40％である100 mg/dlであると報告されている。また，FFP製剤のプロトロンビン時間（prothrombin time-international normalized ratio：PT-INR）は1.1程度で，患者のPT-INRが1.5以上にならないと理論上，凝固能に対する効果はあまりない[10]。

　わが国の輸血製剤適正使用のFFPの投与基準は，PTはINR2.0以上，あるいは30％以下，APTTは各医療機関における基準の上限の2倍以上，あるいは25％以下とされている[6]（表3）。

　クマリン系薬剤は，肝での第Ⅱ，Ⅶ，Ⅸ，Ⅹ因子の合成に必須なビタミンK依存性酵素反応の阻害剤である。これらの凝固因子の欠乏状態における出血傾向は，ビタミンKの補給により通常1時間以内に改善が認められるようになる。しかし，より緊急な対応のために新鮮凍結血漿の投与が必要になることもある。この際の使用基準も，PTはPT-INR2.0以上，あるいは30％以下である。

　フィブリノゲンの補充を行うFFPの投与基準はフィブリノゲン100 mg/dl以下とされる。フィブリノゲンの低下は，止血能の低下に大きく関与するため，フィブリノゲンを補充することは重要である。心臓血管外科患者では，フィブリノゲン250 mg/dl以下は，出血増大と関与するという観察研究が報告されており患者群によってはより高い閾値が必要となるかもしれない。

　FFP作成時のフィブリノゲン回収率は50％とされており，FFP 2単位（240 ml＝2.4 dl）中のフィブリノゲン含有量は，フィブリノゲンは正常値200-400 mg/dlから，約250-500 mgと算出できる。これは体重60 kgの患者のフィブリノゲン濃度を10-20 mg/dl増加させることができる量と考えられる。出血が持続している患者でフィブリノゲン値を増加させるためには大量のFFPが必要である。フィブリノゲン値を止血可能な値まで増加させるために，クリオプレシピテートあるいはフィブリノゲン濃縮製剤の投与も考慮する。術中大量出血時における止血のための輸血指針案として，低フィブリノゲン血症（＜100〜150 mg/dl）を認めるか，製剤投与のころにはそれに近づくと判断した場合にはクリオプレシピテート3パックあるいはフィブリノゲン濃縮製剤3 gを投与することが推奨されている[11]。

　生理的な止血効果を期待するための凝固因子の最少の血中活性値は，正常値の約30％程度である。循環血漿量を40 ml/kg（＝70 ml/kg（1−Ht/100））とすれば，凝固因子の血中レベルを30％上昇させるのに必要な新鮮凍結血漿量は，理論的には12 ml/kgである。したがって，体重50 kg

表3 周術期における新鮮凍結血漿の使用指針

	評価項目	輸血開始の目安
術前，術中，術後	PT延長 APTT延長 フィブリノゲン減少 大量出血	PT-INR>2.0, PT<30% APTT>上限の2倍 100 mg/dl以下 循環血液量以上の出血

の患者における新鮮凍結血漿の投与量は600 ml（約7単位）に相当することになる．患者の体重やHt値（貧血時），残存している凝固因子のレベル，あるいは消費性凝固障害の有無などを考慮して投与量や投与間隔を決定する．

文献

1) 江木盛時，森田潔．周術期の輸血適正化，輸血開始基準について．人工血液 2007；15：42-7.
2) Sunder-Plassmann L, Kessler M, Jesch F, et al. Acute normovolemic hemodilution. Changes in tissue oxygen supply and hemoglobin-oxygen affinity. Bibl Haematol 1975；44-53.
3) Stehling L, Simon TL. The red blood cell transfusion trigger. Physiology and clinical studies. Arch Pathol Lab Med 1994；118：429-34.
4) Spence RK. Emerging trends in surgical blood transfusion. Semin Hematol 1997；34：48-53.
5) Practice Guidelines for blood component therapy：A report by the American Society of Anesthesiologists Task Force on Blood Component Therapy. Anesthesiology 1996；84：732-47.
6) 厚生労働省．血液製剤の使用指針（改訂版）．http://www.mhlw.go.jp/new-info/kobetu/iyaku/kenketsugo/5tekisei3b.html
7) Practice guidelines for perioperative blood transfusion and adjuvant therapies：an updated report by the American Society of Anesthesiologists Task Force on Perioperative Blood Transfusion and Adjuvant Therapies. Anesthesiology 2006；105：198-208.
8) Schiffer CA, Anderson KC, Bennett CL, et al. Platelet transfusion for patients with cancer：clinical practice guidelines of the American Society of Clinical Oncology. J Clin Oncol 2001；19：1519-38.
9) Guidelines for the use of platelet transfusions. Br J Haematol 2003；122：10-23.
10) Holland LL, Foster TM, Marlar RA, et al. Fresh frozen plasma is ineffective for correcting minimally elevated international normalized ratios. Transfusion 2005；45：1234-5.
11) 山本晃士，西脇公俊，加藤千秋ほか．術中大量出血を防ぐための新たな輸血治療—クリオプレシピテートおよびフィブリノゲン濃縮製剤投与効果の検討—．日本輸血細胞治療学会誌 2010；56：36-42.

（江木　盛時）

D 栄養

a. かつての周術期栄養管理

過去の周術期における栄養管理は，絶食絶飲を主体としたものであった．施設によって異なるが術前日より絶食が開始され，緩下剤が投与されていた．消化管手術後を中心に術後も絶食期間を設けることが腸管吻合不全を防ぐのに重要と考えられてきた．

現在は，術後回復強化（enhanced recover after surgery：ERAS）のプロトコールが浸透し，そのプロトコールの一部である周術期栄養管理においても，術前も可能な限り経口摂取を続け，術早期から経口摂取を再開することが進められている．

b. 術前絶飲食と腸管洗浄の是非

前述のごとくかつては，術前に polyethlene glycol による腸管洗浄が頻繁に使用されていた．この腸管洗浄は，下痢による脱水を生じるため血漿浸透圧上昇する．体重 60 kg の成人では，体重が 1.2 kg 減少し，耐運動能が約 10％程度低下する[1]．この腸管洗浄処置を直腸切除患者に行っても，腸管吻合不全の発生率は低下せず，術後入院期間や死亡率も減少しないことが報告されている（表 1）[2]．また，本メタ解析では，主要な術後合併症が腸管洗浄を行った患者で増加することも報告されている．現在は，手術 2 時間前までの清澄水の摂取，6 時間前までの固形物の摂取が推奨されている．

消化管の狭窄などで術前に栄養障害のある患者の場合，術前 7-10 日間経静脈栄養を行うことで，術後合併症発生率・感染症発生率および死亡率が低下することが報告されている[3,4]．

c. 術後のエネルギーバランス

術後早期には発熱反応に代表されるように，エネルギー消費量が増加する．また，同時期には経口摂取が困難になり，消化管機能が低下するため，エネルギー摂取量が減少する．この負のエネルギー需給バランスは，骨格筋蛋白を中心とした蛋白質異化による糖新生と脂肪組織からの脂

表 1 術前腸管洗浄が患者予後に与える影響

検討項目	オッズ比*	P 値
主たる術後合併症	1.76（1.09-2.85）	0.02
創部感染	1.39（0.85-2.25）	0.19
切開創感染	1.44（0.88-2.33）	0.15
感染性合併症	1.14（0.62-2.08）	0.67
吻合不全	1.78（0.95-3.33）	0.07
死亡率	1.24（0.37-4.14）	0.73

*術前腸管洗浄を行う方法と術前腸管洗浄を行わない方法と比較した（オッズ比が 1 を超えると腸管洗浄ありで合併症増加，1 を下回ると腸管洗浄なしで合併症増加の意味となる）．
すべての検討項目で合併症増加の傾向があり，主たる術後合併症発生率で有意差を認める．

表2　術後早期における炭水化物・蛋白および脂質代謝の変化

炭水化物代謝	ストレスホルモンと称されるグルカゴン・成長ホルモン・コルチゾールおよびサイトカイン等の血中濃度が上昇し，肝臓におけるグリコーゲン産生および筋肉における糖取り込みが抑制され，肝臓における糖新生を亢進するため高血糖が生じる。
蛋白代謝	コーチゾル血中濃度が増加することで，骨格筋を中心としてアミノ酸放出および蛋白異化が亢進する。
脂質代謝	カテコラミンおよびグルカゴンの放出により，トリグリセリドの脂肪酸とグリセリドへの分解が亢進する。

肪酸放出[5]といった異化亢進による内因性エネルギー供給によって補われている（表2）。すなわち，侵襲早期には異化によって生じる内因性エネルギーおよび必要エネルギー量を勘案して，投与エネルギー量（外因性エネルギー）を決定しなければならない。

d. 術後栄養療法の開始基準

　侵襲後早期の栄養管理はいまだ一致した見解が得られない領域であるが，①経静脈栄養ではなく，経口摂取あるいは経腸栄養を優先して使用することと②可能な限り早期に経腸栄養を開始することの2点においては世界的なコンセンサスが得られていると考えられる[6,7]。

　消化管手術患者において，術後絶食を行った患者と早期経口摂取を開始した患者において，早期経口摂取開始によって吻合不全・肺炎発生率・死亡率に有意な差はなく，術後入院期間が有意に減少したことが報告されている[8]。

　術後患者の経口摂取あるいは経腸栄養は腸蠕動音，排便・排ガスの確認が取れなくても安全に開始することが可能である。腸管蠕動の有無は経腸栄養開始の判断基準にはならず，経腸栄養そのものが腸管運動を促進する。

　早期経口摂取を考慮する際には，術前の嚥下機能や，麻酔・手術の影響による嚥下機能の減弱も考慮する必要がある。嚥下機能に問題のない患者であれば，早期経口摂取を考慮し，嚥下機能に問題がある患者では，経腸栄養を考慮する。

　誤嚥のリスクは，①経鼻チューブの留置，②人工呼吸の使用，③高齢（>70歳），④意識レベルの低下，⑤患者の体位，⑥栄養剤の間欠投与などによって上昇する。人工呼吸関連肺炎予防バンドル2010改訂版では，手指衛生の確実な実施，人工呼吸器回路を頻回に交換しない，適切な鎮静・鎮痛（過鎮静の回避），人工呼吸器離脱のプロトコールや自発呼吸トライアル（spontaneous breathing trial：SBT），仰臥位の回避，が挙げられている。

　術後の経腸栄養摂取量の目標値はいまだよくわかっていない。EDEN studyは，発症48時間以内の急性肺障害患者1,000人を可能な限り十分量の経腸栄養（25-30 kcal/kg/日）の投与を目指す群（Full群）と480 kcal/日の少量経腸栄養投与を行う最初の6日間継続し7日目以降は可能な限り十分な経腸栄養量を投与する群（Trophic群）に分けて臨床的アウトカムを比較した44施設無作為化比較試験である[9]。本研究では両群とも経静脈栄養は併用していない。EDEN studyは，侵襲期に十分なカロリーを経腸投与することで患者の予後が改善するのかという疑問を検討した研究といえる。両群間の最初の6日間の栄養投与量は，Full群1,300 kcal/日であり，Trophic群で400 kcal/日であった。両群間において人工呼吸器期間，60日死亡率，感染性合併症に有意差はなく，Full群において嘔吐・便秘の発生率が高く，血糖値および投与インスリン量が有意に高かった。

e. 術後に経口摂取および経腸栄養が行えない患者に対する経静脈栄養

　術後患者において，経口摂取および経腸栄養が不可能な状況が時折生じる。このような患者では経静脈栄養が必要となるが，その開始時期はいまだによくわかっていない。表3に近年報告された経静脈栄養の開始時期に関する2つの大規模研究の詳細を紹介する。

　Early PN Trialでは入室3日以降に経腸（経口）栄養が475 kcal以上であれば，静脈栄養を中止しても，予後は少なくとも悪化はしないことを示している。また，前述のEDEN study[9]では経腸栄養に限られるが，400 kcal/日程度のエネルギー制限でも主要臨床アウトカムは必要エネルギー量の80%投与する患者群と有意差がなかった。また，EPaNIC studyでは，経腸栄養により必要エネルギー量の80%以上が投与されるまで経静脈栄養を行う栄養管理を行うと患者予後が悪化することを報告している[10]。

　これらの結果から術前より栄養状態が不良でない患者においては，術後1週間は，経口摂取あるいは経腸栄養によるエネルギー摂取量が480 kcal/日以上であれば経静脈栄養を行わないことを推奨される。逆に，術後1週間において，経口摂取あるいは経腸栄養によるエネルギー摂取量が480 kcal/日未満の患者では，目標量達成を目的とした経静脈栄養を行ってもよい。この際の，最適な開始基準はいまだ定かではないが少なくとも1週間後には開始する。

表3　経静脈栄養投与の開始時期に関する大規模研究

	Early PN*	EPaNIC**
患者内訳	定期術後；約20% 緊急手術後；約45% 非術後患者；約35% 消化管疾患；約60% 循環器疾患；約20%	心臓手術後；約60% 腹部手術後；7.5% 移植後；7%
Day 1	Kabiven G19%　60 ml/時（1440 ml/日） （蛋白質；47.7 g・脂質；56.1 g・炭水化物 561 kcal） 総エネルギー量；1263 kcal/日 非蛋白エネルギー量；1123 kcal/日	ブドウ糖；400 kcal/日
Day 2	Kabiven G19%　80 ml/時（1920 ml/日） （蛋白質；63.3 g・脂質；74.8 g・炭水化物 749 kcal） 総エネルギー量；1684 kcal/日 非蛋白エネルギー量；1497 kcal/日	ブドウ糖；800 kcal/日
Day 3以降	目標エネルギー量を達成できるようKabiven G19%を投与する。	Oliclinomel （1,000 ml当たり；蛋白質；40 g・脂質；40 g・炭水化物 640 kcal；総エネルギー量；1200 kcal，非蛋白エネルギー量；1040 kcal） Clinimix （1,000 ml当たり；蛋白質；50 g・炭水化物 700 kcal；総エネルギー量；900 kcal　非蛋白エネルギー量；700 kcal）
中止基準	経腸投与エネルギー量が475 kcal以上	経腸投与エネルギー量が目標投与量の80%以上
目標血糖値	180 mg/dl以下	80-110 mg/dl
新たな感染	有意差なし	増加
人工呼吸期間	短縮	延長
ICU滞在期間	有意差なし	延長

(*Rice TW, Wheeler AP, Thompson BT, et al. Initial trophic vs full enteral feeding in patients with acute lung injury : the EDEN randomized trial. JAMA 2012 ; 307 : 795-803.
**Casaer MP, Mesotten D, Hermans G, et al. Early versus late parenteral nutrition in critically ill adults. N Engl J Med 2011 ; 365 : 506-17 より引用)

f. 硬膜外麻酔が術後栄養に与える影響

　Jørgensenらは，硬膜外麻酔が術後腸管機能に与える影響を検討するメタ解析を報告している。局所麻酔薬のみを使用した硬膜外麻酔を併用した患者では，オピオイドを使用した硬膜外麻酔あるいはオピオイドの静脈投与による術後鎮痛法に比べて，排便までの時間が短かったことを報告している[11]。

文　献

1) Holte K, Nielsen KG, Madsen JL, et al. Physiologic effects of bowel preparation. Dis Colon Rectum 2004；47：1397-402.
2) Zhu QD, Zhang QY, Zeng QQ, et al. Efficacy of mechanical bowel preparation with polyethylene glycol in prevention of postoperative complications in elective colorectal surgery：a meta-analysis. Int J Colorectal Dis 2009；25：267-75.
3) Braunschweig CL, Levy P, Sheean PM, Wang X. Enteral compared with parenteral nutrition：a meta-analysis. Am J Clin Nutr 2001；74：534-42.
4) Heyland DK, MacDonald S, Keefe L, Drover JW. Total parenteral nutrition in the critically ill patient：a meta-analysis. JAMA 1998；280：2013-9.
5) Egi M, Finfer S, Bellomo R. Glycemic control in the ICU. Chest 2011；140：212-20.
6) Singer P, Berger MM, Van den Berghe G, et al. ESPEN Guidelines on Parenteral Nutrition：intensive care. Clin Nutr 2009；28：387-400.
7) Martindale RG, McClave SA, Vanek VW, et al. Guidelines for the provision and assessment of nutrition support therapy in the adult critically ill patient：Society of Critical Care Medicine and American Society for Parenteral and Enteral Nutrition：Executive Summary. Crit Care Med 2009；37：1757-61.
8) Lewis SJ, Egger M, Sylvester PA, et al. Early enteral feeding versus "nil by mouth" after gastrointestinal surgery：systematic review and meta-analysis of controlled trials. BMJ 2001；323：773-6.
9) Rice TW, Wheeler AP, Thompson BT, et al. Initial trophic vs full enteral feeding in patients with acute lung injury：the EDEN randomized trial. JAMA 2012；307：795-803.
10) Casaer MP, Mesotten D, Hermans G, et al. Early versus late parenteral nutrition in critically ill adults. N Engl J Med 2011；365：506-17.
11) http://www.cochrane.org/CD001893/ANAESTH_epidural-local-anaesthetics-versus-opioid-based-regimens-used-for-reduction-of-postoperative-pain-on-nausea-and-vomiting-ponv-and-gastrointestinal-paralysis-after-abdominal-surgery

〈江木　盛時〉

E 術後のホルモン補充療法

a. 副腎皮質ホルモン

　生体には侵襲に対して恒常性を維持するためのシステムが存在する。ハンス・セリエは外部環境から加わる侵襲に対する生体の反応を general adaptation syndrome と定義し，これらは視床下部や副腎皮質からのホルモン分泌や自律神経系活動により生じる反応であるとした[1]。副腎皮質から分泌される糖質コルチコイドは視床下部から分泌される副腎皮質刺激ホルモン放出ホルモン（corticotropin-releasing hormone：CRH）や下垂体より分泌される副腎皮質刺激ホルモン（adrenocorticotropic hormone：ACTH）などにより分泌調節を受けている。この調節系を視床下部-下垂体-副腎皮質系（hypothalamic-pituitary-adrenal axis：HPA-axis）と総称している。健常人の副腎皮質は平常時には 5-10 mg/m²/日のコルチゾール（ハイドロコルチゾン 20-30 mg/日，プレドニゾロン 5-7 mg/日に相当）を産生している。手術や外傷などの侵襲が加わるとコルチゾールの分泌は 5-10 倍となり，75-150 mg/日，最大で約 100 mg/m²/日にまで増加し，侵襲に対する種々の生体反応に対応できるようになる[2]。ところが，糖質コルチコイドの長期投与や Addison 病，下垂体腫瘍など何らかの理由で HPA-axis が抑制されている患者では，手術を受けると生体内で適切なコルチゾール産生が行われず相対的なコルチゾール不足状態に陥り，その結果として血圧低下などの臨床症状を呈する急性副腎不全を発症する。このような状況を避けるため，侵襲に応じて糖質コルチコイドを補充することをステロイドカバーと呼ぶ[3,4]。

　手術によるストレスに対する HPA-axis の反応には糖質コルチコイドの術前投与期間と投与量が影響すると考えらえる。プレドニゾロン投与量が 5 mg/日以下では投与期間によらず[2,5]，また 3 週間以内の糖質コルチコイド投与は種類・量によらず正常な HPA-axis 系の反応が維持される[6]。糖質コルチコイドの長期投与中止後に HPA-axis 系の機能が回復するには 1 年程度を要するとされる[7]。したがって，過去 1 年間に 3 週間以上プレドニゾロン 5 mg/日相当以上の糖質コルチコイドを投与されている場合，あるいは投与量に関わらず Cushing 症候群を呈している場合は，HPA-axis 系が抑制され副腎機能低下状態にある可能性を念頭において対応するべきである（表 1）。しかし，現実には HPA-axis 系抑制の程度を糖質コルチコイドの投与期間，最高投与量，総投与量などから正確に予測することは困難である。またステロイドカバーの有効性を示すエビデンスレベルの高い報告はない[8〜10]。これらの知見を踏まえたうえで，侵襲の程度やそれらに対

表1　ステロイドカバーを検討するべき患者

病態	例
術前の長期糖質コルチコイド投与	膠原病（関節リウマチ，SLE，サルコイドーシスなど） 腎疾患（ネフローゼ症候群，ループス腎炎など） 呼吸器疾患（気管支喘息，間質性肺炎など） 神経疾患（ギラン・バレー症候群など） 消化器疾患（炎症性腸疾患，肝炎など） 血液疾患など
原発性副腎不全	Addison 病
二次性副腎不全	ACTH 欠乏症，下垂体機能低下，下垂体腫瘍
HPA-axis の反応異常が予測される状態	両側副腎摘出術，下垂体摘出術
その他	ACTH 刺激試験に対する反応低下

表2　ストレス強度に応じたステロイドカバーの具体例

ストレス強度	術式・病態例	糖質コルチコイド補充量
軽度	鼠径ヘルニア根治術	● ハイドロコルチゾン 25 mg ● メチルプレドニゾロン 5 mg 当日のみ静注
中等度	開腹胆嚢摘出術 結腸半切除術	● ハイドロコルチゾン 50-75 mg ● メチルプレドニゾロン 10-15 mg 当日静注し術後 1-2 日かけて常用量へ減量
重症	心臓手術 開胸手術 膵頭十二指腸切除術 肝切除術	● ハイドロコルチゾン 100-150 mg ● メチルプレドニゾロン 25-30 mg 当日静注し術後 1-2 日かけて常用量へ減量
最重症	敗血症性ショック	● ハイドロコルチゾン 300 mg/日以下を 5 日以上の少量・長期投与 ● ハイドロコルチゾン換算量で 200 mg/日を 4 分割あるいは 100 mg のボーラス投与後に 10 mg/hr の持続投与（240 mg/日）

プレドニゾロン常用量が 5 mg/日以下の場合は常用量の内服のみでよい。
プレドニゾロン常用量が 5 mg/日を超える場合は上記の補充療法を適応する。

する患者の反応，全身状態を考慮し，必要に応じて適切なステロイドカバーを行うというスタンスが重要である。プレドニゾロン換算 5 mg/日より多くのステロイドを常用している患者に対しては，表2のように対応する[2,11]。経口薬の再開は嚥下や消化管からの吸収が十分に行えるようになってからが望ましく，それまでは常用量の静脈内投与で対応する[2]。

b. 甲状腺ホルモン

　術後に甲状腺ホルモンの補充を要する代表的な病態としては，甲状腺切除術が挙げられる。甲状腺切除術の対象となる疾患には甲状腺良性腫瘍，甲状腺悪性腫瘍およびバセドウ病がある。これらに対し，甲状腺葉切除や甲状腺全摘術が行われる。甲状腺ホルモンには構造中に 3 つのヨウ素を含むトリヨードサイロニン（T3）と 4 つのヨウ素を含むサイロキシン（T4）がある。T4 は生理活性のほとんどないプロホルモンであり，生体内で T3 に変換されて作用する。甲状腺ホルモンの補充に用いられる代表的な薬物はレボチロキシン（商品名：チラーヂン® S）であり，その主成分は T4 である。T3 ではなく T4 製剤を用いるのは，その方が甲状腺機能として安定するからである。

　一般に，甲状腺切除術を受けた患者は，翌日からレボチロキシンの内服を開始する。通常，成人では 25-100 μg を 1 日 1 回経口投与し，2-4 週ごとに血中ホルモン値を見ながら投与量を調整する。甲状腺全摘後にレボチロキシンを内服する場合，血清甲状腺刺激ホルモン（thyroid stimulating hormone：TSH）値が正常の場合には生理活性のある T3 値が低値であること，レボチロキシンを少し多目に内服し血清 TSH が軽度抑制された状態で T3 値が正常値となり甲状腺機能がより正常に保たれる，という報告がある[12]。この時，FT4 値はやや高値を呈するがホルモン過剰の症状は来さない。

　このほか，術後に甲状腺ホルモンの補充が必要となる病態として肝移植術が知られている[13]。肝移植周術期に甲状腺機能が低下する機序として①肝臓での T4 から T3 への変換阻害，②手術侵襲に伴う低 T3 症候群，③甲状腺ホルモン結合蛋白の低下などが挙げられているが，これらの要因が複合的に重なり合っている場合が多い。生体肝移植後の甲状腺機能低下は移植肝の機能を示す指標と考えられ，成人症例において甲状腺機能の低下と予後の相関性が示されている[14]。

> **Memo**

人工膵臓の臨床導入

　人工膵臓は血糖値の連続モニタリングにより得られた値を元にインスリンおよびグルコースを自動注入して血糖管理を行う装置である。日機装株式会社製のSTG-55が日本国内で使用できる唯一のベッドサイド型人工膵臓である。この人工膵臓は血糖測定部，薬液注入部，血糖管理アルゴリズムで構成される。末梢静脈カテーテルから2 ml/時以下で連続採血し，グルコースオキシダーゼ（glucose oxidase：GOD）酵素電極法による連続測定を行う。測定範囲は5-900 mg/dlで，血糖管理アルゴリズムにより測定した血糖値とその継時的推移からインスリンおよびグルコースの注入を行い，事前に設定された範囲内に血糖値をコントロールすることが可能である[25]。

> **Memo**

糖尿病患者の術後管理

　糖尿病患者における術後血糖管理の指標となり得る研究にNICE-SUGAR trial[22]とDIGAMI（diabetes mellitus, insulin-gucose infusion in acute myocardial infarction）study[26]がある。前者のサブグループ解析において，強化インスリン療法が死亡率に与える影響は非糖尿病患者と糖尿病患者との間で有意差はなかった。したがって，糖尿病患者であっても強化インスリン療法の適応は推奨されない。一方，DIGAMI studyはHbA1c 8%前後の心筋梗塞後患者を対象とし，目標血糖値198 mg/dl未満とする血糖管理とインスリンを使用しない管理方法とを比較検討した多施設RCTである。この結果，目標血糖値198 mg/dl未満とする管理において1年後の死亡率が有意に低かった。糖尿病患者は低血糖の発生頻度が高いため術前の血糖コントロールが不良な患者ではやや高めの血糖値を目標としてもよい。以上を要約すると以下のようになる。

1. 糖尿病患者であっても強化インスリン療法の使用は推奨できず144-180 mg/dlを目標血糖値として，必要に応じインスリン持続静脈内投与を行う。
2. 術前の血糖コントロールが不良な患者の場合，低血糖のリスクを考慮して目標血糖値を198 mg/dl程度のやや高めに設定してもよい。

c. インスリン

　周術期には手術そのものや外傷・感染などによるストレスによりインスリン抵抗性が増大し高血糖を来しやすい。さらに，経静脈栄養法，経腸栄養法，カテコラミン投与などの治療による医原性の高血糖も生じうる。手術による侵襲は術式によりその大きさが異なる。重症患者において血糖値の変動を抑えつつ効果的に血糖値をコントロールする唯一の方法はインスリンの持続静脈内投与であるとされており，術後の一般的なインスリン投与法としても持続静脈内投与が最も適切な投与法であると考えらえる[15]。

近年の周術期血糖管理に大きなインパクトを与えたのは，2001年に発表されたVan den Berghe らの単施設無作為化比較試験である[16]。外科系集中治療患者の血糖管理を強化インスリン療法（intensive insulin therapy：目標血糖値80-110 mg/dlとして管理）と従来型血糖管理（conservative treatment：血糖値215 mg/dlを超えたらインスリン投与を開始し目標血糖値を180-200 mg/dlとして管理）に群分けして前向きに調査した。この研究では強化インスリン療法で有意にICU死亡率を下げたとしている。しかしながら，やはりVan den Berghe らにより2006年に発表された内科系重症患者を対象とした報告[17]やこれらのメタ解析[18,19]，その後に行われた強化インスリン療法を標的とした大規模多施設共同研究〔VISEP（efficacy of volume substitution and insulin therapy in severe sepsis）trial[20]，Glucontrol study[21]，NICE-SUGAR（normoglycemia in intensive care evaluation-survival using glucose algorithm regulation）trial[22]〕の結果，強化インスリン療法に対しては否定的な見解が出された。最大の問題点は重症低血糖である。これらを踏まえて，現時点で推奨される重症患者の周術期血糖管理法について以下のように考えられる[11,23,24]。

①種々の原因により血糖値が上昇し180 mg/dlを超えたらインスリンの使用を検討する
②高血糖によりインスリンを始めたら144-180 mg/dlを目標とする
③低血糖の発生に注意する

　上記の管理を行ううえで，血糖測定方法による血糖値の誤差にも注意が必要である。術後の血糖値測定法として簡易型血糖測定，血液ガス分析装置，中央検査室における血漿ブドウ糖濃度測定がある[11]。ブドウ糖の生体内活性はその血漿濃度に依存するため，血漿糖濃度が重要である。多くの簡易型血糖測定器は全血のブドウ糖濃度を測定している。簡易型血糖測定器は全血のブドウ糖濃度を測定し正常ヘマトクリットであるという仮定の元，糖濃度を算出して表示する。この場合，ヘマトクリットの低下していることの多い術後患者では，血糖値が高めに表示され低血糖を見逃す可能性がある。また，低血糖の状態では簡易血糖測定および血液ガス分析器による血糖測定はいずれも測定誤差の発生率が増加するため注意が必要である。簡易型血糖測定器ではヘマトクリットのほかに血中酸素分圧やグルコース以外の還元糖により測定値が影響を受けることがあることに注意が必要である。中央検査室での血漿ブドウ糖測定がゴールドスタンダードと考えられるが，測定時間を考慮すると少なくとも血液ガス分析装置を用いることが推奨される。

文　献

1) Selye H. The Significance of the Adrenals for Adaptation. Science 1937；85：247-8.
2) Coursin DB, Wood KE. Corticosteroid supplementation for adrenal insufficiency. JAMA 2002；287：236-40.
3) 志賀卓弥. 術後管理　ステロイドカバーは必要か？　Intensivist 2012；4：360-3.
4) 須田康一，竹内裕也，菅沼和弘ほか. 知っておくべきPoor Risk患者の周術期管理　ステロイド投与患者の周術期管理. 外科治療 2008；98：367-71.
5) LaRochelle GE Jr, LaRochelle AG, Ratner RE, et al. Recovery of the hypothalamic-pituitary-adrenal（HPA）axis in patients with rheumatic diseases receiving low-dose prednisone. Am J Med 1993；95：258-64.
6) Jabbour SA. Steroids and the surgical patient. Med Clin North Am 2001；85：1311-7.
7) Lamberts SW, Bruining HA, de Jong FH. Corticosteroid therapy in severe illness. N Engl J Med 1997；337：1285-92.
8) Glowniak JV, Loriaux DL. A double-blind study of perioperative steroid requirements in secondary adrenal insufficiency. Surgery 1997；121：123-9.

9) Thomason JM, Girdler NM, Kendall-Taylor P, et al. An investigation into the need for supplementary steroids in organ transplant patients undergoing gingival surgery. A double-blind, split-mouth, cross-over study. J Clin Periodontol 1999；26：577-82.
10) Yong SL, Marik P, Esposito M, et al. Supplemental perioperative steroids for surgical patients with adrenal insufficiency. Cochrane Database Syst Rev 2009：CD005367.
11) 日本集中治療医学会Sepsis Registry委員会. 日本版敗血症診療ガイドライン　The Japanese Guidelines for the Management of Sepsis. 日本集中治療医学会雑誌 2013；20：124-73.
12) Ito M, Miyauchi A, Morita S, et al. TSH-suppressive doses of levothyroxine are required to achieve preoperative native serum triiodothyronine levels in patients who have undergone total thyroidectomy. Eur J Endocrinol 2012；167：373-8.
13) 植木隆介, 奥谷　龍, 野間秀樹ほか. 小児生体肝移植後に甲状腺ホルモン補充療法を行った4症例. 日本小児麻酔学会誌 2002；8：173-6.
14) Van Thiel DH, Udani M, Schade RR, et al. Prognostic value of thyroid hormone levels in patients evaluated for liver transplantation. Hepatology 1985；5：862-6.
15) Ichai C, Preiser JC；Société Française d'Anesthésie-Réanimation；Société de Réanimation de langue Française；Experts group. International recommendations for glucose control in adult non diabetic critically ill patients. Crit Care 2010；14：R166.
16) van den Berghe G, Wouters P, Weekers F, et al. Intensive insulin therapy in critically ill patients. N Engl J Med 2001；345：1359-67.
17) Van den Berghe G, Wilmer A, Hermans G, et al. Intensive insulin therapy in the medical ICU. N Engl J Med 2006；354：449-61.
18) Van den Berghe G, Wilmer A, Milants I, et al. Intensive insulin therapy in mixed medical/surgical intensive care units：benefit versus harm. Diabetes 2006；55：3151-9.
19) Friedrich JO, Chant C, Adhikari NK. Does intensive insulin therapy really reduce mortality in critically ill surgical patients? A reanalysis of meta-analytic data. Crit Care 2010；14：324.
20) Brunkhorst FM, Engel C, Bloos F, et al. Intensive insulin therapy and pentastarch resuscitation in severe sepsis. N Engl J Med 2008；358：125-39.
21) Preiser JC, Devos P, Ruiz-Santana S, et al. A prospective randomised multi-centre controlled trial on tight glucose control by intensive insulin therapy in adult intensive care units：the Glucontrol study. Intensive Care Med 2009；35：1738-48.
22) Investigators N-SS, Finfer S, Chittock DR, et al. Intensive versus conventional glucose control in critically ill patients. N Engl J Med 2009；360：1283-97.
23) Moghissi ES. Reexamining the evidence for inpatient glucose control：new recommendations for glycemic targets. Am J Health Syst Pharm 2010；67：S3-8.
24) American Diabetes Association. Standards of medical care in diabetes--2010. Diabetes Care 2010；33：S11-61.
25) Okabayashi T, Nishimori I, Maeda H, et al. Effect of intensive insulin therapy using a closed-loop glycemic control system in hepatic resection patients：a prospective randomized clinical trial. Diabetes Care 2009；32：1425-7.
26) Malmberg K, Ryden L, Efendic S, et al. Randomized trial of insulin-glucose infusion followed by subcutaneous insulin treatment in diabetic patients with acute myocardial infarction（DIGAMI study）：effects on mortality at 1 year. J Am Coll Cardiol 1995；26：57-65.

（村田　寛明）

F 体液・代謝・内分泌系術後合併症

a. 周術期・集中治療における水電解質異常

　水電解質の恒常性の破綻は時に生命の危険を招く。早期に発見し適切に治療することは臨床的に極めて重要である。この項は，最近出版された「集中治療専門医テキスト第2版」にある星邦彦先生の著作「水電解質異常」を下敷きとして，筆者の見解を加えたうえで改めて再構成して記述している。

1. 基本的概念

1) 生体内水電解質分布

　正常時の体内水分の分布と体液各コンパートメントの電解質濃度を図1，表1に示す[1,2]。

2) 張度（tonicity＝effective osmolality）[1]

　細胞膜を超えての移動が制限される溶質（effective osmole）の濃度のみを反映する。

　細胞内の主な溶質はカリウムであり細胞外はナトリウムである。カリウムとナトリウムおよびブドウ糖は細胞膜を自由に通過できない。これらの物質は張度を構成する。

　水は，半透膜である細胞膜を，溶質が形成する張度（tonicity）勾配に従って膜の両側の張度を等しく保つように，通過移動する。

　細胞内の溶質は細胞外の溶質の2倍存在するので，水の量も細胞内液は細胞外液の2倍である。

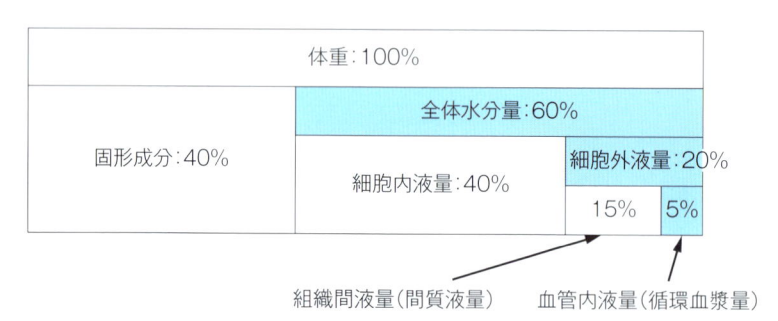

	体重：100%			
固形成分：40%	全体水分量：60%			
	細胞内液量：40%	細胞外液量：20%		
		15%	5%	
		組織間液量（間質液量）	血管内液量（循環血漿量）	

図1　正常時の体内水分の分布
（橋口陽二郎，望月英隆，斎藤英昭．侵襲下の体液変動．救急医学 2000；24：873-7 より引用）

表1　体液各コンパートメントの電解質濃度

		細胞外液	細胞内液
陽イオン（mEq/l）	Na	142	12
	K	4	150
	Ca	5	4
	Mg	3	34
	合計	154	200
陰イオン（mEq/l）		154	200

（安田　隆編．レジデントのための腎臓病診療マニュアル第2版．東京：医学書院；2012．p.83-157 より引用）

血漿張度（plasma tonicity）（mOsm/kg・H_2O）＝2×［Na^+］＋グルコース（mg/dl）/18＋マンニトール（mM）

（マンニトールは通常血中に存在しない。カリウムなど他の陽イオン濃度は低いため一般的には計算式から省く）

細胞外液の張度が高くなれば（例えばナトリウムを血管内に加えると），細胞内液から細胞外液に水の移動が起こる。細胞外液の張度が低くなれば，細胞外液の水は細胞内液へ移動する。

3）浸透圧（osmolality）[1]

溶液中のすべての溶質モル濃度を反映する。

血漿浸透圧（plasma osmolarity）（mOsm/kg・H_2O）＝2×［Na^+］＋グルコース（mg/dl）/18＋BUN（mg/dl）/2.8＋マンニトール（mM）＋アルコール（mM）

（マンニトール，アルコールは通常血中に存在しない）

浸透圧は細胞内外の水の移動に無関係である。

4）膠質浸透圧（oncotic pressure）

蛋白質は血管壁内外を自由に移動できないため，血管内外の蛋白質濃度勾配によって水の移動が起こる。この蛋白質が作る浸透圧を膠質浸透圧という。ナトリウムは血管壁を自由に通過するため膠質浸透圧を形成しない。

5）自由水

Effective osmole を含まない水である。投与するとまず，細胞外液に分布し，細胞外液の張度が低下する。水は細胞内液へ移動し，細胞内外の溶質量の比率（内：外＝2：1）に沿って分布する。ブドウ糖液は糖がすぐ分解されるので張度を形成せず，実質的には自由水を投与することに等しい[1]。

2．水の異常[3]

1）脱水（dehydration）

体内の水分量が不足した状態で，水分摂取が不足する状態と水分喪失が過剰となる状態がある。

(1) 分　類

①低張性脱水：水の喪失以上に電解質の喪失が多い状態。下痢・嘔吐など。
②等張性脱水：水と電解質が同程度に喪失した状態。
③高張性脱水：電解質の喪失以上に水の喪失が多い状態。発汗の亢進，極端な水摂取の減少など。

(2) 重症度

①軽度：3〜5％の体重減少
②中等度：5〜10％の体重減少
③重度の脱水：10％以上の体重減少

(3) 原　因

発熱，下痢，嘔吐，高温環境での重作業・激しい運動（熱中症）など。

(4) 治　療

原因を治療。対症療法として，経口摂取が可能であれば，電解質を含んだ水分を経口で摂取させる。ただし，スポーツドリンクはナトリウム濃度が低いため，水中毒を惹起する危険性がある。脱水が中等度の場合は，場合により輸液が必要。脱水が重度の場合は輸液を行う。

Memo

熱中症（severe heat illness）[3]

　高温の環境下で発生する生体の障害の総称。本態は熱そのものによる臓器障害と臓器への血流低下による虚血。

（1）原因

　高温や多湿等による脱水が原因。屋内・屋外を問わない。日常生活の中で起きる「非労作性熱中症」と，スポーツや仕事などの活動中に起きる「労作性熱中症」に大別する。

（2）症状

　めまい，失神，頭痛，吐き気，気分不快，体温の異常な上昇，異常な発汗（または汗が出なくなる）。

重症度分類：

Ⅰ度（通常は現場で対応可能）

Ⅱ度（中等症：病院にかかり補液を受ける必要がある）

Ⅲ度（重症：救急搬送し入院治療の必要がある）

　脳機能・肝腎機能・血液凝固のいずれかひとつでもあればⅢ度熱中症である。

（3）治療

　冷却法は，①体表冷却法，②体腔冷却法，③血液冷却法。

　重症例では，綿密にモニタリングを行って急速に深部体温を下げる。生理食塩水による静注補液を開始。臓器不全および横紋筋融解を治療。興奮およびシバリングを抑制。麻酔および人工呼吸を要することが多い。

2）浮腫（edema）[3]

　細胞外液のうち，組織間液が異常に増加した状態である。

（1）分　類

①全身性浮腫

　・毛細血管静水圧上昇

　・血漿膠質浸透圧低下

　・毛細血管透過性亢進

　・リンパ系閉塞

②局所性浮腫

3）水中毒（water intoxication）[3]

　水分過剰で細胞が膨化した状態で低張性低ナトリウム血症である。頭痛，悪心・嘔吐，脱力，傾眠，昏睡などの症状となる。

（1）原　因

　誤った知識に基づくダイエットや水分補給。自閉症や統合失調症の患者に多い。多飲症による水中毒は，抗精神病薬の副作用である。一般に精神科病院の入院患者の10-20％に多飲が見られ，3-4％が水中毒を呈しているという。

> **Memo**

抗精神病薬と水中毒

　抗精神病薬の長期投与によって視床下部の口渇中枢およびバソプレシン分泌細胞のドーパミン受容体感受性が亢進する。このため口渇による多飲とバソプレシン促進によって腎臓からの水分再吸収が盛んになり血漿浸透圧が減少する。

---

(2) 治　療
- 水分制限，水排泄促進
- 原因疾患の治療
- 心因性多飲があれば，原因の解明と治療
- 尿崩症に対する薬物治療（1-deamino-8-D arginine vasopressin：DDAVP）が原因の場合，薬剤の中止

3. ナトリウムの異常（基準値；135-145 mEq/l）[3]

　ナトリウムの濃度は，細胞外液 140 mEq/l，細胞内液 12 mEq/l である。血清ナトリウム異常は血清ナトリウム絶対量の水に対する相対的な変化を表現している[3]。

1）低ナトリウム血症（血清ナトリウム濃度＜135 mEq/l）[3]

(1) 分　類

　低ナトリウム血症は，低張性，等張性，高張性に分類され，低張性低ナトリウム血症は，さらに循環血液量減少，正常，過多に分類される。

①低張性低ナトリウム血症

　ナトリウム量に比して水が多い場合に起こりうる。

　循環血液量減少低張性低ナトリウム血症の原因として，利尿薬の過量投与，塩類喪失症などの腎性喪失，下痢などの腎外性喪失がある。

> **Memo**

中枢性ナトリウム喪失症候群

　くも膜下出血などで低張性低ナトリウム血症を呈する場合，中枢性ナトリウム喪失症候群という。腎でのナトリウム利尿が促進され，細胞外液量はやや減少する。

　循環血液量正常低張性低ナトリウム血症の原因として，抗利尿ホルモン不適合分泌症候群（SIADH：後述）がある。

　循環血液量過多低張性低ナトリウム血症の原因として，心不全，腎不全，肝不全がある。

②高張性低ナトリウム血症

　高血糖やマンニトールのようなナトリウムを含まない高張性溶液の投与で生じる。水が細胞内液から細胞外液へ移動し，血清 Na が希釈され，細胞内脱水が起こる[3]。

③等張性低ナトリウム血症（偽性低ナトリウム血症）

血清蛋白，脂質の著明高値による測定アーチファクト[4]。

(2) 症　状

頭痛，嗜眠，不穏，悪心・嘔吐，脱力，痙攣，昏睡。

症状出現に血清ナトリウム濃度の低下速度が関係。急性では横紋筋融解症を来すことがある。

(3) 診　断

低ナトリウム血症の鑑別は，まず高張性低ナトリウム血症，偽性低ナトリウム血症を除外し，次に細胞外液量を評価する。

(4) 治　療

低張輸液の制限を行う。急速に出現し（48時間以内），重篤な症状を示す低ナトリウム血症は，自由水制限と高張食塩水持続静注で補正。高張性ナトリウム製剤として14.5％，10％，5.85％の製剤がある。10％製剤は1,700 mEq/lで10 mlに塩化ナトリウムが1 g含まれる。5.85％製剤は1,000 mEq/lで1 mlがナトリウム1 mEqとなる。急速補正の後は，補正は緩やかに行い，8-12 mEq/l/日を超えないようにする。慢性の場合は，脳細胞内も張度が低下しているため，細胞外張度の急速増加で細胞内の水が急速に細胞外に移行し，細胞萎縮による浸透圧性脱髄症候群〔osmotic demyelination syndrome：ODS（以前は橋中心脱髄症候群；central pontine myelinolysis：CPMと呼ばれていた）〕を発症する。

> **Memo**
>
> ### 浸透圧性脱髄症候群〔osmotic demyelination syndrome：ODS（橋中心髄鞘崩壊症（central pontine myelinolysis：CPM））〕[3,4]
>
> 　低ナトリウム血症を急速に補正した時に生じる。脱髄は必ずしも橋部に限定せず，橋外（小脳，大脳新皮質の白質と灰白質の境界，視床，視床下部など）に認められることもある。急速な浸透圧上昇で乏突起膠細胞が脱水状態となった結果，髄鞘と軸索が剥離し髄鞘融解・壊死を起こす。
>
> (1) 症状
>
> 　低ナトリウム血症の治療後，再び意識低下，嚥下障害，四肢の運動障害，痙攣，呼吸障害が出現。
>
> (2) 診断
>
> 　低ナトリウム血症補正後の意識障害。
>
> (3) 治療
>
> 　発症すると予後が非常に悪いが，回復の報告もある。血清ナトリウム濃度の上昇速度は0.5 mEq/l/時以下，補正幅は10 mEq/l/day以内とし，補正し過ぎた場合は低張液点滴によりただちに血清ナトリウム濃度を下げる。

(5) 予　後

低ナトリウム血症は死亡率，心不全による入院の独立したリスクである[3]。

> **Memo**

抗利尿ホルモン不適合分泌症候群（syndrome of inappropriate serection of ADH：SIADH）[3,4]

　血漿浸透圧に対してADHの分泌が不適切に多いか，あるいは腎臓のADHに対する感受性が高まっている病態。腎臓における水の再吸収が亢進し，細胞外液量増加，血液希釈のため低ナトリウム血症となる。循環血液量増加はナトリウム排泄を増加させるため，低ナトリウム血症はさらに進行する。血清ナトリウム135 mEq/l 未満，血漿浸透圧 280 mOsm/kg 未満，血漿バソプレシン値が測定感度以上，尿浸透圧 300 mOsm/kg 以上，尿中 Na 20 mEq/l 以上，血清クレアチニン 1.2 mg/dl 以下，早朝空腹時の血清コルチゾール 6 mg/dl 以上のいずれも満たしかつ，脱水の所見を認めない場合，SIADH確実例と診断される。

(1) 原因
　単独の病気としてよりは，原疾患の合併症あるいは部分症状として発症。原疾患として肺疾患（肺癌，特に小細胞癌など），中枢神経疾患（髄膜炎など），ADH産生腫瘍，薬剤性など。

(2) 症状
　循環血液量の増加に伴って尿量は増加するため，尿量の減少は目立たない。また，腎集合管細胞において，水チャネルであるアクアポリン-2（aquaporin-2：AQP-2）の発現が減弱するため浮腫となりにくい。

(3) 検査
・血液所見：血漿浸透圧の低下，低ナトリウム血症。ADHは必ずしも高値ではない（血漿浸透圧が低下してもADHの分泌量が減少しないことがこの症候群の本態である，ただし，ADH産生性腫瘍の場合はADHの著明な高値となる）。
・尿所見：尿量は必ずしも減少しない。尿浸透圧は比較的高く（100 mOsm/kg 以上），尿中ナトリウム排泄量は多い（20 mEq/日以上）。
※副腎不全や慢性原発性副腎皮質機能低下症（Addison病）の急性増悪（アジソンクリーゼ）は，低ナトリウム血症と尿中へのナトリウム排泄亢進を示す。

(4) 治療
　水分制限。ループ利尿薬はあまり有効ではない。高張食塩水の点滴を行う場合は，補正は緩徐に行う。異所性ADH産生腫瘍によるSIADHの場合，モザバプタン（フィズリン®：バソプレシンV2受容体拮抗薬）を使用することができる。

2）高ナトリウム血症（血清ナトリウム濃度＞145 mEq/l）[1,3]

(1) 分　類
　体内総ナトリウム量に比して水分量が少ない場合。高張性であり，循環血液量減少，正常，増加に分けられる。
①循環血液量減少高ナトリウム血症：低張液の喪失で生じる。
②循環血液量正常高ナトリウム血症：純粋な水分不足で生じる（尿崩症が典型，後述）
③循環血液量増加高ナトリウム血症：代謝性アシドーシスにおける重炭酸ナトリウム大量投与により生じる。

(2) 症　状

中等度では軽度の昏迷・傾眠傾向。高度かつ急性（>160 mEq/l）では，高熱，過換気，易刺激性，痙攣，昏睡や脳出血，くも膜下出血などの可能性がある。

(3) 診　断

体重減少，脈拍数増加，血圧低下，尿量減少，尿中ナトリウム濃度<10 mEq/l，BUN/血清クレアチニン濃度>20 など。尿量が多い場合は尿崩症を疑う。

(4) 治　療

急速な補正は，細胞外から細胞内への水移動のため脳浮腫を来す。急性の場合は，1～2 mEq/l/時以下の速度で補正。慢性の場合は，0.5 mEq/l/時以下の速度で補正。最初の 24 時間で，推定水分欠乏量の 50% を投与し，次の 24-72 時間で残りを投与する[3]。

Memo

尿崩症（diabetes insipidus：DI）[3]

バソプレシンの合成または作用の障害により多尿となる。血漿浸透圧が上昇するため，口渇・多飲が起こる。

(1) 原因

①中枢性尿崩症：下垂体およびその上位中枢が障害を受け，バソプレシンの分泌が低下する。特発性，続発性，家族性尿崩症（常染色体優性遺伝）の 3 型がある。

②腎性尿崩症：腎臓が傷害を受け，バソプレシンの作用が低下。高カルシウム血症はバソプレシンの受容体結合を阻害し，腎性尿崩症を起こす。先天性と後天性がある。

(2) 症状

多飲，多尿，口渇，夜間尿，夜尿症，脱水。

(3) 検査・診断

- 尿検査：1 日尿量は 3,000 ml 以上，浸透圧低下。
- 血液検査：血漿浸透圧，血清ナトリウム値，血漿レニン値は軽度上昇。
- 高張食塩水負荷試験：5% 食塩水の 0.05 ml/kg/分の投与で，中枢性尿崩症ではバソプレシンの分泌が低下，腎性尿崩症では軽度亢進。
- デスモプレシン負荷試験：デスモプレシンを負荷し，尿量が減少すれば中枢性尿崩症，減少しなければ腎性尿崩症。
- 水制限試験（飲水制限後，3% の体重減少で終了）においても尿浸透圧は 300 mOsm/kg を超えない。
- MRI では，中枢性尿崩症では下垂体後葉の信号が低下し，前葉とほぼ同一となる。

(4) 治療

①中枢性尿崩症：デスモプレシン点鼻投与。ICU ではピトレシンを 0.002 単位/時程度から投与。

②腎性尿崩症：水補給や原因疾患の治療で対処するが，糸球体濾過量（GFR）減少，近位尿細管での水・電解質の再吸収促進作用の観点からサイアザイドを投与することもある。

- バソプレシン受容体：心筋，血管平滑筋，大腸平滑筋にある V1a 受容体，下垂体前葉にある V1b 受容体，腎集合管にある V2 受容体が知られている。V1a 受容体には血中濃度 10-200 pg/ml で作用し，血圧上昇作用，腸管蠕動運動促進作用を生じ，心肺蘇生時（40 単位

静注），敗血症性ショック時のバソプレシン投与時（0.03単位/分）に作用する。V1b受容体は下垂体前葉にありCRHによるACTH分泌を増強する。V2受容体はバソプレシンの生理的濃度（1-7 pg/ml）で作用し抗利尿作用を示す[5]。

4. カリウムの異常（基準値；3.5-5.0 mEq/l）[1,3]

体内総カリウムの98％は細胞内に分布。カリウム濃度は，細胞内液は150 mEq/lであるが，細胞外液は4 mEq/lと低い。この濃度差は細胞膜Na-K-ATPaseポンプにより形成される。細胞内のカリウムは細胞機能維持に必須であり，濃度の異常は心臓，筋肉，神経など興奮性の細胞活動に大きな影響を及ぼす。

1）低カリウム血症（血清カリウム濃度＜3.5 mEq/l）[1,3]

(1) 原　因
①摂取低下
　長期間の飢餓やコントロール不良のDMでは低カリウム血症が起こりうる。
②細胞内への移動
　アルカローシス，インスリン，低カリウム血症性周期性四肢麻痺，低体温など。
　低栄養状態に高カロリー輸液を行うとインスリンが分泌されカリウムが細胞内へシフトする（refeeding症候群）[1]。
③排泄促進
　・腎外性喪失（下痢，嘔吐，チューブドレナージ，イレウス）
　・腎性喪失
　・透析時

(2) 症　状
　悪心，嘔吐，脱力，便秘，麻痺，麻痺性イレウス，横紋筋融解，呼吸筋力低下，種々の不整脈（重篤な場合は，心停止）。心電図変化：ST低下，T波平低化・陰性化，U波の増高。

(3) 治　療
　原因除去。重症では，カリウムを10-20 mEq/時の速度で静脈内投与。カリウムとして，1 mol塩化カリウムでは1 mEq/ml，1 molのアスパラギン酸カリウムでは1 mEq/ml，0.5 molのリン酸二カリウムでも1 mEq/mlを含有する。カリウムを10 mEq/時以上の速度で投与する時は，モニター心電図を装着し，中心静脈カテーテルよりの投与が望ましい。

2）高カリウム血症（血清カリウム濃度＞5 mEq/l）[1,3]

(1) 原　因
①過剰摂取
②細胞外への移動
　代謝性アシドーシス，ジゴキシン過量投与，筋損傷（外傷，横紋筋融解症）など。
③排泄障害
　急性腎不全，カリウム保持性利尿薬，アンジオテンシン変換酵素阻害薬，非ステロイド性抗炎症薬などの薬剤，低アルドステロン症など。

(2) 症　状
　不整脈，脱力，四肢のしびれ，弛緩性麻痺，深部腱反射減弱。血清カリウム濃度＞6.5 mEq/lでは，心静止の危険。心電図変化：テント状T波，PR間隔の延長，P波消失，結節性・心室性不整脈，QRS幅の拡大，正弦波波形，心室細動，心静止。

(3) 治　療

血清カリウム濃度を上昇させる薬剤の中止。グルコン酸カルシウム，レギュラーインスリン＋ブドウ糖（GI療法），重炭酸ナトリウムの投与。血液透析は，カリウムを除去し血清カリウム濃度を正常化するのにもっとも有効。

5. カルシウムの異常（基準値：血清総カルシウム；8.8-10.4 mg/dl or 2.20-2.60 mmol/*l*，イオン化カルシウム；4.6-5.2 mg/dl or 1.15-1.3 mmol/*l* or 2.3-2.6 mEq/*l*）[1,3]

体内カルシウムのおよそ99％は主としてヒドロキシアパタイトの形で骨に存在。イオン化カルシウムは細胞内のセカンド・メッセンジャーとして，骨格筋の収縮，心筋および平滑筋の興奮−収縮連関，ならびに蛋白キナーゼおよび酵素のリン酸化の賦活に関与。イオン化カルシウムが，生物学的活性を有するので，ICU患者では血清イオン化カルシウム濃度を直接測定する（正常値：1.15-1.30 mmol/*l*）。

血清カルシウムの約40％は蛋白と結合するため血清イオン化カルシウムが測定できない場合は補正カルシウムで代用する。

補正Ca値（mg/dl）＝実測Ca値（mg/dl）＋（4−血清アルブミン値（g/dl））

アルカローシスでは，カルシウムがアルブミンと結合し，イオン化カルシウム濃度が減少する[3]。

1）低カルシウム血症（血清総カルシウム濃度＜8.8 mg/dl あるいはイオン化カルシウム濃度＜1.15 mmol/*l*）[1,3]

(1) 原　因

周術期・集中治療での低カルシウム血症は，大量輸液による血漿希釈が重要な原因。輸血や透析の抗凝固薬にクエン酸が含まれていると，低カルシウム血症が起こる可能性。敗血症[6,7]。イオン化カルシウムの低値が真の低カルシウム血症。血清カルシウム濃度＜7.5 mg/dl あるいはイオン化カルシウム濃度＜0.9 mmol/*l* は重症。

(2) 症　状

重症ではテタニー，痙攣。軽症～中等症では，神経筋（クヴォステク徴候，トルソー徴候），中枢神経（錯乱，意識混濁，幻覚），心電図では徐脈，心室性不整脈，QT延長。

(3) 治　療

重症では，血清カルシウム濃度を測定しながら，補正用カルシウム製剤を持続静注。カルシウムとして2％塩化カルシウムでは0.36 mEq/ml，8.5％グルコン酸カルシウムでは0.39 mEq/ml を含有する。

2）高カルシウム血症（血清総カルシウム濃度＞10.4 mg/dl，あるいはイオン化カルシウム濃度＞1.3 mmol/*l*）[1,3]

(1) 原　因

悪性腫瘍（乳癌，肺癌，多発性骨髄腫など，腫瘍細胞からの副甲状腺ホルモン関連ペプチドの不適切な分泌）。原発性副甲状腺機能亢進症。

(2) 症　状

重症では，食欲不振，悪心・嘔吐，全身倦怠，筋力低下，幻覚・錯乱，徐脈・不整脈・QT短縮をきたし，急性腎不全，昏睡から死に至る危険性がある（高カルシウムクリーゼ）。血清カルシウム濃度＞13 mg/dl は重症。

(3) 治　療

　脱水合併例では，生理食塩水 200-500 ml/時を迅速かつ十分に投与（1-2 l）。カルシトニン 40 単位を筋注，または点滴静注（1 日 2-4 回）。悪性腫瘍による高カルシウム血症では，ビスホスホネート製剤（ゾメタ®）4 mg/100 ml を 15 分以上かけて点滴静注。ビスホスホネート製剤は骨吸収を阻害し血清カルシウム値を低下させる。生命に危険がある重症高カルシウム血症や腎障害患者では，血液透析[3,8]。

6. マグネシウムの異常(基準値；1.7-2.5 mg/dl or 0.70-1.05 mmol/l or 1.4-2.1 mEq/l)[1,3]

　マグネシウムは，主に骨（67％）と筋（20％）に存在し，細胞外液には体内総マグネシウムのわずか 1％程度が含まれる。1 日の腸管からの吸収量は約 100 mg で同量が腎から排泄される。マグネシウムバランスは腎臓における排泄と再吸収により厳密に調節されている。血清マグネシウムは 1 mmol/l = 2.0 mEq/l = 2.4 mg/dl である[1]。

1) 低マグネシウム血症（血清マグネシウム濃度＜1.7 mg/dl or 0.70 mmol/l or 1.4 mEq/l)[1,3]

(1) 原　因

　慢性下痢，腎からの喪失，手術，外傷，敗血症，熱傷，大量輸血，アルコール依存症，低栄養など。低マグネシウム血症は，難治性の低カリウム血症，低カルシウム血症を伴うことがある。血清マグネシウム濃度＜1 mg/dl は重症である。

(2) 症　状

　筋痙攣，振戦，テタニー，脱力，せん妄。重症低マグネシウム血症では，不整脈（心室性期外収縮，心房細動，torsades de pointes など），痙攣，昏睡。低マグネシウム血症はジギタリスによる不整脈を増強。

(3) 治　療

　現在，わが国で使用できるマグネシウム製剤は，硫酸マグネシウム水和物液と硫酸マグネシウム水和物・ブドウ糖液である。前者は補正用に使用され 1 アンプル（20 ml）中に硫酸マグネシウム水和物 2.46 g（マグネシウム 20 mEq），後者は 1 アンプル（20 ml）中に硫酸マグネシウム水和物 2 g（マグネシウム 16.2 mEq）とブドウ糖 2 g を含んでいる。重症では血清マグネシウム濃度を測定しながら，マグネシウム製剤を持続静脈内投与。

2) 高マグネシウム血症（血清マグネシウム濃度＞2.5 mg/dl or 1.05 mmol/l or 2.1 mEq/l)[3]

(1) 原　因

　ほとんどが腎不全。

(2) 症　状

　中等症では，悪心，嘔吐，深部腱反射消失，低血圧，徐脈，心電図変化（PR 間隔の延長，QRS 幅の拡大）。重症では，呼吸麻痺，難治性低血圧，房室ブロック，心停止。血清マグネシウム濃度が 12.5-32 mg/dl は重症である。

(3) 治　療

　マグネシウム投与の中止。輸液による血液希釈を行い，フロセミド 40-80 mg 静注。重症あるいは症状があれば，グルコン酸カルシウム 1-3 g または塩化カルシウム 500-1,000 mg を 5-10 分で静脈内投与。重症例あるいは腎不全を合併していれば，血液透析。

7. リン酸の異常（基準値；2.5-4.5 mg/dl）[3]

リン酸は，80％はヒドロキシアパタイトの形で骨に存在し，その他はATPなど主要な代謝産物の構成部分として細胞内にあり，細胞外液中には0.1％存在するに過ぎない。血清中には，脂質，蛋白などに含まれる有機リン酸と，主に第一，第二リン酸の形で存在する無機リン酸とが存在し，血清で測定されるものは，無機リン酸濃度である。リン酸は蛋白質に多く含まれ約60-70％が腸管から体内に吸収される。体内のリン酸バランスを保つため，腎からほぼ同量が排泄される[1,3]。

1）低リン酸血症（血清リン酸濃度＜2.5 mg/dl）[3]

（1）原因

低栄養，体内リン酸貯蔵不足，急性呼吸性アルカローシス，糖尿病性ケトアシドーシス，利尿薬，アルコール中毒，嘔吐など。透析時の低リン酸血症に注意する。長期低栄養患者に急速に栄養を投与すると，リン酸の細胞内移行から再栄養症候群（refeeding 症候群）を生じる。

> **Memo**
>
> ### Refeeding症候群[9,10]
>
> 飢餓状態で体内のATPが枯渇しているところにブドウ糖を急に投与すると，リン酸化代謝物の需要が急激に増大し，低リン酸血症から，さらなるATP，2,3-DPGの欠乏状態となる。また糖負荷によりインスリン分泌が刺激され，カリウムやマグネシウムも細胞内に取り込まれて低カリウム血症，低マグネシウム血症となる。死亡率は70％と高いが，頻回のモニタリングによりハイリスク群における発症を防げる可能がある。

（2）症状

細胞内でのリン酸合成が阻害される。特に2,3-DPG産生およびATPレベルが低下し，組織低酸素症を引き起こす。横隔膜・心筋・神経障害，急性呼吸不全，腸閉塞，麻痺，知覚異常，錯乱を生じる。血清リン酸濃度＜1 mg/dlは重症であり，突然死を起こす危険性がある[9]。

血清無機リン酸，尿中無機リン酸，血清カルシウム濃度，血清マグネシウム濃度などを測定する。

（3）治療

リン酸静注。リン酸ナトリウム補正液（0.5 mmol/ml）はナトリウム 15 mEq/20 ml，リン酸 10 mmol/20 ml を含有する。補正用 0.5 mol リン酸二カリウム液はカリウム 20 mEq/20 ml，リン酸 20 mEq/20 ml 含有する。リン酸二カリウムは，リン酸とともにカリウムを含むので，投与時に注意が必要である。臨床症状が消失するまで，あるいは少なくとも血清リン酸濃度＞2 mg/dl に達するまで，リン酸投与を繰り返す。

2）高リン酸血症（血清P濃度＞4.5 mg/dl）[1,3]

（1）原因

腎不全，リン酸過剰投与，アシドーシス，溶血，横紋筋融解症，副甲状腺機能低下症，ビタミンD中毒症。

（2）症状

血管の異所性石灰化などを介して死亡リスク増加，心血管障害などをもたらす。

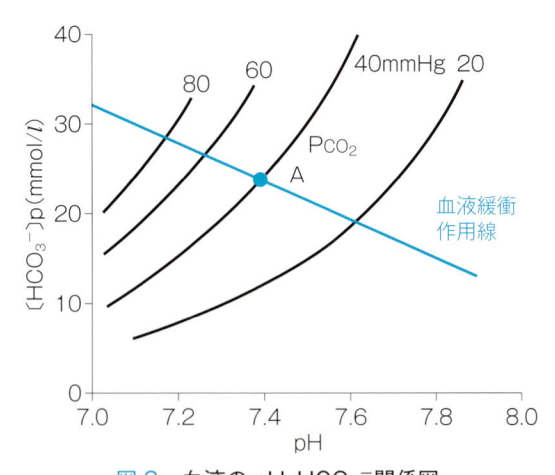

図2 血液の pH-HCO₃⁻ 関係図
（大地陸男．生理学テキスト第4版．東京：文光堂；2003．p.463 より引用）

(3) 治　療

低リン酸輸液，低リン酸食。腎不全の場合は透析。経口アルミニウム製剤（アルミゲル®，アルサルミン®，マーロックス®など），経口炭酸カルシウム，経口酢酸カルシウム。カルシウム非含有リン酸吸着剤（ペリシット®，ホスレノール®，レナジェル®など）

b. 周術期・集中治療における酸塩基平衡異常

　炭水化物・脂肪の代謝により1日 15,000〜20,000 mmol の二酸化炭素と水が産生され，換気が正常なら二酸化炭素は呼気中に排泄される（揮発性酸）。蛋白の構成アミノ酸は最終代謝産物として水素イオン（H^+）を産生し腎から排泄される（不揮発性酸）。二酸化炭素と H^+ の間には $CO_2 + H_2O \Leftrightarrow H^+ + HCO_3^-$ の関係がある。血液中水素イオン濃度［H^+］が正常範囲より逸脱した病態が酸塩基平衡障害である。［H^+］は 40nEq/l 前後と低濃度であるため，通常 pH（$-\log$［H^+］）で表す。周術期や ICU 入室患者では酸塩基平衡障害を来す場合が多い[1]。

　酸塩基平衡障害の評価には，physiological approach (base excess approach) と physiochemical approach (stewart approach) がある[11]。

1. 基本的概念

1) Physiological approach (base excess approach)

　重炭酸イオン（HCO_3^-）の緩衝作用が酸塩基平衡の安定に重要な役割を果たすとの前提で，代謝性因子の代表である HCO_3^- と呼吸性因子の二酸化炭素分圧との関係で酸塩基平衡を判断する方法である。この理解には，pH-重炭酸ダイアグラムが適している（図2）[12]。右上から左下に斜めに引かれる P_{CO_2} 等圧線が，一定 P_{CO_2} での pH と［HCO_3^-］の関係を示す。この P_{CO_2} 等圧線は，Henderson-Hasselbaich の式

$$pH = 6.10 + \log \frac{[HCO_3^-]_p}{0.0301\, P_{CO_2}}$$

をグラフにしたものである。

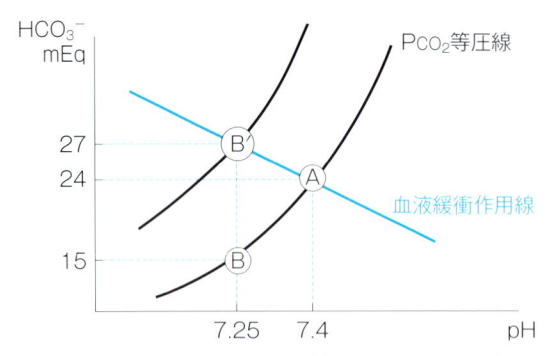

図3 血液のpH-HCO₃⁻関係図によるBEの説明

Ⓑ点をⒶ点にもっていくにはHCO₃⁻の9 mEqでは足りず12 mEqを加えてⒷ'点にもっていかなければならない。それから過換気にしてⒷ'点からⒶ点にもっていくことになる。このⒷ→Ⓑ'点の距離をBEという（この場合代謝性アシドーシスなのでマイナスの値となる）。この理由は、血液での緩衝作用により

$$H^+ + HCO_3^- \rightleftharpoons H_2CO_3 \rightleftharpoons H_2O + CO_2$$

からHCO₃⁻を加えるとCO₂が産生されることによる。すなわちBEとは血液緩衝作用点同士の垂直距離（代謝性アシドーシスならマイナス）のことである。

一方、左上から右下に引かれた直線は血液緩衝作用線で炭酸・重炭酸緩衝系、リン酸緩衝系、血漿蛋白緩衝系、ヘモグロビン緩衝系を合わせた血液緩衝系の作用線である。この傾きを緩衝価といい、−21.6 mM/l/pH である[13]。

2）Base excess（BE）の意味

代謝性酸塩基平衡障害評価のため、HCO₃⁻と不揮発性弱酸塩（A-）の総和 buffer base（BB）および base excess（BE）による量的評価法が行われている。BEとは、$Paco_2$ = 40 mmHgでpHを7.4に戻すために生体外で血中に加えるべき酸または塩基の量とされているが、pH-重炭酸ダイアグラムで示すとその意味は明確となる。例えば図3において、pH 7.25 [HCO₃⁻] 15 mEqの代謝性アシドーシス（B点）があった場合、正常値（A点）に戻すときに[HCO₃⁻]をどれだけ投与するかという時の指標になる。ここでは[HCO₃⁻]の絶対値の差である9 mEqでなく12 mEqが必要であることがBEの概念を用いてpH-重炭酸ダイアグラムで示すことができる。図3の説明も参照されたい[13]。

3）Physiochemical approach（stewart approach）[11,14〜16]

Stewartは、①全陽イオン電荷と陰イオン電荷の総和は等しい、②体内物質量は原則一定である、③水素イオンはH₂Oの電離により生成されるとの前提の下、HCO₃⁻およびH⁺濃度は他因子の従属因子として、以下の独立因子により決定されると提唱した。

①強陽イオンと強陰イオンの差（strong ion difference；SID）
②不揮発性弱酸の総和（total weak acid；A_{TOT} = HA + A-）
③$Paco_2$

SIDが低下すれば、H₂OからのH⁺の電離を促してpHは低下し、SIDが増加すれば、H⁺の電離を抑えてpHは上昇する。強イオンの効果としてのSIDは測定可能な強イオンから計算されたapparent SID（SID_{app}）と称し、SID_{app} = ([Na⁺] + [K⁺] + [Mg²⁺] + [Ca²⁺]) − ([Cl⁻] + [lactate])となり、主にHCO₃⁻、アルブミン、リン酸からなる（図4）。正常値は約40 mEq/l である。現在ICUでも測定可能な乳酸は強陰イオンに含まれる。SID_{app} の低下はアシドーシスを意味し、

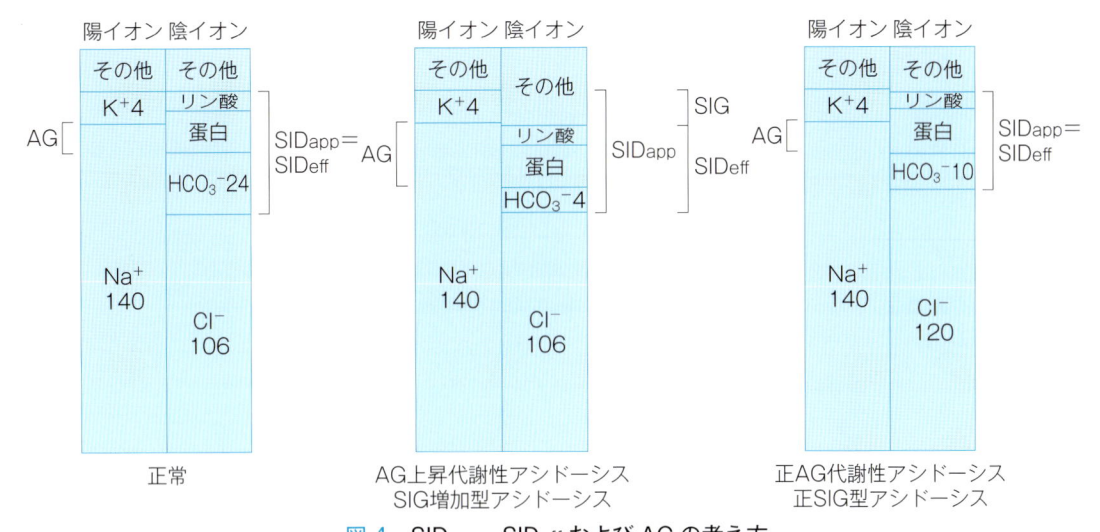

図4 SIDapp, SIDeff および AG の考え方
(宮内隆政, 藤谷茂樹. Stewart approac. Intensivist 2015；7：470-6 より引用)

SIDapp の増加はアルカローシスを意味する。
- SID 低下型の代謝性アシドーシス（下線は一般的に測定できないイオン）
  生食などのクロール含有量の多い製剤の過量投与
  乳酸アシドーシス（L-lactate と D-lactate：短腸症候群）
  ケトアシドーシス（アセト酢酸, β-ヒドロキシ酪酸）
  薬物/薬物中毒（サリチル酸など）

A_TOT は弱酸の総和であり，主にアルブミンとリン酸からなる。A_TOT 増加により pH は低下し，A_TOT 低下により pH は増加する。弱酸の効果としての SIDeff は $2.46 \times 10^{-8} \times P_{CO_2}(mmHg)/(10^{-pH}) + 10 \times \{albumin\} \times (0.123 \times pH - 0.631) + \{PO_4^-(mmol/l)\} \times (0.309 \times pH - 0.469)$ と書ける。SIDeff は陰性荷電の総和であり，主に HCO_3^-，アルブミン，リン酸からなる。正常の場合，SIDapp = SIDeff となる（図4）。SIDeff の増加はアシドーシスを意味し，SIDeff の低下はアルカローシスを意味する。

- 弱酸増加型の代謝性アシドーシス
  高アルブミン血症（ICU ではむしろ低アルブミン血症によるアルカローシスが多い）
  高リン酸血症

SIDapp-SIDeff を SIG (strong ion gap) とする。上記3つ以外の陰イオンの増加がない正常な状態では SIG は0となる（SIDapp = SIDeff）。ケトン体，乳酸，メタノール，エチレングリコール，サリチル酸のような陰イオンが増加すると SIG は増加する（図4）。今まで直接測定が難しかった undetermined anions について SIG として正確にとらえることができる。SIG がプラスとなった場合，内因性（ケトン体など）または外因性の酸や酸前駆物質（メタノール，エチレングリコール，サリチルサンなど）の増加を考える。

Pa_{CO_2} は Henderson-Hasselbalch 式と同じで，Pa_{CO_2} が上昇すれば pH 低下，低下すれば pH は上昇。

4）アニオンギャップ（anion gap：AG）[15]

Na^+ + 未測定陽イオン（unmeasured cation：UC）= Cl^- + HCO_3^- + 未測定陰イオン（unmeasured anion：UA）からアニオンギャップ，$Na^+ - (Cl^- + HCO_3^-) = UA - UC$ を求める。主な未

測定陰イオンは，PO_4^{3-}，SO_4^-，種々の陰電荷蛋白，およびいくつかの有機酸で，20～24 mEq/l を占める。主な未測定細胞外陽イオンは K^+，Ca^{++}，Mg^{++} で，約 11 mEq/l を占める。したがって，アニオンギャップは，おおよそ 23－11＝12 mEq/l である。有機酸の蓄積や H^+ 排泄障害を惹起する腎機能障害で AG 高値となり，下痢などによる HCO_3^- 喪失で代償性に Cl^- が増加し AG は正常となる。健常状態で測定不可の陰イオンは主にアルブミンと燐酸塩で，ICU 入室患者は低値なことが多く，AG は低値傾向となる。このため，corrected AG（AGc）が考案された。AGc＝（[Na^+＋K^+]－[Cl^-＋HCO_3^-]）－（2 [albumin（g/dl）]＋0.5 [phosphate（mg/dl）]）。AGc の正常値は 0 である。

2. 代謝性アシドーシス[11,14-16]

1）病　態

(1) 乳酸アシドーシス

通常，pH＜7.35，乳酸値＞5 mmol/l を乳酸アシドーシスとしている。乳酸産生は組織低酸素で増加するが，他に，エンドトキシン血症，ビタミン B_1 欠乏症，エタノールやエチレングリコール中毒，薬剤性などで上昇する。エンドトキシンは，ミトコンドリアのピルビン酸脱水素酵素を抑制するため組織での酸素利用障害を起こす。ビタミン B_1 はピルビン酸脱水素酵素の補因子であり，欠乏すると乳酸アシドーシスを来す。

治療は原疾患治療。モニタリングとして乳酸値または乳酸値クリアランスは有用。

(2) ケトアシドーシス

飢餓状態では脂肪組織から遊離脂肪酸が放出され，肝臓でアセト酢酸（AcAc）と β ヒドロキシ酪酸（βOHB）に代謝される。これら 2 つのケトン体は，心臓や中枢神経系でエネルギー源となる一方，蓄積するとアシドーシスを惹起する。血中 AcAc と βOHB の割合は，AcAc＋NADH⇔βOHB＋NAD の平衡式の傾きにより決定されるが，ケトアシドーシスで上昇するのは βOHB である。ニトロプルシッド法による尿ケトン定性検査は，βOHB に反応しないので陰性でもケトアシドーシスを否定できない。

①糖尿病性ケトアシドーシス

Ⅰ型糖尿病患者に多く，感染などを契機に伴う細胞糖利用能低下が原因。極度な脱水を呈し，血清カリウム濃度は正常から高値であるが，体内総カリウム量は不足。治療は輸液負荷，インスリン投与，カリウム補正。インスリン投与は十分な輸液療法のうえで行う。重度アシドーシス（pH＜7.1 かつ重篤な合併症がある場合）に対する重炭酸投与は，肝臓でのケト酸産生を促し，有効性が否定されている。

②アルコール性ケトアシドーシス[17]

慢性アルコール依存患者が腹痛，嘔吐などで飲酒ができなくなった状態で搬送されることが多い。消化器症状はケトアシドーシスであること以外に急性膵炎や消化管出血のこともある。脱水と飢餓状態によるケトン体増加で，血糖値が高い場合，糖尿病性ケトアシドーシスとの鑑別が難しい。AG は開大する。治療は糖を含む輸液投与と電解質補正，ビタミン B_1 投与である。

(3) 中毒性および薬剤性アシドーシス

中毒性物質や薬剤による代謝性アシドーシス。薬剤性の場合，薬剤の中止あるいは血液透析。血清浸透圧ギャップ（osmolar gap）高値（20 mOsmol/l 以上）が診断に有用。

　　　　Osmolar gap＝calculated osmolality－measured osmolality
　　　　Calculated osmolality（Osmol/l）＝2 [Na（mEq/l）＋K（mEq/l）]＋BUN（mg/dl）/2.8＋Glucose（mg/dl）/18

①エチレングリコール

　自動車の不凍液，保冷剤などに含まれる。経口摂取すると，アルコール脱水素酵素によりグリコール酸やシュウ酸に代謝されアシドーシスを引き起こす。シュウ酸は，カルシウムと反応して急性腎傷害を引き起こす。治療はフォメピゾールやエタノール投与によるアルコール脱水素酵素の阻害で，血液透析が必要な場合もある。

②メタノール

　保冷剤，燃料，密造酒などに含まれる。消化管より吸収され，アルコール脱水素酵素によりホルムアルデヒドに代謝され，蟻酸となる。失明や痙攣，昏睡に至ることもある。治療はエチレングリコールと同様。

(4) 尿細管性アシドーシス

　十分な糸球体濾過量にもかかわらず酸を排泄できない状態。急性尿細管壊死に合併する。AGは上昇しない。以下の4タイプがある。

　TypeⅠ：集合管障害。治療は重炭酸投与。
　TypeⅡ：近位尿細管 HCO_3^- 再吸収障害。重炭酸投与は無効。
　TypeⅢ：ⅠとⅡの混合型
　TypeⅣ：ミネラルコルチコイド欠乏により，高カリウム，アンモニア排泄障害。

　治療は高カリウム血症補正と必要に応じた重炭酸投与。

(5) その他の原因

　Cl^- 濃度の高い輸液負荷，SID が低い完全静脈栄養，腎機能障害，脂質代謝異常，横紋筋融解症など。

2) 診断と治療[11,14〜16)]

　診断アプローチを図5に示す。

　原因が不明であっても，診断を進めながら対症療法を開始する。原因がわかれば根治治療。一般にアルカリ療法が推奨されない理由には①乳酸産生を促す可能性，②生成される二酸化炭素の細胞内移行により，細胞内pHが低下する可能性，③高ナトリウム血症の危険性などがある。しかし，pH＜7.1 かつ代謝性アシドーシスによる重篤な合併症を呈する場合はアルカリ療法を考慮する。過剰な炭酸水素ナトリウム投与は，治療後のアルカローシス，心不全，高ナトリウム血症を惹起することがある。RRT は不揮発酸を除去し高リン酸血症，高塩素血症を補正することで代謝性アシドーシスを改善する。

> **Memo**
>
> ### アシドーシスは生体に善か？　悪か？
>
> 　重度アシドーシスは，生体蛋白機能に悪影響を及ぼす。一方，アシドーシスは，酸素ヘモグロビン解離曲線を右方シフトさせ末梢組織への酸素供給量を増加し，脳血流や冠血流量を増加させる。この保護効果は生体を有害刺激から護る代償性反応とも解釈できる[16)]。

3. 代謝性アルカローシス[1,18)]

　pH 7.6 を超える代謝性アルカローシスは，中枢神経系では脳血流低下と随伴する低カルシウム血症により，頭痛，テタニー，痙攣，譫妄，昏睡が生じうる。心血管系においては，冠血流量を減らし，狭心症や上室性および心室性不整脈に対する閾値を低下させる。呼吸器系では低換気を

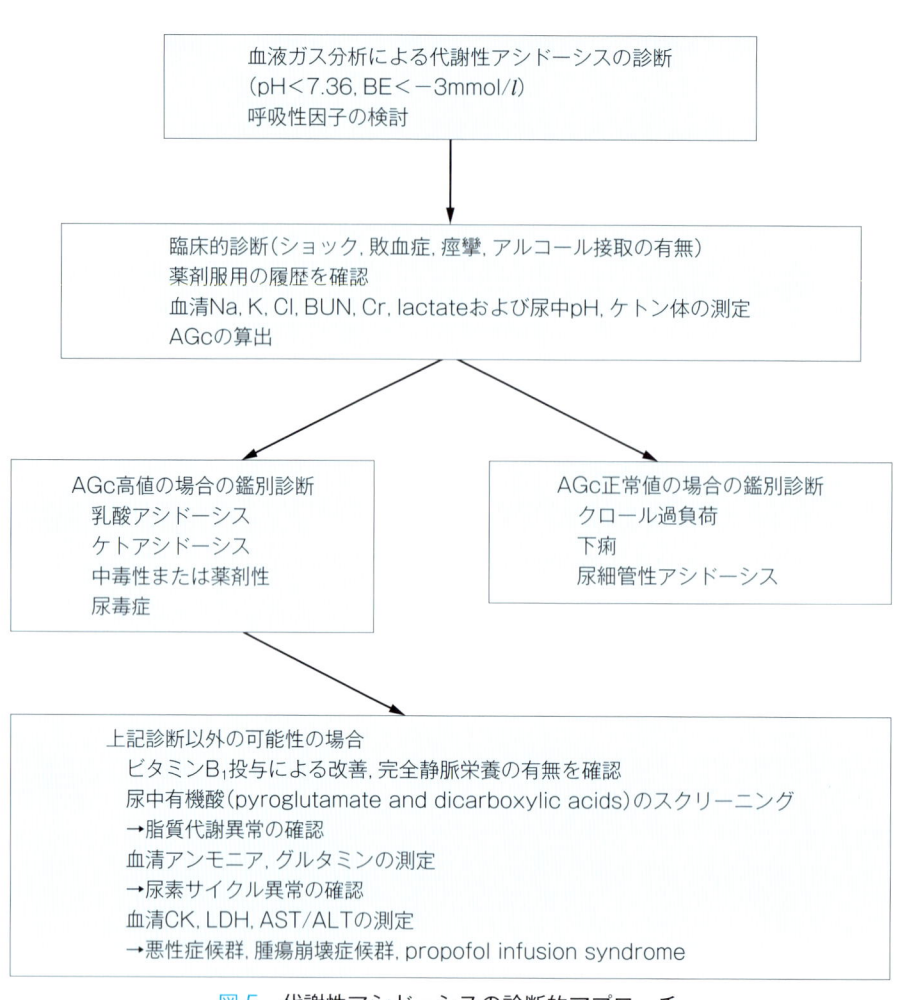

```
血液ガス分析による代謝性アシドーシスの診断
(pH<7.36, BE<-3mmol/l)
呼吸性因子の検討
                ↓
臨床的診断(ショック,敗血症,痙攣,アルコール接取の有無)
薬剤服用の履歴を確認
血清Na, K, Cl, BUN, Cr, lactateおよび尿中pH,ケトン体の測定
AGcの算出
         ↙                              ↘
AGc高値の場合の鑑別診断           AGc正常値の場合の鑑別診断
  乳酸アシドーシス                   クロール過負荷
  ケトアシドーシス                   下痢
  中毒性または薬剤性                 尿細管性アシドーシス
  尿毒症
                ↓
上記診断以外の可能性の場合
  ビタミンB₁投与による改善,完全静脈栄養の有無を確認
  尿中有機酸(pyroglutamate and dicarboxylic acids)のスクリーニング
  →脂質代謝異常の確認
  血清アンモニア,グルタミンの測定
  →尿素サイクル異常の確認
  血清CK, LDH, AST/ALTの測定
  →悪性症候群,腫瘍崩壊症候群,propofol infusion syndrome
```

図5 代謝性アシドーシスの診断的アプローチ

(森崎 浩,鈴木武志.基礎.日本集中治療医学会編.集中治療医学会専門医テキスト第2版.東京:総合医学社;2015. p921-31 より引用改変)

促す。急性の場合,酸素ヘモグロビン解離曲線の左方シフトから組織酸素供給が減少する。

1) 病態

酸(プロトン:H^+)の喪失ないしはアルカリ(重炭酸イオン:HCO_3^-)の増加のいずれかが原因。HCO_3^-の増加には,①脱水,②クロール欠乏,③低カリウム血症,④腎機能低下がある。HCO_3^-増加のメカニズムには近位尿細管での再吸収増加,集合管でのHCO_3^-分泌低下,GFR減少によるHCO_3^-排泄低下がある(表2)。

2) 診断

まず,腎機能低下がないかどうかをみる。腎機能低下がない場合,循環血液量が足りているかどうかをみる。循環血液量が低下している場合,尿中クロールが20 mEq/l以上なら腎からの喪失(利尿薬使用など),20 mEq/l以下なら消化管からの喪失(嘔吐,胃液ドレナージなど)を考慮。

3) 治療[16]

原疾患を治療する。

対症療法としては,①カリウム補正,②塩素欠乏と循環血液量減少があった場合,Cl^-補充を

表2　代謝性アルカローシスの病態生理

原因	メカニズム	病態
酸（H⁺）の喪失	消化管からの喪失	嘔吐，胃液ドレナージ
	腎からの喪失	利尿薬投与，アルドステロン症
	細胞内へのシフト	低カリウム血症
アルカリ（HCO₃⁻）の増加	外因性	重炭酸ナトリウム投与，輸血（クエン酸塩）
	内因性	脱水や呼吸性アシドーシスの急速な改善

（安田　隆編．レジデントのための腎臓病診療マニュアル第2版．東京：医学書院；2012．p.83-157から引用）

生理食塩水で行う．Cl^-欠乏量と必要な生理食塩水の量は，以下の式で計算できる．

　　Cl^-欠乏量（mEq）＝0.2×体重（kg）×（100－現在の[Cl^-]）
　　生理食塩水量（l）＝Cl^-欠乏量/154

　低マグネシウム血症はカリウム排泄を促すため，合併する場合は同時に補正．③重篤なアルカローシス（pH＞7.55 かつ HCO_3^- ＞40 mmol/l）では，0.1 N の塩酸溶液投与による補正を考慮し，目標HCO_3^-濃度は 40 mmol/l とする．投与は中心静脈カテーテルより行い，速度は0.2 mEq/kg/hr 以下で行う．H^+欠乏量は以下となる．

　　H^+欠乏量（mEq）＝0.5×体重（kg）×（実際の[HCO_3^-]－目標の[HCO_3^-]）

④スピロノラクトン投与，⑤アセタゾラミド投与などを行う．

4. 呼吸性アシドーシス

　原因には上気道閉塞（狭窄），肺炎，中枢神経疾患，神経筋疾患，薬剤性，慢性閉塞性肺疾患（chronic obstructive lung disease：COPD）など．COPD患者では，感染や麻薬使用，必要以上の酸素投与により$Paco_2$値が上昇する．COPD急性増悪には非侵襲的陽圧換気が有用である一方，急速な$Paco_2$低下は代謝性アルカローシスとなることがある．

5. 呼吸性アルカローシス

　原因には低酸素血症，中枢神経疾患，肝機能障害，敗血症，過換気症候群などがある．原疾患の改善が重要である．重度の過換気症候群には，抗不安薬が必要なこともある．

c. 周術期・集中治療における出血

　この項は，日本外傷学会の編集する『外傷初期診療ガイドライン改訂第4版』および『外傷専門診療ガイドライン』を下敷きとして，筆者の見解を加えたうえで改めて再構成して記述している．

1. 基本的概念
1）出血性ショック[19]

　出血性ショックでは前負荷低下による心室充満不全により主要臓器への有効な血流が低下する．出血性ショックの身体所見と臨床症状は，循環血液減少とそれに伴う交感神経緊張である．すなわち，心拍数の増加，脈圧狭小化，収縮期圧の低下，皮膚蒼白・冷汗（カテコラミンが汗腺を刺激するため），意識不安・不隠・攻撃的な態度，進行すると無反応や昏睡となる．出血量が循環血液量の30％以下であれば，脈拍数が増加するが血圧は必ずしも低下しない（図6）．血圧の低下は代償機転の破綻を意味する．おおよそ頸動脈，大腿動脈，橈骨動脈は収縮期血圧 60 mmHg，70 mmHg，80 mmHg 以下となると触知しなくなる．末梢循環不全の判断にCRT（capil-

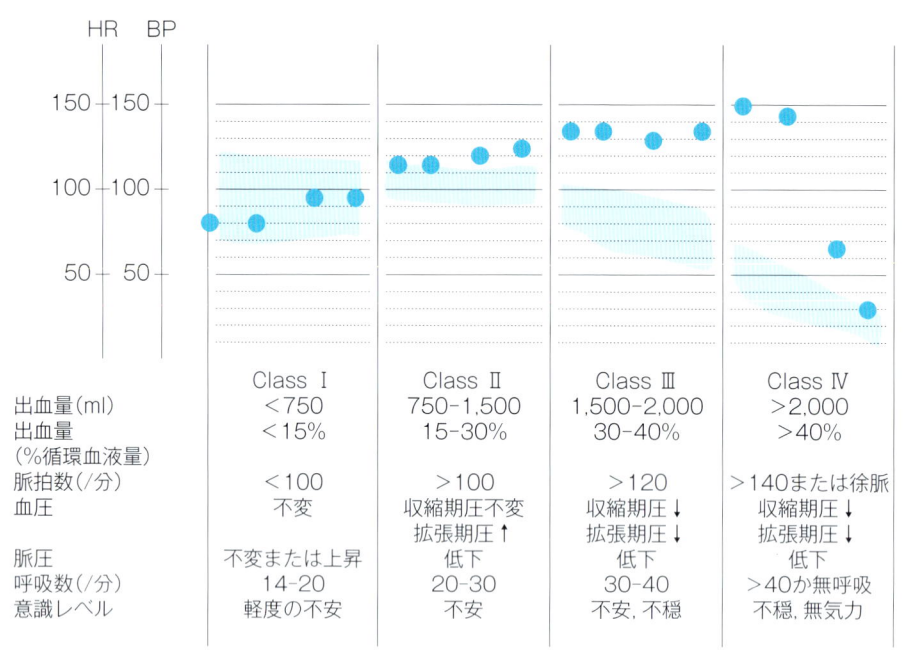

	Class I	Class II	Class III	Class IV
出血量(ml)	<750	750-1,500	1,500-2,000	>2,000
出血量(％循環血液量)	<15%	15-30%	30-40%	>40%
脈拍数(/分)	<100	>100	>120	>140または徐脈
血圧	不変	収縮期圧不変 拡張期圧↑	収縮期圧↓ 拡張期圧↓	収縮期圧↓ 拡張期圧↓
脈圧	不変または上昇	低下	低下	低下
呼吸数(/分)	14-20	20-30	30-40	>40か無呼吸
意識レベル	軽度の不安	不安	不安, 不穏	不穏, 無気力

図6 出血量からみた脈拍，血圧，意識レベルとショックの重症度
体重70 kgを想定。
（日本外傷学会・日本救急医学会，日本外科学会外傷研修コース開発委員会編．外傷初期治療ガイドライン．第4版．東京：p.49 より引用）

lary refill time）を用いる方法もある。CRTとは爪床または小指球を5秒ほど白くなるまで圧迫し，圧迫を解除したのちふたたび赤みを帯びるまでの時間のことで，2秒以上かかると異常である。

2) Fluid resuscitation

出血性ショックと判断すれば，(1) 出血の止血，(2) 静脈路の確保と初期輸液療法，(3) 出血性ショックの原因検索を行う。この (2) の部分をfluid resuscitationという。できるだけ早く，少なくとも2本（18 G以上，できれば14-16 G）の静脈路を確保する。術後はすでに静脈路が確保されていることが多いが，必要ならさらに太い径の静脈路を確保する。順序として末梢（上肢＞下肢）を優先し中心静脈路は第一選択ではないが，末梢静脈の穿刺が困難ならばその限りではない。小児の場合は，第二選択として骨髄路が推奨される。Fluid resuscitationの目的は，①循環血液減少に対する直接的な治療，②急速輸液によるresponderかnon-responderかを判断して緊急止血術やIVR適応などを決めること，の2点である[19]。

方法は，14-18 Gカニューレから全開でボーラス投与して反応を見る。通常は2 lを15-20分で投与する。出血性ショックの重症度を判断するための総輸液量は成人では1-2 l，小児では20 ml/kg×3回である。Responderとnon-responderの判断は，血圧，脈拍数，皮膚，CRT，意識レベル，代謝性アシドーシス，尿量などで総合的判断する。Non-responderではおおむね循環血液量の30%以上が失われていると推定される。この場合はただちに温めた濃厚赤血球輸血を開始し，抜管してあれば再挿管を行う[19]。

3) 細胞外液補充液

生理食塩水や細胞外液補充液は血管内液，細胞外液と等張（280-295 mOsm/kg・H_2O）であるため1/4が血管内にとどまる。ブドウ糖は輸液後すぐに代謝されるので水のみを輸液したのと同

表3 HESの世代間の違い

	第1世代	第2世代				第3世代	
表記	450/0.7/4.6 670/0.7/4.6	200/0.62/9	200/0.5/6	200/0.5/6 260/0.5/6	70/0.55/4	130/0.4/9	130/0.42/6
濃度	6%	6%	6%	10%	6%	6%, 10%	6%, 10%
用量効果 (%)	100	100	100	130〜150	80〜90	100	100
持続時間 (時)	5-6	5-6	3-4	3-4	1-2	3-4	3-4
重量平均分子量	670,000	200,000	200,000	200,000	70,000	130,000	130,000
置換度	0.7	0.62	0.5	0.5	0.55	0.4	0.42
C_2/C_6比	4.6	9	6	6	4	9	6
使用量 (ml/kg)	20	33	33	20	20	50	50

わが国のHES

(宮尾秀樹. 第3世代HESとグリコカリックス. LiSA 2015；22：116-26より引用)

じとなり，細胞内，細胞外のすべてに均一に分布する．1号液から4号液は糖質が代謝されると低張（<280 mOsm/kg・H_2O）になり細胞内へ水分が移動する．アルブミンなどの膠質液はcolloidが血管壁を通過できないため，血管透過性が亢進していなければ血管内にすべてとどまる[20]．

4）膠質液

人工膠質液として現在ヒドロエキシエチルデンプン製剤（hydroxyethyl starch：HES）とデキストラン製剤がある．表3にHESの世代間の違いを示す．分子量が大きく置換度が高い製剤ほど血管内に滞留する時間が長いとされる．C_2/C_6比が高い程分解が遅く粘度が高くなる．膠質液投与での腎機能悪化に関しては分子量200の第1世代を多く用いているためとの指摘もあるが，第3世代として最近わが国に導入されたボルベン®の評価はまだ今後の課題である[20]．

5）輸液製剤の加温

成人に室温程度の輸液1 l を投与すると体温はおよそ0.25℃低下するので，輸液製剤は投与前に，保温庫で39℃に加温したものを使用する．輸液製剤の加温は体温がさらに低下しないようにするために意味があっても，これによって体温を上げることはできない[21]．

6）アルブミン

5％アルブミンは等張液であり，25％アルブミンは高張液である．理論的にはアルブミンも人工膠質液と同様，血管内容量の保持の観点から晶質液に対する優位性が期待されるが，数多くの論争を経て，現在，アルブミン液投与による死亡率低下はなく，コストなどを考慮すると使用の理由がないとのコンセンサスになっている．ただし，厚生労働省の血液製剤使用指針[22]では，出血性ショックに対するアルブミン投与に関して，晶質液が第一選択としつつも，循環血液量の50％以上の出血が疑われる場合や血清アルブミン濃度が3.0 g/dl未満の場合には等張アルブミンの使用を考慮するとの記載がある．

2．輸血の開始

循環血液量の30％以上が失われていると予測された場合は総輸液量が3 l を超えるまでに開始する．再出血や持続する出血の危険性を考え，ヘモグロビン10 g/dl以上を目標とする．止血により循環動態安定後は，ヘモグロビン7 g/dl以上あるいはヘマトクリット20-25％の維持を目標とするが，虚血性心疾患がある場合はヘモグロビン値10 g/dl以上を目標とする．

1）昇圧薬投与

出血性ショックでは交感神経系—副腎系が賦活されているためにカテコラミンはすでに動員さ

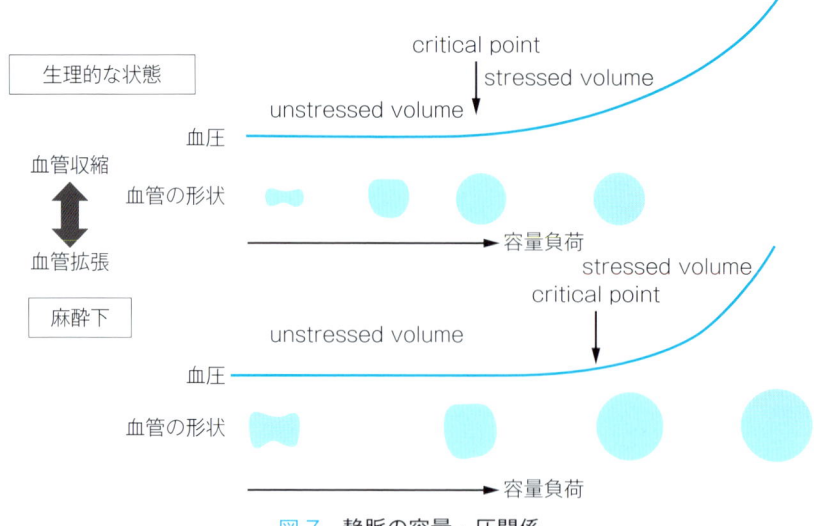

図7 静脈の容量・圧関係
(飯島毅彦. 動的循環血液量と静的循環血液量. 日臨麻学会誌 2014；34：139-44 より引用)

れ，末梢血管は収縮しており，カテコラミン投与は原則禁忌である。ただし，静脈コンプライアンスが異常に上昇した場合においては少量の血管収縮薬投与の有効性を示唆した報告[23]もある。

2）急速輸血装置

レベル1システム1000（スミスメディカルジャパン）やベルモントラピッド・インフューザー（Belmont Instrument 社，米国）などの急速輸血装置はきわめて有用である。安全が絶対条件で，加温装置と回路気泡検知装置を備えている。

3）止　血

出血性ショックでは間髪をいれず初期急速輸液を行うことが重要であるが，それ以上に止血が重要である。蘇生的開胸術，蘇生的手術，IVR，IABO挿入などが適宜組み合わされ，強力なコマンダーのもとにチーム医療を展開することが重要である。チーム医療の要として麻酔・集中治療医の役割は大きい。

4）出血時のモニタリング

中心静脈圧（central venous pressure：CVP）やスワンガンツカテーテルから得られる肺動脈楔入圧（pulmonary artery occlusion pressure：PAOP）は循環血液量の指標として長らく有用であるとされてきたが，輸液蘇生の指標としては限界がある。図7で示すように，横軸に静脈血管内容量，縦軸に静脈圧をとると，静脈容量が critical point に達するまで血管内圧はほとんど上昇しないが，静脈容量がそれ以上になると内圧が急速に上昇する。これから CVP は critical point（図7）以下では静脈容量の推定が不正確であり，また血管緊張の影響を受けることがわかる。そのため最近は，静脈容量を圧でなく直接，容量として把握する手段として下大静脈径をエコーで測定することが行われる。IVCの径は右房入口部から1-2 cm足側で測定する[20]。

一方，近年はより実践的な動的指標として，輸液反応性から輸液量を調節する方向にある。1回拍出量変化（stroke volume variation：SVV）は周期的な胸腔内圧の変動による血管の圧迫されやすさから由来する静脈還流量の変動が動脈圧に与える影響をみている。図8に示すように，例えば人工呼吸の場合，吸気時の胸腔内圧の上昇により肺静脈が圧迫されると，心拍出量，収縮期血圧，脈圧が増加する。同時に胸腔内圧の上昇により静脈還流が減少するが左室の前負荷の減少として反映されるまでには数秒を要するため，呼気相で心拍出量，収縮期血圧，脈圧が減少す

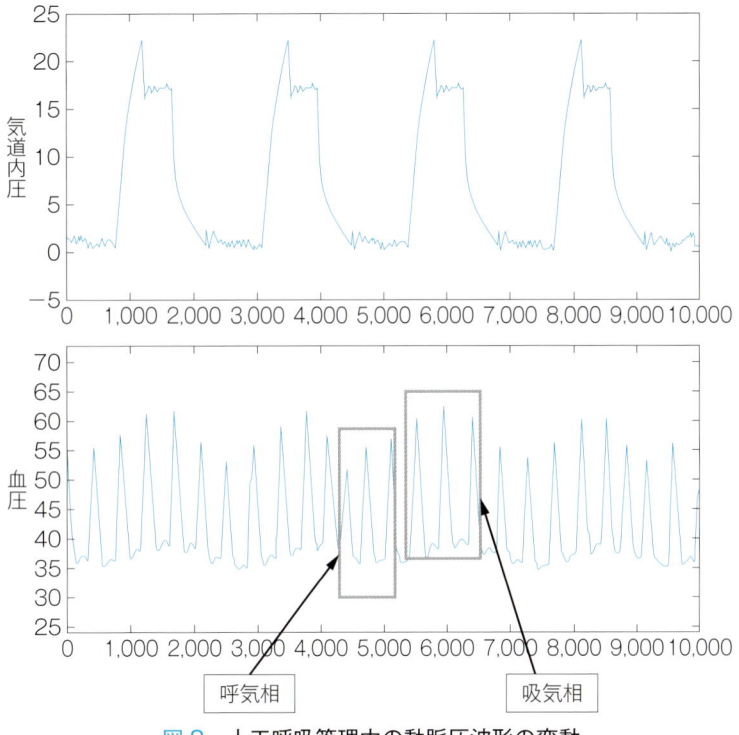

図8 人工呼吸管理中の動脈圧波形の変動
(日本外傷学会外傷専門診療ガイドライン編集委員会. 外傷専門診療ガイドライン JETEC. 東京：へるす出版：2014. p.284-93 より引用)

ることになる。これらの「静脈の圧迫されやすさ」は胸腔内容量の少ない症例では強くでることが推定される。また静脈圧迫による静脈還流量の変化を輸液負荷ととらえてスターリングカーブ上に輸液反応性を予測することもできる（図9)[24]。SVV の式は概念的には以下に示される。

$$SVV（\%）=\frac{SVmax-SVmin}{(SVmax+SVmin)/2}\times 100$$

上述したエコーによる IVC 径計測も同様に呼吸性変動を加味して輸液反応性を評価することも可能である。ただ，SVV，IVC 径とも，肺胸郭コンプライアンス，静脈コンプライアンス，腹腔内圧などに大きな影響を受けることを考慮して評価する必要がある。また，血管内容量が満たされてきた場合には SVV 値は下がって感度が減少し，逆に CVP などの静的指標の感度が上昇する。したがって，臨床的には，動的指標は輸液不足を診断するのにより適しており，静的指標は輸液過剰を診断するのにより適している。

5）Fluid challenge test

血管内容量の減少が疑われた場合に晶質液か膠質液のボーラス負荷を CVP や SVV をモニターしながら繰り返す方法で，輸液反応性をみるテストのひとつともいえる。2008 年に英国で発表された British Consensus Guidelines on Intravenous Fluid Therapy for Adult Surgical Patients (GIFTASUP) ガイドライン[25]では晶質液あるいは膠質液 200 ml の急速投与による一回拍出量の増加を評価する方法をとっている。また，以前から患者の下肢を 30-45 度挙上して心拍出量が増加するかどうかを評価する方法（passive leg raising）がある。

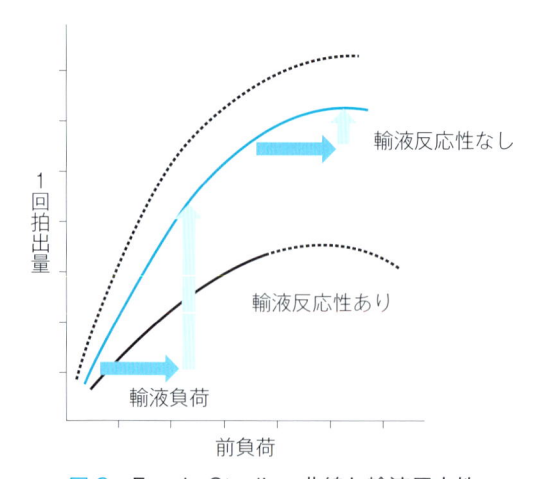

図9 Frank-Starling 曲線と輸液反応性
(日本外傷学会外傷専門診療ガイドライン編集委員会. 外傷専門診療ガイドライン JETEC. 東京：へるす出版；2014. p.284-93 より引用)

6）血圧と出血量

　正常血圧を目標とした大量輸液は出血を増し予後を悪化させるため，収縮期血圧は 90-100 mmHg を目安とする。この考え方を permissive hypotension と呼ぶ。ただし，脳圧亢進時は脳灌流圧を保つため 120 mmHg 以上とする。

7）大量輸液と出血量

　出血に対し晶質液，膠質液，RCC のみの大量輸液は希釈性凝固障害を生ずる。凝固障害と 34℃以下の低体温，pH 7.2 以下のアシドーシスを合わせて deadly triad という。外傷による出血性ショック時は大量輸液による希釈性凝固障害に加えて外傷自体が線溶亢進型 DIC を惹起することがわかっているが手術でも同様の機序が推測される。すなわち，組織虚血刺激による t-PA 放出とプラスミン産生（一次線溶）および $α2$ プラスミンインヒビター枯渇によるプラスミン産生増加（過剰二次線溶）である。近年は出血性ショック時の輸血療法としては RCC：FFP：PC＝1：1：1 の massine transfusion protocol が推奨されている[24]。

　フィブリノーゲン製剤はフィブリノーゲン値 150-200 mg 以上を保つように投与することを妥当とする報告があり，当院では倫理委員会の承認を経て投与している。rVIIa 製剤は二重盲検での前向き研究やメタ解析の結果では総輸血量の減少が示されるものの死亡率の低下にはつながっていないため標準的治療としては推奨されていない。トラネキサム酸が出血死を有意に減少させ，より早期の投与が効果的であることが報告されており，1 g を 10 分間で投与し，引き続き 1 g を 8 時間で投与する報告がある[20,24]。

> **Memo**

細胞外液補充液が血管内にとどまるのはいつでも25％か

　従来のStarlingの式からは，晶質液を投与すると，血管内静水圧の上昇と膠質浸透圧の低下により，血管内から血管外に水が漏出し，約25％しか血管内にとどまらないとされてきた。しかし，最近Starlingの法則の改訂が議論され，正常よりも低い毛細管圧では，晶質液は血管内液容量を増加させ，その程度は膠質液と同様で，血管外への水の移動はゼロ近くにとどまる，との報告もなされている[26]。

● サードスペース

　サードスペースは従来，輸液を考えるうえで必須の概念であった。ファーストとは血管内，セカンドとは血管外を意味し，サードとは血管内ともはや水分が行き来できない隔離されたスペースという意味であり，ショックが重篤なほど腸管などに浮腫となって蓄積するスペースでありそのためさらに輸液が必要とされてきた。しかし，近年，急速輸液された水が「サードスペース」増加を引き起こすとの報告も出てきた。このことは「サードスペースへの喪失分を補うためにその分だけ輸液量を増加させる」という従来の発想法を「輸液量を制限することによりサードスペースをより少なくする」という発想に逆転させる可能性を秘めている[27]。出血性ショックにおいても，この面から制限輸液が許されるかどうか今後の課題である。また，出血性ショック時には血管壁の血管透過性が亢進するために大量のアルブミンが血管外に漏出し，これが大量の水を間質に保持することもわかってきた。間質に蓄積したアルブミンと水は血管壁の透過性亢進修復とともにリンパ管を経て血管内に戻る（refilling）。しかし，血管透過性の修復がないといつまでも水分はもどらないということになり，臨床的事実と符合する。

d. 周術期・集中治療における血糖異常

1. 高血糖[28]

　周術期・集中治療患者では，既往に糖尿病がなくても高血糖が生じやすい。この原因は，ストレス性高血糖とブドウ糖輸液・カテコラミン投与などによるインスリン抵抗性の増大（筋の糖取り込みおよび利用障害，肝臓での糖新生の増加，グリコーゲン産生の減少，遊離脂肪酸の増加）にある。高血糖は，浸透圧利尿と脱水を生じ，多核白血球の粘着能・走化能・貪食能・殺菌能が低下する。2001年に，目標血糖値を80-110 mg/dlとする強化インスリン療法がICUでの死亡率を低下させることが報告された。しかし，その後の無作為化比較試験では，強化インスリン療法は144-180 mg/dlを目標とした血糖管理と比較して90日死亡率を増加させ，低血糖の発症頻度を有意に上昇させた。

　現在，日本版敗血症診療ガイドラインでは高血糖を呈する重症敗血症患者に対し，144-180 mg/dlを目標に経静脈的インスリン持続投与を行うことを推奨している。周術期・集中治療患者においても同様の目標値が推奨されよう。

2. 低血糖[29]

　脳はブドウ糖を必須のエネルギー源とする。血糖値が70-130 mg/dlの間は脳内の糖は比例し

て変動し14-40 mg/dlを推移する．さらに低下すると脳による糖の消費は脳内への輸送を上回り，脳内の糖は0 mg/dlとなって糖欠乏による中枢神経機能低下（neuroglycopenia）が起こる．ただし，絶食や飢餓時はケトン体がエネルギー源の30％までを補うことができる．星状細胞に蓄えられたグリコーゲンも乳酸に分解され短時間（おそらく数分から数十分）は使用できると考えられる．健常人では，血糖値60 mg/dl以下で発汗，振戦，動悸，焦燥感などの自律神経症状が出現し，50-60 mg/dlで脱力，混乱，人格変化，痙攣，記憶障害などのneuroglycopeniaが生じ，40-50 mg/dl以下で昏睡となる．低血糖が60分を超えると不可逆的な神経学的障害を来す可能性が強くなる．周術期・集中治療において，低血糖は過剰なインスリン投与による医原性のものだけでなく，褐色細胞腫[30]やグルカゴノーマ摘出後[31]などでも報告されている．

文　献

1) 柴垣有吾．水電解質・酸塩基平衡異常患者へのアプローチ．深川雅史，吉田裕明，安田　隆編．レジデントのための腎臓病診療マニュアル．第2版．東京：医学書院；2012．p.83-157.
2) 橋口陽二郎，望月英隆，斎藤英昭．侵襲下の体液変動．救急医学 2000；24：873-7.
3) 星　邦彦．水電解質異常．集中治療医学会専門医テキスト第2版．日本集中治療医学会　東京：総合医学社；2015．p.932-45.
4) 植西憲達．低ナトリウム血症．Intensivist 2015；7：477-92.
5) Obritsch MD, Bestul DJ, Jung R, et al. The role of vasopressin in vasodilatory septic shock. Pharmacotherapy 2004；24：1050-63.
6) 道家智仁，林　宏樹．カルシウムの異常．Intensivist 2015；7：515-35.
7) Zaloga GP. Hypocalcemia in critically ill patients. Crit Care Med 1992；20：251-62.
8) Srámek V, Novák I matějovic M, et al：Continuous venovenous hemodiafiltration（CVVHDF）with citrate anticoagulation in the treatment of a patient with acute renal failure, hypercalcemia, and thrombocytopenia. Intensive Care Med 1998；24：262-4.
9) 持田泰寛，大竹剛靖，小林修三．低リン血症．Intensivist 2015；7：545-54.
10) 杉村朋子，鯵坂和彦，大田大樹ほか．Refeeding syndromeから多臓器不全を合併した1例．日本救急医学会雑誌 2011；22：213-8.
11) 宮内隆政，藤谷茂樹．Stewart approac．Intensivist 2015；7：470-6.
12) 大地陸男．生理学テキスト．第4版．東京：文光堂；2003．p.463.
13) Davenport HW（北原　怜訳）．血液酸塩基平衡．東京：医歯薬出版；1970．p.52.
14) 森松博史，内野滋彦．酸塩基平衡に関する新しいアプローチ：Stewart approach．日集中医誌 2003；10：3-8.
15) 藤井智子．代謝性アシドーシス．Intensivist 2015；7：445-56.
16) 森崎　浩，鈴木武志．基礎．日本集中治療医学会編．集中治療医学会専門医テキスト第2版．東京：総合医学社；2015．p.921-31.
17) 武居哲洋．アルコール性ケトアシドーシス．Intensivist 2015；7：572-8.
18) 北村浩一，藤谷茂樹．代謝性アルカローシス．Intensivist 2015；7：457-68.
19) 日本外傷学会・日本救急医学会．日本外科学会外傷研修コース開発委員会編．外傷初期治療ガイドライン．第4版．東京：p.45-62.
20) 貝沼関志．出血性ショックの輸液管理―その常識は正しいか．救急集中治療 2015；27：681-95.
21) 塩崎忠彦．加温．救急医学 2006；30：357-60.
22) 厚生労働省．血液製剤の使用にあたって：輸血療法の実施に関する指針・血液製剤の使用指針．第3版．東京：じほう；2005.
23) Wuethrich PY, Burkhard FC, Thalmann GN, et al. Restrictive deferred hydration combined with preemptive norepinephrine infusion during radical cystectomy reduces postoperative complications and hospitalization time：a randomized clinical trial. Anesthesiology 2014；120：365-77.
24) 日本外傷学会外傷専門診療ガイドライン編集委員会．外傷専門診療ガイドライン　JETEC．東京：

へるす出版；2014. p.284-93.
25) Powell-Tuck J, Gosling P, Lobo DN, et al. British Consensus Guidelines on Intravenous Fluid Therapy for Adult Surgical Patients GIFTASUP).
http://www.bapen.org.uk/pdfs/bapen_pubs/giftasup.pdf
26) Woodcock TE, Woodcock TM. Revised Starling equation and the glycocalyx model of transvascular fluid exchange：an improved paradigm for prescribing intravenous fluid therapy. Br J Anaesth 2012；108：384-94.
27) 多田羅恒雄．周術期輸液をめぐる誤解．臨床麻酔 2012；36（増）：321-32.
28) 江木盛時．糖代謝異常．日本集中治療医学会編．集中治療医学会専門医テキスト第2版．東京：総合医学社；2015. p.635-42.
29) 植西憲達．低血糖性脳症．Intensivist 2015；7：566-70.
30) 尾崎 真，椎名恭子，松本克平ほか．褐色細胞腫摘出手術における糖代謝管理．日本臨床麻酔学会誌 1986；6：189-95.
31) 岩瀬康子，佐々木利佳，堀川英世ほか．グルカゴノーマ摘出後に高度の低血糖による覚醒遅延をきたした1例．日本臨床麻酔学会誌 2012；32：214-7.

（貝沼　関志）

8 止血凝固系の管理

A 止血凝固能の評価

a. 一般的検査

　本項で触れる検査は多くの病院で迅速かつ簡便に測定可能であり，一般的検査として術前スクリーニングや出血時のモニタリングに汎用されている。しかし術前スクリーニングと出血時の止血凝固能モニタリングでは，検査結果の意義が異なる。各検査結果はあくまで試験管内のものであり，体内の出血部位での止血凝固を反映しているわけではない。また測定結果が得られるまでに時間がかかるため，検体採取後に増加した出血量，輸液や輸血による希釈なども考慮して判断を行わなければならない。

1. 血小板数

　正常値はおおよそ $15〜30 \times 10^4/\mu l$ で，$10 \times 10^4/\mu l$ 以下になると血小板減少症が疑われる。一般的に，外科手術では $5.0 \times 10^4/\mu l$ 以上を維持するように推奨され[1]，頭蓋内や心臓手術など止血困難のリスクが高い手術や小児では $10 \times 10^4/\mu l$ 以上に維持したほうがよいとされている[3]。しかし血小板数だけで血小板補充の可否は判断できない。周術期の抗血小板薬投与や人工心肺使用，肝腎機能障害などは血小板の機能を低下させるが[2]，血小板数では血小板の機能性を評価することができない。コントロール不良な出血を認める場合や，術後出血のリスクが高い場合には，血小板数の評価に依存することなく積極的な補充を検討すべきである。

2. プロトロンビン時間（prothrombin time：PT）

　正常値は活性値として 70-140％，PT-INR（国際標準比）で 0.8-1.2 である。外因系凝固経路に関係する異常を評価することができる。ワルファリンによる抗凝固のモニタリングとして使用され，一般的には PT-INR 2.0〜3.0 が効果的かつ安全な値として推奨されている。周術期において出血を認める場合は PT-INR＜1.5 に維持するべきであり[2]，FFP やビタミン K を投与する。また危機的状況においては，活性型プロトロンビン複合体製剤や遺伝子組み換え活性型血液凝固第Ⅶ因子製剤の投与も検討する。一方で，出血がなく心房細動や人工弁に対する抗凝固が必要な患者では，PT-INR＜2.0 の場合にワルファリンの効果が得られるまでヘパリンの投与を行うべきとされている[2]。

3. 活性化部分トロンボプラスチン時間（partial activated thromboplastin：APTT）

　正常値は 23-36 秒だが試薬やメーカーによって変動するため，各施設基準に従う。内因系凝固経路に関連した異常を評価でき，特にヘパリンの鋭敏なモニタリング検査として使用されている。手術においては基準値の 2 倍以内に維持すべきという報告もあるが[1]，測定を推奨する十分

なデータはない[2]。術中にヘパリンが使用され出血が続いている場合は，APTT を指標にヘパリン 1,000 U あたりプロタミン 10 mg を目安に拮抗を行う。なお，術中のヘパリンによる抗凝固モニタリングに使用される活性化凝固時間（activated clotting time：ACT）は高用量ヘパリンのモニターであり，低用量ヘパリンの影響は反映されない[3]。

4. 血漿フィブリノゲン定量

正常値は 160-350 mg/dl で，以前は 80-100 mg/dl を維持すべきとされていた[1]。また Hiippala ら[4]によりフィブリノゲンは他の凝固因子よりも早くこのトリガー閾値に達することが示されており，凝固因子補充における最初のターゲットとされてきた。近年，止血凝固の分野におけるフィブリノゲン値の再検討がなされている。大量出血時の止血におけるフィブリノゲン補充の重要性がより強調され，以前よりも高い 150-200 mg/dl 以上の維持が推奨されている[2]。

b. 特殊な検査

1. 血液弾性粘稠度検査

一般的検査が止血凝固の部分的な評価であるのと対照的に，全血を用いて止血凝固だけでなく線溶まで包括的に評価することができる検査である。代表的な機器としてトロンボエラストグラフ（thronboelastograph：TEG™）とトロンボエラストメトリー（thronboelastometry：ROTEM™），ソノクロット（Sonoclot™）があり，血小板と凝固因子の相互作用，凝固反応速度，血餅強度，線溶亢進の有無などを評価できる。一般的検査と比較し非常に短時間で結果を得ることができ，ROTEM™ は 5 分程度でも測定結果の判定が可能とされている[5]。そのため周術期における止血凝固の point of care モニタリングとして非常に有用なツールと考えられ，外傷や人工心肺手術，移植手術，産科出血など幅広い分野での臨床応用が進められている。TEG™ と ROTEM™ の測定原理は同じで評価項目も名前が異なるだけだが，検査試薬を使用することで凝固異常の詳細な評価が可能となる。特に ROTEM™ は外因系，内因系凝固障害，フィブリノゲンに加え，ヘパリンや線溶亢進の影響など最大 8 種類の検査が可能である。一方，TEG™ は ADP 受容体阻害薬やアラキドン酸カスケード阻害薬による血小板機能抑制を評価できるキットがあり，ROTEM™ では評価が困難な抗血小板薬などによる血小板機能異常の影響を評価できる。また Sonoclot™ は TEG™，ROTEM™ と測定原理が異なり評価項目も少ないが，GPⅡb/Ⅲa 阻害薬による影響の評価が可能である。

大量出血などによる血液希釈が起きると消費および希釈性の凝固因子，血小板減少に加え抗線溶蛋白も減少し，線溶亢進による凝固障害が起こる。ROTEM™ などの血液弾性粘稠度検査は線溶亢進を評価するもっとも標準的な検査法とされている[6]。線溶亢進を認めれば，抗線溶薬であるトラネキサム酸の投与を行う。なお，血液弾性粘稠度検査の臨床的な有用性に関して否定的な意見も少なからず見られる[7]。保険適応がないことも含め，臨床で広く使用されるために超えるべきいくつかの課題があり，今後のさらなる検討が待たれる。

2. 血小板凝集能検査

周術期には抗血小板薬，人工心肺，肝腎不全などさまざまな要因により，血小板機能異常が惹起される可能性がある。血小板機能異常を評価する一般的検査は出血時間であるが再現性が低い。特に術後では末梢循環障害や低体温となっていることが多く，より信頼性に乏しい。そのため周術期管理において，血小板凝集能検査の意義は大きい。それぞれ異なる原理に基づいたいく

表1 急性期DIC診断基準

	SIRS	血小板（/μl）	PT比	FDP（μg/ml）
0	0-2	≧12万	<1.2	<10
1	≧3	≧8万, <12万あるいは24時間以内に30％以上の減少	≧1.2	≧10, <25
2				
3		<8万あるいは24時間以内に50％以上の減少		≧25
DIC	4点以上			

（丸藤 哲, 射場敏明, 江口 豊ほか. 急性期DIC診断基準 多施設共同前向き試験結果報告. 日救急医会誌 2005；16：188-202 より改変引用）

つかの迅速検査があり詳細については他書に譲るが、代表的なものとしてMultiplate™, Verifynow™, Platelet Function Analyzer-100™, Plateletworks™などが臨床使用可能である。ただし、いまだ標準化された検査とはいえず、検査データの解釈には注意しなければならない。

B 止血凝固系術後合併症

a. 播種性血管内凝固症候群（disseminated intravascular coagulation：DIC）

　基礎疾患の存在下に全身性持続性の著しい凝固活性化を来し、細小血管内に微小血栓が多発する病態である。凝固活性化に合わせて線溶活性化も見られるが、その程度は基礎疾患により異なるため、そのバランスによって線溶抑制型、線溶亢進型、線溶均衡型の3型に分けられる。わが国の救急、外科領域において絶対数や頻度の多いDICの基礎疾患として、敗血症、ショック、外傷性出血、固形癌などが挙げられている。敗血症やショックは線溶抑制型DICを呈する代表的な疾患である。また外傷性出血も当初は線溶亢進型を呈するが、ショックが遷延すれば線溶抑制型DICとなる。そのため術後患者では線溶抑制型DICの診断、治療を求められることが多い。

1. DIC診断基準

　DICの診断基準にはいくつかあるが、術後患者の管理においては2005年に日本救急医学会から発表された急性期DIC診断基準を用いるのが良いと思われる[8]（表1）。早期診断、早期治療を念頭に作成された急性期DIC診断基準は、DIC以外に血小板減少の原因が存在する造血器悪性腫瘍などには適応できないものの、急性期の病態においては重症度と予後予測が可能であることが示されている。また外傷や産科領域への応用や、敗血症性DICに対しての妥当性も明らかにされている。

2. DICの治療

　日本血栓止血学会が作成したガイドラインでは病態に合わせたDIC治療薬の使用が勧められている[9]。一方で、欧米では基礎疾患の治療が最も重要とされ、最近作成されたガイドラインでも基礎疾患以外の治療に関しては一般的に勧められていない[10]。Wadaら[11]はこの2つのガイドラインを含めた4つのガイドラインを評価し、そのうえでDICのタイプに合わせた診断、治療を提案している。この報告をもとに術後患者でのDIC治療薬の使用を検討すると、①症状のない

DICではヘパリンによる抗凝固療法を行う．②止血が十分に完成されているまたは出血のリスクが少ない症例で臓器障害があればAT-Ⅲ製剤や遺伝子組み換えトロンボモジュリン製剤を用いた抗凝固療法を行う．③出血しているまたは出血のリスクが高い症例では輸血，蛋白合成酵素阻害薬の投与を行う，とするのがよいと思われる．抗線溶薬に関して出血症例での投与が推奨されているが，線溶抑制型DICを呈することが多い術後管理においてはDICの病態を悪化させる可能性が高いため原則禁忌と考える．ただし明らかな出血点の存在が否定され，上記③でも対応困難な出血が持続する場合には，リスクを踏まえて抗線溶薬の投与を検討する．術後患者を対象とし出血のリスクを踏まえた検討と，それに基づいたガイドライン作成が望まれる．

b. 悪性腫瘍による凝固亢進

悪性腫瘍により血液凝固亢進状態になり，動静脈の血栓塞栓症やDICの頻度が高いことが知られている．しかし，悪性腫瘍患者術後の抗凝固療法については欧米においても明確なエビデンスがなく，術後6-12時間で開始し，2週間程度行うのが一般的とされる．また，血栓塞栓症のリスクが高い広範囲腹部手術や骨盤内手術では，4週間程度の抗凝固療法継続が勧められている[12]．

c. 肝移植術後血栓症

肝移植術後はvon Willebrand factorの上昇やADMTS13の低下，トロンビン合成の亢進，PAI-1上昇による抗線溶状態などにより凝固亢進状態にあり，門脈，肝動脈血栓や静脈血栓などのリスクが高いとされている[13]．しかし現時点では肝移植術後の抗血栓，抗凝固療法の妥当性を支持するデータは乏しく，出血の危険性を含めた今後の検討が待たれる．

C 抗凝固療法中患者の管理

血栓塞栓症の予防と治療のために抗凝固療法が行われるが，抗凝固療法はそれ自体が出血のリスクを増大させるため，術後患者での出血リスクはより大きい．抗凝固療法を周術期に中止すべきか否かについて，近年作成された消化器内視鏡や心房細動治療に関したガイドラインでは可能な限り中止しないことが推奨されている[14,15]．これは，「科学的根拠は乏しいものの，血栓塞栓症を抑制する有益性が害に勝る」との判断に基づくものであり，血栓塞栓症の発症がその後の日常生活能（activity of daily life：ADL）に与える影響を考慮した臨床的に妥当な判断だと思われる．具体的には，体表の小手術では抗凝固療法を中止せず，大手術では術前にヘパリンブリッジを行い，4-6時間前の中止またはプロタミンでの中和を行う[15]．一方で，抗凝固療法をいつから再開するかについては，これらのガイドラインでは「止血が確認できた時点で可及的速やかに開始する」とされており，具体的な時間は記載されていない．米国胸部疾患学会が作成したガイドラインでは治療量の低分子ヘパリン再開時期について，出血リスクの高い手術では48-72時間後の再開を，出血リスクの低い手術でも24時間後の再開を推奨している[16]．この推奨は，24時間以内の再開を推奨していた以前のものと比べ，出血のリスクをより重視したものとなっている．24時間以内に治療量の抗凝固療法を始めると出血のリスクが4倍になる[17]．しかし抗凝固療法の中断は血栓塞栓症のリスクを増大させるため，出血とのリスク便益が重要となる．心房細動患者にお

表2 CHADS₂スコア

	危険因子	スコア
C	うっ血性心不全	1
H	高血圧	1
A	75歳以上	1
D	糖尿病	1
S₂	脳梗塞,TIA既往	2
合計		0〜6

(Gage BF, Waterman AD, Shannon W, et al. Validation of clinical classification schemes for predicting stroke : results from the National Registry of Atrial Fibrillation. JAMA 2001 ; 285 : 2864-70 より改変引用)

表3 CHADS₂スコアと脳梗塞危険度

CHADS₂スコア	脳梗塞危険度
0	1.9 (1.2-3.0)
1	2.8 (2.0-3.8)
2	4.0 (3.1-5.1)
3	5.9 (4.6-7.3)
4	8.5 (6.3-11.1)
5	12.5 (8.2-17.5)
6	18.2 (10.5-27.4)

(Gage BF, Waterman AD, Shannon W, et al. Validation of clinical classification schemes for predicting stroke : results from the National Registry of Atrial Fibrillation. JAMA 2001 ; 285 : 2864-70 より改変引用)

ける脳梗塞発症リスクの集積が脳梗塞の発症率を上昇させることから,リスク評価法としてCHADS₂スコアが提唱されている[18](表2,3)。術後に限定した検討ではないものの,Jaffer[19]はこのCHADS₂スコアを指標とし,3点以上で周術期におけるヘパリン代替療法を推奨している。この中で,出血の危険性は3.5%となるが血栓塞栓症のリスクが1%以下となり,予防効果が大きいことが述べられている。また静脈血栓症もリスクによって予防法が分けられている[20]。抗凝固療法の開始時期について現時点では,血栓塞栓症と出血のリスク便益を考慮しながら,できるだけ早期の抗凝固療法再開を念頭に,症例ごとに決定するのが好ましいと思われる。

おわりに

術後患者において十分な止血が得られる環境を作ることは再手術の危険性を低下させるだけでなく,術後の回復を促進するうえでも重要である。検査データの意義や限界を十分に理解し,臨床所見を加味した適切な評価のもと,必要な介入を迅速に行い止血を完成させる。一方で,術後の血栓塞栓症も生命予後,術後ADLに大きな影響を及ぼす。一旦止血が確認できた後は,リスクを評価しつつ適切な抗凝固療法を早期に開始することが望ましい。

文献

1) Practice guidelines for perioperative blood transfusion and adjuvant therapies : an updated report by the American Society of Anesthesiologists Task Force on Perioperative Blood Transfusion and Adjuvant Therapies. Anesthesiology 2006 ; 105 : 198-208.
2) Kozek-Langenecker SA, Afshari A, Albaladejo P, et al. Management of severe perioperative bleeding : guidelines from the European Society of Anaesthesiology. Eur J Anaesthesiol 2013 ; 30 : 270-382.
3) Murray DJ, Brosnahan WJ, Pennell B, et al. Heparin detection by the activated coagulation time : a comparison of the sensitivity of coagulation tests and heparin assays. J Cardiothorac Vasc Anesth 1997 ; 11 : 24-8.
4) Hiippala ST, Myllyla GJ, Vahtera EM. Hemostatic factors and replacement of major blood loss with plasma-poor red cell concentrates. Anesth Analg 1995 ; 81 : 360-5.
5) Song JG, Jeong SM, Jun IG, et al. Five-minute parameter of thromboelastometry is sufficient to detect thrombocytopenia and hypofibrinogenaemia in patients undergoing liver transplantation. Br J Anaesth 2014 ; 112 : 290-7.
6) Haas T, Gorlinger K, Grassetto A, et al. Thromboelastometry for guiding bleeding management of the critically ill patient : a systematic review of the literature. Minerva Anestesiol 2014 ; 80 : 1320-35.

7) Hunt H, Stanworth S, Curry N, et al. Thromboelastography (TEG) and rotational thromboelastometry (ROTEM) for trauma induced coagulopathy in adult trauma patients with bleeding. Cochrane Database Syst Rev 2015；2：CD010438.
8) 丸藤　哲，射場敏明，江口　豊ほか．急性期DIC診断基準　多施設共同前向き試験結果報告．日救急医会誌 2005；16：188-202.
9) Wada H, Asakura H, Okamoto K, et al. Expert consensus for the treatment of disseminated intravascular coagulation in Japan. Thromb Res 2010；125：6-11.
10) Di Nisio M, Baudo F, Cosmi B, et al. Diagnosis and treatment of disseminated intravascular coagulation：guidelines of the Italian Society for Haemostasis and Thrombosis (SISET). Thromb Res 2012；129：e177-84.
11) Wada H, Matsumoto T, Yamashita Y. Diagnosis and treatment of disseminated intravascular coagulation (DIC) according to four DIC guidelines. J Intensive Care 2014；2：15.
12) Rasmussen MS. Preventing thromboembolic complications in cancer patients after surgery：a role for prolonged thromboprophylaxis. Cancer Treat Rev 2002；28：141-4.
13) Arshad F, Lisman T, Porte RJ. Hypercoagulability as a contributor to thrombotic complications in the liver transplant recipient. Liver Int 2013；33：820-7.
14) 藤本一眞，藤城光弘，加藤元嗣ほか．抗血栓薬服用者に対する消化器内視鏡診療ガイドライン．Gastroenterol Endosc 2012；54：2075-102.
15) 日本循環器学会，日本心臓病学会，日本心電図学会ほか．心房細動治療（薬物）ガイドライン（2013年改訂版）．2013.
16) Douketis JD, Spyropoulos AC, Spencer FA, et al. Perioperative management of antithrombotic therapy：Antithrombotic Therapy and Prevention of Thrombosis, 9th ed：American College of Chest Physicians Evidence-Based Clinical Practice Guidelines. Chest 2012；141：e326S-50S.
17) Jaffer AK, Brotman DJ, Bash LD, et al. Variations in perioperative warfarin management：outcomes and practice patterns at nine hospitals. Am J Med 2010；123：141-50.
18) Gage BF, Waterman AD, Shannon W, et al. Validation of clinical classification schemes for predicting stroke：results from the National Registry of Atrial Fibrillation. JAMA 2001；285：2864-70.
19) Jaffer AK. Perioperative management of warfarin and antiplatelet therapy. Cleve Clin J Med 2009；76 Suppl 4：S37-44.
20) Gould MK, Garcia DA, Wren SM, et al. Prevention of VTE in nonorthopedic surgical patients：Antithrombotic Therapy and Prevention of Thrombosis, 9th ed：American College of Chest Physicians Evidence-Based Clinical Practice Guidelines. Chest 2012；141：e227S-77S.

（一ノ宮　大雅）

9 体温管理

はじめに

　体温はバイタルサインの一つとして，血圧や脈拍数とならび日常診療において頻回に測定される基本的なパラメーターである．しかし血圧や脈拍数と異なり，体温はあくまで種々の病態による生体への影響を反映しているという側面が強く，体温それ自体の正常化を目的とした介入は必ずしも必要ない．また体温変化の原因は多岐にわたり，その原因によって対処法が異なる．術後の体温管理においては，麻酔や手術の影響を含めた適切な評価と，その評価に基づいた対処が求められる．

A 発　熱 （図1，表1）

　ヒトの正常体温は約37℃とされる．通常は±0.2℃の範囲に収まるように体温調節反応が起き，この範囲を閾値間域と呼ぶ．一方で，閾値間域の変化に伴い正常体温には日内変動があり，早朝がもっとも低く，日中は上昇する．またその変動幅は個人で異なり，最大で1.3℃にもなる[1]．よって発熱の定義は何℃以上ではなく，「個々の日常の正常範囲を上回る体温」とするのがよい．

a. 発熱のメカニズム

　感染や外傷，手術による外因性発熱物質の体内への侵入は，免疫性食細胞から内因性発熱物質を産生，放出させる．内因性発熱物質は，視床下部でプロスタグランジン E_2 放出を介して閾値間域を右方移動させる．閾値間域の下限が中枢温を上回ると，末梢血管収縮，シバリングなどの対寒反応が体温を上昇させ，発熱する．

b. 術後の発熱

　術後患者では手術などに伴う炎症の影響で閾値間域が右方移動する．術後体温がどの程度上昇するかは，閾値間域がどの程度右方移動しているかによる．Frankら[2]は，手術侵襲により炎症性サイトカインが増加し閾値間域が右方移動すること，その程度は手術時間と侵襲の大きさに関連することを示した．

c. 術後の発熱と感染

　一般的に発熱は感染兆候を判断する際に利用されるが，術後患者での48時間以内の発熱の多くは非感染性であること[3]，ICUに入室する術後患者では72時間以内の発熱は特異な所見でないことが示されている[4]．とはいえ，各手術における通常の経過と異なる発熱の経過を認めた場合に

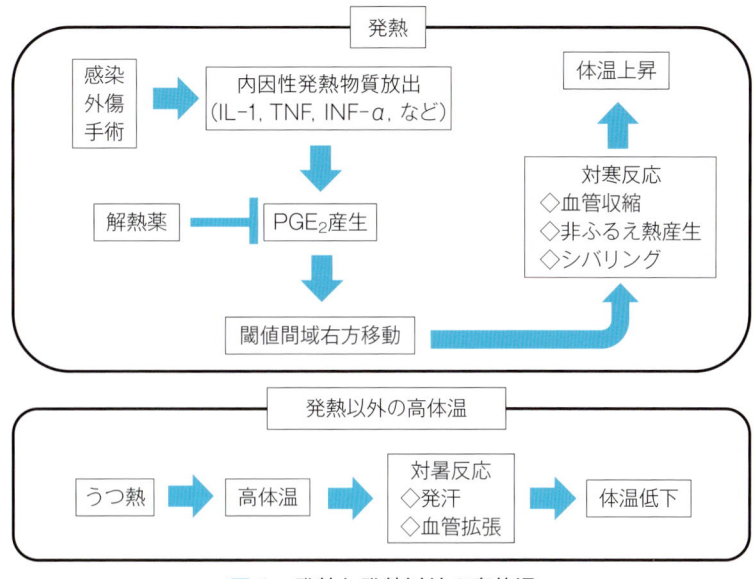

図1 発熱と発熱以外の高体温

表1 発熱と発熱以外の高体温の違い

	発熱	発熱以外の高体温
原因	感染，手術など	うつ熱，悪性高熱など
PGE_2	増加	不変
閾値間域	右方移動	不変（or 左方移動）
体温上昇時の反応	対寒反応	対暑反応
解熱薬	有効	無効
冷却	無効（or 有害）	有効

は，手術以外の要素，特に感染症の鑑別を行わなければならない。頻度は多くないものの黄色ブドウ球菌や化膿性連鎖球菌による毒素性ショック症候群は術後3日以内の早期にも発生し得る[5]。急激な経過で多臓器不全となり死亡率が非常に高い（黄色ブドウ球菌5%，化膿性連鎖球菌50%）。またA群溶連菌，クロストリジウムによる壊死性創感染も術後2〜3日で起こり得る[5]ため，注意しなければならない。

d. 術後発熱への対処

1. 発熱に対する解熱処置の可否

　発熱による体温の上昇は細菌やウイルスの増殖を抑制し，免疫機能を賦活化させる。発熱を手術にともなう合目的な生体の防御反応と捉えると，安易な解熱は好ましくない。しかし一方で，代謝亢進による酸素需要増加，二酸化炭素産生増加から呼吸，循環にストレスを与え，患者の不快感も増加する。発熱患者に対する解熱処置の可否に関する研究は少ない。外傷患者を対象にしたランダム化比較試験（randomized controlled trial：RCT）では，積極的解熱群で感染症の発生率，死亡率が高い傾向にあることが報告されている[6]。またLeeら[7]のICU患者を対象とした前向き観察研究では，非敗血症患者での39.5℃以上の発熱は死亡率に関連するが解熱薬の使用は関連がないこと，敗血症患者での解熱薬の使用は28日後死亡率に関連することが示されている。こ

れらの研究は術後患者を対象としていないが，術後患者であっても感染症を合併している可能性が高い患者への解熱処置は避けた方がよいことが示唆される。一方，術後の発熱の多くが非感染性であることを考慮すると，感染症合併の可能性が低い術後患者で発熱が大きなストレスとなっているのであれば，解熱処置を行ってもよいと考えられる。

2. 発熱に対する解熱処置

解熱処置として，冷却と非ステロイド性抗炎症薬（nonsteroidal anti-inflammatory drugs：NSAIDs）など閾値間域を左方移動させる解熱薬を使用する方法がある。しかし発熱に対する解熱処置として冷却単独での対応は不適切で行うべきでない。発熱は閾値間域の右方移動に伴う体温の上昇であり，冷却だけを行っても末梢血管収縮により効果が減弱し中枢温の低下は得られず，逆にシバリングが誘発される可能性がある。また閾値間域が右方移動している発熱患者に対して，閾値間域を左方移動させる解熱薬の使用は効果的だが，血圧が低い患者では注意が必要である。閾値間域の左方移動は発汗，血管拡張などの対暑反応を引き起こすことで体温を低下させるが，この対暑反応により血圧も低下する可能性がある。閾値間域の位置と幅は体温調節を考えるうえで重要な要素だが，非常に多くの因子によって影響を受けるため実際どのような設定になっているのかを知ることは難しい。末梢血管収縮の程度や末梢と中枢の温度差などの身体所見，解熱薬投与の有無，投与されていればそのタイミング，手術部位，手術時間，感染の有無などから個々の患者の閾値間域を推測して管理せざるを得ない。「38.5℃以上だから解熱させよう」といった安易な考えは避け，閾値間域と体温との関係や解熱のメリット，デメリットを考慮し，数値に依存しない管理を行う。

e. 発熱以外の高体温

閾値間域の右方移動による発熱以外にも，全身麻酔後は高体温を呈することがある。発熱に対する冷却は原則行うべきでないが，閾値間域の右方移動を伴わない下記のような高体温に対して，冷却は適切な解熱処置である。

1. 悪性高熱

悪性高熱は吸入麻酔薬や脱分極性筋弛緩薬の投与を誘因として引き起こされる致死的な病態であり，通常は麻酔中に不自然な体温上昇が起こる。しかし麻酔薬中止後も覚醒時から病棟への帰室数時間後に悪性高熱が発症したという報告があり，術後においても考慮しなければならない。治療開始の遅れは死亡率の上昇に繋がるため速やかなダントロレンの投与が必須であり，合わせて冷却や臓器不全に対する管理を行う。

2. うつ熱

全身麻酔時は一般的に低体温を呈することが多い。しかし，頭頸部手術のような露出部位の少ない手術では熱産生が熱喪失を上回り，閾値間域を超えて体温が上昇することで，うつ熱を呈することがある。特に体温調節において体表面積の大きさの影響が大きい小児では，うつ熱を呈する可能性がより高い。麻酔中は麻酔薬の影響で閾値間域が拡大し対暑反応が抑制されているため，閾値間域を大きく上回る高体温を呈することもある。麻酔覚醒とともに強い対暑反応が出現するため，冷却による解熱処置が必要となる。また周術期の脱水はうつ熱を惹起するため，適切な水分負荷も必要である。

3. 解熱薬使用

NSAIDs やアセトアミノフェンは解熱薬であり鎮痛薬でもある。閾値間域の右方移動に合わせて体温が上昇した発熱患者に対し術後鎮痛目的にこれらの薬剤を使用すると，閾値間域が左方移動することでうつ熱の時と同様に強い対暑反応が出現する。冷却や水分負荷による解熱処置を行う。

4. そのほか

甲状腺や褐色細胞腫クリーゼなどの内分泌性高体温，頭蓋内疾患や頭部外傷に伴う中枢性高体温，薬剤による薬剤性高体温など，上記以外にも高体温の原因はさまざまである。原因ごとに対処法が異なるため，原因の把握は重要である。

B 低体温

一般的には正常体温を下回る体温のことを低体温といい，35℃以下に低下した場合に低体温症と診断される。手術中は環境の問題に加え，麻酔の影響で体温が低下しやすい。特に全身麻酔では再分布と体温調節閾値開大による熱喪失の増加が局所麻酔に比べ大きく，適切な介入を行わなければ高度低体温を呈する。しかし，仮に体温を37℃に維持しても，炎症に伴い閾値間域が右方移動していれば対寒反応が出現する。つまり患者は37℃でも寒いと感じる。また，皮膚表面は温度受容器として温度情報の20%を，残り80%をさまざまな中枢の温度受容器が担っている。そのため皮膚温が低いと閾値間域は右方移動し，中枢温が高い状態でも対寒反応が起こり得る。麻酔による低体温発生のメカニズムや低体温症については他書に譲り，本項では術後管理において遭遇する低体温の問題点と対策について述べる。

a. 術後低体温が悪い理由

主な3つの合併症について述べる。ここで紹介している研究は術中低体温が術後の合併症発生に関係するという報告であるが，術中に限らず低体温が原因で起こり得る合併症であり，周術期を通して適切な体温保持が重要であることを示唆している。

1. 出血量増加

低体温では血小板機能および凝固因子の活性が低下することが広く知られている。Wolbergら[8]は，温度が37℃から33℃に低下すると血小板の粘着と凝集は有意に低下し，33℃以下では血小板機能と凝固因子活性も低下することを示した。臨床的に体温と出血量の関係について検討した研究がある。全身麻酔下の股関節形成術で，正常体温群（36.6±0.4℃）と軽度低体温群（35.0±0.5℃）を比較したところ，軽度低体温群で術中，術後の出血量，輸血量が有意に多かった[9]。

2. 感染症増加

低体温は免疫機能を直接的に障害する。また低体温は末梢血管収縮により組織への酸素供給を低下させるが，酸素供給の低下は局所免疫反応を抑制するため，低体温患者では術後の創部感染率が高くなると考えられている。Kurzら[10]は，全身麻酔下の大腸手術を予定された患者200人

を，通常の体温管理を行った低体温群と，積極加温を行った正常体温群の2群に無作為に振り分け，二重盲検法による創部感染発生率の検討を行った。低体温群（34.7±0.6℃）の創部感染発生率は19%と正常体温群（36.6±0.4℃）の6%に比べ有意に多く，入院期間も長かった。

3. 心筋虚血，不整脈頻度増加

低体温に対する対寒反応は呼吸，循環に多大な悪影響を及ぼし，術中の低体温は術後の心血管系合併症を増加させるとされている。また対寒反応としての血管収縮や非ふるえ熱産生，シバリングに伴う交感神経の緊張などが心血管系合併症の原因であると考えられている。体温が正常であっても，閾値間域が右方移動していると対寒反応は生じることがあり，その際も危険性は同様に高い。Frankら[11]は，冠動脈疾患を有する非心臓手術患者300人を対象とし，通常の体温管理を行った低体温群と，加温を行った正常体温群に無作為に分け，術後の重篤な心合併症（不安定狭心症，心停止，心筋梗塞）の発生を検討した。術後の平均中枢温は低体温群（35.4±0.1℃）で正常体温群（36.7±0.1℃）と比べ有意に低く，術後早期はこの傾向が持続した。重篤な心合併症の発生率は正常体温群（1.4%）に比べ低体温群（6.3%）で高く，心室性不整脈も正常体温群（2.4%）よりも低体温群（7.9%）で有意に多かった。

b. 術後低体温への対処

「体温37℃」ではなく，体内総熱量の増加と閾値間域のコントロールによる「対寒反応の抑制」を主たる目的として管理を行う。

1. 加温

エビデンスに基づいて推奨されている周術期の加温方式は輸液加温と温風式加温である。術後に限定すれば温風式加温がもっとも有効な手段となる。当然ながら末梢血管が拡張している方が中枢温は上昇しやすい。よって温風式加温の加温効率を上げるには，末梢血管を拡張させる介入を一緒に行うとよい。具体的には閾値間域を拡大させる鎮静薬や麻薬の併用である。なお対寒反応としての血管収縮であるため，カルシウム拮抗薬などの血管拡張薬を安易に使用すべきではない。

2. 閾値間域の左方移動

術後患者では閾値間域が右方移動している可能性が高く，体温が正常レベルに維持されていたとしても対寒反応が出現することがある。NSAIDsはPGE$_2$の生成を抑制して閾値間域を左方移動させるため，このような閾値間域の右方移動に伴い対寒反応が出現している，または出現が予測される状況に対して効果的である。なお解熱目的に使用されることはないと思われるがステロイドにも同様の効果がある。アセトアミノフェンも解熱鎮痛薬として一般的に使用されている。作用機序はいまだ不明だが，NSAIDsと同様に閾値間域を左方移動させていると考えられる。NSAIDsが使用しにくい腎機能障害患者などに有用である。

3. 閾値間域の拡大

あらゆる鎮静薬，麻薬は閾値間域を拡大させ対寒反応を抑制する。前述のように術後低体温による対寒反応出現時に加温とともに併用すると対寒反応が緩和されるだけでなく復温も早い。人工呼吸器離脱後の対寒反応抑制に鎮静薬を用いる機会は少ないが，呼吸抑制をほとんど起こさないデクスメデトミジンは保険適応の制約を除けば使用しやすい。呼吸抑制に注意する必要がある

ものの，通常は麻薬が閾値間域を拡大させる目的でもっとも使用される．麻薬の中でもメペリジンの抗シバリング作用は他のμオピオイドと比較して非常に強いが，術後鎮痛薬として使用される頻度の多いフェンタニルも有効である．

4. そのほか

ケタミン，マグネシウム，5-HT3 などさまざまな薬剤が対寒反応を抑制する．

C シバリング

シバリングは自律性体温調節における対寒反応の一つで，骨格筋の不随意な収縮による熱産生で体温を上昇させる．生体の恒常性を維持するための合目的な反応であるが，安静時の 2-3 倍の酸素消費を必要とする．酸素需給バランス維持のために交感神経が過剰興奮し，心血管合併症が誘発される[11]．また酸素需給バランス悪化による静脈血酸素飽和度の低下や，急激な前後負荷上昇による肺毛細管圧上昇に起因した肺水腫は，酸素化を悪化させる．そのうえ，シバリングは体温がシバリング閾値に達するまで持続する．「強制的に全力疾走をさせられている状態」がシバリングである．呼吸，循環への影響だけでなく，痛みの増悪，眼圧，脳圧上昇など，患者にとって有害なさまざまな反応を引き起こすため適切な管理が求められる．前述した対寒反応抑制のためのさまざまな対策を，個々の状況に合わせて実行する．

術後患者の 2-3 割において非体温調節性シバリングを認めるとされる．このメカニズムは完全には解明されていないものの痛みが関係する可能性が高く，また低濃度の揮発性麻酔薬投与下に発生するとされている．そのため適切な鎮痛を主体とし，呼吸，循環動態の安定化を図るための対処療法を行いながら十分な覚醒を待つ．

おわりに

体温管理は非常に複雑で難しい．一方で，不十分な体温管理は患者の満足度を下げるだけでなく予後に悪影響を及ぼし，医療経済的にも不利である．「温度＝数値」のコントロールではなく，個々の患者にとって最適な体温を目指した管理を行うべきである．また本書の読者は麻酔科医が多いと思うが，周術期体温管理には麻酔管理がもっとも影響を与える．術後手術室内だけでなく，病棟に帰室後も対寒反応が出現しない麻酔管理を心掛けることが大切である．

文　献

1) Mackowiak PA, Wasserman SS, Levine MM. A critical appraisal of 98.6 degrees F, the upper limit of the normal body temperature, and other legacies of Carl Reinhold August Wunderlich. JAMA 1992；268：1578-80.
2) Frank SM, Kluger MJ, Kunkel SL. Elevated thermostatic setpoint in postoperative patients. Anesthesiology 2000；93：1426-31.
3) Garibaldi RA, Brodine S, Matsumiya S, et al. Evidence for the non-infectious etiology of early postoperative fever. Infect Control 1985；6：273-7.
4) O'Grady NP, Barie PS, Bartlett JG, et al. Guidelines for evaluation of new fever in critically ill adult patients：2008 update from the American College of Critical Care Medicine and the Infectious Diseases Society of America. Crit Care Med 2008；36：1330-49.

5) 青木　眞．レジデントのための感染症診療マニュアル．第3版．東京：医学書院；2015．p.818-9, p.1014-7.
6) Schulman CI, Namias N, Doherty J, et al. The effect of antipyretic therapy upon outcomes in critically ill patients : a randomized, prospective study. Surg Infect (Larchmt) 2005 ; 6 : 369-75.
7) Lee BH, Inui D, Suh GY, et al. Association of body temperature and antipyretic treatments with mortality of critically ill patients with and without sepsis : multi-centered prospective observational study. Crit Care 2012 ; 16 : R33.
8) Wolberg AS, Meng ZH, Monroe DM, 3rd, et al. A systematic evaluation of the effect of temperature on coagulation enzyme activity and platelet function. J Trauma 2004 ; 56 : 1221-8.
9) Schmied H, Kurz A, Sessler DI, et al. Mild hypothermia increases blood loss and transfusion requirements during total hip arthroplasty. Lancet 1996 ; 347 : 289-92.
10) Kurz A, Sessler DI, Lenhardt R. Perioperative normothermia to reduce the incidence of surgical-wound infection and shorten hospitalization. Study of Wound Infection and Temperature Group. N Engl J Med 1996 ; 334 : 1209-15.
11) Frank SM, Fleisher LA, Breslow MJ, et al. Perioperative maintenance of normothermia reduces the incidence of morbid cardiac events. A randomized clinical trial. JAMA 1997 ; 277 : 1127-34.

（一ノ宮　大雅）

10 術後感染の制御

A 手術部位感染

a. 定義

手術部位感染（surgical site infection：SSI）は，手術に伴って切開される体壁と手術によって解放されるか直接操作が加えられる臓器・体腔の感染であると定義される[1]。また，感染部位により創感染（incisional SSI）と，体腔の感染（organ/space SSI）のいずれかに分類される。さらに，創感染は，皮膚と皮下組織の感染を浅部切開創感染（superficial incisional SSI），筋膜，筋層にまで及ぶ感染を深部切開創感染（deep incisional SSI）の2つに分類されている（図1）。

b. 診断

SSIは通常，術後30日以内に発症した感染症を対象とするが，人工物の挿入があった場合には術後1年以内に発生した手術部位，またはその近傍の感染とする。SSIの診断基準は，疾病管理予防センター（Centers for Disease Control and Prevention：CDC）のガイドライン「Guideline for the Prevention of Surgical Site Infection, 1999」[2]で定義されている。SSIの診断の詳細を表1に示す。

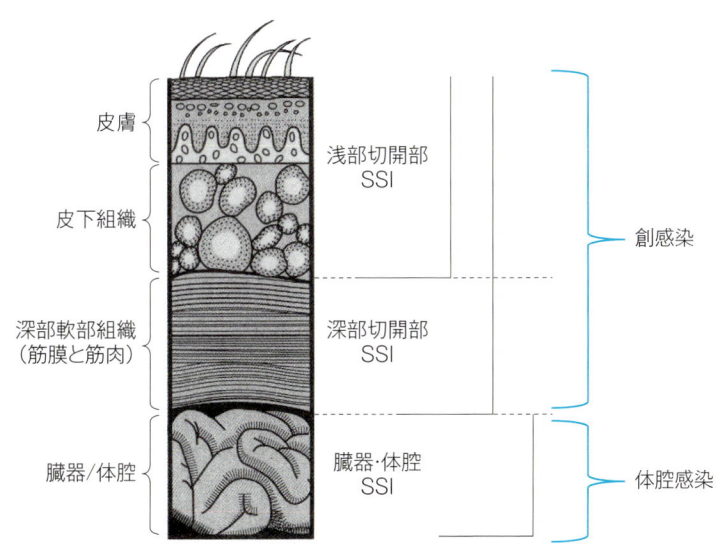

図1 感染部位による分類
(小林美奈子．術後感染予防抗菌薬の使い方．日本化学療法学会「抗菌化学療法認定医認定制度審議委員会」．抗菌薬適正使用生涯教育テキスト（改訂版）．東京：日本化学療法学会；2013. p.261-71 より引用)

表 1 手術部位感染 (SSI) の定義

1. 浅部切開部 SSI	術後 30 日以内発症 皮膚，皮下組織に限定，下記の少なくとも 1 項に該当 ● 排膿 ● 微生物分離 ● 発赤，腫脹，疼痛，発熱のうちの少なくともひとつ，切開排膿の必要性　培養にて菌（＋） ● 医師が診断
2. 深部切開部 SSI	異物挿入がある場合は術後 1 年以内発症 筋膜，筋層に達し，下記の少なくとも 1 項に該当 ● 排膿 ● 創の自然し開，発熱，圧痛（＋）→解放創，培養陽性 ● 組織学，放射線診断で膿瘍，感染（＋） ● 医師が診断
3. 臓器・体腔 SSI	異物挿入がある場合は術後 1 年以内発症 手術によるものと考えられ，下記の少なくとも 1 項に該当 ● 排膿 ● 微生物検出 ● 検査，手術，放射線診断で，感染の証拠（＋） ● 医師が診断

c. SSI 予防の重要性

　わが国での SSI による医療経済的負担に関する報告では，消化器外科，産婦人科および心臓血管外科手術症例を対象に，全国 10 施設からの 600 症例を検討した結果，SSI 発症症例では平均で，在院日数が 20.8 日延長し，術後医療費は 856,320 円多くかかるとされ[3]，SSI 予防に対しては，医療経済的価値を含めてその重要性が高まっている。

d. わが国の手術部位別 SSI 発生率

　わが国における 1998 年 11 月から 2009 年 12 月までの 162,742 例の手術部位別 SSI の発生率を調査した報告[4]によると，食道，結腸，直腸など消化管手術では，腸内細菌など汚染下での手術となるため，清潔下で行う心臓手術や整形外科手術に比較し SSI 発生率は高くなっている。

e. SSI に関連する因子

　SSI 予防には禁煙指導や糖尿病のコントロールなど患者側の要因，使用器材の滅菌，手術室の空調などの環境要因，手術手技そのものの改善など多岐にわたる対策が求められる。また，創の状態（表 2），術前の全身状態，手術時間は SSI リスク因子となる。こうした中で予防抗菌薬の投与計画は重要である。予防抗菌薬の検討は，1965 年ごろから行われ，当時は予防抗菌薬投与が行われない場合の SSI 発生率は約 40％，死亡率は 11％と高率であった。その後，手術時には予防抗菌薬の投与を行うべきであることが報告された。

f. 予防抗菌薬

1. 目　的

　SSI の予防のため，手術を行う部位に常在する細菌をターゲットとし，広域スペクトラムを有する抗菌薬を使用する必要はない。予防抗菌薬は組織の無菌化を目的にしているのではなく，術

表2 手術創の分類

クラスI 清潔創 clean	●炎症のない非汚染手術創 ●呼吸器，消化器，泌尿，生殖器系手術を含まない ●一期的縫合創 ●閉鎖式ドレーン挿入例 ●鈍的外傷
クラスII 準清潔創 clean-contaminated	●呼吸器，消化器，泌尿，生殖器系手術を含む ●異常な汚染がない ●感染のない，清潔操作がほぼ守られている，胆，虫垂，腟，口咽頭手術 ●開放式ドレーン挿入例
クラスIII 汚染創 contaminated	●発症4時間以内の穿通外傷 ●清潔操作が著しく守られていない場合（開胸心マッサージなど） ●消化器系からの大量の内容物の漏れが生じた場合 ●急性化膿性炎症を伴う創
クラスIV 感染創 dirty/infected	●壊死組織の残存する外傷 ●臨床的に感染を疑う創 ●消化管穿孔症例

中汚染による細菌量を宿主防御機構でコントロールできるレベルまで下げるために補助的に使用される。あくまでも SSI の予防であり，遠隔部位感染（remote infection：RI）は対象としない。

2. 適 応

その投与により，SSI 発生率が有意に低率になることがランダム化比較試験（randomized control trial：RCT）で証明されている手術で用いるべきである[2]。清潔手術であるヘルニア根治術や乳房再建術，準清潔手術でも腹腔鏡下胆嚢摘出術では，予防抗菌薬の非投与でも SSI 発生率は高くならないことが報告されている。心大血管手術や脳外科手術は，清潔手術で SSI 発生率は低率ではあるが，術後 SSI を発症すると重篤化する理由から予防抗菌薬の適応とされている。消化管手術でも，穿孔性腹膜炎のように手術時にはすでに感染を合併している感染創（表2）では，予防抗菌薬ではなく治療抗菌薬を選択する。CDC のガイドライン[2]では，術中消化管内容物が相当量漏れた汚染創（表2）も治療抗菌薬の適応としている。一方，米国外科感染症学会のガイドラインでは，腹腔内汚染のみで感染が成立していない発症 12 時間以内の外傷性，医原性腸管穿孔や発症 24 時間以内の胃十二指腸穿孔は予防抗菌薬の適応としている。腹膜炎非合併の非穿孔性虫垂炎，胆嚢炎，絞扼性イレウスなどは手術により完全に感染創が除去されるため，これらに関しても予防抗菌薬の適応としている。汚染創（表2）については予防抗菌薬の適応か治療抗菌薬の適応かはっきりしていないのが現状である。

3. 投与計画

1）予防抗菌薬の選択

予防抗菌薬は治療抗菌薬と異なり，ほぼ全手術患者に対し使用されるため，副作用などが少なく安全で安価であることはもちろん，耐性菌出現などの影響が大きいと考えられるため，原則として手術部位に常在する術中汚染菌に活性を有する抗菌薬を選択し，決して術後の感染原因菌までの範囲をターゲットにしてはならない。清潔創である手術に対しては皮膚常在菌を対象とし，一般的に第1世代セフェム系薬剤のセファゾリン（cefazolin：CEZ）や耐性黄色ブドウ球菌用のペニシリン系薬剤が推奨される。消化器手術などの準清潔手術では，胃や腸管内の常在細菌を対象に薬剤選択を行うべきである。第2世代セフェム系薬剤のセフォチアム（cefotiam：CTM），セフメタゾール（cefmetazole：CMZ）やフロモキセフ（flomoxef：FMOX）が選択される。表3

表3 推奨される予防抗菌薬（第一選択）

心臓・血管外科	CEZ
胸部外科	CEZ
食道・胃・十二指腸	CEZ
胆管	CEZ
結腸・直腸	CMZ
虫垂	CMZ
頭頸部（咽頭解放の有／無）	ABPC/SBT／CEZ
脳神経	CEZ
産婦人科（帝王切開／それ以外）	CEZ／CMZ
整形外科	CEZ
泌尿器科（腸管利用の有／無）	CMZ／CEZ
乳腺	CEZ
鼠径ヘルニア	CEZ

セファゾリン（cefazolin：CEZ）
セフメタゾール（cefmetazole：CMZ）
アンピシリン/スルバクタム（ampicillin/sulbactam：ABPC/SBT）

に推奨される予防抗菌薬を示す．βラクタム系薬剤にアレルギーがある場合は，清潔創ではクリンダマイシン（clindamycin：CLDM）やバンコマイシン（vancomycin：VCM），準清潔創以上ではアミノグリコシド系薬剤またはフルオロキノロン系薬剤とCLDMの併用が好ましい．ルーチンでのVCMの予防投与は避けなければならないが，手術部位以外の遠隔部位にメチシリン耐性黄色ブドウ球菌（methicillin-resistant *Staphylococcus aureus*：MRSA）感染を有する症例や，術前検査で鼻腔内などへのMRSAの定着が証明された症例では，予防抗菌薬としてVCMの使用を考慮する．MRSAによる心臓手術後縦隔炎や人工関節感染のようなMRSAによるSSI発生が高率な施設では，感染制御チーム（infection control team：ICT）などの専門家と相談しVCMの予防的投与を検討する．

2）投与タイミング

執刀時には十分な殺菌濃度を示す血中，組織内濃度が必要である．一般的には，手術開始1時間前以内の投与が推奨される．VCMやフルオロキノロン系薬剤が投与される場合には，手術開始2時間前に投与を開始する．また，特殊な状況として，整形外科領域などで駆血のためにターニケットを使用する場合には，装着前に予防抗菌薬の投与を終了する．帝王切開手術では，臍帯をクランプした後に投与するのが一般的である．追加投与に関しては，術中は抗菌薬の組織内濃度を維持する必要があるため，長時間手術では術中再投与が必要である．再投与のタイミングは，使用する抗菌薬の半減期の2倍の時間が目安とされている．しかし，投与薬物ごとに再投与時間を調整するのは煩雑であるため，3-4時間後に再投与されることが多い．さらに，短時間で大量出血が認められた場合には，3時間を待たずに追加投与を行う．

3）投与期間

欧米では，手術終了後数時間は十分な血中濃度を維持することは必要であるが，それ以降の予防抗菌薬投与に関しては，臨床試験でSSI発生に有意差を認めていないことから術後24時間を超えての投与は推奨されていない．例外的に心臓手術では胸部外科学会のガイドラインやSurgical Improvement Projectでは48時間投与が推奨されている．一方，わが国では多くの手術で3-4日間投与が推奨されてきたが，投与期間延長にて予防効果は高くならない．耐性菌による術後感染リスクが3日以上投与で高率となることや，単施設におけるRCTで24時間以内の投与と比較しSSI発生率に有意差が認められていないことなどにより，現時点ではおおむね48時間までの投与が妥当と思われる．βラクタム系薬剤アレルギーやMRSA保菌状態などでVCMを投与する場合は，最大2回投与，術後24時間までの投与とする．

4) 使用薬剤と投与量

　各種手術症例に対する予防抗菌薬は，その投与目的から考えても，おおむねCEZ投与にて対応可能であり，CEZ以外を使用するのは，消化管や口腔内手術でのCMZ投与である．投与量に関しては，①予防目的であっても治療量を用いる，②肥満患者の場合は投与量の増量を考慮する，③腎機能障害患者には投与量の調整を行う，といった点に注意する．

　今後，日本化学療法学会より術後感染予防抗菌薬適正使用のための実践ガイドラインが公表される見通しのようである．予防投与であっても抗菌薬の適正使用が推進されるべきである．

B 手術部位以外の感染

a. 呼吸器感染

　呼吸器感染（pulmonary infection：PI）は，術後肺合併症のなかでも重要な合併症である．術後肺合併症発症のハイリスク患者の同定や予防対策，発症した際は適切な治療を行うことが肝要である．

1. 定 義

　PIは，術後肺合併症のひとつであり，その他に無気肺，肺水腫，呼吸不全などが含まれる．術後呼吸不全とは，①術後48時間以内に抜管できないもの，もしくは，②抜管後に再挿管が必要になったもの，と定義されることが多い[5]．

2. 発症機序

　まずは低酸素血症を来す呼吸生理学的機序として，肺胞低換気，拡散障害，換気血流比（ventilation-perfusion ratio：VQ ratio）不均衡，動静脈シャントなどがある．なかでも機能的残気量（functional residual capacity：FRC）の低下や無気肺形成などによるVQ ratio不均衡が，その主な原因と考えられている．麻酔薬や疼痛の影響による横隔膜機能不全，下側横隔膜の頭側変位，下側肺の低換気，肺実質や胸郭のコンプライアンス低下，繊毛運動障害による気道内分泌物クリアランスの低下などにより，FRC低下や無気肺形成を生じる．術後の無気肺は最も頻度の高い術後肺合併症であり，そしてこの無気肺形成が，重篤な術後呼吸不全の発症機転であることを十分認識しておくべきである．術後呼吸不全を起こした患者のうち，35％が肺炎を発症したのに対し，術後呼吸不全を起こさなかった患者では，肺炎発症率は2％未満であった．すなわち，術後の無気肺形成，呼吸不全を呈することで高率に呼吸器感染を併発するのである．

3. 術後肺合併症の危険因子

　現時点で明らかに術後肺合併症の重大な危険因子と考えられるものとしては，①手術部位[5]（特に，大動脈瘤手術，胸部手術，上腹部手術），②緊急手術[6]，③年齢[6]，④ASA PS分類[7]，⑤慢性閉塞性肺疾患（chronic obstructive pulmonary disease：COPD）[6]などが挙げられる．

4．予　防
1）術前対策
　禁煙指導，COPDあるいは喘息患者の術前コントロール，呼吸筋トレーニングが術後肺合併症予防には重要である。
2）術中対策
　区域麻酔併用全身麻酔と全身麻酔単独を比較検討したメタ解析[8]では，区域麻酔併用群で，肺炎発症率において有意に良好な結果であった。また，術後に胸部硬膜外鎮痛を使用することにより，大動脈瘤手術，冠動脈バイパス手術，上腹部手術の術後患者の肺合併症発生頻度を約1/3-1/2に減少するとのメタ解析結果[9]がある。麻酔中，人工呼吸下の呼気終末陽圧（positive end-expiratory pressure：PEEP）は，術後の酸素化改善や無気肺予防にはなるかもしれないが，予後に与える影響については不確定である。
3）術後対策
　上腹部手術，冠動脈バイパス手術，心大血管手術などの高リスク患者における気管チューブ抜管後早期からの非侵襲的陽圧換気（noninvasive positive pressure ventilation：NIV）の施行は，通常の酸素療法と比較し，無気肺や肺炎，気管再挿管のリスクを減らし，術後の呼吸不全を減らすのに有効とのデータが多い[10]。

　腹部手術後の経鼻胃管の留置に関する検討では，術後悪心嘔吐，経口摂取不能，症候性の腹部膨満などの症例に限り留置するとした選択的留置群において，肺炎や無気肺の発症率は有意に低く[11]，経鼻胃管は誤嚥リスクとなり，術後肺合併症を増加させる可能性があることが示された。

5．診断・治療
1）診　断
　診断は，胸部X線写真，胸部CT，痰の細菌学的検査，超音波検査，動脈血液ガス分析，各種血液検査，体液バランス評価などで行う。無気肺，院内肺炎，人工呼吸器関連肺炎，手術での高侵襲，肺水腫，胸水など，術後に呼吸不全に至る原因はさまざまである。
2）治　療[12]
　肺炎と診断がつけば，どのような微生物が問題となりうるか，感染症治療薬の使用対象になるのであれば，どの感染症治療薬を選択するか，治療効果を，何をパラメータとしてみるかを明確にして考える。適応があれば，速やかで適切な抗菌薬の開始と全身管理が何よりも重要である。重症度と抗菌薬の選択は，基本的に直接関係はない。重症肺炎に広域スペクトラムの抗菌薬が投与される理由は，起炎菌が不明な場合に適切な抗菌薬の開始が遅れることを防ぐためである。また，起炎菌が不明の場合にも各医療施設の薬剤感受性情報をもとに抗菌薬を選択する心がけを持ちたいものである。原因微生物の薬剤感受性にもとづく初療段階で用いた抗菌薬の最適化は，抗菌化学療法を施行する者の責任である。術後呼吸器感染における原因微生物は，入院5日以上経過していれば，緑膿菌，腸内細菌である *Klebsiella*，*Enterobacter*，*Serratia* や *Acinetobacter*，*Stenotrophomonas* といったグラム陰性桿菌やメチシリン耐性黄色ブドウ球菌（MRSA）などが問題となる。治療抗菌薬選択の際には，耐性菌を念頭におくのかどうか，各医療施設の薬剤感受性情報も可能な限り考慮する。そのうえで，ブドウ球菌，腸球菌，緑膿菌，嫌気性菌を各々カバーする抗菌薬にするべきなのかどうかを考える。その際，感染症治療ガイドラインは参考になる。選択された抗菌薬に対するアレルギーの有無や体重，腎機能を考慮し，実際の治療計画を立てる。治療効果は，呼吸数，呼吸困難症状，痰量，グラム染色中の菌量や白血球数，動脈血液ガス分析で判定する。

b. 尿路感染[13]

1. 疫　学

　尿路感染はもっとも一般的な医療関連感染である。急性期病院における感染の30％以上を占め，ほぼすべての医療関連尿路感染は，尿路へのデバイスの留置が原因である。医療経済的にも問題である。細菌尿症は一般に不要な抗菌薬使用につながり，導尿システムは多剤耐性菌のリザーバーや他の患者への伝播源となることが多い。入院患者の15-25％は，尿道カテーテルを短期的に留置されている現状がある。細菌尿症のうち菌血症を発症するのは5％未満であるが，カテーテル関連尿路感染は続発性の院内感染による血流感染の主な原因となる。院内感染による菌血症の約2割は尿路系に起因し，その関連死亡率は約10％である。

2. 発症機序

　カテーテル関連尿路感染の原因微生物の由来は，尿道，直腸や膣の保菌による内因性の場合と汚染された医療従事者の手指や医療器具を介した外因性の場合がある。こうした原因微生物は，カテーテル外側を尿道周囲の粘液を経由して管腔外経路，もしくは，汚染された採尿システムと尿道カテーテル間の連結部からカテーテル内腔を経由する管腔内経路のいずれかを通じて尿路に侵入し得る。尿道カテーテル留置による細菌尿症のリスクは，1日ごとに3-10％増加し，30日後には100％に近づくとされる。カテーテル表面および導尿システム上の泌尿器系病原微生物によるバイオフィルムの形成は，長期間のカテーテル留置により生じる。経時的に尿道カテーテルにはバイオフィルム内部に固着した状態の微生物が定着するようになり，抗菌薬および宿主防御への耐性が生じ，カテーテルを抜去しないかぎり根絶がほぼ不可能となる。

3. 発症リスクとその予防策

　尿道カテーテル留置やその留置期間の長期化，不衛生な尿路カテーテル挿入手技が発症リスクとなる。それに対する予防策は，可能なかぎり尿路カテーテルの留置を行わないことやその留置期間を短縮することが考えられる。業務軽減目的での尿路カテーテル留置の適用を控えるように勧告されている。衛生的なカテーテル挿入手技は，言うまでもなく重要である。このような一連の対策を講じた後もカテーテル関連尿路感染率が低下しない場合は消毒剤含浸カテーテルの使用の勧告がある。導尿チューブのキンクに注意し，採尿バッグを膀胱より高い位置に置かないようにする。検査検体は，専用のアダプターを用い，シリンジを利用して衛生的に採取することや毎日尿路カテーテルの留置の必要性を見直すことも大切である。以下，カテーテル関連尿路感染予防のためのルーチンな方法とは考えるべきでないものを挙げる。

①銀コーティングやその他の抗菌カテーテルのルーチン使用。
②カテーテル挿入下における無症候性細菌尿のスクリーニング検査。
③侵襲的泌尿器科手技以外でのカテーテル挿入患者の無症候性細菌尿の治療。
④膀胱洗浄。
⑤予防目的の抗菌薬のルーチン全身投与。
⑥カテーテルのルーチン交換。

4. 診断・治療[12]

　尿路感染症は，臨床症状や尿培養結果をもとに，無症候性細菌尿，他の部位の炎症や感染症を除外しながら，診断にたどりつく。

1）尿の顕微鏡検査

簡単で有用な診断法である。一定量以上の細菌が存在する細菌尿の証明である。尿中白血球の存在は尿路感染症が存在するよい指標である。

2）尿の培養検査

通常，膀胱内の尿は無菌である。しかし尿道や尿道口付近を完全に消毒することは不可能なので採尿時に汚染が生じることは避けられず，細菌の定量化が必要となる。また，定量化しても汚染による偽陽性，抗菌薬使用による偽陰性の問題はある程度避けられず，最後は臨床医による判断となる。尿道カテーテルにて採取した尿検体の場合は，検出された菌量が少なめであっても尿路感染症の診断が可能である。

尿路感染症は，敗血症の主な原因のひとつである。症状のある尿路感染症はすべて治療対象となる。逆に，無症候性細菌尿は治療対象にならない。

3）抗菌薬治療

抗菌薬治療終了1-2週間後の尿培養陰性化を確認することが重要である。一般に治療期間は，膀胱炎で3日間，腎盂腎炎で14日間，再発例や14日間の治療で失敗した例は3-4週間とする。無症候性細菌尿と症候性尿路感染症を合わせたカテーテル関連尿路感染の病原体としては，大腸菌，カンジダ属，腸球菌属，緑膿菌，肺炎桿菌，エンテロバクター属があげられる。起炎菌情報が不明な場合や重症感のある菌血症を疑わせるような症例では，グラム陰性桿菌ターゲットを念頭に抗菌薬を選択する。起炎菌がわかりしだい抗菌薬の狭域化をはかる。

c. カテーテル感染

1. 疫　学

とりわけ中心静脈カテーテル関連血流感染症（central line associated bloodstream infection：CLABSI）は，集中治療室（ICU）において最も重要な医療関連感染症のひとつであり，患者予後あるいは医療経済の視点から見てもそのインパクトは大きい。

2. CLABSIの発生機序

中心静脈カテーテル留置にともない感染が生じる機序は，中心静脈カテーテル挿入部位の汚染，カテーテルのハブの汚染，汚染された輸液や薬物の投与，別の血流感染部位からの二次感染，さらに，これらの組み合わせによるものと考えられている。そして，その原因菌は皮膚の常在菌であることが多い。

3. CLABSIの予防

CLABSIのインパクトは，何より患者予後に影響をもたらすことである。CLABSIの合併症には，敗血症性血栓塞栓症や心内膜炎などが挙げられ，その治療はもちろん，予防が極めて重要である。CLABSI予防に関する介入試験である研究[14]によると，チェックリストを用い，医師が下記①～⑤に準じた処置をしない場合に，緊急時を除いて，カテーテル挿入手技の進行を停止できる権利を看護師に与えた。すなわち，①手洗い励行，②マキシマルバリアプリコーション励行，③クロルヘキシジン消毒，④大腿静脈挿入の回避，⑤不必要なカテーテルの抜去，といった介入にてカテーテル関連血流感染症の発生率を低下させることに成功したというものである。わが国からはクロルヘキシジンによるアナフィラキシーの報告があり，厚生労働省はクロルヘキシジン製剤の粘膜面への適用を禁忌としている。皮膚消毒には0.5％クロルヘキシジンアルコール製剤

を使用している。中心静脈カテーテル以外の予防的アプローチに関しては，末梢静脈ラインに関しては，72-96時間での交換が推奨されている[15]。血圧モニタのための動脈ラインは特に，中心静脈カテーテルと同様に扱うべきである，とガイドライン[16]でも推奨されている。動脈カテーテルの挿入に関しても，中心静脈カテーテル挿入と同様のプリコーションを実施すべきである。動脈カテーテルにおける細菌の定着や感染のリスクは中心静脈カテーテルと同等であることが示唆されていることからも，マキシマルバリアプリコーションが推奨される。

4. 診断・治療[12]

CLABSIの定義を簡単に述べると，中心静脈カテーテルが挿入されている患者において，血流感染症が生じ，明らかな感染巣がほかにない状態である。そして，前述のとおり，その原因菌は皮膚の常在菌であることが多い。死亡率は黄色ブドウ球菌によるものが圧倒的に高い。グラム陰性桿菌が原因となる場合，病院由来の*Stenotrophomonas maltophilia*，緑膿菌，*Acinetobacter*などのブドウ糖非発酵菌である。真菌では，カンジダ属が多い。これらのような菌が血液培養にて検出され，臨床状況が合えば，CLABSIの可能性を考える。

CLABSIと診断されれば，基本的にカテーテルを抜去し培養に提出する。培養結果を待つ間，バンコマイシンを投与する。さらに，全身状態不良，免疫不全状態であれば，グラム陰性桿菌のカバーも考慮する。その後，培養結果にもとづき，抗菌薬の最適化を図る。血液培養にて真菌が検出されれば，治療対象となる。放置すれば，心内膜炎をはじめ，全身性の感染症になる可能性が高い。したがって，培養提出後，すみやかに抗菌薬治療を開始することが重要である。通常の治療期間で14日間，人工血管，人工弁，心内膜炎の存在があれば4-6週間，黄色ブドウ球菌による骨髄炎に対しては6-8週間にわたる治療期間を要する。

d. 術後胆嚢炎[12]

胆道系以外の手術によるストレスにより無石胆嚢炎という合併症を併発しうる。これは何らかの機転で胆嚢管の狭窄，閉塞を生じたり，胆嚢壁を虚血にしたり，胆汁の過剰濃縮状態を作ることにより胆嚢壁の炎症，壊死を生じる。凝固亢進，微小血管閉塞も関与すると考えられている。微熱，非特異的腹部症状でしかないことがあるが，放置すると胆嚢壊死や穿孔を生じるので，常にその可能性を念頭においておく。治療は，二次感染に対する抗菌薬治療に加え，必要に応じ，胆嚢摘出やドレナージを考慮する。

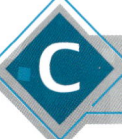

C 敗血症

近年，Surviving Sepsis Campaign Guidelines 2012（SSCG2012）[17]や日本版敗血症診療ガイドライン[18]（日本版）が発表され，敗血症の診療は標準化されつつあるが，重症敗血症・敗血症性ショックは依然としてICUでも救命困難な病態の一つである。2004年に発表された最初のSSCGは，欧米を中心とした12の学会がその作成に関与した。その後の2008年改訂，2013年改訂（SSCG2012）には，ともに日本集中治療医学会と日本救急医学会が参加，関与している。いうまでもなく，敗血症は，ICUでの呼吸循環管理をはじめ，全身管理が必須であり，集中治療が適応となる病態である。

a. 概念と定義

　SSCG2012では，敗血症を「全身症状を伴う感染症あるいはその疑い」とした。その補助診断のために，全身所見（発熱，低体温，頻脈，頻呼吸，意識変容，体内水分貯留・浮腫，高血糖），炎症所見（白血球数増加あるいは減少，幼若白血球出現，CRP上昇，プロカルシトニン上昇），低血圧，臓器障害所見（低酸素血症，急性乏尿，クレアチニン上昇，凝固異常，血小板減少，高ビリルビン血症），組織低灌流所見（高乳酸血症，冷たく湿潤した皮膚）を補助診断項目とした。これによりわかることは，感染症であるか否か，臓器不全や組織低灌流，低血圧を伴うものなのかを把握することが重要であるということである。

b. 疫　学[12]

　術後管理において，基礎疾患の把握はいうまでもなく重要で，感染制御の観点から，術前の免疫不全状態の既往歴に特に注意する。脾臓摘出の既往もしくは脾機能低下があれば，健常者よりも激しい感染症を生じ得る。糖尿病は，肺，尿路，軟部組織感染症のリスクが高い。肝硬変は特発性細菌性腹膜炎発症リスクとなる。炎症性腸疾患，胆道系疾患は，腹腔内グラム陰性桿菌，嫌気性菌などが関与している可能性が高いと考える。慢性腸疾患（クローン病，潰瘍性大腸炎など）は起炎菌に腸内細菌科を想定する。腹部手術後で敗血症的臨床像があれば，カンジダが起炎菌の可能性も念頭におく。そのほか，感染ハイリスクに，慢性腎不全，中心静脈カテーテル留置，COPD，アルコール中毒，悪性腫瘍患者が挙げられる。

c. 診断・治療

　診断に有用な検査は，感染巣と考えられる箇所から採取した検体のグラム染色や一般的な血液検査に加え，急性期と回復期のペア血清の保存，培養微生物検査，検尿，心エコー，想定される感染巣の精密画像評価としてのCT撮影などが挙げられる。術後患者でよくみられる敗血症の原因微生物は，黄色ブドウ球菌，腸内細菌，院内感染グラム陰性桿菌と言われている[12]。

　迅速かつ効果的な経験的抗菌薬治療により生存率は上昇するので，早期診断後，迅速な抗菌薬投与や感染巣に対する処置が肝要である。そして臓器障害を発症させないように，十分な初期蘇生とそれにひきつづく呼吸循環管理を行うことがポイントとなる。概念と定義で述べたように，感染症であるか否か，臓器不全や組織低灌流，低血圧を伴うものなのかを把握し，早期診断，早期治療開始を常に念頭に置く。このように敗血症診療では，時間を意識した治療を推奨している。そして，ガイドラインでは診療内容が多岐にわたるため，重要な項目を束（バンドル）として提示している。このバンドルの実行により死亡率が低下するとの報告[19]がある。以下に，敗血症治療バンドルを述べる。

1. 初期蘇生

　初期蘇生の開始に関して，日本版は血圧にこだわらず，代謝性アシドーシスの進行，血中乳酸値の上昇を認めた場合に開始するとしている。

2. 感染症診断と抗菌薬治療，感染巣コントロール

　・抗菌薬投与前の血液培養2セット採取

- 診断 1 時間以内の抗菌薬投与
- 早期の有効な抗菌薬治療は大きな効果があり，抗菌薬投与の遅れは救命率の低下につながる
- 感染巣が特定されず，多剤耐性グラム陰性桿菌の検出率が低い場合：ピペラシリン/タゾバクタム（piperacillin/tazobactam：PIPC/TAZ）＋バンコマイシン（vancomycin：VCM）
- 感染巣が特定されないが，多剤耐性グラム陰性桿菌の検出率が高い場合：コリスチン＋メロペネム（meropenem：MEPM）またはイミペネム/シラスタチン（imipenem/cilastatin：IPM/CS）
- SSCG2012 は，処置すべき感染巣が明らかになった場合は診断から 12 時間以内に処置や手術を実施すべきとしている
- 起炎菌が同定された後には，抗菌薬の最適化を図る

3. 輸液療法

初期輸液には，晶質液を用い，投与量は，20-40 ml/kg である。日本版，SSCG2012 ともに初期輸液蘇生の指標として血中乳酸値の低下を加えることを推奨[20]している。

4. 昇圧薬

日本版，SSCG2012 ともノルアドレナリンが第一選択薬として強く推奨している。SSCG2012 での第 2 選択薬はアドレナリンを推奨している。これは，アドレナリンとノルアドレナリンによる昇圧効果や予後には差を認めず，またバソプレシン，テリルプレシンとノルアドレナリンの敗血症性ショックに対する効果に差がなかったという研究結果を考慮した影響であろう。なお，ドパミンの使用に関しては，SSCG2012 は頻脈リスクが低くかつ徐脈の症例のみに限定した使用を推奨している。

5. ステロイド

輸液負荷と昇圧剤投与に反応のない敗血症性ショックに対し少用量ステロイド投与を行うことを推奨している。SSCG2012 は，ヒドロコルチゾン 200 mg/day の持続投与を推奨し，昇圧薬からの離脱状況を考慮しながら，徐々に減量，投与終了を目指す。

6. 免疫グロブリン

日本版は，免疫グロブリン投与は，使用可としている。セプシスレジストリ調査にて，重症度を加味した投与群，非投与群の比較にて，免疫グロブリン投与群で有意に 28 日生存率が高いことが明らかになった。SSCG2012 は，これまでの研究での結果が一定ではなく，免疫グロブリン投与はしないことを推奨している。

7. 栄養管理

日本版，SSCG2012 とも重症敗血症に対しては 24-48 時間以内の早期経腸栄養の開始を推奨している。一方，静脈栄養の併用は治療開始後 7 日間は積極的に行わなくてもよいとしている。

8. 血液浄化法

敗血症に伴う急性腎障害の治療としては，間歇的血液透析と持続的血液透析は同等であり，循環動態不安定な場合の体液バランス管理には持続的血液透析の使用を考慮するということが SSCG2012 で示されている。

敗血症の病態は複雑であり，依然として何かひとつの薬だけで救命率を改善できるようなもの

ではない。また，現在有効とされている治療が，これから将来にわたり有効な治療法であり続けるとも限らない。常に最新の知見に注目し，敗血症診療に取り入れるべき治療法かどうかをしっかりと見極める必要がある。

文 献

1) 小林美奈子．術後感染予防抗菌薬の使い方．日本化学療法学会「抗菌化学療法認定医認定制度審議委員会」．抗菌薬適正使用生涯教育テキスト（改訂版）．東京：日本化学療法学会；2013．p.261-71.
2) Mangram AJ, Horan TC, Pearson ML, et al. Guideline for prevention of surgical site infection, 1999. Infect Control Hosp Epidemiol 1999；20：250-80.
3) 草地信也，幕内晴朗，真下啓二ほか．手術部位感染（SSI：Surgical site infection）が与える在院日数と直接医療費への影響の調査研究．日外感染症会誌 2010；7：515.
4) 針原 康，小西敏郎，森兼啓太ほか．SSIサーベイランスの全国集計結果および第16, 17回SSIサーベイランス研究会報告．環境感染誌 2011；26：177-81.
5) Arozullah AM, Daley J, Henderson WG, et al. Multifactorial risk index for predicting postoperative respiratory failure in men after major noncardiac surgery. The national veterans administration surgical quality improvement program. Ann Surg 2000；232：242-53.
6) Lawrence VA, Cornell JE, Smetana GW, et al. Strategies to reduce postoperative pulmonary complications after noncardiothoracic surgery：systematic review for the american college of physicians. Ann Intern Med 2006；144：596-608.
7) Owens WD, Felts JA, Spitznagel EL Jr. ASA physical status classifications：a study of consistency of ratings. Anesthesiology 1978；49：239-43.
8) Rodgers A, Walker N, Schug S, et al. Reduction of postoperative mortality and morbidity with epidural or spinal anaesthesia：results from overview of randomised trials. BMJ 2000；321：1493.
9) Liu SS, Wu CL. Effect of postoperative analgesia on major postoperative complications：a systematic update of the evidence. Anesth Analg 2007；104：689-702.
10) Chiumello D, Chevallard G, Gregoretti C. Non-invasive ventilation in postoperative patients：a systematic review. Intensive Care Med 2011；37：918-29.
11) Cheatham ML, Chapman WC, Key SP, et al. Ameta-analysis of selective versus routine nasogastric decompression after elective laparotomy. Ann Surg 1995；221：469-76；discussion 476-8.
12) 青木 眞．レジデントのための感染症診療マニュアル 第2版．東京：医学書院；2008．p.471-1316.
13) 満田年宏．カテーテル関連尿路感染とその予防．INTENSIVIST 2011；3：45-9.
14) Pronovost P, Needham D, Berenholtz S, et al. An intervention to decrease catheter-related bloodstream infections in the ICU. N Engl J Med 2006；355 2725-32.
15) O'Grady NP, Alexander M, Dellinger EP, et al. Guidelines for the prevention of intravascular catheter-related bloodstream infections. Clin Infect Dis 2002；35：1281-307.
16) Mermel LA, Allon M, Bouza E, et al. Clinical practice guidelines for the diagnosis and management of intravascular catheter-related infection：2009 update by the infectious diseases society of America. Clin Infect Dis 2009；49：1-45.
17) Dellinger RP, Levy MM, Rhodes A, et al. Surviving sepsis campaign：international guidelines for management of severe sepsis and septic shock；2012. Crit Care Med 2013；41：580-637.
18) 日本集中治療医学会 Sepsis Registry 委員会．日本版敗血症診療ガイドライン．日集中医誌 2013；20：124-73.
19) Miller III RR, Dong L, Nelson NC, et al. Multicenter implementation of a severe sepsis and septic shock treatment bundle. Am J Respir Crit Care Med 2013；188：77-82.
20) Jones AE, Shapiro NI, Trzeciak S, et al. Lactate clearance vs central venous oxygen saturation as goals of early sepsis therapy：a randomized clinical trial. JAMA 2010；303：739-46.

〈中村　利秋〉

11 ドレーン管理

はじめに

　ドレナージとは体腔（脳室・脳槽，胸腔，心囊腔，腹腔，関節腔など）や皮下などに貯留した液体もしくは気体を，ドレーンを挿入し，体外へ排出させることである。
　ドレナージされる液体は，血液，リンパ液，胸水，心囊液，腹水，消化液，滲出液，膿などで，気体は空気や腸管ガスなどである。

A 分　類[1]

a. ドレナージの目的別分類

1. 治療的ドレナージ

　感染創で貯留した膿などを体外に排出することにより，細菌の排出，減圧を目的とする。気胸に対し，脱気し虚脱した肺胞を膨らませることも治療的ドレナージである。ドレナージしても効果が得られなかった場合は，ドレーンの位置などを再評価する必要がある。

2. 予防的ドレナージ

　死腔形成の回避や浸出液などの貯留による周辺臓器の圧迫・機能低下を予防するために行われる。術後など合併症が予想される期間挿入される。

3. 情報ドレナージ

　情報収集を目的としたドレナージで，体内に貯留した血液や浸出液や消化液などの量や性状を継続的に観察する。出血や縫合不全など局所の状態が評価でき，早期に対応できるようにするために行う。ドレナージされた物質の検査分析やドレーンから造影などにより詳しい情報が得られる。

b. ドレーンの形状別分類

1. フイルム型ドレーン

　細かい孔や溝の毛細管現象を利用したドレーンで，開放式ドレーンに使用される。屈曲しても排液可能である。

2. チューブ型ドレーン

　堅い素材による管腔構造をもち，閉鎖式ドレーンに用いられる。

3. サンプ型ドレーン

内腔が2-3腔構造になっており，1腔から排液し，他腔からエアーを注入でき，先端が組織に密着するのを防ぎ，持続的にドレナージが可能である。

c. ドレナージの方法別分類

1. 開放式

ドレーン一端が体外に開放されている。排液は体内外の圧差や毛細管現象などによって排出される。ドレーンを介して逆行性感染のリスクがある。排液はガーゼに吸収させることが多く，排液量の正確な値はわからない。排液バックがないため，邪魔にならず離床には有利である。浸出液が少なくドレーンが早期に抜去できる場合に用いられる。ドレーンの遺残がないように注意が必要である。

2. 閉鎖式

ドレーンの一端に排液バックなどが接続されており，ドレーンは外気から隔絶されている。排液量を正確に測定できる。感染のリスクは低減できる。ドレナージのしくみによっては逆流を避けるため，廃液バックの位置を調節する必要がある。離床の妨げになることがある。

3. 半閉鎖式

開放式ドレーンをパウチなどでカバーして閉鎖的に管理する。

d. ドレナージのしくみ別分類

1. 受動的ドレナージ

①内外圧差
②毛細管現象：ペンローズドレーンの原理
③サイフォンの原理：排液バックはドレーンの先端より低い位置に置く必要がある。高低差をつけることによりドレナージ圧を調節できる。

2. 能動的ドレナージ

外部から陰圧をかけて積極的にドレナージする。持続吸引機や陰圧バックなどを用いる。

B ドレーン管理

a. チューブ管理

①固定方法と固定位置が適切かチェックする。固定する場所によりテープの種類を考慮する。
②ドレーンの長さ，屈曲，閉塞（クレンメの開放忘れなど），接続部のはずれに注意する。
③吸引圧が適切かチェックする。
上記のことを定期的に記録する。

b. 排液管理

　性状（血性の変化），量（術後出血は8時間以内が多く，時間量，急激な減少はドレーンの閉塞を疑う），色調（膿性），臭い（アンモニア臭，便臭）を定期的に記録する。

c. 患者管理

　刺入部の皮膚観察（発赤，腫脹，熱感，皮下気腫など），皮膚損傷，自覚症状をチェックする。

d. 感染管理

　ドレーン刺入部の発赤，腫脹，硬結，熱感，疼痛，膿の流出，排液の悪臭などの感染兆候を見逃さない。刺入部の消毒，排液の逆流を防止する。排液処理は個人防護具の適切な着用を行い，院内感染に注意する。米国疾病管理予防センター（Centers for Disease Control and Prevention：CDC）が1999年に発表した手術部位感染（surgical site infection：SSI）予防ガイドラインでドレーンに関するものとして以下のものが挙げられている。
　①手術切開創を通って設置されたドレーンはSSIの危険性を増す。
　②ドレーンのための切開は手術切開創とは離しておくこと。
　③閉鎖吸引ドレーンは開放ドレーンよりもSSIの危険性が減少する。
　④閉鎖吸引ドレーンは術後血腫，膿瘍の排泄に有効であるが，抜去時期も重要である。
　⑤ドレーンの設置期間が長いほどドレーンの細菌の付着が増加する。

e. ドレーンの抜去

　ドレーンの必要性を常に検討し，適切な時期に速やかに抜去する。呼吸により空気を吸引する可能性があるドレーンは呼気終末に抜去する。

C 各論[2,3)]

a. 脳

1. 硬膜外ドレーン

　頭蓋骨と硬膜の間に留置する。陰圧もしくは平圧で管理する。主に出血のモニターに利用する。

2. 硬膜下ドレーン

　硬膜と脳表の間に留置する。

3. 脳室ドレーン

　脳室内に留置するが，通常ドレーン先端は側脳室内である。脳圧モニターにも利用され，髄液排液による脳圧管理を行う。

4. 脳槽ドレーン

　脳槽とはくも膜下腔の中で軟膜との間が広くなっている部分である。くも膜下出血に対する動脈瘤クリッピング術の開頭術では脳槽に留置され，脳血管攣縮治療として残存血腫の排除，薬剤投与などの目的で使用される。

5. スパイナルドレーン

　腰椎より穿刺し，脊椎くも膜下腔に留置する。髄膜炎の髄液排除，薬剤投与や髄液漏の治療に利用される。くも膜下出血に対する血管内治療での脳槽ドレーンの代役に利用される。

6. 脳内ドレーン

　血腫摘出後の腔内，膿瘍摘出後の腔内ドレーン。開頭術後にそれぞれ血腫，膿瘍排出目的で留置される。

●早期抜去

　術後の出血モニター目的にした場合は，出血がなければ翌日に抜去する。

　脳室ドレーンやスパイナルドレーンは設定圧を超えた時に髄液が流出する原理で，外耳孔（Monro孔の位置）をゼロ点とする。チャンバーの滴下筒とゼロ点の高さでドレナージ圧を決定する（cmH₂O）。体位によりその都度設定の変更が必要になる。

b. 胸　部

1. 胸腔ドレーン

　開胸して陽圧になった胸腔内圧を本来の陰圧に戻す。出血や空気を排除することにより肺を膨張させる。液体を排出させるには背側や横隔膜上に，気体を除去するには前胸部や肺尖に留置する。

1）皮下気腫

　皮下に気体がもれた状態，皮膚の握雪感で範囲をチェックする。
　肺，気管支から空気がリークすると水封部に気泡が観察される。
　吸引圧は－5～－15 cmH₂O の範囲で選択される。

2）再膨張性肺水腫

　急激な胸腔ドレーンによる排液（500 ml 以上）により無気肺が再膨張するときに肺水腫を起こす。予防するにはゆっくり排液し，呼吸状態（泡沫状血性痰，呼吸困難など）に注意する。
　心臓血管外科術後は胸腔ドレーンに加え心嚢内，縦隔ドレーンが留置される。

2. 心嚢ドレーン

　心タンポナーデの三徴として血圧・脈圧の低下，頻脈，中心静脈圧（cemtral venous puressure：CVP）上昇がある。ドレーンの閉塞を防ぐためミルキングを行う。一般的に2 ml/kg/時以上の出血が2時間以上続くときは再開胸を考慮する。

c. 腹　部

1. 腹　水

　仰臥位で腹水が貯留しやすい場所は，ダグラス窩　右傍結腸溝，左傍結腸溝，右横隔膜下，左

横隔膜下，右肝下面（Morrison 窩），左肝下面，網嚢内である。

2. 肝胆膵手術後

CDC の SSI 予防ガイドラインでは待機的肝切除はドレーンの適応にならない。肝切除後は胆汁漏，腹腔内膿瘍，出血，感染に対してドレーン挿入する。

1）胆汁漏

腹腔内ドレナージもしくは内視鏡的逆行性胆道ドレナージ（endoscopic retrograde biliary drainage：ERBD）を行う。

総胆管切開を行った場合，Winslow 孔（肝十二指腸間膜背側）にドレーンを留置する。

膵切除の重要な合併症は膵液漏であり，腹腔内膿瘍や仮性動脈瘤からの腹腔内出血の原因となる。

2）膵液漏の評価

術後 3 日目以降にドレーン排液のアミラーゼ値と血清アミラーゼ値を測定する。排液のアミラーゼ値が血清アミラーゼ値の 3 倍以上の時は膵液漏と診断できる。

3. 腸切除術後

褐色で悪臭のある排液で縫合不全を疑う。縫合不全を合併しても，腹膜炎が限局化していればドレナージによる保存的治療で治癒する可能性はある。縫合不全による広範囲腹膜炎や全身状態の悪化があれば，時期を逸せず外科手術を考慮する。直腸手術は結腸手術に比べ縫合不全は高率である。

ドレナージが不十分な場合には，エコーまたは CT ガイド下ドレナージを考慮する。

ドレーン抜去の目安は性状が漿液性で，量は 50 ml/日前後である。

4. 食道手術後

食道切除術後に挿入されるドレーンとしては，胸腔ドレーン，吻合部減圧ドレーン，頸部皮下ドレーン，横隔膜下ドレーン，栄養チューブなどで，数が多く，目的がそれぞれ異なるので注意が必要である。

d. 甲状腺

術後出血は気道圧迫，喉頭浮腫による窒息を来す危険がある。術後出血を早期に発見するために頻回の観察が必要になる。術後 6 時間以内に起こることが多い。

文 献

1) 濱本実也，深野利恵子，水上由美子ほか．Ⅰ．ドレーン管理に必要な基礎知識．露木菜緒編．重症患者のドレーン管理．東京：総合医学社；2013．p.744-70．
2) 山本謙太郎，木村史良，鈴木千恵子ほか．Part 2 領域別ドレナージ．佐藤憲明編．ドレナージ管理＆ケアガイド．東京：中山書店；2008．p.44-197．
3) 芝田香織，瀬名波栄克，石井はるみほか．ドレーン．道又元裕編．ICU ナースのカテーテル管理．名古屋：日総研出版；2013．p.91-115．

（槇田　徹次）

12　術後リハビリテーション

　術後リハビリテーションとは，手術侵襲に伴う運動機能を中心とした合併症の予防と早期の身体機能回復を促進することを目的に，理学療法を中心として構成される介入プログラムである。通常は予防的に行われるために（術前の全身状態不良や緊急手術などを除いて），その介入は術前から開始することが望ましい。ここでは，手術侵襲が高い胸腹部外科領域における術前および術後リハビリテーションの基本的な考え方とその実際について解説する。

A　術後リハビリテーションの目的と意義

a. 手術適応の拡大

　術後リハビリテーションの最大の目的は，術後に生じる新たな合併症を予防し，日常生活活動（activities of daily living：ADL）の早期再獲得を図ることである。加えて，術後に来しやすい活動量減少に起因する運動耐容能の低下を最小限にとどめて身体運動機能の回復を促進し，早期退院および社会復帰に寄与することである。

　呼吸器，心臓大血管，消化器系を主たる対象とした胸腹部外科領域における手術適応は，早期診断ならびに低侵襲手術を中心とした外科的手技の飛躍的な進歩，術中および術後全身管理の発展を背景に拡大している。特に低侵襲手術は，従来では手術適応とされなかった後期高齢者や危険因子を有する重症例にも適用されるようになった。その結果，低侵襲手術の恩恵に与る患者群が増加する一方で，このようなハイリスク患者では術後の回復に難渋する症例も少なくなく，対象者の二極化が進んでいる。

　術後の早期退院と社会復帰には，ADLの自立と活動量の向上が必要不可欠であり，その基本的コンポーネントである身体運動機能を入院周術期でいかに維持，向上させるかが現代における術後リハビリテーションの大きな役割であるといえる。

b. 高齢患者の急増と「フレイル」の影響

　日本における人口の急速な高齢化は，そのまま手術対象例の高齢化に反映している。高齢者人口の推移の特色は，高齢化の進展の「速さ」と，その高齢化率の「高さ」であり，中でも後期高齢者の著しい増加にあるといえる。昨今，後期高齢者では，「フレイル（Frailty，虚弱あるいは衰弱，脆弱）」[1,2]（表1）およびその主要な構成要素である「サルコペニア（sarcopenia；筋力量減少症）」[3]が高頻度に認められ，大きな医学的，社会的問題となっている。

　手術を受ける高齢患者においてもフレイルの併存が及ぼす影響は無視できない。脳卒中などにおいては突然，健常な状態から要介護状態に移行することはよくみられるが，手術によって入院を余儀なくされた高齢患者においても同様である。手術侵襲は異化作用を促進し，筋蛋白の崩壊

表1　フレイルとは

- 定義：高齢期に生理的予備能が低下することでストレスに対する脆弱性が亢進し，生活機能障害，要介護状態，死亡などの転帰に陥りやすい状態
- 基準：以下の5項目で3項目以上がフレイル，1～2項目該当でフレイル予備軍（prefrailty）

  1. 歩行速度低下（＜1 m/秒）
  2. 握力低下（＜30 kg：男性，＜20 kg：女性）
  3. 易疲労感（自己申告）
  4. 活力低下
  5. 体重減少（年間＞5 kg）

による筋力低下をもたらすとともに，入院による臥床期間の延長，身体活動量の減少を引き起こし，運動機能や運動耐容能を低下させる。高齢患者では特に手術侵襲の影響を被りやすいために，術後の離床遅延，臥床の長期化によって合併症や活動量低下を来す。ここに，フレイルの存在が大きく影響していることは想像に難くない。フレイル，特にサルコペニアの合併は術後患者の合併症発症，身体機能およびADL低下とともに回復を制限し，死亡率にも影響することが報告されている[4]。また術後合併症としての運動機能障害，呼吸器合併症，せん妄などを来しやすく，独立した術後の予後規定因子となっている[5]。

B　適応と開始時期

　術後リハビリテーションの目的は合併症や運動機能低下，ADL制限の「予防」であるため，すべての待機および緊急手術症例が適応となる。中でも，胸部および腹部の臓器手術では侵襲が大きく，回復にも時間を要することが少なくないため，全例が適応になると考えるべきである。
　リハビリテーションの基本的手段は理学療法である。理学療法では，臥床による呼吸器合併症，運動機能低下の予防を図るとともに，早期離床によるADLの再獲得および活動性の向上を促すことが可能である。担当医は「術前からルーチンに理学療法を処方する」ことが必要不可欠である。
　理学療法の開始時期は「早期」が原則である。合併症を発症してから，離床遅延を認めてからの開始では遅い。待機手術の場合は，術前から介入を開始する。緊急手術も含めて術後は原則として術後第1病日より開始する。
　また，術後に摂食嚥下障害を合併することも珍しくないが，その際は摂食嚥下リハビリテーションの適応となる。摂食嚥下障害が懸念される場合には，速やかにコンサルテーションを行う。

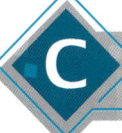

C　リハビリテーションの実際

a. 術前リハビリテーション

　術前リハビリテーションの目的は，入院前の身体活動を含めた全身状態の評価，術後合併症および離床遅延の可能性の予測，術後合併症のリスクの軽減，周術期における理学療法の必要性に対する認識の向上と患者との信頼関係の構築である。特に術後呼吸器合併症の予防において，術

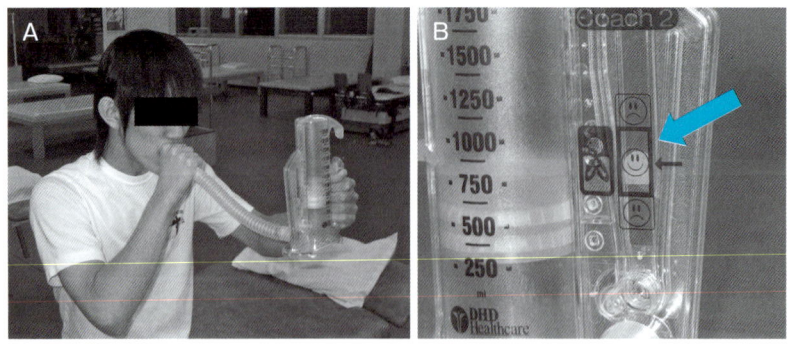

図1　インセンティブ・スパイロメトリー（IS）
A：ISによる深吸気練習，B：吸気中は規定された範囲でのゆっくりとした吸気を行う（矢印）
ISは術後呼吸器合併症の予防と治療を目的に肺容量拡張を促す方法である。術後においては，創部痛を誘発しないようゆっくりと静かな吸気を必要とするため，通常は吸気容量増大型の器具を使用する。ISの利用は患者自身が最大吸気量の変化を把握できるため，練習の動機づけが得られやすいことである。

前リハビリテーションが必要かつ有用である。禁煙指導と慢性呼吸器疾患の管理に加え，深呼吸練習，インセンティブ・スパイロメトリー（incentive spirometry：IS，図1），気道クリアランス法の指導を行う。後期高齢者や慢性疾患併存患者などで，入院前からの活動性低下，ADL依存状態，転倒の既往を認める場合にはフレイルの存在を強く疑い，運動指導や身体活動を励行するなど活動性の向上を試みる。

1. 術前評価とリスクの層別化

入院前の生活状況，既往歴，身体所見，運動能力を評価し，術後合併症発症や離床遅延のリスク層別化に努める[6]。運動機能として，握力，下肢筋力，歩行能力，Timed Up and Go Test，身体活動量，ADLを評価し，フレイルやサルコペニア合併の可能性について評価する。近年では，サルコペニア肥満といった筋肉量の減少と相対的な脂肪の増加により，外見では見分けが付かない「隠れた」虚弱高齢者も増加しているため，術前評価にて明らかにすることも重要である[7]。慢性閉塞性肺疾患の併存は独立した術後呼吸器合併症の予測因子となる。術前のスパイロメトリーにて，閉塞性換気障害の程度と排痰能力を評価する。

2. 術後リハビリテーションのためのオリエンテーション

術後の一般的な状況とともにリハビリテーションの進め方を伝えて，その流れを理解してもらう。特に手術翌日から理学療法が開始され，可及的早期に離床と歩行を進めることが早期回復に必要不可欠であることを丁寧に説明する。リハビリテーションスタッフ（おもに理学療法士）が術前から継続的に関わることを説明し，術後の回復を支援するという立場を理解してもらうよう努め，患者との信頼関係を構築する。

3. 術前リハビリテーションの実際

術前理学療法では，呼吸練習，気道クリアランス，離床方法を指導する。術前指導を通じて，患者の理解力，意欲など理学療法に対する姿勢も評価できる。

呼吸練習では，横隔膜呼吸や下部胸式呼吸などによる深呼吸が推奨されるが，このような呼吸法の実施が困難な症例では，自然と大きな深呼吸で代用できることを指導する。また，ISを使用

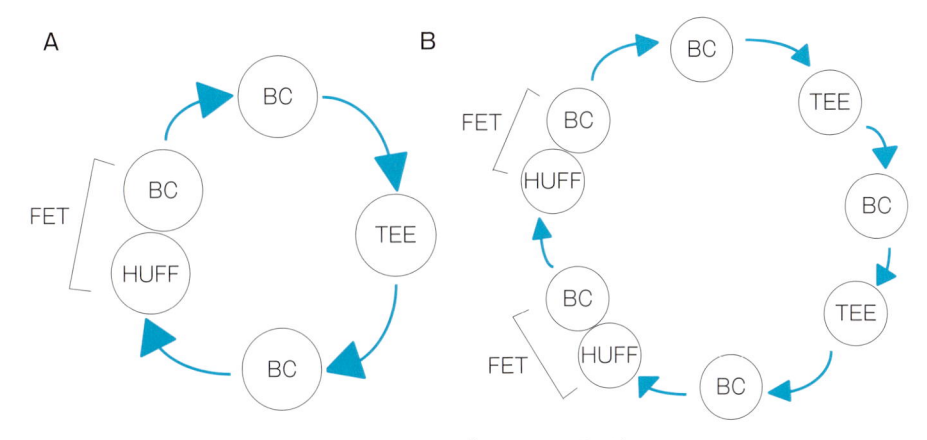

図2　アクティブサイクル呼吸法
A：基本型，B：応用型
BC；breathing control, TEE；thoracic expansion exercises, FET；forced expiration techniques

する症例では，使用および実施方法が確実に習得できているか，吸気量の目標値とともに確認する．気道クリアランスとしては，咳嗽とハフィング（声門を開いた状態での強制呼気），アクティブサイクル呼吸法（図2）を指導する．

　術後は術創の痛み，各種ラインやドレーンの存在などによって術前の状況とはまったく異なった状況下となるため，患者自身での身体活動や離床ができないことが多い．術創，その他の状況を想定して動作方法，特に端坐位への起きあがり動作を指導しておく．

　外来にて一定期間の術前リハビリテーションが可能であれば，呼吸筋トレーニングによる呼吸筋の強化，運動療法による下肢筋群の強化，バランス能力の向上，歩行および運動耐容能の向上に努める．

b. 術後リハビリテーション[8]

　理学療法を主体として，積極的な早期離床を中心に合併症の予防，活動性の向上，ADLの早期獲得を図る．特に慢性疾患やフレイルの併存例では，術後の臥床によって生じる筋力および運動機能低下，さらには活動性減少が著明であり，意識して早期からの介入，特に離床を進めるべきである．また，術後の不穏，せん妄状態の予防や早期回復の上でも離床や身体活動は有用であり，日中の坐位および活動の励行，睡眠・覚醒サイクルの確立とともに積極的に実施する．

1. 術後評価

　術後リハビリテーションを安全かつ効果的に進めるために，手術関連情報と術後病態の把握，介入の適否，さらには実施に伴うリスクの予測のために評価を行う．また，実際の介入にあたっての患者の反応も重要な情報となり，特に早期離床のステップアップや中止の判断，運動負荷の強度を検討するうえで利用価値が高い．

　術後の経過をカルテおよび経過表より，クリニカルパスの進行状況とともに確認する．意識状態，バイタルサイン，水分バランス，臨床検査所見，各種画像所見，治療内容（使用薬剤，人工呼吸管理や酸素療法などの呼吸管理）などから患者の状態を把握する．画像所見からは，ドレーンやラインの種類や位置も確認する．動脈血液ガス所見，胸部X線写真は，呼吸障害に対する理

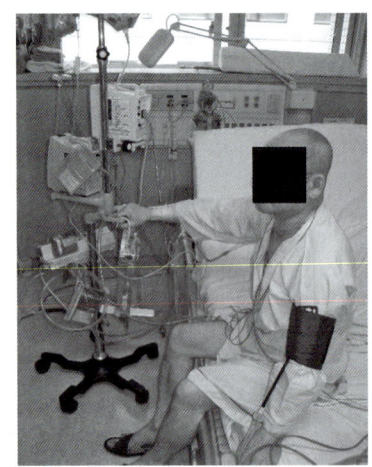

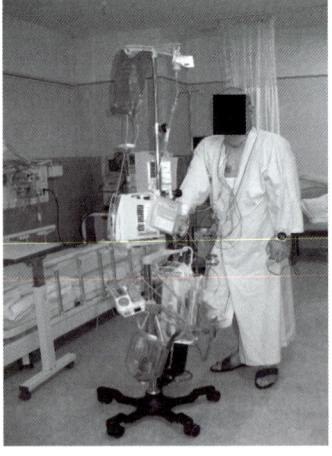

図3 術後早期離床の実際

表2 長崎大学病院における術後早期離床の術式別状況

	端坐位開始 (日)	起立開始 (日)	歩行開始 (日)	理学療法終了 (日)
肺がん術後	1.0±0.2	1.1±0.3	1.4±0.5	7.9±5.3
胃がん術後	1.2±0.5	1.3±0.6	1.6±0.9	9.7±4.7
肝がん術後	1.7±0.6	2.1±1.2	2.8±2.4	15.5±11.8
膵がん術後	1.2±0.4	1.9±1.8	2.7±2.1	18.6±11.4

平均値±標準偏差

学療法の効果判定としても利用できる。

2. 術後リハビリテーションの実際

1）早期離床

　早期離床は運動介入とともに early mobilization といわれており，術後リハビリテーションにおいて主要かつ必須のプログラムである。早期離床によって術後合併症を減少，早期回復を促すことが多くの研究によって証明されており，そのエビデンスも確立されている。早期離床はベッド上での四肢の他動および自動運動から始まり，受動坐位，端坐位，起立・立位，歩行へと進めていく（図3）。通常は1-3日で歩行を開始する（表2）。目標とする歩行距離や階段昇降，あるいは ADL に到達できたら，リハビリテーション室での運動療法に移行し，退院に向けて積極的な運動機能および運動耐容能向上を図る。

(1) 早期離床の意義

　術後の安静臥床状態は，特に呼吸機能や運動機能へ速やかに悪影響を及ぼす。呼吸器系においては肺容量が減少するため肺胞虚脱や気道分泌物貯留が生じ，運動器系では筋力や運動耐容能を低下させるばかりでなく，姿勢保持や立位バランス能の低下など活動性向上に必要な要素が障害される。早期離床では，起き上がること（垂直坐位や立位，いわゆる upright positioning）によって肺容量，特に機能的残気量が増大し，横隔膜運動を改善，虚脱肺領域の再拡張が得られる。さらには身体活動に伴い，筋組織の酸素需要量が増加することで換気量が増大し，酸素化が改善する。気道の線毛輸送機能も活発となり，分泌物の移動が促進され，気道クリアランスと無気肺予防にも有効である。また，運動器系に対しては運動刺激によって末梢骨格筋機能の改善，運動能

表3 早期離床の開始基準および中止基準（長崎大学病院）

開始基準
　1）安静臥床時の循環動態が安定している患者

中止基準
　1）重症心疾患：不安定な心不全状態，周術期急性心筋梗塞，重症不整脈，心タンポナーデ，心電図上のST変化
　2）カテコラミン投与下にてSBP≦90 mmHg（状況に応じて）
　3）著明な全身衰弱（坐位保持および起立不可能），神経学的異常の合併
　4）術後出血あるいはその危険性
　5）鎮痛が不十分な場合，自覚症状による離床困難
　6）興奮あるいはせん妄によって姿勢保持が困難，危険性が高い

力の向上を図ることができる。

(2) 早期離床の実際

　早期離床にあたっては，良好な覚醒状態と創部痛のコントロールが前提条件であり，十分な鎮痛下で実施する。離床を進めるにあたっては薬剤の投与時間を確認し，鎮痛効果が得られている時間帯にあわせて実施する。また，円滑で安全な早期離床のためには環境整備への配慮も必要である。術後は各種ドレーン，ライン，モニターなどが留置されており，患者自身での坐位，立位，歩行は困難となるために離床遅延の一因となる。また，酸素吸入や点滴スタンドの存在も同様である。持続投与薬剤を早期から整理することを意識するとともに，酸素ボンベ，持続吸引器や各種ドレーン，点滴スタンドを装着できる歩行器の利用も検討する。

　早期離床を妨げる状態や合併症には，血圧低下，不整脈，高度の低酸素血症，創部痛，術前からの運動機能低下，不穏・せん妄状態などがある。著者らの調査[9]では，血圧低下が離床の制限要因として重要であった。特に，起床動作や起立動作直後における血圧低下の変動が大きく，一連の離床動作の中でもっとも注意を払うべきである。しかし，著者らの検討では，めまいや嘔気などの自覚症状とは関連性を認めず，客観的指標による評価を徹底するとともにスタッフによる注意および観察の重要性も示唆された。また（発作性）心房細動を中心とした不整脈は，心臓外科術後のリハビリテーションを遅延させる最大の要因であり[10]，呼吸器外科領域でも肺全摘出術症例は合併率が高く[11]，時に致死的である。モニターによる監視を徹底するとともに離床開始および中止基準を明確化し（表3），スタッフ間で共有することが不可欠である。

2) 肺容量拡張と気道クリアランス

　術後に麻酔や創部痛によって深呼吸が抑制され，機能的残気量が減少，肺胞が虚脱しやすくなり，無気肺や気道感染といった呼吸器合併症を引き起こしやすくなる。前述のとおり，早期からの坐位保持や離床は肺容量を増大し去痰を促進する効果があるが，自力での離床や活動性向上が可能となるまでの間は，定期的な肺容量の拡張や気道クリアランスを促す必要がある。

(1) 肺容量拡張

　垂直坐位（機能的残気量を増大させた状態）にて深呼吸練習を励行する。その際は術前で練習したISで行ってもよい。2-3秒間の最大吸気位保持5-10回を1セットとし，1時間に1回の頻度で実施する。吸気にあわせて両上肢を挙上するシルベスター法は深吸気の促進に有用である。実施のポイントは患者に呼出量を増やすよう意識させること，創部が伸張されないように吸気をゆっくりと行うこと，疲労を自覚したら休憩を入れることなどである。十分に実施できない場合は，理学療法士による徒手的呼吸介助手技を併用する方法もある。

(2) 気道クリアランス

　術後の気道分泌物貯留の程度は個人差が大きく，手術直前までの喫煙，慢性肺疾患の併存，嚥下障害の合併など患者側要因に起因するところが大きい。気道分泌物の産生・貯留は，術後1-3

病日目がピークであり，この時期に気道感染を合併しなければ次第に減少・消失していくことが多い。

本法の適応基準は，頻回な湿性咳嗽の存在や前胸部におけるrattlingの触知などの去痰困難の存在である。術後において通常問題となるのは，創部痛，時に反回神経麻痺の合併に伴う中枢気道からの分泌物喀出困難であり，基本的には咳嗽とハフィングで対応する。咳嗽時は創部痛が生じるため，創部を徒手的に圧迫固定する。

気道感染や無気肺に伴うような末梢肺領域に有意な分泌物貯留を示唆する場合には，体位ドレナージが必要である。その効果を高める目的で適用される排痰手技には軽打法や振動法があるが，術後の場合はリスクおよび利益の面から適応とならない。深呼吸やハフィング，徒手的呼吸介助手技など負担の少ない方法の併用を検討する。

咳嗽効果が不十分であり，自己喀出による排痰効果が期待できない場合は，一時的な気管内吸引もしくは気管支ファイバーによる分泌物除去が適応となる。場合によってはミニ気管切開の実施も考慮すべきである。

3）無気肺解除のための理学療法介入

術後無気肺は理学療法のよい適応であり，その効果はエビデンスによって証明されている[12]。前述のとおり，仰臥位から垂直坐位への姿勢変換によって肺容量が増大するため無気肺解除のためにも有用である。加えて臨床上，もっとも重要なことは深吸気の励行，促通あるいは介助である。これによって大きくかつ持続的な経肺圧を増大することで肺を拡張させたり，虚脱した肺領域を再膨張させることを目指す[13]。そのための理学療法手段として体位管理（ポジショニング），早期離床，深吸気練習，咳嗽の励行，IS，徒手呼吸介助手技，徒手的肺過膨張手技などを適用し，対象者の自立度あるいは協力度にあわせて実施する。励行や指導による自己実施が可能か，部分的な介助でよいのか，全介助かを判断し，それによって上記手段の選択基準とする。

4）摂食嚥下機能の向上

術後では摂食嚥下障害を合併する患者も少なくなく，その対応には苦慮することが多い。後期高齢者，脳梗塞の既往，フレイルの存在，低栄養などは術後に摂食嚥下障害を合併するハイリスク患者群であり，手術侵襲による全身状態の悪化によって摂食嚥下障害が顕在化することはよく経験する。一般的に高侵襲手術では術後の摂食嚥下障害が生じやすいとされているが，中でも食道癌手術，胸部大動脈手術は反回神経麻痺をはじめとする侵襲の大きさから摂食嚥下障害を来しやすい。また，術後の長期間にわたる気管挿管や経鼻胃管チューブの留置もリスク因子であり，特に48時間以上の長期挿管後の摂食嚥下障害発生率は34-56％[14,15]と報告されている。長期間の気管挿管によって喉頭挙上が制限され，これらの筋群の廃用性機能低下を来すこと，加えて咽頭と喉頭の感覚障害がその要因と考えられている。しかし，一部の重症例や高齢者，繰り返す肺炎といった合併症患者を除き，術後症例の摂食嚥下機能はおおむね順調に回復することが多い。

上記のハイリスク患者群，および誤嚥のリスクが疑われる患者においては，経口摂食の開始を検討する早い段階から摂食嚥下リハビリテーション・チームにコンサルテーションすることが必要である。摂食練習は専門的な言語聴覚士によって進められることが望ましく，定期的な嚥下機能の評価に基づいて患者個人の嚥下能力に見合った経口摂食の方法を検討し，食事形態や摂食方法を段階的にステップアップする。摂食嚥下機能の向上で重要な点は，「嚥下（機能）は嚥下（練習）によって鍛えられ，向上する」ことである。食物を用いない練習（間接練習）は安全ではあるが，間接練習のみを継続していても食べられるようになるわけではなく，注意が必要である。

5）運動療法の継続

手術侵襲に伴う異化作用ならびに臥床によって低下した筋機能の改善，運動耐容能の増大，活

動性の向上を目標に運動トレーニングを継続する。運動療法は筋力増強のためのレジスタンストレーニングと持久力向上のための有酸素トレーニングによって構成され，バランスのよいアプローチが必要である。また，術創が大きな術式では創部痛が遷延することもまれではない。創部痛は不動によって増強しやすいため，患者自身が早期から可及的に上肢や体幹を積極的に動かすことを励行する。

　昨今の入院期間短縮のために，術後の運動トレーニングの期間は限定されるが，在宅での（非監視型）運動療法指導や，後期高齢者やフレイルの症例では外来にて運動療法の短期間，集中的な継続実施を検討する必要がある。この場合は診療科とリハビリテーション部の協力体制が必要不可欠である。

文　献

1) Lang PO, Michel JP, Zekry D. Frailty syndrome：a transitional state in a dynamic process. Gerontology 2009；55：539-49.
2) フレイルに関する日本老年医学会からのステートメント．http://www.jpn-geriat-soc.or.jp/info/topics/pdf/20140513_01_01.pdf
3) Cruz-Jentoft AJ, Baeyens JP, Bauer JM, et al. Sarcopenia：European consensus on definition and diagnosis：Report of the European Working Group on Sarcopenia in Older People. Age Ageing 2010；39：412-23.
4) Handforth C, Clegg A, Young C, et al. The prevalence and outcomes of frailty in older cancer patients：a systematic review. Ann Oncol 2015；26：1091-101.
5) Joglekar S, Asghar A, Mott SL, et al. Sarcopenia is an independent predictor of complications following pancreatectomy for adenocarcinoma. J Surg Oncol 2015；111：771-5.
6) Scandrett KG, Zuckerbraun BS, Peitzman AB. Operative risk stratification in the older adult. Surg Clin North Am 2015；95：149-72.
7) Roubenoff R. Sarcopenic obesity：the confluence of two epidemics. Obes Res 2004；12：887-8.
8) 神津　玲．胸腹部外科術後における呼吸理学療法の選択基準とその実際とは？　嶋田智明編．課題別・理学療法技術ガイド：課題をどうとらえ，いかに実践するか．東京：文光堂；2008, p.754-83.
9) 花田匡利，神津　玲，俵　祐一ほか．胸腹部外科術後の離床時における起立性低血圧と呼吸循環動態の関連性．第35回日本呼吸療法医学会学術総会抄録集 2013. p.110.
10) 高橋哲也．心臓外科手術後の呼吸リハビリテーション．心臓リハビリテーション 2005；10：191-7.
11) Krowka MJ, Pairolero PC, Trastek VF, et al. Cardiac dysrhythmia following pneumonectomy. Clinical correlates and prognostic significance. Chest 1987；91：490-5.
12) Warner DO. Preventing postoperative pulmonary complications：the role of the anesthesiologist. Anesthesiology 2000；92：1467-72.
13) Duggan M, Kavanagh BP. Pulmonary atelectasis：a pathogenic perioperative entity. Anesthesiology 2005；102：838-54.
14) Tolep K, Getch CL, Criner GJ, et al. Swallowing dysfunction in patients receiving prolonged mechanical ventilation. Chest 1996；109：167-72.
15) Ajemian MS, Nirmul GB, Anderson MT, et al. Routine fiberoptic endoscopic evaluation of swallowing following prolonged intubation：implications for management. Arch Surg 2001；136：434-7.

〈神津　玲，花田　匡利〉

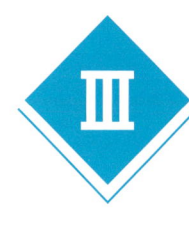

III 各科手術特有の術後管理

1. 心臓血管外科手術
2. 呼吸器外科手術
3. 消化器(肝・胆・膵・消化管)外科手術
4. 内分泌外科手術
5. 脳神経外科手術
6. 整形外科手術
7. 泌尿器科手術
8. 産科・婦人科手術
9. 皮膚科・形成外科手術
10. 眼科・耳鼻科・口腔外科手術
11. 日帰り手術
12. 臓器移植手術

1 心臓血管外科手術

はじめに

心臓手術の術後管理は主に集中治療室（intensive care unit：ICU）で行われ，術後低心機能や手術に関わる合併症，患者の術前合併症などさまざまな問題と対峙しながら患者を社会復帰へと導く過程である。心臓手術においても低侵襲化や患者の早期回復が求められるようになって久しいが，そこには質の高い術後管理が不可欠である。ここでは，心臓手術の一般的な術後管理や合併症，疾患別の注意点について述べる。

A 総論

a. 鎮痛と鎮静

十分な鎮痛と適度な鎮静は，創部やドレーンによる疼痛の緩和，気管チューブのストレス軽減，補助循環使用時の体動抑制などのために必要となる。また，患者の早期離床には良好な鎮痛が不可欠である。鎮痛はオピオイド（モルヒネ，フェンタニル）を主体とするが，呼吸抑制や嘔気などの副作用の問題があり，アセトアミノフェンや神経ブロックを併用した maltimodal analgesia が望ましい[1]。症例を選べば手術前日に硬膜外カテーテル挿入を行うことも可能である。人工呼吸中の鎮静には主にプロポフォール，ミダゾラム，デクスメデトミジンが使用されるが，薬物代謝や循環・呼吸抑制など各薬物の特性を理解して使用すること，目標鎮静度を定め定期的に鎮静度の評価を行うことが重要である。

b. 循環管理

術前の収縮能，拡張能，左室壁厚，左室腔の大きさなど心臓の状態は患者によりさまざまである。また，開心術後は心筋保護や炎症により心機能が一時的に低下する。さらに出血や不整脈，弁機能異常の残存など症例ごとの問題が存在する。それらを加味し，バイタルサインや混合静脈血酸素飽和度（SvO_2），心エコーなどを参照しながら，心拍出量（cardiac output：CO）を規定する因子である前負荷，後負荷，収縮力，心拍数を適切に管理することが循環管理の基本である[2,3]。重度の低心機能症例，長時間に及ぶ体外循環や心停止を行った症例では，術後低心拍出量状態が遷延しやすい。適切な前負荷や強心薬の使用によっても十分な心拍出量が得られない場合，大動脈バルーンパンピング（intra-aortic balloon pumping：IABP）や膜型人工肺（extracorporeal membrane oxygenation：ECMO）による循環補助も考慮される。

c. 呼吸管理

　術後早期抜管や早期離床を目指すfast track管理は，周術期合併症や死亡のリスクを低下させる効果は示されていないものの，ICU滞在期間や入院期間の短縮，コスト削減に有効であり，軽度〜中等度リスクの患者に対しては考慮してよい[2,4]。覚醒や止血，循環動態に問題がなく，重篤な肺合併症や呼吸不全がなければ，通常は術直後または数時間以内の呼吸器離脱と抜管が可能である。人工呼吸中の換気様式は，各々の特徴を理解して使用する限りいずれを選択してもよく，呼吸器離脱に関しても，圧支持換気（pressure support ventilation：PSV）の圧を漸減する方法や自発呼吸トライアル（spontaneous breathing trial：SBT）を30分間行う方法など，施設ごとの慣れた方法で構わない。抜管後の再挿管予防や呼吸不全の予防・治療としての非侵襲的陽圧換気（noninvasive positive pressure ventilation：NPPV）には議論があるが，施設ごとに明確な使用・中止基準を設け，挿管管理が必要な患者に漫然とNPPVを継続しないことを前提に使用可能と考えられる[5]。ネーザルハイフローによる酸素投与（high flow nasal oxygen therapy）は抜管後の酸素化改善や再挿管予防に有用と考えられており，NPPVと比較して患者の不快感や皮膚障害の回避にも有利である[6]。

d. 栄養管理

　問題なく呼吸器離脱を行った症例では抜管から数時間後に飲水試験を行い，誤嚥の問題がないことを確認したうえで経口摂取に進む。長期の人工呼吸管理が予想される症例では，循環動態が非常に不安定な場合や腸管虚血が疑われる場合を除き，感染防止や消化管粘膜integrityの観点から可及的速やかに経腸栄養（enteral nutrition：EN）を開始すべきである。術後高血糖は創感染や脳機能障害のリスクを増加させるため，インスリンを使用し180 mg/dl以下を目安に血糖コントロールを行う[7]。

e. 輸　血

　心臓術後患者の多くで輸血製剤が投与されるが，アレルギーや感染症，輸血関連肺傷害（transfusion associated lung injury：TRALI）などの問題，また死亡率との関連も知られており，不用な輸血は避けるべきである。ヘモグロビンの目標値は議論のあるところであるが，7-8 g/dlを目標に輸血を行った群が，特に制限を設けない群と比較して死亡率や合併症発生率に有意差なく，輸血使用量を減らせたとの報告がある[8]。

f. 術後合併症

1. 譫妄

　心臓手術後の譫妄の発生率は26-52％と高く，年齢や人工呼吸など多因子が関与する。認知機能障害や脳血管合併症などの原因となり患者のQOL低下につながるため，CAM-ICU（confusion assessment method for the ICU）などの診断ツールを使用し適切に診断する必要がある[9]。

2. 脳卒中

　術後脳卒中の大半は脳梗塞であり，低血圧や心房細動がリスクとなる。多くの場合，術直後は鎮

静下に管理されているため，術中に発症した脳卒中の発見が遅れやすい。よって早期抜管の対象とならない患者では術後に覚醒テストを行い，神経学的診察を行うことが大切である。明らかな症状がなく頭部MRIにより診断される潜在性脳梗塞の頻度も高く，認知機能低下と関連している[10]。

3. 心房細動（atrial fibrillation：Af）

多くは術後2-3日に発生し，頻度は術式によっても異なるが30-60%である。心臓手術後の新規Af発症は緊急的な治療を要することはまれであるものの，脳卒中や心筋梗塞の発症率や短期死亡率の増加，ICU滞在期間・入院期間の延長と関連することが知られており，適切な対処が求められる。血行動態が不安定な場合は直流通電（direct current cardioversion：DC）による除細動，それ以外では状況に応じて薬物的除細動や心拍数の制御を考慮する。また発熱や疼痛の抑制，循環血液量の是正，電解質の補正，不要な薬剤の中止などAf発生に関わる因子を制御することも大切である。Afの予防や治療にアミオダロンやランジオロールの有効性が示されている[11]。

4. 心タンポナーデ

心臓手術後の数%に発症する。血圧やCOの低下，中心静脈圧（central venous pressure：CVP）の上昇，心嚢ドレーンの排液量の急な減少など心タンポナーデを疑う所見を認めたらただちに心エコーを行い，診断されたら再開胸による止血を行う[2]。術後遠隔期に生じる遅発性心タンポナーデは頻度は低いものの重要な合併症であり，出血性以外の場合も多いが，ワルファリンなど抗凝固療法を行っている患者ではリスクが高いので注意が必要である。発熱や頻脈，原因不明の尿素窒素（blood urea nitrogen：BUN）やクレアチニンの上昇を認めた場合は，遅発性心タンポナーデを疑わなければならない。

5. 周術期心筋梗塞（postoperative myocardial infarction：PMI）

心臓手術後のPMIは，患者が鎮静管理下にあることや心電図変化に乏しい場合もあることから，その診断は時に困難である。また，心筋型クレアチンキナーゼ（CK-MB）の上昇は開心術後のPMI診断において感度，特異度は低い。心エコーによる壁運動や心筋トロポニン値などの心筋バイオマーカーを併用し，総合的に診断する必要がある。PMI発生時は心筋の酸素需給バランスを改善することが肝要であり，適切な鎮静・鎮痛や心拍数の抑制を行い，輸液や血管収縮薬，機械的循環補助により血圧の維持に努めたうえで，血行再建の必要性を検討する[12]。

6. 呼吸器合併症

開心術後の合併症として呼吸器合併症は最多であり，無気肺，肺炎，横隔神経麻痺，急性呼吸促迫症候群（acute respiratory distress syndrome：ARDS）などがある。十分な禁煙期間のない喫煙者では呼吸器合併症のリスクが高い。また，不要な人工呼吸管理の遷延は人工呼吸器関連肺炎（ventilator associated pneumonia：VAP）や人工呼吸器関連肺傷害（ventilator associated lung injury：VALI）のリスクを増加させる。低容量換気（low tidal volume ventilation）の遵守と早期抜管が呼吸器合併症予防の基本である[5]。

7. 急性腎傷害（acute kidney injury：AKI）

定義の相違により心臓術後の発生率は7-40%と幅があり，高齢，男性，手術既往，貧血，体外循環時間などがリスクとなる。体外循環後のAKI発症は短期・長期死亡率や脳卒中の発生率を増加させるといわれている。単一介入による予防は難しく，良好な循環動態の維持を前提とし，臨

床経過や neutrophil gelatinase-associated lipocalin（NGAL）などのバイオマーカーによる早期診断[13]，不可逆的な腎障害に至る前の対処が重要となる．腎代替療法（renal replacement therapy：RRT）導入のタイミングに明確な基準はないが，容量過負荷による心不全や肺高血圧の増悪を認める場合は考慮されるべきである[14]．

B 各論

a. 虚血性心疾患の手術

1. 人工心肺下冠動脈バイパス手術（on-pump coronary artery bypass graft：on-pump CABG）

経皮的冠動脈形成術（percutaneous coronary intervention：PCI）の成績向上に伴い，CABGの対象となる患者は高齢・重症化する傾向にある．術後は循環の安定化や出血のコントロールが大切である．術前心機能の良好な症例では左室の過剰収縮により高血圧となりやすく，適切な鎮静や鎮痛によっても高血圧が持続する場合は血管拡張薬や β 遮断薬を使用する．CABG術後はAfの発生頻度が高く，脳梗塞や心筋虚血の原因となるため，前述のように適切に対処する．術後心筋虚血にはもっとも注意が必要であり，バイパスグラフトに問題のある場合は緊急血管造影後に血行再建を行う．橈骨動脈グラフトを使用した場合はグラフト攣縮の予防にジルチアゼムを静注するのが一般的である．

2. 心拍動下冠動脈バイパス手術（off-pump coronary artery bypass：OPCAB）

脱転などの手術手技の向上に伴い，高リスクでない患者にもOPCABの適応が拡大しているが，重篤な合併症をもつ患者も多いため，個々の症例の問題点を十分に把握する必要がある．OPCABの最大の利点は体外循環の影響を免れることであり，on-pump CABGと比較して出血量や術後認知機能障害，AKIのリスクを低下させると報告されている一方，入院期間や死亡率，長期の神経学的予後，1年後の腎機能に有意差はないとされており，術後Afの発生率の差に関しても議論があるなど，その優位性は明確でない[15]．多くの場合，手術室またはICU帰室後早期の抜管が可能であるが，上記on-pump CABG同様，術後出血や心筋虚血には十分注意が必要である．

b. 大動脈弁手術

1. 大動脈弁狭窄症（aortic valve stenosis：AS）

左室肥大による内腔の狭小化や拡張能の低下を来している．循環血液量低下は著しい心拍出量低下につながる一方で左室拡張末期圧が上昇しやすく，前負荷を狭い範囲に収めなければならない．拡張能の低下した状態では左房収縮が1回拍出量に大きく寄与するため，洞調律の維持，特にAfの治療は重要である．修復後の圧較差の減少は過剰な高血圧の原因となるため，血管拡張薬による血圧コントロールや β 遮断薬による過収縮の抑制を要する[16]．

2. 大動脈弁閉鎖不全症（aortic regurgitation：AR）

左室は容量負荷により拡大し，ときに圧負荷による肥大を認める．左心機能は症例によりさま

ざまであるが，収縮能は低下していることが多く，強心薬による収縮力の補助や血管拡張薬による後負荷軽減が循環動態の安定に効果的なことがある。急性 AR の場合は心機能は保たれている場合が多いが，肺うっ血による呼吸不全を来している場合があることに注意を要する[7,16]。

c. 僧帽弁手術

1. 僧帽弁狭窄症（mitral valve stenosis：MS）

狭小した左室のため，弁修復後も心不全が持続するリスクが高い。CVP や心エコー所見を参考に適切な前負荷を保ち，強心薬やペーシングを併用して良好な CO を維持するよう努める。Af 合併例の多くは高周波電気焼灼デバイスなどを用いたメイズ手術を同時施行され洞調律に復帰しているが，無効例や再発例も存在し，術後不整脈には注意を要する。術前の体液過剰や肺高血圧（pulmonary hypertension：PH）の合併により術後の換気不全を来すことがあり，術前またはそれ以下の体重に戻すことを目標に積極的な利尿を行い，人工呼吸器離脱に向かう必要がある。

2. 僧帽弁閉鎖不全症（mitral regurgitation：MR）

弁逆流による容量負荷により左室は拡大し，収縮力は低下している。弁修復後は逆流改善による後負荷不整合（afterload mismatch）に対し，強心薬や血管拡張薬の投与を要する[4]。

3. 肺高血圧（PH）合併症例

PH は周術期の右心不全や死亡率上昇の独立危険因子である。MS，MR ともに術前より PH を合併することも珍しくなく，その場合，より厳密な前負荷の調節や，右室補助のための強心薬や肺血管拡張薬，一酸化窒素（nitric oxide：NO）の投与を要するなど，高度な術後管理を要求される[17]。

d. 動脈瘤手術

ステントグラフトを用いた血管内治療が普及しているが，上行大動脈を含む病変を有する症例などに対し外科的手術は現在も多く行われる。下行大動脈遮断に関連した腎不全や対麻痺は重大な合併症であり，後者の予防には術中に引き続いて平均血圧の維持と脳脊髄液ドレナージにより脊髄灌流圧を十分に保つことが重要である[7]。

心機能に問題のない場合が多い反面，動脈硬化性の合併症や慢性肺疾患を伴う症例が多いこと，胸腹部大動脈瘤などでは高侵襲手術となること，術後止血にしばしば難渋することにも注意が必要である。良好な止血を得るためには血圧管理と止血機能の維持が基本となる。硝酸薬や Ca 拮抗薬，β遮断薬を用いて降圧し，出血に対し赤血球輸血を行うと同時に，新鮮凍結血漿や血小板輸血，トラネキサム酸による止血機能の改善を図る。低体温循環停止を伴う手術では止血機能は高度に低下していることがある。トロンボエラストメトリーを使用した止血能のリアルタイムな評価は有用である。術後数時間経過してもドレーン出血が 100-200 ml/時以上続くなどの場合は，再開胸止血術の判断を遅らせるべきでない。

e. 低侵襲心臓外科手術（minimally invasive cardiac surgery：MICS）

MICS は右肋間や傍胸骨の小切開，または胸骨部分切開のみで行われる手術であり，近年その

適応術式は拡大されつつある。術後感染症や Af の発生率の低下，人工呼吸期間や ICU 滞在期間の短縮，早期離床に有利である一方で，術野が狭いため手術操作の難易度が上がり，手術時間や体外循環時間が長くなる傾向にある。さらに脳血管合併症や横隔神経麻痺，大腿動脈カニュレーションによる下肢虚血など合併症はむしろ増加する可能性がある。また側開胸は創部痛が強く，肋間神経ブロックや胸部傍脊椎ブロック（thoracic paravertebral nerve block：TPNB），あるいは硬膜外鎮痛を併用し，患者の満足度の高い鎮痛を得るよう努めなければならない。適切な疼痛管理と合併症を未然に防ぐ努力なくしては，MICS の恩恵は半減するであろう。

f. 経カテーテル大動脈弁留置術（transcatheter aortic valve implantation：TAVI）

　TAVI は高齢や合併症のため手術困難な AS 患者への大動脈弁置換術（aortic valve replacement：AVR）に替わる治療法として急速に普及し，良好な成績が示されている[18]。トラブルなく手術を終えた症例では通常手術室での抜管が可能である。また，TAVI は開心術に比べ脳梗塞の発生率が高いことが知られているため，早期抜管は神経学的合併症の有無を確認するうえで有利である[19]。ただし，適応患者のほとんどが高リスクであるため些細なイベントがときに致死的となることに留意し，十分に条件を整えたうえで抜管する必要がある。心尖部アプローチによるTAVI（transapical-TAVI：TA-TAVI）は肋間開胸で行うため疼痛が強く，鎮痛が不十分であると早期回復を妨げるばかりか，高心拍出量状態による出血や心筋虚血の危険がある。TPNB は低血圧や血腫のリスクを伴わない鎮痛法として有用である。

g. 補助人工心臓（ventricular assist device：VAD）装着術

　VAD は，拍動型（Nipro VAD など）もしくは遠心ポンプを用いた体外設置型（EVAHEART，HeartMate II，Jarvik2000 など）と，中〜長期使用を想定した体内植込み型に分類される。左室補助人工心臓（left ventricular assist device：LVAD）装着術後の管理の要点は，VAD の流量維持，そして右心不全と合併症に対する管理である。術前より臓器不全を来している症例も多いため体血流は十分に維持する必要があり，心係数（cardiac index：CI）や CVP，拍動型の場合はポンプの血液による充満などを参考に輸液を行いながら，VAD の回転数や拍動回数の設定を行う。脱血路の sucking を認めた場合には，循環血液量低下，右室の拍出不十分，末梢血管抵抗の低下，過剰な流量設定，脱血管の位置異常などを鑑別に挙げる。右心不全は予後に関わる重要な因子であり，術後は右心機能を補助するため強心薬投与や一酸化窒素（NO）吸入を行う。適切な水分管理や肺血管抵抗の低下，強心薬の投与によっても右心不全による低心拍出量やうっ血症状が継続するなら，右室補助人工心臓（right ventricular assist device：RVAD）の装着を考慮する。術前からの体液貯留や術中・術後輸液のため，術直後は体液過剰とならざるを得ない。これは肺血管抵抗の増加と呼吸負荷につながるため急性期を脱し止血が確認されたら利尿薬を使用して NO 減量や人工呼吸器離脱を目指す。VAD 装着患者の重大な合併症に脳梗塞があり，VAD の種類により発生率は異なる[20]。デバイスに応じた抗凝固療法や抗血小板薬を使用し，回路内血栓の有無と性状・可動性を常に観察し，必要なら回路の交換を行うこと，患者の神経学的所見を注意深く観察することが重要である。

文　献

1) Bigeleisen PE, Goehner N. Novel approaches in pain management in cardiac surgery. Curr Opin Anesthesiol 2015；28：89-94.
2) 鷹取　誠. 13. 心臓血管手術患者の術後管理B. 循環管理. 真下　節, 野村　実, 槇田浩史編. 心臓血管麻酔マニュアル. 東京：中外医学社；2004. p.445-9.
3) Levy JH, Ramsay JG, Tanaka K, et al. Postoperative cardiovascular management. In：Kaplan JA, Reich DL, Savino JS, editor. Kaplan's Cardiac Anesthesia. 6th ed. St. Louis：Saunders；2011. p.570-614.
4) Zhu F, Lee A, Chee YE. Fast-track cardiac care for adult cardiac surgical patients (Review). The Cochrane Library 2012；10：1-60.
5) Delgadoa MG, Sancheza IN, Manuel Colmenero M. Preventing and managing perioperative pulmonary complications following cardiac surgery. Curr Opin Anesthesiol 2014；27：146-52.
6) Maggiore SM, Idone FA, Vaschetto R, et al. Nasal high-flow versus venturi mask oxygen therapy after extubation. effects on oxygenation, comfort, and clinical outcome. Am J Respir Crit Care Med 2014；190：282-8.
7) 天野　篤, 南　　和. 早期術後管理. Bojar RM（天野　篤監訳）. 心臓手術の周術期管理. 東京：メディカル・サイエンス・インターナショナル；2008. p.217-42.
8) Stephens RS, Whitman GJR. Postoperative critical care of the adult cardiac surgical patient. part I：routine postoperative care. Crit Care Med 2015；43：1477-97.
9) Zaal IJ, Devlin JW, Peelen LM, et al. A systematic review of risk factors for delirium in the ICU. Crit Care Med 2015；43：40-47.
10) Selim M. Perioperatve stroke. N Engl J Med 2007；356：706-13.
11) Raiten J, Patel PA, Gutsche J. Management of postoperative atrial fibrillation in cardiac surgery patients. Semin Cardiothorac Vasc Anesth 2015；19：122-9.
12) 天野　篤, 南　　和. 心臓血管管理. Bojar RM（天野　篤監訳）. 心臓手術の周術期管理. 東京：メディカル・サイエンス・インターナショナル；2008. p.311-429.
13) Ueta K, Watanabe M, Iguchi N, et al. Early prediction of acute kidney injury biomarkers after endovascular stent graft repair of aortic aneurysm：a prospective observational study. J Intensive Care 2014；2：45.
14) Gaffney AM, Sladen RN. Acute kidney injury in cardiac surgery. Curr Opin Anesthesiol 2014；28：50-9.
15) Sellke FW, DiMaio JM, Caplan LR, et al. Comparing on-pump and off-pump coronary artery bypass grafting；numerous studies but few conclusion：a scientific statement from the American heart association council on cardiovascular surgery and anesthesia in collaboration with the interdisciplinary working group on quality of care and outcomes research. Circulation 2005；111：2858-64.
16) Cook DJ, Housmans PR, Rehfeldt KH. Valvular heart disease：replacement and repair. In：Kaplan JA, Reich DL, Savino JS, editor. Kaplan's Cardiac Anesthesia. 6th ed. St. Louis：Saunders；2011. p.1025-45.
17) Minai OA, Yared JP, Kaw R, et al. Perioperative risk and management in patients with pulmonary hypertension. Chest 2013；144：329-40.
18) Miller DC, Blackstone EH, Mack MJ, et al. Transcatheter (TAVR) versus surgical (AVR) aortic valve replacement：Occurrence, hazard, risk factors, and consequences of neurologic events in the PARTNER trial. J Thorac Cardiovasc Surg 2012；143：832-43.
19) Neragi-Miandoab S, Michler RE. A review of most relevant complcations of transcatheter aortic valve implantation. ISRN Cardiol 2013；2013：1-12.
20) Backes D, Bergh WM, Duijn AL, et al. Cerebrovascular complications of left ventricular assist devices. Eur J Cardiothorac Surg 2012；42：612-20.

（山下　智範, 藤野　裕士）

2 呼吸器外科手術

A 術前情報の取得

術後管理に際してあらかじめ確認しておくべき術前情報を表1に挙げる。この中で，呼吸機能検査や（施行されている場合）肺換気・血流シンチグラムは術後の残存肺機能の予測に役立つ。肺の切除範囲が広範にわたる場合や術前低肺機能の症例では，換気・血流シンチグラムの結果に基づく予測がより正確であると考えられるが，呼吸機能検査の結果をもとに表2に示すような予測式を用いて簡便に求めることも可能である[1,2]。

B 術後管理総論

a. 疼痛管理

不十分な鎮痛は術後に十分な排痰を得られず，周術期の呼吸器合併症増加の誘因となり得るため，十分な鎮痛を得ることが重要である。多くの症例では手術時に胸部硬膜外カテーテルが留置されているので，それを用いて局所麻酔薬を投与する。鎮痛が不十分な場合，必要に応じてモル

表1 確認しておくべき術前検査項目

- 術前の ADL：特に Hugh-Jones 分類
- 術式：切除予定の区域数，悪性腫瘍の場合はリンパ節郭清の範囲など
- 一般的な術前検査：血液検査（血算・生化学・凝固），12誘導心電図，胸部X線写真
- 胸部 CT
- 呼吸機能検査
- 心臓超音波エコー
  （場合により）肺換気・血流シンチグラム

表2 術前の呼吸機能検査を基にした術後肺機能の予測式

① $FEV_{1.0\text{-ppo}} = \text{preop. } FEV_{1.0} \times (1-y/19)$
　　y：計19区域中，切除予定の区域数
　　19区域＝右［上葉3＋中葉2＋下葉5］＋左［上葉5＋下葉4］

② $F = [1-(b-n)/(42-n)] \times f$
　　F：術後の肺機能，f：術前の肺機能（以下のいずれかを用いる）
　　　肺活量（vital capacity：VC）
　　　一秒量（forced expiratory volume in one second：$FEV_{1.0}$）
　　　一酸化炭素拡散能（pulmonary carbon monoxide diffusing capacity：DLco）
　　b：切除予定の亜区域数，n：腫瘍により閉塞している亜区域数
　　42亜区域＝右［上葉6＋中葉4＋下葉12］＋左［上葉10＋下葉10］

ヒネやフェンタニルなどのオピオイド製剤を追加する。

術前に止血・凝固能の異常が認められる，あるいは，抗血小板薬・抗凝固薬が投与されていて中止が困難な症例では，硬膜外カテーテルの留置を回避することがある。この場合，オピオイド製剤の持続静脈内投与を軸に疼痛管理を組み立てる。傍脊椎ブロックや肋間神経ブロックなどの末梢神経ブロックは，抗凝固療法中であっても比較的安全に施行し得るため，可能な場合は適応を考慮する。そのほか，非ステロイド性抗炎症薬（nonsteroidal anti-inflammatory drugs：NSAIDs）やアセトアミノフェンの使用も可能であるが，前者では腎機能障害や血小板凝集能の低下，後者では肝機能障害の出現に注意が必要である。

鎮痛の質を向上する目的で，鎮痛薬の持続硬膜外投与・持続静脈内投与の両者において，患者自身による自己調節型鎮痛（patient controlled analgesia：PCA）を採用することが可能である。

b. 呼吸管理

近年は胸腔鏡補助下手術（video-assisted thoracic surgery：VATS）が適応される症例が増加し，手術侵襲の低下により多くの症例で手術室内での抜管が可能となっている。術後は肺容量の減少に加え，全身麻酔の影響により一過性の低酸素血症や高二酸化炭素血症に対する呼吸ドライブの鈍化や呼吸筋の筋力低下が生じるなど，容易に低換気に陥りやすい状況下にあることに留意する。基本的にはマスクや鼻カニューレによる低流量酸素投与（〜5 l/min）で十分なことが多いが，術後の呼吸不全に対しては必要に応じて，非侵襲的陽圧換気（noninvasive positive pressure ventilation：NPPV）や挿管下での人工呼吸管理を考慮する。特に NPPV は，酸素投与・気管支拡張薬・鎮痛・肺理学療法などの標準的治療に追加することで，肺切除後の呼吸不全における気管挿管の回避や死亡率の低下などの効果が得られるとされており[3]，その導入を躊躇する必要はない。

一方，片肺全摘術（特に胸膜合併切除を行った症例）や，悪性腫瘍での大血管への浸潤に対して合併切除を施行するために人工心肺を使用した症例などでは，一時的に挿管・人工呼吸管理を要する場合がある。人工呼吸器の設定は，術後早期は補助/調節換気（assist/control：A/C）や同期的間欠的強制換気（synchronized intermittent mandatory ventilation：SIMV）などの強制換気を主体としたモードを選択する。安定した自発呼吸が得られるようになれば自発呼吸モードへの移行を考慮する。換気様式としては，肺や気管支の切除・吻合部位が思いがけない気道内圧の上昇により破綻することを防止する意味で，従量式換気（volume control ventilation：VCV）よりも従圧式換気（pressure control ventilation：PCV）の方が好ましい。また，不要なバッキングを予防するため，鎮静・鎮痛の調整やこまめな痰の吸引などが必要となる。止血の確認が得られ，自発呼吸モード下でも十分な酸素化・換気が確保されていることを目安に人工呼吸器からの離脱時期を検討する。

c. 循環管理

肺切除に伴い肺血管床が減少するのを考慮して，また，肺うっ血から低酸素血症に陥るのを避ける目的で，一般的には輸液量を可能な範囲で制限する管理が好まれる。ただし，胸膜合併切除を伴う片肺全摘術など，出血量の多くなる術式ではこの限りではない。

カテコールアミン類は部分切除術や一葉切除術では不要であることが多いが，術前に心機能の低下が指摘されている症例や摘出する肺葉が広範に渡る症例では，肺血管抵抗の上昇から右心不

全を呈しうるため，適宜ドブタミンやホスホジエステラーゼⅢ阻害薬などの血管拡張作用を持った強心薬の使用を考慮する。術後人工呼吸を要する症例であれば，現時点では正式な保険適応はないものの，一酸化窒素の吸入療法も選択肢となる。

また，術中から術後にかけて心房細動などの上室性不整脈を呈しやすく[4]，不整脈の出現には注意を要する。輸液量を制限していることから血圧低下を来すことがしばしばあり，そのような場合には積極的な薬物的・電気的除細動が必要となる。

C 術後管理各論

基本的には，総論で述べたような点に注意しながら管理を進めていく。以下に，術式ごとの要点を挙げる。

a. 肺部分切除術/葉切除術/スリーブ切除術

基本的に人工呼吸管理や強心薬の投与などは不要であることが多い。スリーブ切除術を施行した症例では，気管支の吻合を行っており，特に気管支断裂からの気胸の発生に注意を要する。ほかに注意すべき合併症としては，肺捻転（後述）が挙げられる。

b. 片肺全摘術

片肺全摘術に加え，胸膜，胸壁，心膜の合併切除などが行われる場合がある。胸膜・胸壁合併切除の場合，出血量が増えることが予想される。また，心膜を操作した症例では，後述する心臓ヘルニアを来すと容易に致命的となるため，慎重な観察が求められる。

c. 大血管合併切除

悪性腫瘍で大血管への浸潤がある場合，人工心肺装着下に血管壁の切除および人工血管での血行再建が行われることがある。このような場合では，術後の出血が通常より増える可能性があり注意を要する。適宜，赤血球液や新鮮凍結血漿の輸血も考慮する。また，術中に抗凝固薬を使用するために硬膜外麻酔が施行できず，疼痛管理に苦慮することも少なくない。

d. 肺移植ドナー

生体肺移植のドナーとなった場合，左右いずれかの下葉を一葉摘除されるのが一般的である。基本的な周術期管理は葉切除術の管理に準じて施行しうるが，健康な生体に侵襲を加える行為となるため，合併症の予防には特に注意を要する。処置による合併症の発生を避ける目的で，例えば硬膜外カテーテル留置などが行われないなど，管理上の制限がかかることがあるかもしれない。

e. 肺移植レシピエント

臓器移植手術の項に譲る。

D 重大な合併症

周術期に問題となりうる重大な合併症としては，心臓ヘルニア，肺捻転，大量出血，気管支断裂，呼吸不全，再膨張性肺水腫，右心不全，卵円孔を介した右-左シャント，神経損傷などが挙げられる[5]。この中で，呼吸器領域に特徴的なものについて臨床像や管理方針を述べる。

a. 心臓ヘルニア[6,7]

特に心膜切開もしくは切除を伴う片肺全摘術後に起こりうる合併症で，発症自体は非常にまれではあるが死亡率がきわめて高い（診断確定例の50％，未確定例では100％）。心臓の胸腔内への脱出がその本態であり，左よりも右胸腔への脱出が多い。正確な疫学は不明であるが，咳嗽などに伴う胸腔内圧の急激な上昇，術直後の術側を下にする側臥位，陽圧換気，残存肺の急速な膨張，術側ドレーンの吸引などが発生の誘因となりうる。

右側のヘルニアでは，上下大静脈の捻れにより静脈還流が減少することで低血圧や頻脈を呈する。一方，左側のヘルニアでは左心室壁の圧迫により不整脈や心筋虚血を呈する。いずれも非特異的な症状であり，本症を疑った時点で心臓超音波検査や胸部X線検査により速やかに診断をつける必要がある。胸部X線検査では心陰影が中心からずれており，右側ヘルニアでは胸腔内に球状に突出した心陰影（snow cone sign）など，左側ヘルニアでは半球状の心陰影などが特徴的である。また，各種ルート類の偏位も診断の助けとなる。診断が確定すれば，可及的速やかに再開胸・ヘルニア修復術を施行する。

b. 肺捻転[8]

肺葉切除術後などに生じる合併症で，残存する肺葉が気管支血管茎を軸として回転する。症状としては無気肺や肺炎に類似するが，喀血がみられることがある。捻転に気づかずに病態が進行すると肺葉の出血性梗塞と壊死を来す。診断は気管支鏡で回転した気管支を確認することで行う。発生率は0.5％未満と非常にまれであるものの，発生すれば再開胸のうえで捻転を来した肺葉の切除が必要となる。

c. 気管支断裂[5,8]

気管支切断面に何らかの破裂があれば気管支胸腔瘻を来し，胸腔ドレーンが留置されている場合は大量のエアリークが観察され，留置されていない場合は緊張性気胸を来す。発症した場合の死亡率は20％程度にのぼる。

発症リスクとしては，肺全摘術，感染・炎症組織に対する手術，放射線照射後，長期人工呼吸，膿胸，切除部位の感染，腫瘍の残存などが挙げられる。治療は，分離肺換気を行ったうえで，気

胸の解除を行い，感染例では健側への汚染の波及を防ぐ目的で胸水のドレナージを行う。健側への汚染波及予防の意味では健側を上とする側臥位も有効であり，切断面は速やかに再開胸して修復術を施行する。

d. 再膨張性肺水腫[9]

　胸腔ドレナージ後に虚脱していた肺が急速に再膨張した際にみられる肺水腫で，通常は一側性であるが，まれに対側にも肺水腫が及ぶことがある（数％程度）。気胸によるものが多いが，ほかに大量胸水や気管支内腫瘍による閉塞の解除後などにもみられる。詳細な病態生理は不明であるが浸透圧性の肺水腫であり，発症の機序には肺の虚脱に伴う微小血管の組織学的異常や再膨張の際に微小血管に加わる機械的ストレスなどの関与が考えられている。発症の危険因子としては，肺の虚脱が3日以上にわたる場合や2 l 以上のドレナージなどがいわれている。典型的には再膨張から1時間以内に発症し，遅発性に発症する場合も24時間以内にみられる。発症した場合の死亡率は20％程度である。

　虚脱肺の管理として，再膨張させる際の速度を急速にしないことで予防を図る。発症してしまった場合は利尿剤の投与や高張性の膠質液の輸液などを行う。陽圧換気（気管挿管もしくはNPPV）の施行が必要な場合もあり，重症例では健側肺への過剰な圧負荷を避ける目的で分離肺換気を検討する。

E 特殊な病態に対する周術期管理

a. 重症筋無力症（myasthenia gravis：MG）

　本疾患は神経筋接合部のシナプス後膜上に存在する，主としてアセチルコリン受容体（acetylcholine receptor：AChR）に対する自己抗体の作用により生じる自己免疫疾患であり，AChR抗体の産生に胸腺が強く関与しているとされている。本疾患の3割程度で胸腺腫を合併しており，2014年にわが国で公表されたガイドライン[10]では，胸腺腫の合併例では拡大胸腺摘除術が強く推奨されており，同術式は非合併例でも治療オプションとして挙げられている。手術自体は比較的安全に施行されており，近年では死亡率はほぼ0％，重大な合併症（肺炎，反回神経麻痺，横隔神経麻痺など）は10％以下とされているが，術後の筋無力症クリーゼが4-30％程度で発生するとされているため，注意を要する。

　クリーゼを発症した場合，自己にて十分な換気が得られない場合は気管挿管・人工呼吸の適応となる。気道確保に際しては，縦隔感染のリスクを考慮して，気管切開は極力避けるべきである。クリーゼ自体に対する介入としては，短期的には自己抗体の除去を目的とした血液浄化療法，あるいは，免疫グロブリン大量静注療法が選択されるが，これらの効果は一過性であるため，中長期的にはステロイドや免疫抑制剤の投与が必要である。

文　献

1) Pierce RJ, Copland JM, Sharpe K, et al. Preoperative risk evaluation for lung cancer resection：predicted postoperative product as a predictor of surgical mortality. Am Rev Respir Dis 1994；

150：947-55.
2) Nakahara K, Ohno K, Hashimoto J, et al. Prediction of postoperative respiratory failure in patients undergoing lung resection for lung cancer. Ann Thorac Surg 1988；46：549-52.
3) Auriant I, Jallot A, Hervé P, et al. Noninvasive ventilation reduces mortality in acute respiratory failure following lung resection. Am J Respir Crit Care Med 2001；164：1231-5.
4) Rena O, Papalia E, Oliaro A, et al. Supraventricular arrhythmias after resection surgery of the lung. Eur J Cardiothorac Surg 2001；20：688-93.
5) Wilson WC, Benumof JL. 胸部外科手術の麻酔. Miller RD 編（武田純三監訳）. ミラー麻酔科学. 東京：メディカル・サイエンス・インターナショナル；2007. p.1453-522.
6) Mehanna MJ, Israel GM, Katigbak M, et al. Cardiac herniation after right pneumonectomy—case report and review of the literature. J Thorac Imaging 2007；22：280-2.
7) Chambers N, Walton S, Pearce A. Cardiac herniation following pneumonectomy—an old complication revisited. Anaesth Intensive Care 2005；33：403-9.
8) Van Schil PE, Hendriks JM, Lauwers P. Focus on treatment complications and optimal management surgery. Transl Lung Cancer Res 2014；3：181-6.
9) Sohara Y. Reexpansion pulmonary edema. Ann Thorac Cardiovasc Surg 2008；14：205-9.
10) 日本神経学会. 重症筋無力症診療ガイドライン 2014. http://www.neurology-jp.org/guidelinem/mg.html

〔榎谷　祐亮，藤野　裕士〕

3 消化器（肝・胆・膵・消化管）外科手術

はじめに

本項では，消化器外科手術の中でも侵襲度が高いとされる，肝切除術，膵頭十二指腸切除術，食道切除術の術後管理について，特に留意すべき事項を中心に述べる。

A 肝切除術の術後管理

a. 術後肝不全

幕内基準[1]は，腹水の有無，血清総ビリルビン値，インドシアニングリーン15分停滞率をもとに肝臓の切除可能範囲を決定する。術中の肝臓切除範囲がこれを超えている症例では，術後肝不全の発症に備える必要がある。術後肝不全は，術後5日目以降の肝臓の合成能低下（プロトビン時間国際標準比の増加）や分泌能の低下（高ビリルビン血症）に対する治療必要度により，軽症順にGrade A，B，Cに分類されている[2]。肝臓切除後の門脈圧上昇（21 mmHg以上）[3]は，術後肝不全発症の予測因子として知られている。

肝臓切除術後の肝臓容量減少度が安全域を超えた症例では，門脈から肝臓へ過剰な血液が流入する。肝臓への過灌流が持続すると肝臓の類洞は拡大し，肝細胞の壊死，再生の遅延が見られ（small for size syndrome）[4]，術後肝不全発症の危険性が高まる。肝臓への過灌流を回避するためにも適正な輸液管理に基づいた循環管理が必要となる。一方で肝臓切除術後の急性期は，血管透過性の亢進や腹水産生，低アルブミン血症による膠質浸透圧低下などのため循環血液量が減少する。肝硬変患者の輸液管理で推奨される一般的な低張輸液管理では対応が困難となるため，浸透圧を意識した輸液管理が重要である。

b. 術後呼吸不全

肝疾患を有する患者においては，内因性血管拡張性物質が産生され，肺内動静脈シャント形成，低酸素性肺血管収縮作用の抑制が起こり術後呼吸不全の原因となる。さらには人工呼吸管理期間[5]は，術後の肺合併症の危険因子として報告されている。近年，急性呼吸不全患者に対する非侵襲的な呼吸管理法として，十分加湿された高流量酸素（最大60 l/分）を経鼻カニューラから吸入するネーザルハイフロー酸素吸入療法[6]が注目されている。気道粘膜上皮に悪影響を与えることなく，患者快適度を維持した状態で酸素化の改善が得られる。患者の受け入れもよく，人工呼吸器からの早期離脱のための一手段として有用である。

c. 栄養管理

　欧州静脈経腸栄養学会のガイドライン[7]では，肝硬変患者の術後感染性合併症予防には術後早期の経口・経腸栄養が推奨されるとしている。また，肝硬変患者においては肝臓での蛋白合成や糖貯蔵機能低下により蛋白・エネルギー障害となりやすく術後の栄養管理は重要である。

B 膵頭十二指腸切除術の術後管理

a. 膵液瘻

　膵頭十二指腸切除術の術後合併症発生率は，30-65%[8]と他の消化器手術に比べて高率であり，その中でも膵液瘻はもっとも注意すべき合併症である。膵液瘻の危険因子としては，肥満[9]，soft pancreas[10]，術中出血量≧1000 ml[10]などが報告されており，術後に把握しておくべき点である。治療としてはドレナージ，十分な栄養療法，抗菌薬療法が推奨されている。最近では，ソマトスタチンアナログ[11]が術後の膵液瘻発生率を有意に減少させたと報告されている。

b. 術後呼吸器合併症

　上腹部の手術全般にいえることであるが，創部痛は術後の咳嗽や吸気を妨げる要因となり，無気肺形成や痰の喀出困難に繋がる。これらは肺炎のリスクを高めることになり，特に高齢（75歳以上）は術後肺炎発症の危険因子[12]とされている。術後の疼痛コントロールを十分に行うことは，合併症を減少させるためにも重要である。

c. 栄養管理

　Coolsenら[13]の報告では，enhanced recovery after surgery（ERAS）プロトコル（Ⅱ．術後患者の全身管理：1．術後回復強化の概念を参照）は，膵臓手術患者の入院期間を短縮させ，術後合併症発生率を低下させた。ERASプロトコールの中で，術後早期栄養療法は重要な要素とされている。荒木ら[14]は，膵頭十二指腸切除術後の早期経腸栄養群と完全静脈栄養群の比較で，膵液瘻や胆汁瘻などの合併症発生率に有意差は認めていないが，インスリン使用頻度や入院期間は早期経腸栄養群で有意に減少したと報告している。

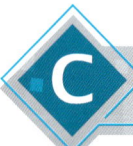

C 食道切除術の術後管理

a. 術後呼吸器合併症

　食道癌に対する食道切除術は，頸部・胸部・腹部と3領域に及び生体にとっては過大な侵襲となる。呼吸器合併症（肺炎，急性呼吸促迫症候群，反回神経麻痺など）は頻度が高く[15]，一度発

症すると重篤な状態になりやすい。術前1秒率60％未満[16]，喫煙歴（Brinkman index≧800）[17]，化学療法後の手術[17]，出血量[17]は呼吸器合併症発症の危険因子として報告されており，術後管理に注意を要する。

呼吸器合併症の危険性が高い患者に関しては，気管支鏡による声帯および下気道の評価が必要である。また，理学療法士による積極的な理学療法を常時施行できる体制を整え，早期離床を図り身体機能の回復を図ることも重要である。誤嚥が疑わしい場合などは，口腔内常在菌や腸内細菌などをターゲットとした抗菌薬治療を検討しなければならない。咳嗽反射が高度に障害を受け誤嚥が持続する症例では，重篤な呼吸器合併症を回避するためにも，早期に気管切開を施行する場合もある。

b. 周術期の輸液管理

呼吸器系への影響を考慮し，術中に輸液制限を基礎とした麻酔管理を行うことがある。一方で国元ら[18]は，食道癌術後患者における手術直後の循環血液量が術前と比較して約20 ml/kg減少し，回復には48時間を要したことを報告している。これは食道癌術後の循環血液量の減少が，ある一定期間持続する可能性があることを示唆している。動脈圧心拍出量（arterial pressure-based cardiac output：APCO）[19]や1回拍出量変化量（stroke volume variation：SVV）[19,20]が循環血液量の評価に有用であったとの報告があり，これらの動的パラメーターにも精通しておきたい。

c. 栄養管理

術後の栄養管理に関してはFindlayら[21]のシステマティックレビューで，食道切除手術後の栄養開始の時期（早期 vs 晩期）で患者の術後アウトカムには差がなく，早期でも安全に栄養管理を始めることができるとされている。最近のERASプロトコールの概念では早期栄養療法開始が術後の回復を早めるとしている。食道癌術後患者は安定した経口摂取が可能になるまでには時間を要することもあり，腸瘻チューブを使用した経腸栄養管理も重要な選択肢の一つである。

Case 急性腹症による敗血症性ショック患者の術後管理

58歳，男性。下部消化管穿孔による腹膜炎に対し，腹腔内洗浄および人工肛門造設の後，ICUに入室となった。術中の積極的な輸液に加え，ノルアドレナリン0.5 µg/kg/分，バソプレシン1.8単位/時投与下に，血圧90/45 mmHg，心拍数125/分とショック状態が遷延。末梢冷感著明で，capillary refilling time は著明に延長している。血液生化学検査では，白血球低下，血小板低下，凝固能異常，急性腎傷害，低血糖を認めている。血液ガス検査では，酸素化は悪化傾向で，乳酸値は7.8 mmol/lと高度の乳酸アシドーシスを呈している。

最重症例を通して治療戦略を考えてみる。まずは，抗菌薬の投与量，投与間隔に加え，カバーの範囲（病歴，患者状態なども考慮）が適正かどうか確認し，必要ならば修正を行う。また血管

内容量，心機能，末梢循環，乳酸値などの評価を繰り返し行い，循環動態の安定化を図る。このほかにも，欧米[22]およびわが国[23]の敗血症ガイドラインにおける推奨度の高い項目は，可及的速やかに達成する。そのうえで，現在治療に当たっている患者に足りないものは何であるか考える。Controversialな項目，推奨度の低い項目（例えば，相対的副腎不全に対するステロイドなど）も，時に救命のために重要な役割を果たしたのではないかと思うことがある。本症例のような，いわゆるcold shockと呼ばれる状態の治療戦略はいまだ確立されていない。そのため術後管理に携わる臨床医の知識と経験と腕が試される。

　治療に抵抗性の場合には，残存腸管の虚血・壊死や腹腔内膿瘍がその原因となっていることがある。しばしば全身状態は不良であるが，感染源の制御は救命のための必須事項である。外科医と協議の上，積極的に手術やドレナージを選択する。

　また，できる限り発症早期から介入できる組織作りも重要である。外科医と連携し，可能ならば術前から麻酔科医・集中治療医が治療に介入し，術前・術中・術後とシームレスな全身管理を行うことが，高い救命率を維持するためには必要である。

文　献

1) Makuuchi M, Kosuge T, Takayama T, et al. Surgery for small liver cancers. Semin Surg Oncol 1993；9：298-304.
2) Rhabari NN, Garden OJ, Padbury R, et al. Posthepatectomy liver failure：a definition and grading by the International Study Group of Liver Surgery (ISGLS). Surgery 2011；149：713-24.
3) Allard MA, Adam R, Bucur PO, et al. Posthepatectomy portal vein pressure predicts liver failure and mortality after major liver resection on noncirrhotic liver. Ann Surg 2013；258：822-30.
4) Eshkenazy R, Dreznik Y, Lahat E, et al. Small for size liver remnant following resection：prevention and management. Hepatobiliary Surg Nutr 2014；3：303-12.
5) Choudhuri AH, Chandra S, Aggarwal G, et al. Predictors of postoperative pulmonary complications after liver resection：Results from a tertiary care intensive care unit. Indian J Crit Care Med 2014；18：358-62.
6) Nishimura M. High flow nasal cannula oxygen therapy in adults. J Intensive Care 2015；3：15.
7) Plauth M, Cabre E, Riggio O, et al. ESPEN guidelines on enteral nutrition；Liver disease. Clinical Nutrition 2006；25：285-94.
8) 川井　学，山上裕機．膵頭十二指腸切除術における周術期感染症と対策．日本外科感染症学会雑誌 2011；8：75-82.
9) 久保田倫代，安田武生，武　強ほか．膵頭十二指腸切除術後の膵液瘻合併危険因子としての肥満．膵臓 2013；28：185-90.
10) Pratt WB, Callery MP, Vollmer CM Jr. Risk prediction for development of pancreatic fistula using the ISGPF classification scheme. World J Surg 2008；32：419-28.
11) Jin K, Zhou H, Zhang J, et al. Systematic review and meta-analysis of somatostatin analogues in the prevention of postoperative complication after pancreaticoduodenectomy. Dig Surg 2015；32：196-207.
12) Sukharamwala P, Thoens J, Szuchmacher M, et al. Advanced age is a risk factor for post-operative complications and mortality after a pancreaticoduodenectomy：a meta-analysis and systematic review. HPB (Oxford) 2012；14：649-57.
13) Coolsen MME, van Dam RM, van der Wilt AA, et al. Systemic review and meta-analysis of enhanced recovery after pancreatic surgery with particular emphasis on pancreaticoduodenectomies. World J Surg 2013；37：1909-18.
14) 荒木孝明，土屋　誉，小針雅男ほか．早期経腸栄養による膵頭十二指腸切除術後管理．静脈経腸栄養 2006；21：31-7.

15) 北村道彦. 食道癌手術の術後管理. 日消外会誌 1998;31:133-7.
16) Shiozaki A, Fujiwara H, Okamura Y, et al. Risk factor for postoperative respiratory complications following esophageal cancer resection. Oncol Lett. 2012;3:907-12.
17) Yoshida N, Watanabe M, Baba Y, et al. Risk factors for pulmonary complications after esophagectomy for esophageal cancer. Surg Today 2014;44:526-32.
18) 国元文生, 関本研一, 長谷川義治ほか. 食道癌手術患者の循環血液量の変化. 日臨麻会誌 2001;21:361-4.
19) 笠置益弘, 山口敬介, 竹内和世ほか. 食道癌根治術術後管理における動脈圧波形解析法の有用性について――一回拍出量変化を中心に――. 循環制御 2011;32:26-31.
20) Kobayashi M, Koh M, Irinoda T, et al. Stroke volume variation as a predictor of intravascular volume depression and possible hypotension during the early postoperative period after esophagectomy. Ann Surg Oncol 2009;16:1371-7.
21) Findlay JM, Gillies RS, Millo J, et al. Enhanced recovery for esophagectomy: a systematic review and evidence-based guidelines. Ann Surg 2014;259:413-31.
22) Dellinger RP, Levy MM, Rhodes A, et al. Surviving sepsis campaign: international guidelines for management of severe sepsis and septic shock: 2012. Crit Care Med 2013;41:580-637.
23) 日本集中治療医学会 Sepsis Registry 委員会. 日本版敗血症診療ガイドライン. 日集中医誌 2013;20:124-73.

〔東島　潮, 関野　元裕〕

4 内分泌外科手術

はじめに

内分泌外科として甲状腺機能亢進症と褐色細胞腫における術後管理について述べる。

これらの疾患は手術前のホルモン値の異常による影響と術式，手術部位による合併症がある。

A 甲状腺機能亢進症

甲状腺機能に異常がある場合はまず内科的な治療を優先し管理する。ホルモンの安定化の後に手術となる。術後には注意すべき合併症があり，迅速に対応しなければならないものがある。

a. 後出血

動脈性，静脈性によって対応が変わるが，出血による血腫や頸部腫脹は気道閉塞を引き起こす。気管偏位により再挿管が困難になる可能性があるため迅速な対応が必要である。また術後の血腫は気道を圧迫することがあるので，持続陰圧ドレーンを留置し，血腫を迅速に発見するために頸帯は行わず創部フィルムをはる。

b. 反回神経麻痺

片側の反回神経麻痺は嗄声，誤嚥を発症させる。両側の反回神経麻痺の場合は気道が閉塞する可能性がある。浜松医科大学における片側の反回神経麻痺（図1）および両側の反回神経麻痺（図2）の喉頭内視鏡の写真を提示する。反回神経が癒着などで温存できない場合もあり，術直後に喉頭内視鏡で確認する。両側の反回神経麻痺では喘鳴，呼吸困難が生じ，気管挿管か気管切開が必要になる場合が多い。

c. 喉頭浮腫

手術操作による静脈灌流の低下に加え，挿管時間が長引いた場合や輸液の過剰によって起こりやすいとされ，浮腫により喉頭閉鎖を起こす。症状としては嗄声，咳，喘鳴，呼吸苦が起こる。この時は迅速な気道確保が必要であり，通常は気管切開が引き続き行われる。必要に応じてステロイドの静注，アドレナリンの吸入を行う。

d. 低カルシウム血症（副甲状腺機能低下症）

甲状腺全摘の場合副甲状腺機能低下が起こることによって，低カルシウム血症を発症する可能

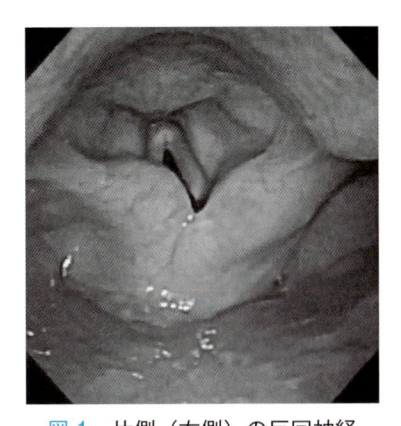

図1　片側（右側）の反回神経麻痺
（浜松医科大学耳鼻咽喉科　岡村純先生の厚意による）

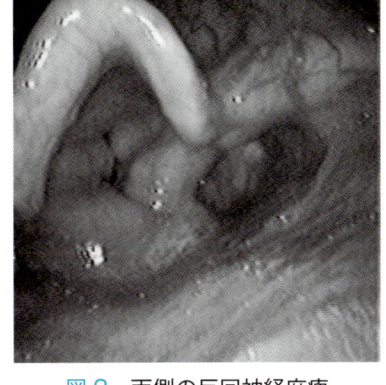

図2　両側の反回神経麻痺
（浜松医科大学耳鼻咽喉科　岡村純先生の厚意による）

性がある。また全摘でない場合であっても血流の低下によって副甲状腺機能低下が起きる場合がある。血清カルシウム値が低下するのでカルシウム製剤の投与を手術後3-5日程度行い，ビタミンD製剤の内服を術翌日から開始しカルシウム値によって投与量を調整する。

手術翌日以降に副甲状腺ホルモン（parathyroid hormone：PTH）を測定しintact PTHが正常値であれば副甲状腺機能は温存されたと考えてよい。

e. その他の合併症

上喉頭神経外枝麻痺（声帯の前後長を調整ができなくなり高い声が出しにくくなる），頸部のつっぱり感，圧迫感，肩こりや頸部のしびれ感やかゆみが出ることがある。リンパ節郭清を胸鎖乳突筋の外側まで行った場合には乳糜漏が起こることもある。

f. 甲状腺機能が正常化していない場合

甲状腺機能亢進症は緊急の場合を除いて，甲状腺機能が正常化するまでは手術は行わない。

コントロール不良の甲状腺機能亢進症は，手術の侵襲で甲状腺クリーゼを引き起こすことがある。甲状腺クリーゼは高熱，頻脈，不整脈，心不全，嘔吐下痢などの症状が起こるが，治療には昇圧薬，補助循環を必要とする場合がある。ショック，播種性血管内凝固（disseminated intravascular coagulation：DIC），多臓器不全を合併する症例では，一旦甲状腺クリーゼを発症すると予後不良である。

B　褐色細胞腫

手術中の問題点として①血管遮断後にカテコラミンが急激に減少すること，②後腹膜鏡手術による合併症が考えられる。術直後は血行動態の安定化が優先される[1]。

a. 後出血

　褐色細胞腫は通常血流が豊富な腫瘍であり，腫瘍摘出後は低血圧の傾向にあり，血圧が正常化することで出血する可能性がある。また循環維持のために輸液も過剰気味になることがあるために，術後の出血は注意が必要である。

b. カテコラミンの減少による変動

1. 血圧低下

　血流遮断後のカテコラミンの減少によって血圧が低下し，ドパミン，ノルアドレナリンなどの昇圧薬が必要な場合がある。原因としては末梢血管抵抗の減弱，前負荷の低下による。術前のα遮断薬（ドキサゾシン）の使用による循環血液量の補正を行う[2]ことで，低血圧の頻度は減ってきたように感じるが，高用量のカテコラミン，輸液が必要な場合もあり注意が必要である。24時間程度経過すると血行動態も安定し，カテコラミンも中止できることが多い[3]。

2. 低血糖

　カテコラミンの減少によって，反張性に高インスリン血症の状態になることで低血糖を発症する。低血糖は褐色細胞腫摘出後6時間以内に発生することが多いので，術直後は頻繁な血糖評価が必要である。高インスリン血症による血糖低下は，24時間程度で安定する[4]。

c. 腎体位による後腹膜鏡による合併症

1. 無気肺

　腎体位をとることによって，下肺のコンプライアンスが低下することで，中葉（舌区）・下葉に無気肺が発生する。伊藤らの報告によると後腹膜鏡泌尿器科術後患者51症例中43%に発生したとある[5]。多くの場合，術後24時間以内に消失するが，肺炎，低酸素血症の原因になるため早期のリハビリが大切である。

2. 縦隔気腫，皮下気腫

　先の報告によると縦隔気腫の発生率が16%と腹腔鏡下手術での発生率（0.17%）と比べて高い[5]。後腹膜腔には腹膜がなく，横隔膜の脆弱部を通って二酸化炭素が頭側に流入しやすいためとされている。左側の手術での発生が多いとされ，その理由としては左腎・副腎の位置がより頭側であること，右側の手術では肝臓によって二酸化炭素が流入しにくいためと考えられている。皮下気腫はトロッカー挿入部，縦隔を経由して発生する。どちらも吸収されるのを注意深く確認する必要がある。

3. 気　胸

　手術操作が横隔膜付近であること，また後腹膜は腹膜に覆われておらず縦隔，肺門部を経由して胸腔内に流入しやすいことから，気胸の発生が後腹膜鏡下手術では腹腔鏡下手術に比べ多いとされる。横隔膜損傷が軽微でなければ，胸腔ドレーンを挿入して管理する。

文 献

1) 正宗大士, 松川　隆. 麻酔前の評価・準備と予後予測. 内分泌疾患　褐色細胞腫. 麻酔 2010；59：883-6.
2) 伊藤寿樹, 栗田　豊, 新保　斉ほか. 褐色細胞腫に対する腹腔鏡下手術の臨床的検討　手術時間と術中高血圧に影響する術前の臨床パラメーターの解析. 日泌尿会誌 2012；103：655-9.
3) 竹原浩介, 酒井英樹. 外科医が診る副腎疾患. 褐色細胞腫. 内分泌甲状腺外会誌 2014；31：175-9.
4) 矢鳴智明, 杉　恭之, 比嘉和夫ほか. 褐色細胞腫の摘出術後に著明な低血糖を生じた1症例. 麻酔 2007；56：1419-21.
5) 伊藤大真, 楠　真二, 河本昌志. 後腹膜鏡下泌尿器科手術の周術期呼吸器合併症の検討. 麻酔 2011；60：142-6.

〈御室　総一郎, 土井　松幸〉

5 脳神経外科手術

A 脳動脈瘤手術

　脳動脈瘤手術は未破裂脳動脈瘤もしくは脳動脈瘤破裂に対して行われ，開頭術としては動脈瘤頸部クリッピング術が行われる．術後管理のポイントは，脳血管攣縮を予防すること，術後出血や二次的な脳傷害を起さないことである．

a. 血圧管理

　術後の出血を予防するために血圧の慎重な管理が重要となる．血圧と脳血流量（cerebral blood flow：CBF）は密接な関係にあり，平均血圧が70-150 mmHgでは，CBFは一定に保たれる（自己調節）．血圧が高いと出血を招き，降圧しすぎるとCBFが低下し，脳は虚血に陥るため，目標血圧を定め管理する．浜松医科大学では平均血圧70-100 mmHg，収縮期血圧110-140 mmHgを目標に管理する場合が多い．高血圧の既往や脳浮腫の有無によっては目標血圧が異なるため，脳神経外科医とも相談のうえ，管理する必要がある．疼痛や処置による侵襲も血圧上昇因子となるため，鎮痛・鎮静薬も適宜使用する．

b. 脳血管攣縮の予防

　脳血管攣縮は，予後を悪化させる因子としてもっとも注意すべき病態である．発生機序は不明だが，くも膜下出血により，脳血管平滑筋の収縮，微小血管による脳循環障害，器質的な動脈壁の肥厚などによる血管内腔の狭小化や血管炎などが起きると考えられている．その結果，局所脳血流が減少し，その血管の支配領域にさまざまな程度の脳虚血性変化を引き起こす．くも膜下出血患者の30-45％は，経過中に症候性脳血管攣縮になるといわれ，その約半数が，脳梗塞に陥り，何らかの神経脱落症状が残るか死に至る．脳血管攣縮の発生を予測する指標にFisherのCT分類（表1）があり，group 3では脳血管攣縮の発生が高率になる．通常，脳動脈瘤破裂から4-14日目に発生しやすく，ピークは出血後7日目ごろである．予防が大切で，術中にくも膜下腔の凝血塊を可及的に除去することと，術後に脳室・脳槽ドレナージを行い血腫を排液させること，triple H療法（表2）や薬剤による予防（表3）などが行われる．予防を行っても脳血管攣縮が生じた際には，血管拡張薬の選択的動脈内投与や経皮的血管拡張術を行って，ただちに攣縮血管の拡張を促す処置を行う必要がある．6時間以上経過すると無効なことが多い[1]．

表1 Fisher 分類と脳血管攣縮発生率

group	CT 所見	発生率（%）
1	CT では出血なし	30
2	くも膜下腔にびまん性に厚さ 1 mm 以内の出血あり	40
3	限局性の血腫があるか，またはくも膜下腔に厚さ 1 mm 以上の出血あり	100
4	くも膜下出血はなくても脳内あるいは脳室内に血腫を伴うもの	40

表2 triple H 療法
脳血管攣縮の予防法として，代表的で効果的な治療法の1つである

循環血液量増加（hypervolemia）	輸液・輸血を行い，循環血液量を増加する 中心静脈圧 10 mmHg 程度が目標
人為的高血圧（hypertension）	虚血を生じないよう，昇圧薬を用いて脳血流を増加させる 発症前の収縮期圧の 15-20%の上昇が目標
血液希釈（hemodilution）	血液粘稠度を低下させる ヘマトクリット値 30-35%が目標

表3 脳血管攣縮予防に使用する薬剤

オザグレルナトリウム（カタクロット™）	トロンボキサン A_2 合成酵素阻害薬 血管収縮や血液凝固能亢進を抑制する
塩酸ファスジル（エリル™）	血管収縮の最終段階でのミオシン軽鎖リン酸化酵素活性化を阻害する
ニカルジピン（ペルジピン™）などのカルシウム拮抗薬	神経脱落症状の発生率を有意に抑制する

B 脳血管内手術

　脳血管内手術は開頭手術とは異なり，血管内操作にてバルーンやステントで血管を広げたり，コイルで血管を詰める治療である。開頭手術に比べると低侵襲で，局所麻酔で施行可能な手術も多く，高齢者や全身合併症を有する患者に対しても実施が可能な場合が多い。しかし，その分，起こりうる合併症をよく理解して，術後の管理に臨む必要がある。

a. 共通の合併症

1. 穿刺部合併症

　脳血管内手術では脳血管にカテーテルを挿入するにあたって大腿動脈からシースを挿入する必要がある。また術中はヘパリン化を行い，術後も必要に応じて抗凝固療法を行うことがある。手術終了後にシースを抜去し，帰室する際には止血が得られていても，帰室後に再出血する場合がある。後腹膜出血を来す場合もあり，穿刺部の観察に合わせてバイタルサインの変動や血液検査で貧血の進行がないことの確認も合わせて行う必要がある。

2. 造影剤の影響

　脳血管内手術には造影剤の使用が必須となるため，造影剤の影響は常に考慮する必要がある。

1）腎機能障害

脳血管内手術を受ける患者は高齢者や全身合併症を有する患者が多く，術前から腎機能が低下している場合も多い。推算糸球体濾過量（eGFR）が 60 ml/分未満の場合には造影剤の使用に注意が必要である[2]。術前から補液を適切に行い，術後は尿量の確保，血中尿素窒素（BUN）やクレアチニンの値に留意する必要がある。

2）造影剤アレルギー

血管内造影に用いられるヨード造影剤のアレルギーに留意する必要がある。皮疹や発赤などの軽度のものから，アナフィラキシーショックといった重度のものもあり，術後も観察を怠ってはならない。アレルギーの既往を術前から把握しておくことや，発症した場合に早期に診断し治療を行うことができるよう普段から準備しておくことが重要である。

b. 手術別の術後管理

1. 脳動脈瘤に対するコイル塞栓術

脳動脈瘤に対する塞栓では多くの血管内デバイスを使用するため血栓を形成しやすく，脳梗塞を発症することがある。術中に発症せずに術後に突然発症する場合があり注意が必要である。術後数時間での運動麻痺や失語などの神経症状の出現は血栓症を発症している可能性があるので早急な処置が必要となる。血栓症を予防するため，未破裂動脈瘤の治療では，術前から抗血小板薬の内服を開始し，術後数カ月間継続する。

破裂脳動脈瘤のコイル塞栓術の際は，術後の血管撮影で動脈瘤内に造影剤が認められない場合でも，コイルの体積塞栓率は30％程度とされていて残りのスペースは血栓により止血されている。このため，再破裂を来さないように，術後の安静や血圧のコントロールを厳重に行う必要がある。脳血管攣縮の予防として，循環血液量増加（hypervolemia），人為的高血圧（hypertension），血液希釈（hemodilution）を組み合わせた triple H 療法が行われるが，これは破裂動脈瘤に対する治療が完結した後に行うべきである。それまでは，再破裂の防止が第一なので，循環血液量正常，軽度低血圧とする。破裂脳動脈瘤に対するコイル塞栓術では動脈瘤の再開通や再増大などきたすことがあるため，長期にわたって観察する必要がある。

2. 頸動脈ステント留置術（carotid artery stenting：CAS）

動脈硬化プラークにより狭小化した頸動脈にステントを留置し広げる血管内手術である。ステントやバルーンによる拡張により生じたプラーク片が飛び，脳梗塞となる場合があるため，術後も意識障害，運動麻痺，失語症，視力障害，眼球運動障害などの神経症状の出現に注意する。また，術後に脳への血流が増加し，過灌流症候群（cerebral hyperperfusion syndrome：CHS）を生じることがある。これは頸動脈血栓内膜剥離術（carotid endarterectomy：CEA）の際にも生じうる。いずれにおいても発生率は低いもののひとたび発症すると重篤な脳内出血を引き起こす可能性のある合併症である。側副血行の乏しい高度狭窄症例に起こりやすく，脳血管反応性の低下などを術前リスクファクターとする報告がある[3]。CHS の症状は拍動性の片側頭痛や眼窩周囲痛が特徴的であるが，それ以外にも全体の頭痛，眼や顔面の痛み，嘔吐，意識混濁，視力障害，全般化を伴った局所痙攣なども知られている。CAS の術後にはこれらの症状の出現に注意する必要がある。CHS の対処は降圧治療であるが，降圧の程度や血圧管理を行う期間についてのコンセンサスは得られていない。

C もやもや病手術

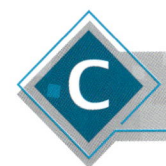

　もやもや病は内頸動脈終末部，前および中大脳動脈近位部が進行性に狭窄・閉塞し，その付近に異常血管網の発達を認める原因不明の疾患である。浅側頭動脈・中大脳動脈（STA-MCA）吻合術に代表される直接血行再建術は本疾患による脳虚血病態を改善するための治療法として確立している。一方，本術式でもたらされる急激な血流変化により術後急性期の神経症状の変動が比較的高頻度に認められ，術後管理としては急性期の合併症管理が特に重要と考えられている。

a. 虚血性合併症

　機序として術後の局所の血流改善に伴い隣接する皮質の血流が低下することによるものと吻合部を含めた手術側からの血栓性合併症があげられる。どちらに対しても，血圧の維持，正常二酸化炭素状態（normocapnia）と正常血液量（normovolemia）の保持，貧血の回避に加えて積極的な周術期の抗血小板薬使用により良好な結果が期待できる[4]。

b. 過灌流症候群

　もやもや病に対する直接血行再建術後の急性期には，吻合部周囲の局所的高灌流が虚血発作に類似した一過性局所神経脱落症状や術後遅発性の頭蓋内出血の原因となることが広く知られており，過灌流症候群と呼ばれる。もやもや病に対する直接血行再建術後の症候性過灌流の頻度は16.7～38.2％と報告されており，非もやもや病患者に対する同術式後と比較して有意に高頻度であることが知られている。関連因子としては，①成人（高齢），②出血発症，③術前脳血液量（cerebral blood volume：CBV）の低下，④吻合先の動脈が細いこと，⑤左側半球手術，がこれまで報告されている[5]。いずれにしても術前の脳循環不全が高度な成人例では特に注意すべき合併症である。過灌流の診断には脳血流 SPECT，脳灌流 MRI や脳灌流 CT の有用性が報告されているが，定量値にて何パーセント以上の脳血流上昇を病的過灌流とするかについては，コンセンサスが得られていない。術後から症状が出現するまでに数時間から数日かかることもあり，いかに早期に過灌流状態を把握できるかが重要である。病的な過灌流と判断した場合，鎮静薬や降圧薬を用いて意図的低血圧下に集中治療室での厳重な管理が望まれる。通常は 7 日ほどで脳灌流は正常化する。もやもや病患者における周術期過灌流症候群予防に関して，術直後からの収縮期血圧 130 mmHg 以下の予防的降圧の有効性に関する報告もある[6]。一方で，降圧による反対側や同側遠位部の虚血性合併症のリスクを考慮する必要があることに加えて，頭蓋内病変を有する患者の場合，同時に冠動脈病変を合併することも多く，心筋虚血や急性腎不全などの全身合併症を生じる恐れもあり，慎重な対応を要する。

c. その他の合併症

　東アジア人のもやもや病患者の約半数が潜在的な甲状腺機能亢進傾向にあることが報告されている[7]。手術侵襲による甲状腺機能亢進症の急性発症（顕在化）は予期せぬ周術期虚血性合併症の原因となりうる点に注意すべきである。

文 献

1) 石井映幸, 中込忠好. 脳動脈クリッピング. これだけは知っておきたい術後管理. 麻酔科診療プラクティス. 東京:文光堂;2004. p.153-7.
2) Schweiger MJ, Chambers CE, Davidson CJ, et al. Prevention of contrast induced nephropathy: recommendations for the high risk patient undergoing cardiovascular procedures. Catheter Cardiovasc Interv 2007;69:135-40.
3) Ogasawara K, Yukawa H, Kobayashi M, et al. Prediction and monitoring of cerebral hyperperfusion after carotid endarterectomy by using single-photon emission computerized tomography scanning. J Neurosurg 2003;99:504-10.
4) 藤村 幹. もやもや病に対する血行再建術の合併症とその発生メカニズム. 脳神経外科速報 2014;24:538-45.
5) Fujimura M, Mugikura S, Kaneta T, et al. Incidence and risk factors for symptomatic cerebral hyperperfusion after superficial temporal artery-middle cerebral artery anastomosis in patients with moyamoya disease. Surg Neurol 2009;71:442-7.
6) 藤村 幹, 冨永悌二. もやもや病術後の過灌流:診断と治療. 脳循環代謝 2012;23:114-9.
7) Li H, Zhang ZS, Dong ZN, et al. Increased thyroid function and elevated thyroid autoantibodies in pediatric patients with moyamoya disease: a case-control study. Stroke 2011;42:1138-9.

〈小林　賢輔, 土井　松幸〉

6 整形外科手術

はじめに

整形外科手術として頸椎手術と脊髄損傷患者に対する手術の術後管理について述べる。

A 頸椎手術

脊椎・脊髄に対する手術は，脊髄神経に対する除圧と脊椎の安定化を目的として行われる。術後管理で特に注意すべきは，血腫による神経学的所見の悪化の監視と，前方固定術後の気道の閉塞である。

a. 頸椎前方固定術後の合併症

1. 脊髄神経の血腫による圧迫

除圧した部位の静脈叢からの再出血やドレナージ不良によって手術創内の圧が上昇することで神経麻痺が発生する。放置すると完全麻痺に移行することもあり，麻痺を早期に発見することが大切である。疼痛を訴えることが多いが，鎮痛・鎮静を行っていることが多いので神経学的な症状の確認が重要である。麻痺が発生した場合は，時期を逸することなく再開創し血腫を除去する。

2. 咽頭，喉頭浮腫

前方固定術後の呼吸障害の発生は報告によって差があるが 1-16％とされる[1,2]。第3頸椎の固定を伴うものや3椎間以上を固定した症例に多いとする報告もある。術後に血腫，軟部組織の腫脹が起こり，気道狭窄により呼吸困難，喘鳴，呼吸停止が起こる。抜管前の評価として古谷らがスコアシステム（表1）を作成している[3]。特に椎体前面の軟部組織の腫脹を頸部側面単純X線写真で評価し，後咽頭椎体間前後長が術前 5 mm 以上，術後 12 mm 以上の場合は上気道狭窄のリスクが高い。治療としては再挿管，気管切開を行うが，症状に応じてはステロイドやアドレナリンの吸入を行う。

b. 頸椎後方固定術後の合併症

後方固定術後の注意すべき点として，血腫と第5頸神経根麻痺がある。血腫により除圧部の圧が上昇することで神経学的症状が悪化する。治療は早期の血腫除去である。第5頸神経根麻痺は脊髄が除圧されて後方に移動することで神経根が牽引されるためとされるが，症状は肩痛から始まり三角筋，上腕二頭筋の筋力低下が起こる。予後は悪くないがこれに伴い横隔神経麻痺から呼吸不全になった報告もあり注意が必要である[4]。

表1 頸椎前方固定手術後の上気道狭窄の発生予測のためのスコアシステム

項 目	カテゴリー	スコア
①睡眠時無呼吸，いびき	あり	10
②BMI	≧25	7
③D_B	≧5 mm	4
④第3頸椎の固定	あり	2
⑤呼吸器・循環器系合併症	あり	2
⑥固定椎間数	≧2	1
⑦D_O	≧12 mm	3
⑧術中出血量	≧400 m/	1
⑨手術時間	≧5.5 時間	1
術後呼吸困難の発生予測表		
【術前予測】		
①～⑥ スコア合計	≧8	危険群
	<8	安全群
【術直後における予測】		
①～⑨ スコア合計	≧10	危険群
	<10	安全群

D_B：手術前の後咽頭椎体間前後長　D_O：手術直後の後咽頭椎体間前後長
(古谷良輔, 磨田 裕, 山口 修ほか. 頸椎前方固定術後の上気道狭窄の検討. 臨床麻酔 1992；16：1543-6 より引用)

c. 運動誘発電位（moter evoked potential：MEP）による合併症

　MEP モニタリングは手術操作による脊髄の圧迫，牽引，虚血などの脊髄障害を早期に発見し，不可逆的な脊髄神経損傷を防ぐために行う。MEP 刺激による合併症として舌損傷，歯牙損傷，骨折などが起こる。当院でも経口挿管したスパイラルチューブが MEP 刺激によって噛まれ閉塞した事例があった[5]。現在では経鼻挿管し，舌を保護するために口腔内にガーゼなどをつめている。MEP を使用するときは合併症の予防処置が重要である。

B 脊髄損傷患者に対する手術

　脊髄損傷（脊損）は頸髄の損傷では四肢麻痺，胸腰髄の損傷では対麻痺を発症する運動機能の障害と理解されているが，急性期から慢性期にかけて自律神経障害，循環機能障害，呼吸機能障害を併発する。そのため術後管理における注意点が多岐にわたる。急性期は受傷から 3-6 週の時期で，慢性期はそれ以降となる。

a. 脊髄損傷急性期

　脊損患者はまず患部を安静にし，病変を安定化するために必要に応じて除圧，内固定することで二次損傷の予防をはかる。さらに合併した外傷に対する手術を行い早期離床，早期リハビリテーションを行うことで病変以下の臓器不全，拘縮，褥瘡の予防を目指すことになる[6]。多発外傷による合併損傷の急性期管理は全身管理を含めた複数科によるチーム医療が必要で，連携のとれた集中治療が必要とされる。

1. 循環器合併症

T6 より高位の損傷の場合，交感神経遮断によって末梢血管が弛緩し，神経原性ショックが起こる。損傷部位が T1-4 の心臓交感神経を含むと迷走神経が優位となり徐脈や房室ブロック，10-20％で心停止が起こる[7]。これらに対してアトロピン，イソプロテレノール，カテコラミンや一時的ペーシングが必要になることがある。さらに手術，合併損傷による出血が加わるために循環血液量減少によるショックにも対応しなければならない。

2. 呼吸器合併症

受傷直後から横隔膜，肋間筋，腹直筋などの麻痺により呼吸機能が低下する。C3，C4 の損傷では横隔膜が麻痺して人工呼吸が必要になることが多い。C6，C7 の損傷では横隔膜の麻痺はないが肋間筋の麻痺が起こり腹式呼吸になる。この病態では肋間筋，腹筋の麻痺により痰の喀出困難となり，副交感神経優位となるため口腔，気管分泌物の量が増加して無気肺や肺炎が発生しやすくなる。輪状甲状間膜気管カニューレ（ミニトラックⅡ®）挿入や気管切開が必要になる場合が多い。

3. 消化器合併症

交感神経遮断による胃粘膜血流停滞と低酸素状態および副交感神経が優位になることで胃酸，ガストリン分泌亢進が起こり消化管潰瘍が発生する。ステロイド，NSAIDs，ストレスも症状を悪化させ消化性潰瘍の発生頻度は 20％とされている。抗潰瘍薬を使用し，患者によって中心静脈栄養または経腸栄養を選択することとなる。脊損部位以下は疼痛を感じないため，腸管の損傷などが見逃されやすいので注意が必要である。

4. 脊髄ショック（spinal shock）

脊損部以下の分節において脊髄反射が一過性に消失する神経症状のことである。損傷した脊髄以下の筋トーヌスが低下する弛緩性麻痺，感覚脱失，尿閉からなる。脊髄反射（深部腱反射，表在反射）は一過性に消失するが，3-6 週間後までに徐々に回復し，その後筋トーヌスが亢進し，痙性麻痺になる。

b. 脊髄損傷慢性期

1. 自律神経過反射（autonomic hyperreflexia：AH）

AH は，自律神経の調節機構の障害により T7 より高位の脊損症例の 85％に発生する。急性期の脊髄ショックが回復したころから出現し，膀胱や腸管の伸展，子宮収縮，手術を誘因として AH は発生する[8]。症状は発作性の高血圧，頭痛，徐脈や頻脈，発汗，皮膚紅潮である。著しい AH では収縮期血圧 300 mmHg，拡張期血圧 220 mmHg まで上昇したという報告がある[9]。高血圧の持続により脳出血，肺水腫，心筋虚血を起こして，致死的になる場合もある。

2. 呼吸器合併症

呼吸機能が術前より低下しているため，痰の喀出困難，無気肺，肺炎が発生しやすくなる。また筋弛緩薬がしっかり拮抗されているかどうかも確認しておく必要がある。

文 献

1) 藤原治子, 中山英人, 高橋 宏. 頸椎前方固定術後の呼吸障害についての検討. 麻酔 1998；47：475-8.
2) 笠間 進, 西村チエ子, 井上泰朗ほか. 頸椎前方固定術施行例における術後呼吸障害の分析. 臨床麻酔 1995；19：1143-6.
3) 古谷良輔, 磨田 裕, 山口 修ほか. 頸椎前方固定術後の上気道狭窄の検討. 臨床麻酔 1992；16：1543-6.
4) 山田忠則, 粕谷由子. 頸椎椎弓形成および後方固定術術後に呼吸不全を発症した1症例. 日臨麻会誌 2015；35：27-31.
5) 浦岡雅博, 鈴木 明, 佐藤重仁. MEPを用いる全身麻酔での挿管チューブ管理. 日臨麻会誌 2013；33：S233.
6) 鈴木晋介. 予後予測に基づいた脊髄不全損傷の初期管理. 脊髄不全損傷の手術的初期治療の成績と合併症. J Clin Rehabil 2011；20：430-40.
7) 岩瀬正顕, 中谷壽男, 河本圭司. 脳・神経系管理 Q & A 研修医からの質問 288. 脊髄損傷の管理. 救急・集中治療 2008；20：200-6.
8) 奥山 淳, 上田光男, 森本佳子. 脊髄損傷患者の泌尿器科手術の麻酔. 麻酔 1994；43：1033-7.
9) 横溝由美子, 郷原絢子, 田中克幸ほか. 自律神経過反射により小脳出血を起こした頸髄損傷者の1例. 泌尿器科紀要 2010；56：659-61.

（御室　総一郎, 土井　松幸）

7 泌尿器科手術

A 泌尿器科手術全般に関して

泌尿器科手術に特有な問題としては，以下のことが挙げられる。
①患者が高齢であり，呼吸・循環系合併症をもつことが多い。
②術前から腎機能障害を合併する症例が多い。
③腎摘除術などのため，手術により腎機能が低下，喪失することも多い。
④尿路変更・再建術を行った症例では尿量の測定が難しい場合があり，腎後性腎不全の直接原因にもなりうる。

また長時間の手術侵襲を受けた生体は全身性炎症反応症候群（systemic inflammatory response syndrome：SIRS）を併発する場合がある。SIRS が重症化すると循環不全を生じ，結果として腎動脈灌流圧低下による糸球体濾過量（glomerular filtration rate：GFR）の低下から腎前性腎不全に至る。炎症性サイトカイン自身により尿細管レベルの傷害を生じ，急性尿細管壊死（acute tubular necrosis：ATN）を引き起こすことも知られている[1]。

ゆえに，比較的高齢者の多い，泌尿器科手術の術後患者は腎不全の予備軍として扱い，腎血流を維持して腎機能の保護に努め，集中治療室での管理も考慮に入れ，慎重に術後管理を行う必要がある。

B 手術別の術後管理の問題点

a. 経尿道的前立腺切除術（transurethral resection of prostate：TUR-P）

前立腺は静脈に富み静脈圧が低いため，摘出された前立腺床の静脈洞から灌流液が流入すると血液希釈が生じる。大量の灌流液の吸収は低張性の低ナトリウム血症と低浸透圧を引き起こし，溶血以外にさまざまな臨床症状を呈し，TUR 症候群と呼ばれる。TUR 症候群の三徴として，収縮期および拡張期血圧の上昇と脈圧の増大，徐脈そして中枢神経症状があげられる。TUR 症候群は術中のみならず術後に症状が確認される場合もあり，注意が必要である。

TUR 症候群の治療は，中枢神経症状がなく，血清 Na 濃度も 120 mEq/l 以上の場合には，輸液の制限を行い，フロセミドを投与する。しかし，中枢神経症状が出現し，血清 Na 濃度が 120 mEq/l 未満の場合は，125〜130 mEq/l を目標に高張食塩水を投与する。この際，中枢神経系の脱髄性変性を起こさぬよう，1日の Na 補正速度が 12 mEq/l 以上にならぬようにと勧められている[2]。

そのほかの TUR-P における術後管理の問題点として，細菌が血管内に流入して菌血症となり，発熱や頻脈を生じる場合があるため，感染対策を厳重に行う必要がある。また，手術中に出血を

灌流液で洗い流してしまうため，出血量の把握が困難で，術後に思わぬ貧血となる場合がある。

b. 腎摘除術

　側臥位（腎摘位）では下になる側腹部が圧迫され，下側肺の無気肺を生じやすい。また患側においては開胸することがあり，いずれの場合にも術後の呼吸器管理に影響する。患側腎摘出による総腎ネフロンの減少は避けられないため，術前の健側腎機能評価を行い，術後の腎不全の予測と対策を立てておく。患側副腎は根治的腎摘除術では合併切除されることが多く，反対側副腎や腎に対する手術既往がある場合は術後の副腎不全に留意する必要がある[3]。

c. 膀胱全摘・回腸導管

　浸潤性膀胱癌に対する標準的な術式で泌尿器科手術では最も侵襲が大きい手術の1つである。術中に尿が術野に漏出して尿量の把握が困難になるため，術中から術後にかけての水分・電解質の慎重な管理が重要となる。動脈圧や中心静脈圧を参考に輸液量を調節し，尿路変更後は尿量の維持に努める。2-5 µg/kg/分程度のドパミンや5-20 mg程度のフロセミドを用いることもある。ヘマトクリット値を測定し，必要な場合は輸血を行い，長時間手術による輸液量の過剰から腸管の浮腫などを招くおそれがあるため，適宜アルブミン製剤も使用する。

文　献
1) 小澤拓郎. 泌尿器科手術後の鎮静と鎮痛. 救急集中治療 2009；21：479-85.
2) 稲田英一. 泌尿器科手術の麻酔. 麻酔への知的アプローチ. 第8版. 東京：日本医事新報社；2012. p.562-75.
3) 金子茂男，佐賀祐司. 腎摘除術. これだけは知っておきたい術後管理　麻酔科診療プラクティス. 東京：文光堂；2004．p.194-6.

（小林　賢輔，土井　松幸）

8 産科・婦人科手術

はじめに

　婦人科手術の術中，術後管理の注意点は一般外科症例と大きな相違はない。一方で，産科症例，特に帝王切開の術後症例は，母体の妊娠による生理的変化，帝王切開となる理由や手術の緊急度，母体合併症，麻酔の影響などさまざまな因子が母体の術後全身状態に影響を及ぼす。妊娠，出産に伴う重篤な母体合併症は，時に母体の生命に危険が及ぶ場合があり，帝王切開術後に厳重な全身管理を要する場合もある。

A 婦人科の麻酔・手術後管理

　婦人科手術の術後管理において注意すべき点は，一般外科手術例と相違ない。術後急性期は出血に注意し，術後数日経過すれば感染症や消化管のイレウス症状，静脈血栓症の発生に注意が必要である。巨大子宮筋腫手術，巨大卵巣腫瘍手術，卵巣癌手術，子宮癌手術，骨盤内高度癒着の手術，卵巣過剰刺激症候群，ホルモン補充療法施行症例は静脈血栓塞栓症合併の危険因子として挙げられ，その予防が重要である。術後疼痛管理として硬膜外持続鎮痛法は有用であり，十分な疼痛管理によって早期離床が可能となり，静脈血栓塞栓症の予防にもなる。一方で，婦人科開腹手術後は悪心・嘔吐を伴うことも多く，硬膜外オピオイド投与により悪心・嘔吐症状が増悪する可能性や，皮膚掻痒感を伴いそれらが不快となることもある。

B 帝王切開術の麻酔・手術後管理

　北米施設を対象に，産科麻酔に関連した合併症の調査が2014年に報告された[1]。それによると，経腟分娩の76％，帝王切開の94.4％に区域麻酔が施行された。区域麻酔施行例の0.7％に硬膜穿刺後頭痛が発生し，その55.7％に硬膜外自己血パッチが施行された。麻酔と直接関連した母体死亡はなかったが，出血が原因で死亡した症例が全母体死亡の1/3を占め，母体出血に対する対応は鍵となる。分娩時あるいは分娩後の出血のリスク因子は，帝王切開分娩，多胎分娩，前置・低置胎盤などが挙げられ，容易に産科播種性血管内凝固症候群（disseminated intravascular coagulation：DIC）を併発しやすい特徴を有する。これら産科出血に対する対応は，「産科危機的出血への対応ガイドライン」[2]に詳細に記述されている。

表1 産科DICの基礎疾患

1. 常位胎盤早期剥離
2. 出血性ショック
   弛緩出血，前置胎盤，子宮破裂，癒着胎盤，軟産道損傷
   (頸管裂傷，膣壁裂傷，傍結合織内出血など)
   子宮外妊娠，原因不明の出血など
3. 重症感染症
   敗血性流産，絨毛膜・羊膜炎，産褥熱，その他
4. 羊水塞栓症
5. 子癇，重症妊娠高血圧腎症
6. 子宮内胎児死亡（特に妊娠中期）
7. 急性妊娠脂肪肝
8. 胞状奇胎
9. その他（麻酔，薬物ショック，不適合輸血など）

(中村正雄. 重篤な病態とその管理 産科DIC・多臓器機能障害. 産科と婦人科 2004；71：489-96より改変引用)

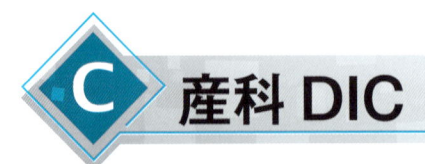

C 産科DIC

a. 産科DICの発生率

　集中治療室（intensive care unit：ICU）において集中治療を要する妊産婦の3大原因は，妊娠高血圧症候群，産科出血，産科関連敗血症[3]である。これらの産科症例では，重症化するとDICを合併する可能性が高い。米国からの報告によると，2008-2009年の妊産婦DIC発生頻度は10,000例に12.5例（0.13％）で10年前（0.09％）と比較して増加傾向にある[4]。一方で，カナダからの報告ではその発生頻度は0.03％と報告されており[5]，一般的に，妊婦におけるDIC発生率は低いといえる。しかし，羊水塞栓症を合併した妊婦の約60％が，HELLP症候群を合併した妊婦の約20％がDICを発症し，DIC発症の多くが常位胎盤早期剥離と関連がある[6,7]。したがって特定の合併症を伴う妊婦においてDIC発生率は高く，基礎疾患と産科DIC合併との関連は重要である[8]（表1）。

b. 産科DICの特徴

　妊娠中は，分娩時の出血に備えて母体の凝固因子は増加している。また，凝固系も線溶系も亢進した状態である。このような状態において何らかのきっかけで凝固系がさらに亢進すると，容易にDICとなりやすく，さらにDICから多臓器不全へと進展しやすい。産科DICの特徴は，急性に発生し，消費性凝固障害と線溶亢進による出血が主体である。母体血中に生成された微小血栓を溶解するために線溶酵素であるプラスミンが過剰に産生され，フィブリンだけでなくフィブリノゲンも分解され，フィブリノゲンの消費が急速に進行する[9]。

　DICを合併する可能性が高いとされている常位胎盤早期剥離の場合，胎盤由来の組織因子が母体血中に流入し外因系凝固機序を活性化し[10]，著明な二次線溶活性化とフィブリノゲンの枯渇により急激にDICが増悪する可能性がある。産科出血では，DIC基礎疾患がなくても，中等量の出血で凝固障害に陥ること[11]がありその対応には注意を要する。

表 2 産科 DIC スコア

Ⅰ基礎疾患	点数	Ⅱ臨床症状	点数	Ⅲ検査項目	点数
a．常位胎盤早期剝離 　・子宮硬直，児死亡 　・子宮硬直，児生存 　・超音波断層所見および 　　CTG 所見による早剝 　　の診断	5 4 4	a．急性腎不全 　・無尿（≦5 ml/時） 　・乏尿（5-20 ml/時） b．急性呼吸不全（羊水塞栓症を除く） 　・人工換気または時々の補助換気 　・酸素放流のみ	4 3 4 1	・血清 FDP≧100 μg/ml ・血小板数≦10×10⁴/μl ・フィブリノゲン≦150 mg/dl ・プロトロンビン時間（PT）≧15 秒（≦50%）またはヘパプラスチンテスト≦50% ・赤沈≦4 mm/15 分または≦15 mm/時 ・出血時間≧5 分 ・その他の凝固・線溶・キニン系因子 　（例 ATⅢ≦18 mg/dl または≦60%，プレカリクレイン，α₂-PI，プラスミノゲン，その他の凝固因子≦50%）	1 1 1 1 1 1 1
b．羊水塞栓症 　・急性肺性心 　・人工換気 　・補助換気 　・酸素放流のみ	4 3 2 1	c．心，肝，脳，消化管などに重篤な障害がある時はそれぞれ 4 点を加える 　・心（ラ音または泡沫性の喀痰など） 　・肝（可視黄疸など） 　・脳（意識障害および痙攣など） 　・消化管（壊死性腸炎など）	 4 4 4 4		
c．DIC 型後産期出血 　・子宮から出血した血液または採血血液が低凝固性の場合 　・2,000 ml 以上の出血（出血開始から 24 時間以内） 　・1,000 ml 以上 2,000 ml 未満の出血（出血開始から 24 時間以内）	4 3 1	d．出血傾向 　・肉眼的血尿およびメレナ，紫斑，皮膚粘膜，歯肉，注射部位などからの出血	4		
d．子癇 　・子癇発作 e．その他の基礎疾患	4 1	e．ショック症状 　・脈拍≧100/分 　・血圧≦90 mmHg（収縮期）または 40%以上の低下 　・冷汗 　・蒼白	1 1 1 1		

（判定）
(1) 7 点以下：その時点で DIC とはいえない
(2) 8〜12 点：DIC に進展する可能性が高い
(3) 13 点以上：DIC としてよい（ただし確認のためには，13 点中 2 点，またはそれ以上の検査成績スコアが含まれる必要がある）

（真木正博，寺尾俊彦，池ノ上克．産科 DIC スコア．産婦人科治療 1985；50：119-24 より引用）

c. DIC の臨床症状および検査データ[12]

　DIC を合併した妊産婦においては，手術創部や膣，子宮内，腹腔内などに多くの出血を認める。さらにショック状態，多臓器障害（急性腎不全，肝不全，呼吸障害，神経学的障害など）を認める症例もある。

　DIC の診断は，何か特別の感受性の高いテストがあるわけではなく臨床診断による。よって DIC を引き起こす基礎疾患の有無や，血小板減少，凝固因子の消費，線溶亢進などから判断する必要がある。プロトロンビン時間や活性化部分トロンボプラスチン時間は延長する。通常の妊婦の場合，分娩第三期にはフィブリノゲン＞300 mg/dl であり，非妊婦よりも高値を示しているが，産科 DIC では低フィブリノゲンが顕著で，フィブリノゲン＜100 mg/dl は一般的には出血や止血時間の延長と関連している。産科 DIC は急激な経過を辿ることが多いので，産科 DIC スコア（表 2）[13] を積極的に活用すれば早期診断と早期治療が可能になる。産科 DIC スコアが 8 点以上の場合，産科 DIC として治療を開始することが望ましい。

d. DIC の治療

　上述のように，産科 DIC は急激な経過をたどることが多いので，初期治療を行いながら全身状態の評価を行う必要がある．確実な輸液ルート（中心静脈カテーテルなど）を確保し，輸液や輸血負荷による適切な循環血液量の確保が治療の基本となる．輸液・輸血量が適切であるかの評価として，出血量や尿量を細やかにモニターすると同時に，心エコーを用いて左室拡張終期面積や下大静脈径を経時的に測定する．さらに，動的パラメーターとして観血的動脈圧波形の呼吸性変動も循環血液量評価として有用である〔脈圧変動（pulse pressure variation：PPV）や 1 回拍出量変動（stroke volume variation：SVV）〕[14]．また心収縮障害や拡張障害の有無も確認し，カテコールアミンの投与が必要かを評価する．呼吸においては，急速に胸水が貯留する症例や，肺水腫が進行し急性呼吸促迫症候群（acute respiratory distress syndrome：ARDS）に至る症例も認める．適切な時期の気管挿管や，適切な人工呼吸器設定を行う必要がある．呼吸・循環の安定維持を図りながら，DIC を来す原因に対する治療を行う．産科関連敗血症に伴う DIC 合併症例においても，初期蘇生は Surviving Sepsis Campaign Guideline[15]で推奨される治療に従って行われるべきである．

　産科 DIC では，FFP の早期投与が重要[11]とされ，フィブリノゲンを 150 mg/dl 以上に保つことが推奨されている．この目的を達するために大量の FFP を投与するときは肺水腫の合併に注意を要する．この点から，フィブリノゲン製剤は有用であるが，現時点ではわが国では保険適応が認められていない．また FFP の中に含まれている凝固因子を濃縮させたクリオプレシピテートの有用性も報告されている[16]が，現時点では各施設で作成準備する必要があり普及するには至っていない．

　DIC 診療のガイドラインはいくつか存在するが，国際血栓止血学会（International Society on Thrombosis and Haemostasis：ISTH）/科学的標準化委員会 DIC 部会は 3 つのガイドラインを統合して国際 DIC 診療ガイダンスとして公表している[17]．合成プロテアーゼ阻害薬の使用について，このガイドラインでは記述はされておらず，日本血栓止血学会が公表している「科学的根拠に基づいた感染症に伴う DIC 治療のエキスパートコンセンサス（JSTH）」[18]でのみ推奨されている．そのほか活性化プロテイン C やアンチトロンビン（JSTH では推奨），遺伝子組換え型トロンボモジュリンなどは，現時点では生命予後を改善する質の高いエビデンスはなく，さらなる前向き無作為化比較試験が必要であるとしている．出血を認めない症例では低分子ヘパリンの投与が推奨されている．そのほか，活性型第Ⅶ因子製剤（NovoSeven®）も注目されている．本剤は，十分なフィブリノゲンと血小板数があるうえで投与すべきであるとされているが[19]，現時点では十分な前向き研究が行われておらず，ガイドラインでも投与を推奨していない．

文　献

1) D'Angelo R, Smiley RM, Riley ET, et al. Serious complications related to obstetric anesthesia. Anesthesiology 2014；120：1505-12.
2) 日本麻酔科学会ホームページ．http://www.anesth.or.jp/
3) Pollock W, Rose L, Dennis CL. Pregnant and postpartum admissions to the intensive care unit：a systematic review. Intensive Care Med 2010；36：1465-74.
4) Callaghan WM, Creanga AA, Kuklina EV. Severe maternal morbidity among delivery and postpartum hospitalizations in the United States. Obstet Gynecol 2012；120：1029-36.
5) Rattray DD, O'Connell CM, Baskett TF. Acute disseminated intravascular coagulation in obstetrics：a tertiary centre population review（1980 to 2009）. J Obstet Gynaecol Can 2012；34：341-7.

6) Gilbert WM, Danielsen B. Amniotic fluid embolism: decreased mortality in a population-based study. Obstet Gynecol 1999;93:973-7.
7) Sibai BM, Ramadan MK, Usta I, et al. Maternal morbidity and mortality in 442 pregnancies with hemolysis, elevated liver enzymes, and low platelets（HELLP syndrome）. Am J Obstet Gynecol 1993;169:1000-6.
8) 中村正雄. 重篤な病態とその管理　産科DIC・多臓器機能障害. 産科と婦人科 2004;71:489-96.
9) 角倉弘行. 周術期凝固線溶系活性化とその制御. 周産期の凝固線溶系の変化とその対策. Thrombosis Medicine 2014;4:319-26.
10) Thachil J, Toh CH. Disseminated intravascular coagulation in obstetric disorders and its acute haematological management. Blood Rev 2009;23:167-76.
11) Onwuemene O, Green D, Keith L. Postpartum hemorrhage management in 2012: predicting the future. Int J Gynaecol Obstet 2012;119:3-5.
12) Ramin SM, Ramin KD. Disseminated intravascular coagulation during pregnancy. UpToDate® http://www.uptodate.com
13) 真木正博, 寺尾俊彦, 池ノ上克. 産科DICスコア. 産婦人科治療 1985;50:119-24.
14) Marik PE, Cavallazzi R, Vasu T, et al. Dynamic changes in arterial waveform derived variables and fluid responsiveness in mechanically ventilated patients: a systematic review of the literature. Crit Care Med 2009;37:2642-7.
15) Dellinger RP, Cartlet JM, Masur H, et al. Surviving sepsis campaign: international guidelines for management of severe sepsis and septic shock: 2012. Crit Care Med 2013;41:580-637.
16) 板倉敦夫. 危機的出血をきたす周産期DIC治療の新戦略. クリオプレシピテートとフィブリノゲン製剤. Thrombosis Medicine 2012;2:335-41.
17) Wada H, Thachil J, Di Nisio M, et al. Guidance for diagnosis and treatment of DIC from harmonization of the recommendations from three guidelines. J Thromb Haemost 2013;11:761-7.
18) 日本血栓止血学会学術標準化委員会DIC部会. 科学的根拠に基づいた感染症に伴うDIC治療のエキスパートコンセンサス. 血栓止血誌 2009;20:77-113.
19) Collis RE, Collins PW. Haemostatic management of obstetric haemorrhage. Anaesthesia 2015;70:78-86.

（橘　一也, 竹内　宗之）

9 皮膚科・形成外科手術

はじめに

皮膚科・形成外科領域で，重症かつ全身管理を必要とする疾患として，広範囲熱傷や壊死性軟部組織感染症などがある。これらは治療として外科的処置が必須であり，初期対応からその外科的処置の周術期管理が患者の予後に影響を及ぼす。

A 熱傷デブリードマン・植皮術

体表面積30％以上にⅡ度以上の熱傷を受傷した場合は広範囲熱傷と呼ばれ，全身の炎症反応を引き起こし，受傷早期から全身の体液変動により循環血液量減少を生じ，熱傷性ショック（burn shock）に陥る。近年の集中治療の進歩による初期評価および初期治療の向上により，熱傷初期の救命率は向上してきたが，その後の感染期での創部感染を起因とする敗血症，多臓器不全による死亡率は依然として高率である。

Ⅲ度熱傷（deep burn：DB）および深達性Ⅱ度熱傷（deep dermal burn：DDB）は壊死組織による侵襲と感染を制御するためにデブリードマンおよび植皮術が必要となる。手術適応の判断，手術を行う時期，また感染制御を中心とした植皮術後の適切な全身管理が重症熱傷患者の長期予後の改善につながる。

a. デブリードマン・植皮術の時期

熱傷に対する手術の目的は壊死組織を除去することにより創部感染や敗血症を防ぎ，早期に創閉鎖を行うことである。日本熱傷学会では，初回手術時期を①超早期手術（受傷後48時間以内），②早期手術（5-7日以内），③晩期手術（それ以降）と分類している[1]。

従来，①循環動態に与える影響が大きい，②深達度の境界不明瞭，③採皮皮膚の不足，④出血量の多さ，などの理由から早期手術は一般的ではなかった。米国で1970年代，積極的に早期手術が導入され，その結果，罹病期間短縮や重症熱傷の救命率の向上などが報告された[2]。1990-2000年代にかけて，わが国においても各施設で早期手術が取り組まれるようになった。超早期手術は，高齢者の熱傷患者で逆に死亡率の増加に関与する可能性も報告されている[3]。

循環モニタリング技術の向上，輸液療法の進歩，人工呼吸器などによる呼吸管理の進歩など，周術期の高度集中治療管理が可能となり，現在では多くの施設で早期手術が一般的になってきている。しかし手術時期によりその時の患者の全身状態は異なり，それが術中術後管理に大きく影響を与えることを十分に理解することが重要である。最適な手術時期は，年齢，合併症，気道熱傷の有無，熱傷深達度および面積，1回の手術面積などを十分に考慮して決定することが必要である[4]（表1）。

表1 早期手術の時期とその適応・注意点

時期	受傷後 5-7 日以内
適応	重症気道熱傷を合併していない 30%BSA 以上（Ⅲ度 20%BSA 以上を含む）
注意点	● 大量出血を避ける切除 ● 手術時間は 2-3 時間以内 ● 体温維持（低体温を避ける） ● 同種皮膚などの併用により採皮面積を抑える ● 1 回の手術面積は約 25-30%BSA 以内 ● 複数回必要な場合は 5-7 日間隔で施行

（田熊清継．広範囲Ⅲ度熱傷創に対する手術―壊死組織除去術と植皮術―．田熊清継，佐々木淳一．BURN．大阪：医薬ジャーナル社：2008．157-84 より改変引用）

b. 植皮皮膚生着のための管理

創部の壊死組織を除去することが重要であるが，植皮皮膚が生着しないと感染，頻回の手術，入院期間の長期化また予後にも影響を与える。よって植皮術後は生着のための集学的管理が必要となるが，特に感染対策が重要である。

1. 感染対策

熱傷面積が 20-40%TBSA（total body surface area：総体表面積）以上になると，免疫機能が低下し，いわゆる compromised host（易感染性宿主）の状態にあるため，創感染から burn wound sepsis（熱傷創感染からの sepsis）へ進展しやすい。さらに長期管理になることが多く，気道熱傷や人工呼吸に関連した呼吸器感染症，尿路感染症，カテーテル感染症，bacterial translocation などを合併しやすい。これにより感染が広範囲熱傷の死因の約 70%を占めている。熱傷診療において感染対策の重要度は高い。

感染対策の基本は標準予防策と感染経路別予防策である(表2)。2007 年の CDC ガイドラインでも，広範囲熱傷（30%TBSA 以上）患者への感染対策として標準予防策を推奨している[5]。具体的には，マスク・ゴーグル着用，流水・石鹸による手指の洗浄，非滅菌手袋およびディスポエプロンの使用，器材の清掃などを施行すべきである。

熱傷患者で問題となる感染経路別の感染症は，創感染からの burn wound sepsis とカテーテル感染である[4]。創感染予防はまず早期に壊死組織を除去し，植皮により上皮化を促進させることである。植皮術後も創部の清潔操作が何よりも重要である。

熱傷患者は重症度が高いほどカテーテルの長期留置を必要とする。広範囲熱傷患者において，中心静脈カテーテルを 5 日以上留置すると，その 7 割の患者の血中から細菌が検出されたと報告されている[6]。カテーテル感染予防としては，厳格なライン管理および原則として 1 週間以内のカテーテル抜去・交換が推奨されている。

2. 抗菌薬全身投与

熱傷患者への予防的抗菌薬全身投与については否定的な見解が多く，熱傷診療ガイドラインでは予防的抗菌薬投与を推奨していない。しかし，広範囲熱傷患者は compromised host の状態にあるため，実際には受傷後早期より予防的抗菌薬の適応となることも多い。その際に重要なことは耐性菌を発生させない抗菌薬の使用法である。汚染部位によりターゲットとなる細菌を絞り，地域の細菌の感受性に基づき投与する antibiotic heterogeneity の重要性が指摘されている[7]。

植皮術後の抗菌薬投与を考える際に重要なことは感染部位の診断である。術後の発熱，白血球

表2 熱傷患者の感染対策

標準予防策（standard precautions）*
- 手指衛生
- 血液および体液の処理，創処置などを行う際の個人防護具の着用（手袋，ガウン，マスク，ゴーグル，フェイスシールド）
- 感染性廃棄物の分別，運搬，処理
- 針刺し事故防止（リキャップしない）
- 患者配置（感染個室の利用）

感染経路別予防策**
① 熱傷創感染
- 壊死組織除去，植皮による上皮化促進
- 創部の清潔操作
- ゲーベンクリーム®塗布
② カテーテル感染
- 1週間以内のカテーテル交換
- 刺入部とその周囲の清潔管理
- 中心静脈ライン薬物投与を避ける
③ 呼吸器感染
- 気道の清浄化（気管支鏡による分泌物吸引除去）
- 気管内吸引時の清潔操作（閉鎖式吸引カテーテル）
- 口腔ケア
- 理学療法
④ bacterial translocation
- 速やかな循環改善
- 早期からの経口摂取や経管栄養
- SDD（選択的消化管除菌）

(*Siegel JD, Rhinehart E, Jackson M, et al. 2007 Guideline for Isolation Precautions : Preventing Transmission of Infectious Agents in Health Care Settings. Am J Infect Control 2007 ; 35 : S65-164.
**田熊清継．広範囲Ⅲ度熱傷創に対する手術―壊死組織除去術と植皮術―．田熊清継，佐々木淳一．BURN．大阪：医薬ジャーナル社；2008．p.157-84 より改変引用)

表3 NSTI診断のポイント

① 高熱，四肢の急激かつ激烈な疼痛
② 拡大する水疱，潰瘍および壊死
③ CRPの著明な上昇，白血球増加または減少
④ 低ナトリウム血症
⑤ 免疫不全を来す基礎疾患
⑥ NSAIDsの服用
⑦ 急性腎障害
⑧ 凝固障害，DIC
⑨ 低血圧

およびCRPの上昇は創部の感染を疑わせるが，時期的にカテーテル感染，呼吸器感染，尿路感染，消化管感染などを考慮し，グラム染色や細菌培養にて感染源および菌の同定が重要となる．グラム陽性球菌であればMRSA感染や腸球菌，グラム陰性桿菌であれば緑膿菌感染が多いが，深在性真菌症も考慮する必要がある．

3. 栄養管理

重症熱傷患者は高度の侵襲下にあり，必要エネルギー量増大や蛋白異化亢進状態となる．重症熱傷患者の代謝亢進状態は長期間持続し，栄養の需要と供給のバランスが崩れると，創傷治癒遅延や感染リスクの増大をまねく．重症患者に対する米国版の栄養のガイドラインであるSociety of Critical Care Medicine/American Society for parenteral and Enteral Nutrition（SCCM/ASPEN）栄養管理ガイドラインでは，栄養管理の主たる目的は①lean body massの維持，②免疫能の維持，③代謝性合併症の防止であるとしており，早期経腸栄養，適切な栄養素の投与，注意深い血糖コントロールの重要性を述べている[8]．

重症熱傷患者は消化管の透過性亢進により，bacterial translocationが起こりやすくなり，これもまたsepsisの原因となる．経腸栄養は腸管の生理機能を維持し，bacterial translocationを抑えるといわれている．

大量輸液を必要とするショック期は，腸管浮腫をもたらし，経腸栄養を困難にする．しかしSCCM/ASPEN栄養管理ガイドラインでは循環動態が安定すればただちに早期経腸栄養を施行することを推奨し（入院後24-48時間以内），これは腸管麻痺が完全に解消されたというサインがなくとも施行可能であるとしている．早期は目標カロリー到達のために経腸栄養と経静脈栄養を併用することが多いが，Casaerらは早期からの経静脈栄養は，逆に死亡率および感染合併率が高

かったことを報告している[9]。また重症患者の栄養投与量を目標の33～66％とした方が，それ以上の場合にくらべ，有意に死亡率が低かったという報告もある[10]。急性期は呼吸・循環・血糖値を安定させた後に栄養投与量を増加させる。

B 壊死性軟部組織感染症

皮膚あるいは皮下の軟部組織に発生した感染症は，その原因，発生母地，起炎菌，進展様式が多彩であり，その治療法やタイミングなども患者病態によって異なる。皮膚・軟部組織感染症として日常的によく遭遇するのは，毛嚢炎，癤，癰，蜂窩織炎などであるが，その一方で壊死性筋膜炎，フルニエ壊疽，ガス壊疽などは急速に病変が広がり，臓器不全などの全身症状へ移行する感染症で，壊死性軟部組織感染症（necrotizing soft-tissue infections：NSTI）と総称される。いまだ致死的な感染症であり，早期診断と適切な初期対応および集学的全身管理が救命の鍵となる（表3）。

a. 壊死性軟部組織感染症（NSTI）の診断

NSTIの症状として，著しい疼痛を伴う広範囲な皮膚の発赤，紅斑から水泡形成，表皮剝離，皮膚壊死，皮膚潰瘍を生じるが，しばしばそうした症状がない場合もあり，診断と治療が遅れることがある。蜂窩織炎との鑑別が困難なことがあるが，数時間から数日で炎症が進行し，全身症状へと移行するため，早期診断が重要である。NSTIと他の軟部組織感染症の鑑別に有用なツールとして，LRINECスコアが2004年にCritical Care Medicineから報告された。CRP，白血球数，ヘモグロビン，血清ナトリウム，クレアチニン，血糖の6項目をスコア化したもので，NSTI患者の予後との関連も報告されている[11]。またNSTIは深部皮下組織，筋膜，筋肉にまで拡大する感染症であり，深達度，膿の貯留，ガスの有無などの診断にはCT撮影による診断がきわめて有用である。

b. 壊死性軟部組織感染症（NSTI）の起炎菌

NSTIの起因菌の中でも劇症型A群溶連菌感染（toxic shock-like syndrome：TSLS）は，「人食いバクテリア」として知られており，血行性に軟部組織へ移行し発症する。厚生省（現厚生労働省）研究班が提示している診断基準案は，A群溶連菌の検出，低血圧，多臓器不全であり，さらに基礎疾患のない者に発症して24時間以内に多臓器不全へ進行した症例を確定例としている[12]。TSLSは致死率約40％ときわめて予後不良な感染症である。

c. 壊死性軟部組織感染症（NSTI）の治療

救命のためには初発時より敗血症性ショックに準じた対応が必要である。循環動態を維持するためには大量の輸液，カテコラミンが必要であり，また播種性血管内凝固症候群（disseminated intravascular coagulation：DIC），急性呼吸促迫症候群（acute respiratory distress syndrome：ARDS），腎不全などを併発するため，集中治療室での全身管理が必要である。また並行して抗菌

薬の大量投与を行い，広範囲の外科的デブリードマンを検討する必要がある。壊死に陥った軟部組織は菌の生息部位であり，そのような組織には抗菌薬は到達しにくい。外科的処置までの時間が鍵となり，遅れると病変の拡大が進行し，頻回のデブリードマンが必要となり，また術後の全身管理および予後にも影響する。Kobayashi らは初療室到着から手術開始までの時間を検討し，特に12時間以上かかった症例ではデブリードマンの回数が多かったことを報告している[13]。

抗菌薬は局所に創に対する治療というよりも，細菌増殖抑制，毒素産生停止が主な役割である。経験的な投与には，カルバペネムや合成ペニシリンが推奨されている。TSLSにおいても，ペニシリン系抗菌薬大量投与が第一選択となっているが，クリンダマイシンの併用が推奨されており，死亡率減少の報告もある[14]。

文　献

1) 日本熱傷学会学術委員会編．熱傷診療ガイドライン．東京：日本熱傷学会；2009．
2) Burke JF, Bondoc CC, Quinby WC. Primary burn excision and immediate grafting：A method shortening illness. J Trauma 1974；14：389-95.
3) Kirn DS, Luce EA. Early excision and grafting versus conservative management of burns in the elderly. Plast Reconstr Surg 1998；102：1013-7.
4) 田熊清継．広範囲Ⅲ度熱傷創に対する手術—壊死組織除去術と植皮術—．田熊清継，佐々木淳一．BURN．大阪：医薬ジャーナル社；2008．p.157-84.
5) Siegel JD, Rhinehart E, Jackson M, et al. 2007 Guideline for Isolation Precautions：Preventing Transmission of Infectious Agents in Health Care Settings. Am J Infect Control 2007；35：S65-164.
6) Aikawa N, Martyn JA, Burke JF. Pulmonary artery catheterization and thermodilution cardiac output determination in the management of critically burned patients. Am J Surg 1978；135：811-7.
7) Reluga TC. Simple models of antibiotic cycling. Math Med Biol 2005；22：187-208.
8) Martindale RG, McClave SA, Vanek VW, et al. Guidelines for the provision and assessment of nutrition support therapy in the adult critically ill patient：Society of Critical Care Medicine and American Society for Parenteral and Enteral Nutrition：Executive Summary. Crit Care Med 2009；37：1757-61.
9) Casaer MP, Mesotten D, Hermans G, et al. Early versus late parenteral nutrition in critically ill adults. N Engl J Med 2011；365：506-17.
10) Krishnan JA, Parce PB, Martinez A, et al. Caloric intake in medical ICU patients：consistency of care with guidelines and relationship to clinical outcomes. Chest 2003；124：297-305.
11) Su YC, Chen HW, Hong YC, et al. Laboratory risk indicator for necrotizing fasciitis score and the outcomes. ANZ J Surg 2008；78：968-72.
12) 清水可方．劇症型A群レンサ球菌感染症．診断と治療 1998；86：497-501.
13) Kobayashi L, Konsranrinidis A, Shackelford S, et al. Necrotizing soft tissue infections：delayed surgical treatment is associated with increased number of surgical debridements and morbidity. J Trauma 2011；71：1400-5.
14) Bellapianta JM, Ljungquist K, Tobin E, et al. Necrotizing fasciitis. J Am Acad Orthop Surg 2009；17：174-82.

〔吉富　修〕

10 眼科・耳鼻科・口腔外科手術

A 眼科手術

　眼科手術は局所麻酔下で行われることが多いが，小児・精神発達遅滞や精神科疾患を持った患者など術中の安静が保てないことが予想される場合は全身麻酔が選択される．術後に全身管理を必要とすることは比較的まれではあるが，術後早期は合併症による失明の回避のために慎重な経過観察が重要である．

a. 術後の体位制限

　網膜剥離や黄斑円孔などに対する硝子体手術後は，状態によるが術後数時間から数日間の腹臥位による体位制限，安静が必要となる．局所麻酔下に行われた場合は，術直後より速やかにうつむき姿勢，腹臥位を開始することが可能であるが，全身麻酔後はその覚醒状態によりすぐに開始できない場合がある．精神発達遅滞や精神疾患を持った患者ではこのような体位制限，安静のために鎮静薬を必要とすることがある[1]．また手術後というストレスに加え，特定の体位維持は患者にとって，疼痛以上の苦痛を伴う．術前に十分な説明を行い，術後は医療スタッフによる患者の身体的および精神的サポートが重要である．

b. 疼痛管理

　眼科手術後の疼痛は，安易に鎮痛薬を投与するのではなく，性質を見極め，原因となる病態を鑑別し，それに応じた対策をとる必要がある．鑑別として重要なのは，術後炎症痛，眼圧上昇を伴う疼痛，感染に伴う疼痛，である[2]．

　術後の悪心・嘔吐は頻度の高い全身麻酔後の合併症である．患者背景因子，麻酔薬などが因子となるが，眼科手術後も比較的多くみられる．しかし，悪心を伴う眼痛は眼圧上昇の可能性を常に考慮する必要がある．緑内障手術後に限らず，硝子体手術など眼内にガスを注入した場合は，術後に高眼圧となる場合がある．

c. 角膜移植

　わが国では，角膜移植は全身麻酔ではなく局所麻酔下で行っている施設が多い．しかしアメリカやドイツなどでは，ほぼ全例全身麻酔下で施行されている[3]．理由として，眼圧の制御，駆逐性出血の回避が手術の成否を左右するからである．駆逐性出血の発生頻度は全身麻酔下で0.56％，局所麻酔下で4.3％と報告されている[4]．駆逐性出血は脈絡膜下に血液がたまる状態で，体動，バッキング，急激な血圧上昇が引き金となり，失明に至ることもある．術中だけではなく，

術後管理においても眼圧および血圧制御が重要である。

B 耳鼻科

　耳鼻咽喉科領域の手術は耳，鼻，口腔内，頸部と術式もさまざまであり，年齢層も乳幼児から高齢者までと幅広い．よって術後管理もそれぞれで多少異なってくるが，共通するのは上気道に繋がっていることであり，術後の気道管理に注意を払う必要がある．

a. 口蓋扁桃摘出術

　口蓋扁桃摘出（扁摘）術後のもっとも多い合併症は出血である．手術当日または手術1週間後に多いことが知られており，術後出血の頻度は1-20%程度と報告されている[5]．出血の程度によっては上気道閉塞を来す恐れもあり，術後の気道管理に注意を払う必要がある．また血液の流れ込みが術後の悪心・嘔吐の原因ともなる．

　術後出血に関与しているものとして創部の感染と非ステロイド性抗炎症薬（nonsteroidal anti-inflammatory drugs：NSAIDs）の使用が報告されている．感染は治癒を遅延させ，出血のリスクが高くなる．日本感染症学会・化学療法学会による抗菌薬使用ガイドラインでは，扁摘手術は汚染手術に分類され，セフェム系抗菌薬の術後3～4日間投与が推奨されている[6]．またNSAIDsはCOX-1阻害作用，線溶系亢進作用などから術後出血に影響を与えることが報告されている[7]．

b. 気管切開術

　気管切開術直後に起こる合併症には，出血，皮下気腫および縦隔気腫，気管食道瘻などがある．出血のリスク因子としては肥満，甲状腺腫大，凝固異常（抗凝固療法中を含む）などである．気管切開孔周囲の皮膚を密に縫合すると組織に空気が流入し，皮下気腫および縦隔気腫が生じる．気腫が拡大する場合は創開放を行う．

　緊急気管切開法として経皮的気管切開キットが販売され，救急および集中治療領域で用いられている．集中治療を受けている患者で，外科的気管切開より出血および感染の合併症が少なかったと報告されている[8]．しかし，緊急で使用される場合が多いため，誤穿刺による食道瘻などの問題がある．

　術直後は自己抜去，閉塞など気管カニューレの管理にも注意を払う必要がある．肥満患者や小児の場合は特に再挿入が困難なことが多く，術後早期の自己抜去は致命的な場合もある．術直後は血液の流れ込みなど気管内分泌物が増え，カニューレ閉塞のリスクが高くなるため，十分な気管内吸引および加湿が重要である．

c. 内視鏡下鼻内副鼻腔手術

　副鼻腔周囲には眼球，脳など重要な臓器，神経や血管が存在し，副鼻腔手術には常に脳脊髄液漏，頭蓋内損傷，視力障害などの副損傷の危険を伴っているため，術後管理においては副損傷の早期発見が重要である．内視鏡システムの開発により低侵襲で施行できるようになり，適応疾患

も拡大されている。しかし，日本耳鼻咽喉科学会の医療過誤報告でも，副損傷の割合は約3％程度と決して少なくはなく，手術手技の熟達の重要性がいわれている[9]。

術直後は鼻閉，口呼吸となることや血液の口腔内，胃への流れ込みにより，術後の悪心・嘔吐がみられる。また出血により気道のトラブルにも発展する可能性があるため注意深い観察が必要である。

d. 鼓室形成術

耳鼻咽喉科領域の手術は術後の悪心・嘔吐の危険因子である。特に中耳炎手術（鼓室形成術など）は頻度が高く，術中の麻酔方法および麻薬使用との関連が報告されている[10]。ほかには，創部感染，耳痛，めまい，顔面神経麻痺の有無の確認が必要である。

C 口腔外科

口腔外科領域での手術は，口腔内腫瘍，顎顔面外傷，顎変形，顎関節症などに対して行われるが，気道に隣接しているため術後の気道管理に注意を払う必要がある。また口腔機能が著しく変化するため，摂食・会話などの日常活動が障害される。

a. 気道管理

顎骨折や顎変形症の手術において，術後のよりよい咬合を得るために数日から1週間程度の顎間固定が行われることが多い。一方，術後早期の嘔吐や出血による気道閉塞などの合併症の報告もあり，顎間固定による誤嚥などの重篤例も報告されている[11]。近年，顎間固定と術後の安定性とは有意な関係はないとの報告[12]もあるが，顎間固定の必要性に関してはまだ議論の余地があり，日本口腔外科学会の口腔外科疾患診療ガイドラインでは，下顎手術後の顎間固定を推奨している[13]。よって顎間固定時の気道管理に関して，緊急時の対応を含めた入念な対策を立てる必要がある。

b. 術後嘔気・嘔吐

久保田ら[11]は，顎間固定によるトラブルに関して約36％の施設でなんらかの合併症を経験しており，その中でも抜管直後の嘔吐がもっとも多かったと述べている。口腔外科手術において術後嘔気・嘔吐が多い理由としては，血液の胃内への流入，顎間固定，口腔内の腫脹などが考えられる[14]。前項でも述べているが，顎間固定を行うことや開口制限を伴うことのある口腔領域の手術において，術後嘔気・嘔吐は患者の苦痛のみならず，気道確保を行ううえで特に注意すべき問題である。

c. 栄養管理

歯科口腔外科手術後は，口腔機能が変化することや創の安静のための顎間固定などにより経口

摂取が困難となる。そのため術後早期は経静脈栄養や経管栄養を行う必要がある。また経管栄養を行い，口から食べないことは唾液の分泌低下から自浄効果が低下し，口腔機能の低下，口腔内乾燥・汚染，創感染を引き起こす。そのため口腔衛生管理として口腔ケアが重要である[15]。

文 献

1) 北岡　隆．硝子体手術．麻酔科診療プラクティス 16．これだけは知っておきたい術後管理．東京：文光堂；2004；229-31．
2) 田中住美．網膜剝離に対する手術．麻酔科診療プラクティス 16．これだけは知っておきたい術後管理．東京：文光堂；2004；232-33．
3) 神原知子，久下　眞．全層角膜移植術に対する全身麻酔の必要性．臨床麻酔 2012；36：649-50．
4) Ingraham HJ, Donnenfeld ED, Perry HD. Massive suprachoroidal hemorrhage in penetrating keratoplasty. Am J Ophthalmol 1989；108：670-5.
5) Liu JH, Anderson KE, Willging JP, et al. Posttonsillectomy Hernorrhage：what is it and what should be recorded? Arch Otolaryngol Head Neck Surg 2001；127：1271-5.
6) 日本感染症学会，日本化学療法学会編．抗菌薬使用のガイドライン．東京：協和企画；2005．p.204-7．
7) Møiniche S, Rømsing J, Dahl JB. et al. Nonsteroidal anti-inflammatory drugs and the risk of operative site bleeding after tonsillectomy：aquantitative systematic review. Anesth Analg 2003；96：68-77.
8) Delaney A, Bagshaw SM, Nalos M. Percutaneous dilatational tracheostomy versus surgical tracheostomy in critically ill patients：a systematic review and meta-analysis. Crit Care 2006；10：R55.
9) 重田泰史，大櫛哲史，吉川　衛ほか．内視鏡下鼻内手術における術中副損傷および術後合併症の検討．日耳鼻 2013；115：22-8．
10) 溝田敏幸，鈴木陽世，大条紘樹ほか．耳鼻咽喉科手術の術後痛に関する検討―術中フェンタニル使用の有無との関連―．麻酔 2014；63：1249-53．
11) 久保田康耶，鮎瀬卓郎，伊藤弘通ほか．術後管理からみた顎間固定の安全性に関する研究　全国アンケート調査の報告と今後の対応．日歯麻誌 1991；19：614-25．
12) 山田朋弘，三島克章，植野高章ほか．下顎枝矢状分割術後の顎間固定の有用性に関する検討．Jpn J Jaw Deform 2009；19：1-7．
13) 日本口腔外科学会．口腔顎顔面外傷　診療ガイドライン．2015 年改訂版．
14) 大井一浩，井上農夫男，金子真梨ほか．顎変形症患者の術後の嘔気・嘔吐に関する検討．Jpn J Jaw Deform 2010；20：1-7．
15) 石井良昌，鳥羽瀬歩．歯科と経管栄養について．薬事 2012；54：47-51．

（吉富　修）

11 日帰り手術

はじめに

　手術法や麻酔薬の開発により，わが国でも1995年ごろから日帰り手術が増加してきている。2000年には厚生労働省により，日帰りで行う手術に対し短期滞在手術等基本料1が新設された。現在，乳腺腫瘍摘出術，半月板切除術，内視鏡的胃，十二指腸ポリープ切除術など14種類が，日帰り手術として診療報酬請求が認められている。また，この手術を行うにあたっては，回復室などの適切な施設を有していることが必要である。

　一方で，麻酔・手術を受けた患者を当日中に安全に帰宅させるためには，患者や麻酔法の選択，術後合併症対策，帰宅基準など，術前段階で準備しておくべきことが山ほどある。すなわち，日帰り手術の術後管理は，術前から始まっている。本書は麻酔・手術後の患者管理に焦点を当てているが，以上のような理由から，本項では術前を含めた患者管理について言及する。

A 日帰り手術対象患者の選択

a. 患者

1. 成人

　帰宅後に重大な合併症が起こらないよう，全身性の疾患がないか，全身性疾患を有していても加療を継続し，コントロールの良好な患者（ASA-PS 1〜2）が日帰り手術の対象となる。欧米では，症状が安定していればASA-PS 3でも日帰り手術患者となるが，日本でこのような重症患者が日帰り手術で行われることは少ない。また，生活が自立し，帰宅後の飲酒や運転の指示を守れる必要がある。環境条件としては，不測の事態が起きた際に病院へ通院可能な距離（厚生労働省の基準では，退院後おおむね3日間，1時間以内で来院可能）であることや，帰宅時から付き添うことのできる責任ある介護者が存在することも含まれる。

2. 小児

1）患児の条件

　小児は入院環境に適応するのに時間がかかるため，日帰り手術のよい適応である。小児も成人と同様，ASA-PS 1〜2が対象となる。先天性疾患（心疾患やてんかん，など）を有している患児でも，コントロールされていれば日帰り手術の禁忌とはならない。

　満期産の乳児であれば，生後1カ月を過ぎれば手術対象となる。出生週数37週未満の早産児であれば，受胎後週数60週を過ぎるまでは，呼吸中枢の未熟性により麻酔後に無呼吸発作発生の可能性が増加するため，日帰り手術の対象としないのが一般的である[1]。

　予防接種に関して，生ワクチンでは3週間以上，不活化ワクチンでは2週間以上の期間を空けて手術するのが望ましい。

2）家庭の条件

　家族が日帰り手術を理解し希望していること，術前術後の管理が行えることが条件である．不測の事態が発生したときのことを考え，病院に1時間以内で通院可能か，近隣に家庭医がいることも必要条件となる．

3. 高齢者

　高齢者においても，入院による生活環境の激変はせん妄発症や認知症進行を加速させたり，廃用症候群を招いたりすることが多く，日帰り手術が有益なことが多い．しかし，高齢者は麻酔からの回復が遅く，術後の心血管系合併症の発生率が高いことから，基礎疾患や術式，介護人の能力など，社会的背景も考慮して総合的に適応を判断する必要がある．

b. 手　術

　手術当日の帰宅を困難にさせる因子には，術後出血，疼痛，悪心・嘔吐（postoperative nausea and vomiting：PONV）など，手術が原因のものが多い．日帰りで行う手術は，体内の水分移動が少ないなど，生体への侵襲の少ない術式が選択される．以前は90分以内の手術が対象とされたが，最近の麻酔薬の進歩により，手術時間の重要性は低下しつつある．

B　術中麻酔

a. モニター

　標準的なモニターとして心電図，非観血的血圧，パルスオキシメーター，呼気ガスモニター，体温のほか，麻酔薬の調節基準を明快にさせ，麻酔からの回復を早めるのに有効とされる脳波モニター，非脱分極性筋弛緩薬を使用する場合は筋弛緩モニターの使用が強く勧められる．

b. 麻酔法

　術後合併症のことを考えると，局所麻酔（＋鎮静）で手術ができるならばそれに越したことはない．全身麻酔で行う場合も，局所麻酔を併用することで術後に麻酔からの回復が早まり，オピオイド使用量が減少することでPONV発生率も減少する．

1. 全身麻酔

　プロポフォールを用いると，セボフルランやデスフルランと比較して麻酔覚醒までの時間が延長するが，PONVの発生率が減少する．セボフルランは気道刺激性が少ないため，麻酔前の静脈路確保を嫌がる小児の麻酔導入に適しているが，デスフルランよりも麻酔からの回復が遅れる．ただし，帰宅可能となるまでの時間には両麻酔薬間で差がないとされている．いずれの吸入麻酔薬も，小児において覚醒時興奮を起こしやすくするとされるが，帰宅可能となるまでの時間には影響しない．

　術中オピオイドは，レミフェンタニルのように超短時間作用性のものを使用し，フェンタニル

の使用は少量に制限する．術後鎮痛のために局所麻酔やアセトアミノフェン，非ステロイド性抗炎症薬（nonsteroidal anti-inflammatory drugs：NSAIDs）の併用を検討する．

筋弛緩薬を使用する際は，ロクロニウムのような短時間作用性で非脱分極性のものを用い，術後は筋弛緩モニターを用いながら，スガマデクスで完全に拮抗する．

2. 区域麻酔

区域麻酔をエコーガイド下で行うようになり，本法の安全性と確実性とが増したことから，日帰り手術に区域麻酔を併用する機会が増えた．脊髄くも膜下麻酔も以前は日帰り手術には向かないと考えられていたが，短時間作用性の局所麻酔薬と細い脊麻針を用いることで，安全に行えるようになってきている．

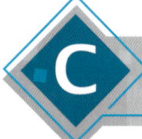

C 術後合併症対策

術後は回復室で患者を観察し，合併症に対して早い段階で対策を講じることが，当日帰宅をさせるうえで重要である．

a. PONV[2]

PONVは帰宅を遅らせる要因の一つであることから，PONVリスクの高い患者では，麻酔法の選択段階で十分に配慮する必要がある．PONVが起きたときにわが国で頻用されているのはメトクロプラミドであるが，本剤の主な作用は消化管蠕動運動の亢進であり，麻薬や吸入麻酔薬によるPONVには効果が弱い．ドロペリドール（<1 mg）の静注は効果的とされるが，心電図QT延長やアカシジアなどへの懸念から，欧米ではほとんど用いられていない．ジメンヒドリナート（ドラマミン®）やヒドロキシジン（アタラックス®P）などの抗ヒスタミン薬は，前庭機能を介したPONVに有効である．

b. 疼　痛

術後痛を考慮した疼痛対策は術前から始まる．フェンタニルのようなオピオイドを多用するとPONVを誘発するため，局所麻酔やアセトアミノフェン，NSAIDsを積極的に使用した鎮痛法（multimodal analgesia）を選択する．欧米では，カテーテルを通して局所麻酔薬の持続投与をしたまま帰宅させることがあるが，わが国ではまだ，そのような手術を日帰りで行うことは少ない．

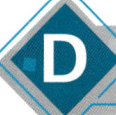

D 帰宅基準

患者が麻酔から覚醒し，帰宅基準を満たしたことを担当麻酔科医が確認したうえで，患者を帰宅させる．術後状態を常時観察可能な入院患者と異なり，帰宅後は不測の事態が起きてもすぐには対応できないことから，厳格な帰宅基準を設定し，それを順守することが重要である．また，

表1 Postanesthesia discharge scoring system (PADSS)

バイタルサイン
　2＝術前値の±20%以内の変動
　1＝術前値の20〜40%の変動
　0＝術前値の±40以上の変動

意識と歩行
　2＝名前，場所，時間の認識ができ，かつ歩行がしっかりしている
　1＝名前，場所，時間の認識ができるか，または歩行がしっかりしている
　0＝いずれもできない

疼痛と悪心・嘔吐
　2＝ほとんどない
　1＝軽度
　0＝強い

出血
　2＝ほとんどない
　1＝軽度
　0＝多い

経口摂取と排尿
　2＝飲水と排尿とが可能
　1＝飲水または排尿が可能
　0＝できない

10点満点で，9点以上になると帰宅可能。

表2 Modified postanesthesia discharge scoring system (MPADSS)

バイタルサイン
　2＝術前値の±20%以内の変動
　1＝術前値の20〜40%の変動
　0＝術前値の±40以上の変動

移動
　2＝めまいがなく，しっかりした歩行
　1＝介助があれば歩行可能
　0＝歩行不能またはめまい

悪心嘔吐
　2＝ほとんどない
　1＝軽度
　0＝強い

疼痛
　2＝ほとんどない
　1＝軽度
　0＝強い

手術部位からの出血
　2＝ほとんどない
　1＝軽度
　0＝多い

10点満点で，9点以上になると帰宅可能。

帰宅基準を用いることで，全医療スタッフが，患者の現状が帰宅に適した状態であるかどうかを客観的に評価できる。帰宅基準としてよく用いられているものにPADSS（表1）がある[3]。このなかで，排尿不可はさまざまな原因で起こりうる。表2は排尿と経口摂取を帰宅の必須基準としないものであるが，この改変により，表1の基準よりも20%多くの患者が早く帰宅可能となり，帰宅後の問題も増えなかったとされている。

　帰宅基準が満たされない場合は，当日帰宅にこだわることなく入院の手続きに移るべきである。米国からの報告では，帰宅後72時間以内に重大な術後合併症が起こる頻度は0.1%程度で，

```
術後，帰宅後の注意点

1．手術当日および次の日は，次のことを厳守してください．
  ①指示した薬物以外は，薬物を服用しないでください．
  ②一人歩きをしないでください．
  ③自動車を運転したり，自転車に乗ったりはしないでください．
  ④手術後24時間は禁酒禁煙してください．
  ⑤過度の運動は避け，安静にしてください．
  ⑥重要な判断はなさらないでください．
2．付き添いの方，あるいは保護者の方へ
  ①患者さんを一人にせず，できるだけ目を離さないでください．
  ②患者さんの顔色や行動がおかしくないか，注意して観察してください．
3．帰宅後に次のような症状が見られたら，当該診療科担当医または麻酔科担当医まで連絡してください．
  ①我慢できない創痛
  ②出血がなかなか止まらない
  ③頑固な悪心・嘔吐
  ④強い頭痛，めまい，ふらつき，など

          【連絡先】
  ○○○○病院
  _____科     担当医_____    TEL_____
  麻 酔 科     担当医_____    TEL_____
```

図1 帰宅時に患者さんへ配布するリーフレット

(日本麻酔科学会，日本臨床麻酔学会，日帰り麻酔研究会．「日帰り麻酔安全のための基準」ガイドブック．東京：克誠堂出版；2001より改変引用)

その予測因子は，肥満，慢性閉塞性肺疾患，一過性脳虚血・脳卒中の既往，高血圧，心臓手術の既往，長時間手術とされている[4]．日本とは医療制度そのものが違うため，簡単な比較はできないが，これらの因子を有する患者を帰宅させるか否かの判断は慎重に行う必要がある．

帰宅にあたっては，帰宅後の注意点，帰宅後に想定しうる事態と対処法，ただちに病院まで連絡をすべき事態，などについて患者および患者の介護人と話し合っておくべきである．図1のようなリーフレット[5]を作成し，帰宅時，患者に渡すのもよい．

文　献

1) Smith I, Skues M, Philip BK. Ambulatory (outpatient) anesthesia. In：Miller RD, editor. Miller's Anesthesia. Vol 2. 8th ed. Philadelphia：Elsevier；2015. p.2612-45.
2) Gan TJ, Diemunsch P, Habib AS, et al. Consensus guidelines for the management of postoperative nausea and vomiting. Anesth Analg 2014；118：85-113.
3) Chung F. Discharge criteria-a new trend. Can J Anaesth 1995；42：1056-8.
4) Mathis MR, Naughton NN, Shanks AM, et al. Patient selection for day case-eligible surgery. Identifying those at high risk for major complications. Anesthesiology 2013；119：1310-21.
5) 日本麻酔科学会，日本臨床麻酔学会，日帰り麻酔研究会．「日帰り麻酔安全のための基準」ガイドブック．東京：克誠堂出版；2001.

(山岡　祐子，土田　英昭)

12 臓器移植手術

A 共通事項

　末期臓器不全患者の治療法として人工臓器や再生治療の研究開発が行われているが，一部の臓器を除き現時点での最終治療手段は臓器移植となる．わが国では生体ドナーからの移植が中心で死体ドナーからの臓器提供は長らく腎臓と角膜に限られていた．臓器移植法に基づく第1例目の心臓移植が1999年2月に施行されて以来脳死ドナーからのすべての臓器移植が可能となった[1]．また改正臓器移植法が2010年7月に施行されてから脳死臓器提供が著明に増加した．臓器移植では臓器移植手術術後管理の原則は移植臓器機能回復を促すことであるが，実際の管理は臓器ご

表1　大阪大学での各種臓器移植術後免疫抑制薬プロトコール

心移植	● タクロリムス 術翌日から経口または経管で12時間ごとに2 mgで開始し血中濃度により増減する．目標血中濃度はトラフで最初の2週は15-18，4週までは15，8週までは12-15，以後8-10 μg/mlとする． ● ミコフェノール酸モフェチル 術翌日より12時間ごとに250 mgで開始する．白血球数低下や下痢などの副作用がなければ1.5 gまで1-2週ごとに増量する． ● ステロイド 術当日は再灌流直前にメチルプレドニゾロン500 mgを人工心肺に投与し，以後8時間ごとに125 mgを静注する．翌日からは静注または経口でプレドニン® 20 mgを投与する．拒絶反応がなければ2週ごとに20，15，10，7.5，5 mgまで3カ月かけて減量する．
肺移植	● サイクロスポリン 術直後1 mg/時で持続静注を開始し全血濃度400〜500 ng/mlを目標として漸増する．次に胃管または経腸栄養チューブより内用液，経口摂取可能な場合はカプセルで投与を始め，最低血中濃度を全血で350〜400 ng/mlに維持するように投与量を調節する． ● ミコフェノール酸モフェチル 12時間ごとに0.75 gで経口または胃管から開始し，適宜増減する．白血球数を指標とし，4,000-5,000/mm^{3}以上を維持する．白血球数が4,500/mm^{3}以下ではMMFを減量する．3,000/mm^{3}以下では中止して白血球数の回復を待つ． ● ステロイド メチルプレドニゾロン0.5 mg/kgを術後3日間1日2回経静脈投与し，以後1日1回投与に減量する．経口摂取が可能となった時点でプレドニン 0.5 mg/kg/日に変更する．
肝移植	● タクロリムス 経口または経管で12時間ごとに0.03 mg/kg投与し，血中濃度により増減する．目標血中濃度はトラフで術後2週間までは8-12，以後3カ月までは6-10 μg/mlとする． ● ステロイド メチルプレドニゾロンを術中に1000 mg投与する．術後は1日目100 mg，2日目80 mg，3日目60 mg，4日目40 mg，5日目20 mg，14日目15 mgと減量する．以後は漸減しつつ1年超投与し中止する．
腎移植	● タクロリムス 0.15 mg/kg/日で投与する． ● ミコフェノール酸モフェチル 2 g/日で2週間投与し，以後漸減する． ● ステロイド メチルプレドニゾロンを術当日に500 mg投与し，翌日から80，60，40，20，15 mg/日と2日ごとに漸減し中止する．

と，ドナーが生体か脳死かによって異なる。移植した臓器は虚血・再灌流による機能低下を来すが生体移植では阻血時間が短いこともあり移植後の機能低下は少ない。しかし生体移植の場合，肺や肝臓では全臓器を移植できないこともあり最終的臓器機能は脳死の方が高いことが多い。臓器機能が回復するのに時間を要する場合は回復まで各種の補助手段を用いなければならない。補助手段としては薬物，機械的補助，人工臓器による補助がある。心臓移植では強心薬による補助を行うことが多い。機械的補助としては，心臓では大動脈内バルーンパンピング（inter aortic balloon pumping：IABP），体外式膜型人工肺（extracorporeal membrane oxygenation：ECMO），肺では ECMO，腎臓では持続血液透析濾過，肝臓では血漿交感があげられる。機械的補助はいずれも出血，血栓・塞栓，感染といった合併症があるが短期間の臓器機能補助には有用である。

　臓器移植術後管理で一般の術後管理との違いは免疫抑制薬の使用と急性拒絶である。表1に大阪大学での各臓器移植後の免疫抑制薬のメニューを例として示す。免疫抑制薬としてよく用いられるのはシクロスポリンやタクロリムスといったカルシニューリン阻害薬であるが，これらの薬剤は腎糸球体輸入動脈を収縮させることによる腎機能障害を起こす。移植後の免疫抑制は実際にはミコフェノール酸モフェチル（mycophenolate mofetil：MMF）のような核酸合成阻害薬やステロイド薬を組み合わせて行う。そのため術前から腎機能に問題を抱えるレシピエントではメニューを変更する必要が生じることもある。また非ステロイド性抗炎症薬（nonsteroidal anti-inflammatory drugs：NSAIDs）はシクロスポリンやタクロリムスのような腎毒性のある免疫抑制薬と併用すると腎傷害を増悪させるため禁忌である。術後は創部痛や発熱などNSAIDs投与を考慮する状況が発生しやすいので誤って投与しないよう注意が必要である。肝臓や腎臓では血液型や（ヒト白血球型抗原）HLAが一致していなくても移植が行われることがある。その場合は免疫抑制薬のメニューは通常より強力なものが必要とされ，その結果周術期の合併症発症の危険性も増加する。

B 腎移植術

　腎移植術後管理はドナーが死体の場合は術後数日間無尿のことが多く，基本的には急性腎不全の患者管理に準じる。生体移植では通常移植直後から尿流出を認めるが，急性腎不全回復期同様の多尿期を呈するため移植腎の尿濃縮力が回復するまで十分な輸液を行い脱水にならないような管理が要求される。この期間は腎血流維持を管理上の最優先項目として，輸液以外にドパミンなどの強心薬の投与を行う。

　腎移植患者は術前には血液または腹膜維持透析を受けている。血液透析患者では通常動静脈シャントが作成されており，術後血液透析必要時には利用できる。長時間の持続血液透析濾過を行うときはシャントを用いると血栓などによりシャントが閉塞する危険性があるため独立したブラッドアクセス作成を考慮した方がよい。

C 肺移植術

　肺移植術の術後経過は①移植肺ドナーが生体か脳死か，②片肺移植か両肺移植か，③原疾患，

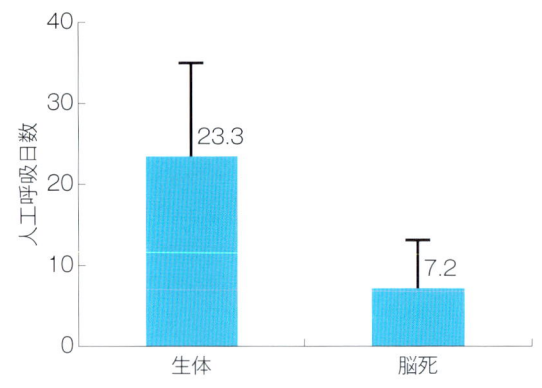

図1 大阪大学肺移植症例の術後人工呼吸日数
生体ドナーからの肺移植の方が脳死ドナーの場合よりも長期間の人工呼吸を要する。

により影響を受ける。ドナーが生体の場合はレシピエント一人に対し二人のドナーを必要とする。通常一人のドナーから片肺下葉を採取することが多いが，移植後の肺容量が少ないことが治療効果のうえでの制限となる。一方，両肺が別々のドナーのため拒絶反応が両肺同時に起こる可能性が少ないことは利点である。逆に脳死ドナーからの肺の場合，生体ドナーのような容量制限がないため術後人工呼吸日数は相対的に短くなる。生体移植では肺葉片を移植するため血管および気管枝吻合の技術的難易度が上がる。後述するような遠隔期での合併症の原因となる可能性がある。

　原発性肺高血圧症患者の肺移植術後循環管理は問題がある。肺血管抵抗の著しい上昇により右心室肥大が起こる。逆に左心室は遷延する前負荷不足により左室容量が減少していることが多い。低左心機能と高右心機能による肺静脈圧上昇が起こるが，移植肺は虚血後でもあり容易に肺水腫を発症する。循環管理においては左室前負荷を必要最小限にとどめるよう水分管理を行うことが重要である。移植後の循環に心機能が適応するまで人工呼吸からの離脱が難しいこともあり他疾患による肺移植より人工呼吸日数を要する(図1)。先天性心奇形により末期肺高血圧を生じている病態（Eisenmenger症候群）により肺移植と心内手術を行うこともある[2]。このような患者では上記の原発性肺高血圧症の病態に加えて，人工心肺による心機能低下が加わり術後管理は複雑化する。このような症例では心肺同時移植術を選択することもある。心肺同時移植術の適応は①心機能低下を伴う肺動脈性肺高血圧を含む肺移植適応肺疾患，②肺高血圧を伴う先天性心疾患（Eisenmenger症候群）で外科的修復が困難か，心機能低下を伴うもの，③肺低形成を伴う先天性心疾患で外科的修復が困難か，心機能低下を伴うもの，などとされている。チアノーゼ性心疾患患者では，側副血行路の発達により術中術後に大量出血を起こすことがあり術中に確実な外科的止血を行うことが術後管理上特に肝要となる[3]。

　肺移植レシピエントは長期間の呼吸不全により低栄養状態にあり，術後人工呼吸からの離脱が難しいことがある。開胸手術のため術後鎮痛を適切に行えないと呼吸機能に元々余裕がないため人工呼吸期間の延長につながる。鎮痛手段としては硬膜外麻酔が一般的であるが，肺移植術，特に脳死ドナーでは緊急手術である上に術中に抗凝固薬を用いることから手術室での硬膜外カテーテル留置は困難であり術後に挿入時期を判断することになる。その際，人工呼吸からの離脱可能性と凝固止血機能を総合的に判断する必要がある。硬膜外カテーテルの長期留置は感染のリスクがあり，その意味でも適切な挿入・抜去のタイミングを検討しなくてはならない。

　肺移植術後の拒絶反応は術後1週間前後で起こることが多く，発熱，低酸素，胸部X線上の浸

潤影を主徴とする。肺炎との鑑別のため気管支肺胞洗浄を行ったうえで治療方針を決定する。治療はステロイド短期大量療法を行う。

肺移植では気管支の栄養血管である気管支動脈の再建を行わないため気管支は肺静脈からの逆行性血流により酸素を供給される。そのため気管支は中枢側ほど基本的に低酸素状態に陥りやすく遠隔期に気管支狭窄を引き起こすことがある[4]。

Case 経気管支的肺生検後に気管支狭窄を発症した症例

35歳，女性。肺動脈脈管筋腫症（lymphangioleiomyomatosis：LAM）の診断で脳死左側片肺移植を受けた。ICUで6日間の人工呼吸の後抜管され一般病棟に転棟した。術後53日目に2回目の経気管的肺生検を行った際，左下葉枝分岐部にスリット状の狭窄を認めた。病棟帰室後に頻呼吸と呼吸困難感が出現し，胸部単純X線写真では左下肺野の透過性低下と右肺の過膨張を認めた（図2-A）。非侵襲陽圧換気により呼吸を補助し翌日ステント留置術を施行した。術後呼吸困難感は消失し胸部単純X線所見も正常化した（図2-B）。

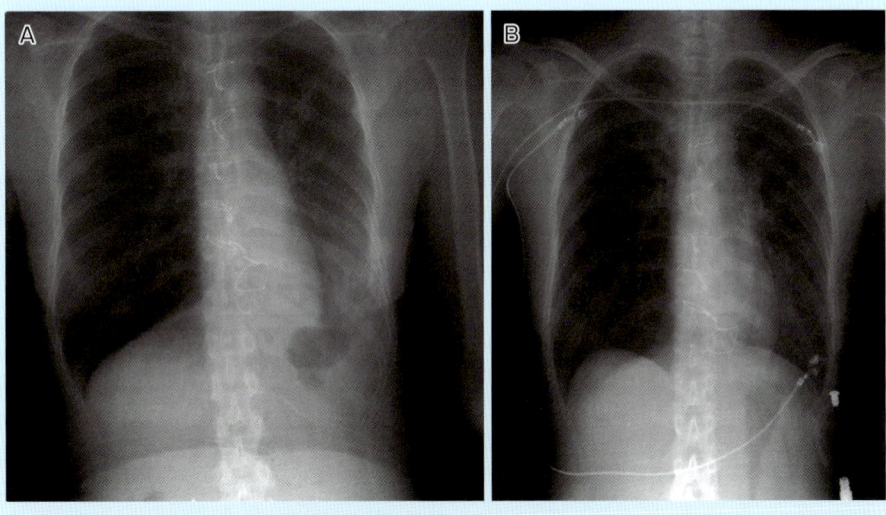

図2 経気管支的肺生検後に気管支狭窄を発症した症例
A：脳死左側片肺移植を受けた35歳女性に経気管支的肺生検を行った。術後に気管支狭窄による呼吸困難を発症した際の胸部X線写真。
B：気管支内にステントを留置し狭窄を解除した後の胸部X線写真。

D 肝移植術

肝移植の術後管理は，術前の肝疾患が慢性肝不全か急性，すなわち劇症肝炎かによって異なる。劇症肝炎では予後規定因子が脳障害であり，術後も脳浮腫に対する治療と評価が何より優先され

る[5]）。ドナーが脳死か生体かでは肺移植同様に移植肝サイズの違いにより一般に脳死ドナーからの方が術後経過はよいことが多い。生体移植でもレシピエントが成人と小児では移植肝サイズが相対的に大きくなる小児の方が術後経過は有利である。

慢性肝不全患者に対する肝移植術後では移植肝の血流を保つことが主となる。特に移植肝機能が回復するまでは循環血液量を保つために輸液量を多めに保つ必要がある。肝血流量の正確な評価は難しいが門脈や肝動脈血流を超音波ドップラー法でモニタリングするのは循環管理の参考になる。移植肝からの腹水が術後経過を複雑化する要因であり，移植肝の容積が相対的に小さな成人の方が小児より腹水量が多い傾向がある。輸液製剤は晶質液を中心に血液検査や腹水量を参考にアルブミン製剤を補充する。新鮮凍結血漿はよほど凝固機能が低下しない限り，血管吻合部での血栓形成の原因となる危険性があるため投与は控える。新鮮凍結血漿を投与しなくても肝機能の回復により凝固機能が改善してきた場合は血栓予防のため抗凝固を行う。拒絶反応による肝内血管の抵抗増加が血栓の原因になることがある。急性拒絶は，血中肝機能酵素や総ビリルビン値上昇で疑い，肝生検で診断する。治療はステロイド短期大量療法を行う。体液管理は肝移植術後管理の大きな課題である。術前からの肝機能障害と手術の影響で術後総体水分量は増加しており体重は増加する。しかし体重増加は循環血液量を必ずしも反映しておらず，肝血流維持のため全身性の強い浮腫がある状態で大量輸液を続けなくてはならないこともある。術後早期は肝機能に関連した血管拡張による低血圧が続くことが多い。血管抵抗を正常化するためにノルアドレナリンの投与が有効である。移植肝機能が改善するにつれてノルアドレナリンの必要量は通常減少する。

陽圧人工呼吸は肝血流を減らす副作用があるため可能な限り短時間にするのが原則である。しかし輸液負荷による浮腫が著しい時は抜管が困難な時もある。肝移植術後の抜管時期判定は現在でも大きな課題である。すでに述べたような理由で体重は抜管の参考になりにくい。胸部Ｘ線写真で大量の胸水を認めるときは拘束性肺障害が示唆される。それでも抜管可能な場合もあるが，非侵襲陽圧人工呼吸を用意しておいた方がよい。術前からの肝疾患のため肺内動静脈シャントが形成されている場合は肝機能が移植により回復しても，シャントの消失に数カ月を要することが多い。このような患者では肺酸素化能を抜管基準に用いることが難しいので注意を要する[6]）。

術前からの腎機能障害がある場合は特に術後早期に腎機能の急性増悪を来すことがある。その場合，腎血流を保つとともに免疫抑制薬を含む腎毒性のある薬剤の減量や変更を考慮する必要がある[7]）。

栄養管理は経腸栄養を主として行う。経腸栄養は腸管血流，すなわち肝血流を増やす効果もあり術後管理の観点から望ましい。そのため術中に内視鏡的に経腸栄養チューブを留置しておくと術後管理の観点から有用である。

E 心移植術

術後経過は他の臓器移植同様に移植心の機能，出血量，心臓以外の臓器機能，に依存する。術前より補助人工心臓装着患者の場合は補助人工心臓の剝離操作による術中大量出血や埋め込み部を感染源とした術後縦隔炎などの合併症を起こすことがあるため注意を要する。また人工心臓を原因とした血栓により脳梗塞や腎梗塞を起こしている患者では術後経過が複雑になることもある。一般の心臓手術術後管理同様に人工心肺や出血を原因とした肺水腫に対しては利尿薬を積極

的に用いて水分バランスを負に管理する必要がある。しかしながら免疫抑制薬による腎輸入動脈収縮作用により尿量が減少したときには急性腎傷害に至り持続血液透析濾過を要することも起こりうる。心移植術後は術前から続くhANP高値による相対的hANP不足が起こるため体液管理や腎機能維持のためhANP投与を推奨する報告もある[8]。通常は心機能が正常に近くなるため人工呼吸よりの早期離脱が可能な場合が多いが，まれに低心機能が遷延する場合があり，IABPやECMOによる補助を要する。

　術後に急速に循環状態が悪化した場合は急性拒絶反応を疑い生検とともにステロイド短期大量療法や血漿交換などの治療法を考慮する。OKT3などの免疫抑制薬を追加することもある。急性拒絶の診断は心筋生検によるが次に示すように急速な経過をたどる症例では治療を優先しなければならないことがある。

Case　心移植術後に急性拒絶反応が疑れた症例

48歳，男性。心移植術後2日目に抜管され経過は順調であった。3日目に強心薬の投与も中止し，中心静脈カテーテルを抜去した。7日目に突然の呼吸困難を訴えた。血圧は収縮期血圧が100 mmHgと保たれていたが，心エコー検査で収縮能低下を認めたため心不全を疑い中心静脈カテーテルを挿入した。挿入直後の中心静脈圧は5 mmHgであったが，1時間後には10 mmHgに上昇し心拍数も130/minと洞性頻拍を示した。血圧が低下傾向を示したためドパミンやアドレナリンを投与したが改善せず2時間後にIABPを開始した。IABPと強心薬による補助にも関わらず収縮期血圧が60 mmHg台に低下し，2時間後に循環補助目的でECMOを装着した。急性拒絶反応と考え血漿交換を行ったところ血圧と脈圧が増加し，ECMOとIABPから離脱することができた。

文　献

1) 日本心臓移植研究会．日本における心臓移植報告（2014年度）．移植 2015；50：170-4.
2) 植田一吉，高山千尋，後藤幸子ほか．Eisenmenger症候群を合併した心室中隔欠損症に対する心肺同時移植術後集中治療管理の経験．日集中医誌 2010；17：539-40.
3) 小垣滋豊．先天性心疾患に対する心肺同時移植の周術期管理．日集中医誌 2010；17：468-70.
4) 小野理恵，藤野裕士，内山昭則ほか．脳死肺移植後に移植肺の気管支狭窄に対し非侵襲的陽圧換気を施行した1症例．日集中医誌 2002；9：127-30.
5) Hattori H, Higuchi Y, Tsuji M, et al. Living-related liver transplantation and neurological outcome in children with fulminant hepatic failure. Transplantation 1998；65：686-92.
6) Uemoto S, Inomata Y, Egawa H, et al. Effects of hypoxemia on early postoperative course of liver transplantation in pediatric patients with intrapulmonary shunting. Transplantation 1997；63：407-14.
7) 木内哲也，田中紘一．生体肝移植周術期の諸問題と対策．日集中医誌 1999；6：181-7.
8) 今中秀光，宮野博史，公文啓二ほか．心臓移植術後2症例の急性期管理の経験．日集中医誌 2000；7：365-72.

（藤野　裕士）

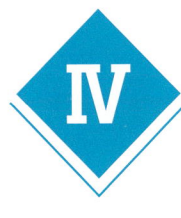

IV 特殊な患者の術後管理

1. 小 児
2. 高齢者
3. 肥満患者
4. 長時間手術・麻酔後の患者
5. 神経筋疾患を有する患者
6. 薬物療法中の患者
7. 免疫不全（AIDS）患者

1 小 児

A 術後管理の観点から見た小児の特性

　小児は成人と比し，体格が小さいという特徴以外に，成人と異なった生理学的特徴を備えている。これらの特徴を踏まえたうえで術後管理を行う必要がある。各項目における，小児の特性について解説を行う。

B 呼吸管理

a. 小児の呼吸管理における特殊性

1. 気道が狭い[1]

　体格が小さいことより容易に想像できるが，このために術後の気道浮腫などの影響を受けやすく，注意が必要である。気道抵抗は気道面積の2乗に反比例するため，たとえば内径4 mmの気管に1 mmの全周性の気道浮腫が発生した場合，気道内径は半分の2 mmとなるために，断面積は元々の1/4となる。結果，気道抵抗は16倍になり呼吸不全に陥りやすくなる。また，挿管による人工呼吸管理においても細径の気管チューブが選択されるため，痰などによる閉塞や物理的な屈曲などが起こりやすい。

2. 換気量が小さく呼吸数が多い

　成人と比べ1回換気量の絶対値が少ない。人工呼吸管理を行っている場合では，例えば呼吸回路のYピースの部分だけで呼吸様式に影響を及ぼすレベルの死腔となる場合がある。同様に呼気終末CO_2モニターのコネクタや人工鼻なども死腔の増加となり，換気不全を助長する場合があることを留意しておく必要がある。また，年齢によって呼吸数の正常値は異なる（表1）[2]。基本的には成人より多呼吸であり，呼吸回数のみでは呼吸不全を判断するのは難しい。

3. 肺胞が虚脱しやすい

　新生児の胸郭は非常に柔らかく[3]，そのために肺が虚脱しようとする力に対抗できないために容易に肺胞が虚脱する。また側副気道（Kohn孔）が発達しておらず中枢よりの気道閉塞が起こると容易に無気肺を形成する。小児では右上葉の無気肺がよく認められるが，これは右の上葉の気管支が解剖学的に細いことに加えて，この側副気道の発達が未熟であることも原因と考えられている。

表1　小児の年齢別の呼吸数

年齢	毎分の呼吸数（回/分）
乳児（<1歳）	30～60
幼児（1～3歳）	24～40
就学前小児（4～5歳）	22～34
学童（6～12歳）	18～30
思春期（13～18歳）	12～16

(American Heart Association. Pediatric Advanced Life Support (PALS) Provider Manual. Dalas : American Heart Association ; 2010 より引用)

4. 疲労しやすい

　小児では体重あたりの酸素消費量が成人の2-3倍あるために，呼吸仕事量が多い[3]。横隔膜の形状も平坦であり吸気努力に対して換気量を得る効率が悪い，また前述のように胸郭が柔らかく，吸気時に胸郭が歪んでしまい，肺が膨らみにくい，また横隔膜自体の筋力も弱くこれらのことより呼吸筋は疲労しやすい[4]。

b. 小児の術後呼吸管理の要点[5]

　小児では元より気道が狭いために気道浮腫などの影響を受けやすい。気管チューブを抜管する際にはチューブリークの確認を怠ってはならず，チューブリークがないときや乏しい時は，気道浮腫への注意が必要である。また，痰などによる気道閉塞も起こりやすく，さらに無気肺の形成も起こりやすいので十分な加湿を行う。年齢により呼吸数の正常値が異なり，ある一定の多呼吸は許容できるが，努力呼吸は短時間で呼吸筋の疲弊を招き，その結果呼吸不全に陥るので，早めの人工呼吸もしくは呼吸補助により，肺胞虚脱を防ぎ呼吸仕事量の軽減を図らなければならない。

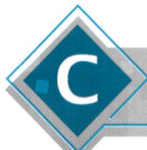

C 循環管理

a. 小児の循環・輸液管理における特殊性

1. 1回拍出量が増加しにくい

　心拍出量は1回拍出量と心拍数の積により算出される。小児では心臓そのものが小さいために，1回拍出量の絶対値は小さい[6]。酸素需要の増加に対しては，1回拍出量の増加幅が少ないために，心拍数の増加により代償され，心拍出量を保とうとする。

2. 心拍数が多い

　小児では成人に比べ安静時でも頻脈傾向である[2]（表2）。また，脱水や低酸素血症や高二酸化炭素血症などの頻脈を引き起こす病態に加えて，不機嫌や啼泣，発熱や疼痛などでも容易に心拍数が上昇することがあり，これらを鑑別する必要がある。一方，徐脈は低酸素血症や心停止直前の循環不全などの病的な場合が多い。当初は心拍数の増加により心拍出量を補うが，循環不全の進行により心拍数の増加によっても心拍出量が補えない場合，嫌気性代謝の進行により急激に徐脈から心停止に陥る場合があるので注意が必要である。

表2 小児の心拍数

年齢	覚醒時	平均	睡眠時
<3カ月	85〜205	140	80〜160
3カ月〜2歳	100〜190	130	75〜160
2歳〜10歳	60〜140	80	60〜90
>10歳	60〜100	75	50〜90

(American Heart Association. Pediatric Advanced Life Support (PALS) Provider Manual. Dalas : American Heart Association ; 2010 より引用)

表3 小児の低血圧の定義

年齢	収縮期血圧（mmHg）
新生児（0〜28日）	<60
乳児（1〜12カ月）	<70
小児（1〜10歳）	<70+（年齢×2）
小児（>10歳）	<90

(American Heart Association. Pediatric Advanced Life Support (PALS) Provider Manual. Dalas : American Heart Association ; 2010 より引用)

3. 血圧が低い

　一般的に小児では動脈硬化はなく，よって後負荷は低い状態にある[7]。また，1回拍出量は少ない[6]ために血圧は低く，年齢により低血圧の基準が違う[2]（表3）。心筋収縮に必要な筋原線維へのカルシウムイオンの供給は，細胞外からの直接流入によるところが大きい[8]ため，血圧上昇目的にしばしばカルシウム製剤が使用される。逆にカルシウム拮抗薬に感受性が高いので，その陰性変力作用に注意が必要である。

4. 細胞外液が多い

　生体内の水分は細胞外液と細胞内液に分けられるが，小児では細胞外液の割合が多い[9]。細胞外液は，出血や脱水などの水分出納の影響を受けやすいことや，体格の小ささより，循環血液量は絶対的に少ないために，成人では影響を受けない程度の水分（血液）喪失が小児では循環動態に大きな影響を及ぼすことがある。

b. 小児術後循環管理の要点

　小児における循環管理の要点として，脱水や過剰輸液の影響を受けやすいので輸液量や尿量，ドレーンから喪失する水分・電解質などのバランスに注意する必要がある。また，腎機能も未熟であるために，年齢により必要な輸液量を考慮するうえで，基本的な維持輸液に加え，抗菌薬などの静脈注射に必要な水分量などにも気を配る必要がある。年齢ごとに血圧の正常値が異なり，一般的には成人に比し低い血圧で管理されるが，無論いくらでも低血圧でよいというのではなく，年齢に応じた基準を頭に入れて診療する必要がある。一方，小児では高血圧に悩まされることは比較的少ないが，先天性心疾患の術後などでは後負荷の増大による心機能への影響を考えて降圧する必要がある。心拍数においても年齢により許容できる範囲が異なる。頻脈を引き起こす原因は多岐にわたるが，それが持続する場合，術後管理が問題なく行われているか考慮しなければならないのは，成人と同様である。

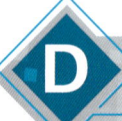

D 鎮痛・鎮静

a. 小児の鎮痛・鎮静管理の特殊性

1. 鎮静・疼痛の評価が難しい

　小児，特に乳児や新生児は痛覚を言葉に表すことができない。機嫌や哺乳状態，心拍数や血圧

などで医療者もしくは保護者が評価せざるを得ない。客観的に痛覚を評価しづらいために，以前では新生児，未熟児では痛覚を感じないということが信じられていたが，現在ではこの考え方は否定されており，すべての小児に術後鎮痛は必要と考えられている[10]。評価の難しい術後疼痛に対して，客観的に評価しようと試みるべく，さまざまな鎮痛評価法〔Face, Legs, Activity, Cry, Consolability（FLACC）scale, Children's Hospital of Eastern Ontario Pain Scale（CHEOPS）など[11〜13]〕が報告されている。一方，鎮静評価に関してはRamsey Sedation Scale, State Behavioral Scale, COMFORT-behavioral Scale などが用いられているが確立されたものはない[14,15]。

2. 人工呼吸中の鎮静目的において，プロポフォールは使用禁忌である

プロポフォールは効果発現が早く，鎮静深度の調節性に優れ，覚醒が早いという特徴を有するため，いわゆる「便利な」鎮静剤であるが，わが国では小児における人工呼吸中の鎮静のための使用は禁忌とされている。これは，プロポフォールの副作用には，長期間あるいは高用量の持続投与により惹起されやすい propofol related infusion syndrome〔または propofol infusion syndrome（PRIS）〕が報告されているためである[16]。現在では成人にも起こりうる合併症とされており，小児に限らず，長期の大量投与には注意する必要がある。

3. 麻酔覚醒時に興奮もしくはせん妄が起こりやすい[17]

特に吸入麻酔薬使用時に起こりやすいが，麻酔からの覚醒時に興奮した状態となることがある。呼び掛けや，説得などで収まるものではなく，30分程度いわゆる「酔っぱらっているような，見当識障害がある状態」が続く。術後の疼痛の有無にかかわらず，多くは一過性でその後入眠し，次回の覚醒時には正常となっていることが多い。術後経過自体に大きな影響を及ぼすものではないが，保護者が不安に陥り，時には医療者側への不信，不快につながるので，十分な説明が必要である。

b. 小児術後鎮痛鎮静管理の要点

十分な鎮痛を行っていたとしても不快感のみで啼泣することもある。原因を直接聞くこともできない場合も多く，実際は医療者側の感覚で判断していることも多い。まずは鎮痛を行ったうえでさらに不穏な状態であれば，鎮静の必要性を判断してゆく。薬剤による鎮痛，鎮静では呼吸抑制の可能性を考慮しながら行う。本人のみならず保護者への説明，理解も重要なポイントと思われる。

E 感染管理

a. 小児の術後感染の特殊性

1. 臨床症状（発熱や疼痛）に乏しい

小児，特に新生児から乳児期では，免疫機能は未発達であり，創部や種々のカテーテルなどの体内留置デバイスからの細菌感染が存在しても発熱や疼痛などいわゆる臨床症状に乏しいことがある。例として図1にカテーテル関連血流感染症の熱型を示す。生後5日の児では熱型の変化は

新生児：生後5日　　　　　　　　　　学童：11歳

図1　カテーテル血流感染症の熱型

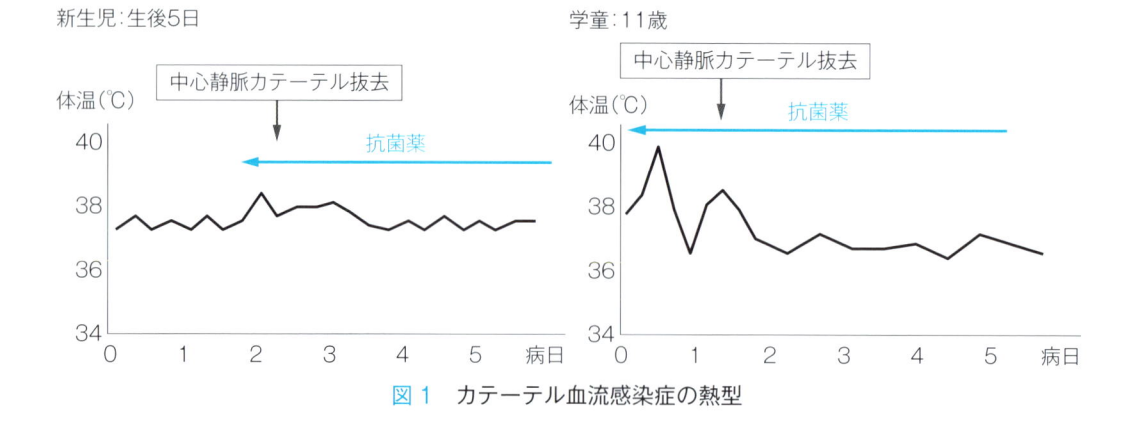

11歳の児に比べてあまり変化しない．しかし，実際には血小板減少（37万/mm^3→11.1万/mm^3）などを示していた．また，局所の感染などで痛みや発赤を伴う炎症が起こっていても，言葉での表現ができないために，訴えて教えてくれることは少ないので，わずかな変化に注意する必要がある．

2. ウイルス感染が多い

水痘，麻疹やEBウイルスなど，成人と比べ，小児（特に年少児）では未感染のウイルス感染が多い．また，さまざまなウイルス感染による風邪症状を伴いながら，手術を行わざるを得ないこともある．これらのウイルス感染症（特に上気道炎）は術中の麻酔管理を困難にする[18]うえ，術後経過の中においても，例えば発熱など，術後経過の中で起こったものか，ウイルス感染により起こったものか判断しにくい場合がある．多くはワクチン歴や接触歴など，術前の問診などで情報を得たりしているが，緊急手術や潜伏期間中で術前無症状である時もあるので注意する必要がある．また，一旦院内で発症すると他の児や親への予防対策をとらないといけない．

b. 小児の術後感染管理の要点

原則は成人と同様であるが，臨床症状には乏しいので発見は遅れがちとなる．いつもと違って元気がないことや，哺乳の低下などを認めた際には感染症を疑って対処しなければならない．また，ウイルス感染症の可能性なども考慮して術後管理する必要がある．

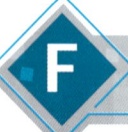

F　体温管理

a. 小児の体温管理の特殊性

小児，特に新生児においては体温調節機能が未熟である．また，体重あたりの体表面積が大きく，環境温度の変化を受けやすい．容易に高体温や低体温となるので注意が必要である．ただし，逆にいえば人為的な体温コントロールは行いやすい傾向にあり物理的なクーリングや保温・加温には反応しやすい．

b. 小児の術後体温管理の要点

環境や衣類に気を配り，体温を保つ必要がある。特に新生児では容易に低体温に陥り，結果，出血傾向や易感染性を引き起こすので，適時ウォーマーなどで体温を保つ必要がある。また体温コントロールによりある程度心拍数もコントロールできるため，特に先天性心疾患術後の患児における体温コントロールによる心拍数のコントロールは重要である。

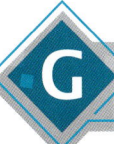

G 消化管・栄養管理

a. 小児の消化器症状・栄養管理の特殊性

1. 術後の悪心・嘔吐（postoperative nausea and vomiting：PONV）の頻度が高い

PONV は，意識レベルの低い患児では，窒息や誤嚥の危険性もあることや，小児においては本人のみならず保護者にとっても不快でQOLを大きく損なう合併症の一つである。3歳以上の小児においてその頻度は成人の2倍とされ，特定の手術（鼠径ヘルニア，アデノイド扁桃摘出術や斜視手術など）でその頻度がさらに増すとされる[19]。

2. 摂取する栄養の種類，量を自己調節できない

年長児を除くと，小児は食事の種類や量を選択できない。医療者もしくは保護者側が適切な量または種類を選択して与えていることになる。例えばわが国では術後では主食に関してはいわゆる「お粥」から始めることが多いが，成人と違って小児はこれを受け付けない場合もしばしばある。普通の米飯に変えた途端に食事摂取が進むこともある。成人であれば言葉に訴えることができるが，特に年少の小児ではそれが困難なので留意しておく必要がある。哺乳に関しても母乳以外は受け付けない児や，哺乳瓶でも「いつもの乳首」でないと哺乳できない場合がある。目標とされるエネルギー量に達しない場合は，これらのことを踏まえたうえで，栄養投与経路を考慮してゆく。ただし，以上の工夫を行っても経口摂取が進まない場合は経鼻胃管による経腸栄養や，静脈栄養を速やかに導入する必要がある。

3. 食物アレルギーが多い

食物アレルギーは小児から成人まで認められるが，その大部分は乳児期に発症し，小児期に年齢とともに寛解していく場合が多い[20]。小児はこれらを訴えることができないので保護者などに問診してそれを避けた食事を出さなければならない。小児の食物アレルギーの抗原としては卵・牛乳・小麦・大豆が主要アレルゲンで，食事に出やすい食材が多いので気を付ける必要がある。

b. 小児の術後栄養管理の要点

PONV の対処に関しては別項に譲るが，事前にある程度説明（術当日は嘔吐することがしばしばあるが，術翌日になればほとんどの場合軽快すること）しておくほうが無難である。いつもの食事摂取（あるいは哺乳）の状況や，食物アレルギーの有無は必ず保護者に聴取しておかなければならない。特に食物アレルギーに関しては，術後管理そのものに影響を及ぼすことは多いわけ

ではないが，安全管理の視点からも注意すべきである．

おわりに

以上各項目における小児の特性について述べた．原則は成人にならうところも多いが，これらの特徴を踏まえて術後管理を行ってゆくことが望ましい．

文 献

1) 星野明彦, 松本道男. 気管の発育—特に計測的考察. 小児科臨床 1982；35：2321-5.
2) American Heart Association. Pediatric Advanced Life Support (PALS) Provider Manual. Dalas：American Heart Association；2010.
3) 川島康男. 生理学的発達と麻酔. 藤原孝憲, 川島康男編. 小児麻酔の基礎と臨床. 東京：真興交易医書出版部；1986. p.30-44.
4) Kovarik WD. 小児・新生児集中治療. Miller RD 編. ミラー麻酔科学. 東京：メディカル・サイエンス・インターナショナル；2007．p.2183-224.
5) 竹内宗之, 橘 一也. 小児呼吸管理のコツ. ICU と CCU 2011；35：1013-9.
6) Epstein ML, Goldberg SJ, Allen HD, et al. Great vessel, cardiac chamber, and wall growth patterns in normal children. Circulation 1975；51：1124-9.
7) Rowland DG, Gutgesell HP. Noninvasive assessment of myocardial contractility, preload, and afterload in healthy newborn infants. Am J Cardiol 1995；75：818-21.
8) Mahony L. Maturation of calcium transport in cardiac sarcoplasmic reticulum. Pediatr Res 1988；24：639-43.
9) 長谷川史郎, 福本弘二, 漆原直人ほか. 小児の栄養療法と代謝特性. 栄養―評価と治療 2010；27：320-5.
10) American Society of Anesthesiologists Task Force on Acute Pain Management. Practice guidelines for acute pain management in the perioperative setting：an updated report by the American Society of Anesthesiologists Task Force on Acute Pain Management. Anesthesiology 2012；116：248-73.
11) Merkel SI, Voepel-Lewis T, Shayevitz JR, et al. The FLACC：a behavioral scale for scoring postoperative pain in young children. Pediatr Nurs 1997；23：293-7.
12) Breau LM, Finley GA, McGrath PJ, et al. Validation of the Non-communicating Children's Pain Checklist-Postoperative Version. Anesthesiology 2002；96：528-35.
13) Cohen LL, Lemanek K, Blount RL, et al. Evidence-based assessment of pediatric pain. J Pediatr Psychol 2008；33：939-55.
14) Kudchadkar SR, Yaster M, Punjabi NM. Sedation, sleep promotion, and delirium screening practices in the care of mechanically ventilated children：a wake-up call for the pediatric critical care community. Crit Care Med 2014；42：1592-600.
15) Lamas A, López-Herce J. Monitoring sedation in the critically ill child. Anaesthesia 2010；65：516-24.
16) Bray BJ. Propofol infusion syndrome in children. Paediatr Anaesth 1998；8：491-9.
17) Dahmani S, Delivet H, Hilly J. Emergence delirium in children：an update. Curr Opin Anaesthesiol 2014；27：309-15.
18) Kinouchi K, Tanigami H, Tashiro C, et al. Duration of apnea in anesthetized infants and children required for desaturation of hemoglobin to 95%. The influence of upper respiratory infection. Anesthesiology 1992；77：1105-7.
19) Gan TJ, Meyer T, Apfel C, et al. Consensus guidelines for managing postoperative nausea and vomiting. Anesth Analg 2003；97：62-71.
20) Ebisawa M, Nishima S, Ohnishi H, et al. Pediatric allergy and immunology in Japan. Pediatr Allergy Immunol 2013；24：704-14.

〈清水　義之，竹内　宗之〉

2 高齢者

はじめに

 一般的に 65 歳以上が高齢者と定義され，さらに前期高齢者（65-74 歳），後期高齢者（75-89 歳），超高齢者（90 歳以上）の細区分がある。わが国における高齢化率は，2015 年の統計で 26.0％，うち後期高齢者は 12.5％である。高齢化率は年々上昇しており，2030 年には 30％を超えることが予測されている。これに加え，内視鏡を用いた低侵襲手術の拡大や麻酔管理を含めた周術期管理の進歩によって，高齢者が手術を受ける機会は今後ますます増加することが予想される。

A 高齢者の術後管理の特徴

a. 加齢に伴う生理学的変化

1. 循環器系

 加齢に伴う器質的変化として，動脈壁の硬化と左室壁の肥大がある。動脈硬化はコンプライアンス減少をまねく。左室肥大により心筋の硬化と拡張障害を来す。また，圧反射の低下からアトロピンに対する反応性が減弱する。加齢に伴う交感神経活動の増加は，内因性ノルアドレナリン増加への代償機構として，β受容体刺激に対する反応性の低下を来す。さらに，刺激伝導系の変性は不整脈を生じやすくする。

2. 呼吸器系

 加齢に伴う器質的変化として，胸郭の硬化，肺コンプライアンスの増加，肺の弾性力の低下が生じる。呼吸機能の変化として，努力肺活量と 1 秒量の低下，クロージングボリュームの増加が生じ，低酸素血症を来しやすくなる。さらに，若年者と比較して低酸素に対する換気応答が低下しており，換気量が十分に増加しない。また，睡眠時は上気道筋群の筋力低下から無呼吸を生じやすく，さらに咽頭反射の抑制から誤嚥のリスクとなる。

3. 肝機能

 加齢に伴う器質的変化として，肝重量および肝細胞数の減少を認める。シトクロム P450 系の濃度も減少する。さらに肝血流量も低下することから，特に肝血流量依存性の代謝を受ける薬物は作用が増強する恐れがある。

4. 腎機能

 加齢に伴う腎重量の減少，細動脈の内腔の狭小化や閉塞，糸球体の減少，ネフロン数の減少から，糸球体濾過量は 40 歳ごろから直線的に低下する。尿濃縮・希釈能も低下する。高齢者は若年者と比較して体内水分量が少ないことに加え，血漿浸透圧や循環血液量の変化に対する調節機能

が低下していることにより，溢水や脱水を来しやすい。ショックや敗血症により腎に急性ストレスが加わると，容易に電解質バランスが崩れ，循環血液量の維持が困難となる。循環不全は腎血流量低下を惹起し，新たな腎へのストレスとして加わり，さらなる腎機能の悪化につながる。

5. 脳神経系

　器質的変化として，脳重量の低下，ニューロン数の減少，脳血流量の低下が生じる。ドパミン，ノルアドレナリン，セロトニン，γアミノ酪酸，アセチルコリンなどの神経伝達物質の産生減少と作用する受容体の減少を認める。薬物に対する感受性も変化し，ほとんどの静脈麻酔薬や麻薬に対する感受性が亢進する。60歳を超えると，認知機能の低下が生じ始め，85歳以上では半数以上に認める。術前の認知機能低下は周術期認知機能障害のリスクファクターであり，予後に影響する因子となる。

6. 内分泌・代謝系

　成長ホルモンの分泌低下は，体脂肪率増加，筋量減少，骨密度低下，免疫機能低下，認知機能低下に関与する。レニン・アルドステロンおよび抗利尿ホルモンに対する反応性の低下を認め，循環血液量や血漿浸透圧の調節機能低下の一因となる。インスリンの分泌低下，インスリン抵抗性の増大を認め，糖尿病に罹患しやすくなる。さらに，筋肉や肝臓などの糖代謝組織が委縮するため肥満を生じやすく，糖尿病，高血圧，脂質異常症などのメタボリック症候群や心血管障害の原因となる。

7. 体温調節機構

　高齢者では，核心温の変化に対する血管収縮・拡張による制御，発汗・熱産生による制御，末梢性体温受容器および中枢性体温受容器の感度が低下していることに加え，麻酔薬による体温調節機構の抑制も若年者より強いため，術中に生じた低体温は遷延しやすい。周術期の低体温は止血凝固機能の低下や薬物代謝の抑制を惹起する。シバリングを生じると術後の酸素需要の増大，頭蓋内圧の上昇，創部の緊張による創痛の増強を引き起こし，予後に影響しうる。

b. 高齢者における薬物動態・薬力学

　薬物動態では，分布容積，脂溶性か水溶性か，代謝・排泄について，投与されるそれぞれの薬物に対する加齢の影響について考慮する必要がある。加齢により脂肪が増加するため，脂溶性薬物は分布容積増大から蓄積しやすくなる。体内水分量は加齢に伴い減少するため，水溶性薬物は分布容積が小さくなる。このため，水溶性薬物のボーラス投与時は血中濃度が高くなり，注意が必要である。脂溶性薬物は肝で代謝，水溶性薬物は腎から未変化体として排泄されることが多い。加齢に伴って肝酵素の活性は変化しないが肝重量と血流は低下するため，プロポフォールなどの血流依存性代謝薬物はクリアランスが低下する。一方，腎排泄性薬物のクリアランスは糸球体濾過量に依存する。高齢者は若年者と比較して大きく低下しているため注意が必要である。蛋白結合率の大きな薬物については，加齢に伴うアルブミンの低下による薬理作用増強を考慮する。

　薬力学では，薬理作用と薬物濃度から得られる対数曲線における最大効果と最小効果の中間点の濃度（50% effect concentration：EC_{50}）を指標とする。多くの静脈麻酔薬で，加齢に伴いEC_{50}が低下する。術後管理に用いられる薬剤について，加齢に伴う薬物動態・薬力学への影響と投与量の調整をまとめて表1に示す。

表1 高齢者における薬物の調整

薬物		高齢者における薬物動態・薬力学	調整
鎮静薬	プロポフォール	感受性の増加，分布容積の減少，クリアランスの低下	減量（BISなどを参考）
	ミダゾラム	感受性の増加	減量
	ケタミン	代謝相半減期の延長（代謝産物活性も考慮）	減量（交感神経刺激作用に注意）
	デクスメデトミジン	CSHTの延長	持続投与量減量
オピオイド（静脈内投与）	フェンタニル	感受性の増加，分布容積の減少，CSHTの延長	減量
	レミフェンタニル	感受性の増加，中心コンパートメント分布容積の減少，クリアランスの低下	減量，作用発現は遅い
	モルヒネ	分布容積の減少，クリアランスの低下，代謝産物活性	減量（特に腎機能低下者）
局所麻酔薬		血中移行時のクリアランスが低下（中毒症状が出やすい）区域麻酔時，麻酔域の広がりが大きい，作用時間の延長	減量
循環作動薬など	カテコラミン	受容体の減少（薬理作用の減弱）	増量（薬理作用を見て調整）
	ランジオロール	若年者と大差ない	必要ない（薬理作用を見て調整）
	PDEⅢ阻害薬	腎機能に依存	半減期の長い薬物は調整が必要（薬理作用を見て調整）

BIS：bispectral index
CSHT：context-sensitive half-time（持続投与中止後の半減期）
PDEⅢ阻害薬：phosphodiesteraseⅢ阻害薬

B 高齢者特有の術後合併症

a. 神経学的合併症

　高齢者の術後神経系合併症は，器質性神経障害と機能的神経障害，および両者が混在した状態としてみられる。脳出血や脳梗塞などの器質的な合併症の発症頻度は低いと考えられるが，機能的障害の発症頻度は30％程度にのぼるとされる。機能的障害の代表的なものとして，術後せん妄と術後認知機能障害（postoperative cognitive dysfunction：POCD）がある。

1. 術後せん妄

　せん妄は，日内変動を有する意識や認知機能の急性障害と定義され，過活動型，活動低下型，両者の混合型に分けられる。術後せん妄は，頻度の高い合併症であり，高齢者の術後50％に発症するとする報告もある。せん妄を発症すると，ICU滞在日数・入院日数の延長，死亡率の上昇，認知機能障害を来すとされ，危険因子を有する患者に対する予防，早期診断，定期的な評価のもとに治療を行うことが重要である。せん妄の診断には，confusion assessment method for the ICU[1]（CAM-ICU：表2）と intensive care delirium screening checklist[2]（ICDSC：表3）がもっとも信頼度が高い[3]。せん妄の危険因子を示す（表4）。これらの危険因子を有する高齢者は少なくない。高齢者の術後管理においては，せん妄は起こるものとして，さまざまな職種を含めたチーム医療として共通認識を持ち，早期発見・治療に努めることが重要である。

表2 Confusion assessment method for the ICU（CAM-ICU）

ステップ1：RASS（Richmond Agitation-Sedation Scale）による評価
　RASSが−4あるいは−5の場合，評価中止，後で再評価
　RASSが−3〜＋4の場合ステップ2へ
ステップ2：せん妄評価
　所見1＋所見2＋所見3（または所見4）がそろえば，せん妄と診断
　CAM-ICU　所見と種類

所見1．急性発症または変動性の経過	ある	なし

A．基準線からの精神状態の急性変化の根拠があるか？　あるいは
B．行動が過去の24時間の間に変動したか？　すなわち，移り変わる傾向があるか。あるいは，鎮静のスケール，GCS（Glasgow Coma Scale）または以前のせん妄評価の変動によって証明されるように，重症度が増減するか？

所見2．注意力欠如	ある	なし

注意力スクリーニングテスト（Attention Screening Examination：ASE）の聴覚か視覚のパートでスコア8点未満により示されるように，患者は注意力を集中させるのが困難だったか？

所見3．無秩序な思考	ある	なし

4つの質問のうち2つ以上の誤った答えおよび/または指示に従うことができないことによって証明されるように無秩序あるいは首尾一貫しない思考の証拠があるか？
質問（交互のセットAとセットB）
　セットA（1．石は石鹸に浮くか？　2．魚は海にいるか？　3．1グラムは，2グラムより重いか？
　　　　4．釘を打つのにハンマーを使用してもよいか？）
　セットB（1．葉っぱは水に浮くか？　2．ゾウは海にいるか？　3．2グラムは，1グラムより重いか？
　　　　4．木を切るのにハンマーを使用してもよいか？）
指示
　1．評価者は，患者の前で評価者自身の2本の指を上げて見せ，同じことをするように指示する。
　2．今度は評価者自身の2本の指を下げた後，患者にもう片方の手で同じこと（2本の指を上げること）をするよう指示する。

所見4．意識レベルの変化	ある	なし

患者の意識レベルは清明以外の何か，例えば，用心深い，嗜眠性の，または昏迷であるか？
意識明瞭　　　　自発的に十分に周囲を認識する。または，適切に対話する。
用心深い/緊張状態　過度の警戒
嗜眠　　　　　　傾眠傾向であるが，容易に目覚めることができる，周囲のある要素には気づかない，または，軽く刺激すると十分に認識し，適切に対話する。
昏迷　　　　　　強く刺激したときに不完全に目覚める。または，力強く，繰り返し刺激したときのみ目覚め，刺激が中断するや否や昏迷患者は無反応の状態に戻る。

CAM-ICUの全体評価（所見1と所見2かつ所見3か所見4のいずれか）	はい	いいえ

（Ely EW, Inouye SK, Bernard GR, et al. Delirium in mechanically ventilated patients：validity and reliability of the confusion assessment method for the intensive care unit（CAM-ICU）. JAMA 2001；286：2703-10 より改変引用）

2．術後認知機能障害（POCD）

　POCDは，せん妄と比較すると新しい概念であり，心臓手術後に初めて報告された。その後，非心臓手術後の発症も多く報告された。しかしながら，明確な診断基準やガイドラインがなく，いまだDSM-5（The fifth edition of the Diagnostic and Statistical Manual of Mental Disorders）にも記載されていない。非心臓手術後のPOCDの発症率は1週間で25.8％，術後3カ月では9.9％と報告され，リスク因子として，高齢，長い麻酔時間，術前教育不足，術後感染，再手術，呼吸器合併症を挙げている[4]。さらに長期間観察した研究では，冠動脈疾患で手術を受けた患者と受けない患者で7.5年の観察期間において，認知機能に差を生じないと報告している[5]。近年のレビューでは，長期的なPOCDは，手術・麻酔因子よりも，術前状態，特に脳血管疾患の合併の有無や元々の低認知機能などの患者因子が大きな要因である可能性を論じている[6]。POCDは，一過性あるいは長期的なものに関わらず，社会復帰率の低下や生活の質（quality of life：QOL）の著しい低下を招く深刻な問題であるため，診断基準や予防法の確立が今後期待される分野である。

表3 Intensive care delirium screening checklist (ICDSC)

このスケールはそれぞれ8時間のシフトすべて，あるいは24時間以内の情報に基づき完成される明らかな徴候がある＝1ポイント：アセスメント不能，あるいは徴候がない＝0ポイントで評価する．それぞれの項目のスコアを対応する空欄に0または1で入力する．

1. 意識レベルの変化	点
（A）反応がないか，（B）何らかの反応を得るために強い刺激を必要とする場合は評価を妨げる重篤な意識障害を示す．もしほとんどの時間（A）昏睡あるいは（B）混迷状態である場合，ダッシュ（－）を入力し，それ以上の評価を行わない． （C）傾眠あるいは，反応までに軽度ないし中等度の刺激が必要な場合は意識レベルの変化を示し，1点である． （D）覚醒，あるいは容易に覚醒する睡眠状態は正常を意味し，0点である． （E）過覚醒は意識レベルの異常ととらえ，1点である．	
2. 注意力欠如	点
会話の理解や指示に従うことが困難，外からの刺激で容易に注意がそらされる，話題を変えることが困難，これらのうちいずれかがあれば1点．	
3. 失見当識	点
時間，場所，人物の明らかな誤認，これらのうちいずれかがあれば1点．	
4. 幻覚，妄想，精神障害	点
臨床症状として，幻覚あるいは幻覚から引き起こされていると思われる行動が明らかにある，現実検討能力の総合的な悪化，これらのうちいずれかがあれば1点．	
5. 精神運動的な興奮あるいは遅滞	点
患者自身あるいはスタッフへの危険を防止するために追加の鎮静薬あるいは身体抑制が必要となるような過活動，活動の低下，あるいは臨床上明らかな精神運動遅滞（遅くなる），これらのうちいずれかがあれば1点．	
6. 不適切な会話あるいは情緒	点
不適切な，整理されていない，あるいは一貫性のない会話，出来事や状況にそぐわない感情の表出，これらのうちいずれかがあれば1点．	
7. 睡眠/覚醒サイクルの障害	点
4時間以下の睡眠，あるいは頻回な夜間覚醒，ほとんど1日中眠っている，これらのうちいずれかがあれば1点．	
8. 症状の変動	点
上記の徴候あるいは症状が24時間の間で変化する場合は1点．	
合計点	点

質問項目に対して「0点」または「1点」の点数をつけて，その合計が4点以上の場合，せん妄と評価する．
(Bergeron N, Dubios MJ, Dumont M, et al. Intensive Care Delirium Screening Checklist: evaluation of a new screening tool. Intensive Care Med 2001；27：859-64より改変引用)

表4 せん妄の危険因子

直接因子	● 中枢神経系疾患：脳血管障害，脳腫瘍，脳外傷，脳・髄膜炎など ● 内科的疾患：　　代謝性疾患（糖尿病，腎疾患，肝疾患） 　　　　　　　　　　内分泌疾患（甲状腺疾患，副腎疾患） ● 依存性薬物からの離脱： 　　　　　　　　　　アルコール，睡眠薬，抗不安薬 ● 中枢神経系に作用する薬物の使用： 　　　　　　　　　　抗コリン薬，抗不安薬，睡眠薬，H_2ブロッカー，化学療法剤，ステロイドなど
誘発因子	● 入院による環境の変化 ● ICU，CCUなどにおける過剰刺激 ● 睡眠妨害要因（騒音，不適切な照明など） ● 心理的ストレス（不安） ● 身体的ストレス（痛み，かゆみ，頻尿など） ● 感覚遮断（眼科手術後など） ● 拘禁状況
準備因子	● 高齢 ● 脳血管障害（慢性），アルツハイマー病など

表5 I COUGH プログラム

キーフレーズ	説明
Incentive spirometry （インセンティブスパイロメトリー）	患者教育 1セット3-5呼吸を1時間あたり10回 4時間ごとに施行回数を記録
Coughing and deep breathing （咳嗽と深呼吸）	2時間ごとに咳嗽と深呼吸を行わせる
Oral care （口腔ケア）	口腔洗浄と歯磨きを1日2回施行
Understanding （教育）	患者と家族に対する教育
Get out of bed early and often （早期離床）	術当日に1回は歩行，翌日以降は3回以上 1日3回椅子に座って食事をとらせる
Head of bed elevation （頭部挙上）	ベッドを30度以上の頭部挙上位置に

(Cassidy MR, Rosenkranz P, McCabe K, et al. I COUGH : reducing postoperative pulmonary complications with a multidisciplinary patient care program. JAMA Surg 2013 ; 148 : 740-5 より改変引用)

b. 循環器合併症

1. 心不全

　高齢者における術前心不全の合併は，周術期死亡率を8％にまで上昇させる周術期最大のリスク因子であり，これは冠動脈疾患よりも高い[7]。心不全は，冠動脈疾患，高血圧性心疾患，弁膜症，心筋症，先天性心疾患などの器質的疾患における末期的な共通の病態である。心腔内圧の上昇と低心拍出が生じており，非代償化すると肺水腫を生じる。心臓手術後は肺動脈カテーテルが用いられることが多いため，診断に苦慮することは少ないと考えられる。非心臓手術後でも，リスクのある患者に対しては左室前負荷（中心静脈圧，場合によっては肺動脈楔入圧）や心拍出量（動脈圧解析心拍出量測定など）の積極的モニタリングを行い厳重に観察することが重要である。治療に関しては，従来用いられているForrester分類に準じて行われる。非心臓手術における，術前の脳性ナトリウム利尿ペプチド（brain natriuretic peptide：BNP）および脳性ナトリウム利尿ペプチド前駆体N端フラグメント（N-terminal pro-BNP：NT-proBNP）は，心不全を含めた心合併症や周術期死亡の予測因子とされており[8]，上昇がみられる患者では，厳重な監視と心不全の早期発見・治療が重要となる。

2. 心筋虚血

　周術期の心筋虚血は，心筋酸素需給バランスの破綻から生じ，冠動脈病変の存在のみならず，低酸素，貧血，ショック，心臓に対する過負荷など種々の原因により発生しうる。周術期の心筋虚血の予防およびその治療戦略においては，虚血を引き起こしうる他の生理学的変化に加えて，心筋酸素需給の決定因子の注意深い管理が必要となる。心筋虚血の原因としてもっとも頻度が高いのは，やはり虚血性心疾患であり，高齢者の術後管理においてはハイリスク患者に対する厳重な監視（心電図での連続的なSTモニタリング）と早期発見・治療が重要である。

c. 呼吸器合併症

　術後呼吸器合併症の明確な定義はないが，臨床的に問題となるものは，肺炎，人工呼吸の遷延

表6 PAD ガイドライン

1. 疼痛と鎮痛

a. 疼痛の発生
ICU 患者は，安静時もケアを受ける際も疼痛を感じている（B）。心臓術後は十分な疼痛管理が行われていない。特に女性患者は男性より強い痛みを感じている（B）。ICU 患者はケアに伴う疼痛を感じている（B）。

b. 疼痛の評価
ICU 患者の疼痛の評価を行う（1B）。Behavioral pain scale（BPS）と critical-care pain observation tool（CPOT）がもっとも信頼できる指標である（B）。バイタルサインのみで疼痛を評価することは勧めない（2C）。

c. 疼痛治療
胸腔ドレーン抜去（1C），その他の痛みを伴う処置（2C）の前には先行して疼痛対策を行う。非神経障害性疼痛に対しては，オピオイドの静脈内投与を第一選択とする（1C）が，非オピオイド鎮痛薬を併用することでオピオイドの副作用を減じることができる（2C）。神経障害性疼痛に対しては，オピオイドの静脈内投与に加えてガバペンチンあるいはカルバマゼピンを使用する（1A）。腹部大動脈瘤術後の患者（1B）および外傷性肋骨骨折の患者（2B）に対しては胸部硬膜外鎮痛を推奨する。腹部大動脈瘤術後の患者に対する腰部硬膜外鎮痛（0A），胸腔内手術および非血管腹部手術後の患者に対する胸部硬膜外鎮痛（0B）は推奨しない。内科的疾患の ICU 患者における局所鎮痛の全身鎮痛に対する優位性についてはエビデンスがないため指針を示すことができない（0）。

2. 不穏と鎮静

a. 鎮静深度と予後
浅いレベルの鎮静は予後の改善につながる（B）。浅い鎮静はストレス反応の十分な抑制ができないが，心筋虚血の原因にはならない（B）。

b. 鎮静のモニタリングと脳機能
Richmond agitation-sedation scale（RASS）と sedation-agitation scale（SAS）が最も信頼できる指標である（B）。Auditory evoked potentials（AEPs），bispectral index（BIS），narcotrend index（NI），patient state index（PSI），state entropy（SE）などは鎮静の指標としては推奨しないが（1B），筋弛緩薬使用中の患者では，補助的な指標として用いる（2B）。痙攣発作リスクのある患者における非痙攣性の活動性の指標，頭蓋内圧亢進患者に対する鎮痙薬投与の指標には脳波モニタリングを行う（1A）。

c. 鎮静薬の選択
人工呼吸中の ICU 患者では，ベンゾジアゼピン系薬よりもプロポフォールやデクスメデトミジンなどの非ベンゾジアゼピン系薬を用いる（予後が改善する：2B）。

3. せん妄

a. せん妄と予後
ICU 患者におけるせん妄は，死亡率の上昇（A），ICU 滞在日数および入院日数の延長（A），認知機能障害（B）を生じる。

b. せん妄の評価
せん妄について定期的に評価を行う。評価法として confusion assessment method for the ICU（CAM-ICU）と intensive care delirium screening checklist（ICDSC）がもっとも信頼できる指標である（A）。

c. せん妄の危険因子
・認知症，高血圧，アルコール依存，入室時重症（B）
・昏睡（B）
・オピオイドの使用（B）
・ベンゾジアゼピン系薬の使用（B）
プロポフォールとの関連は明らかでない（C）が，デクスメデトミジンはベンゾジアゼピン系薬と比較して有益である（B）。

d. せん妄予防
モビライゼーションを促す（1B）。ハロペリドールや非定型向精神病薬（2C）や他の非薬物治療（C）はせん妄予防には推奨しない。デクスメデトミジンについてもエビデンスがないため指針を示せない（0C）。

e. せん妄の治療
ハロペリドールのせん妄に対する効果について，明確なエビデンスはない。非定型抗精神病薬はせん妄の期間を短縮する（C）。リバスチグミンの投与は推奨しない（1B）。torsade de pointes のリスクのある患者，QT 間隔の延長のある患者や QT 間隔を延長する薬物を投与されている患者では抗精神病薬の投与は推奨しない（2C）。せん妄を呈する患者の鎮静にはベンゾジアゼピン系薬よりもデクスメデトミジンを用いる（2B）。

4. 疼痛，不穏，せん妄管理の戦略

・人工呼吸中の鎮静は，毎日一時的な中断をするか浅い鎮静レベルを維持する（1B）。
・人工呼吸中の鎮静薬の選択は，鎮痛に重きを置く（2B）。
・患者の睡眠を促すため環境の最適化を図る（室内の光・音をコントロール，ケアを一括して行う，夜間の刺激を減らす）。
・睡眠を促すための人工呼吸モードの調節については，有効性のエビデンスがない（0）。
・さまざまな職種を含めたチーム医療としてのアプローチを推奨する。これには，教育の充実，指示の作成，PAD ガイドラインで推奨するチェックリストを用いた質の高いラウンドを行うことが含まれる（1B）。

エビデンスレベルは，A（質の高い randomized controlled trial：RCT），B（RCT あるいは質の高い観察研究），C（観察研究）
推奨度の強さは，1＝強い，2＝弱い，0＝エビデンスの欠如あるいは委員の意見の不一致のため推奨しない
(Barr J, Fraser GL, Puntillo K, et al. Clinical Practice Guidelines for the Management of Pain, Agitation, and Delirium in Adult Patients in the Intensive Care Unit. Crit Care Med 2013；40：264-306 より改変引用)

（術後 48 時間以上），予期せぬ再挿管，気管支痙攣であろう。Branson の報告では，術前リスク因子として，50 歳以降（年齢が上がるごとにリスクが上昇），ASA（American Society of Anesthesiologists）全身状態分類 3 以上，うっ血性心不全，慢性閉塞性肺疾患，睡眠時無呼吸，喫煙，要介護者，感覚障害，ステロイドの使用，アルコールを挙げている。手術因子としては，3 時間以上の手術，緊急手術，周術期輸血，全身麻酔，筋弛緩薬の使用，大動脈手術，上腹部手術，肺手術，頭頸部手術，脳手術，術中の高 1 回換気量を挙げている[9]。呼吸器合併症の予防には，術前管理として，禁煙，術前肺拡張療法，栄養状態の改善，慢性閉塞性肺疾患や喘息患者に対する気管支拡張療法などの処置が挙げられる。Cassidy らは術後管理としての予防プログラム（ICOUGH プログラム）を提唱している[10]（表 5）。低酸素血症や発熱，その他の呼吸器症状などから術後肺合併症を疑う場合，血液ガス分析，胸部レントゲン，喀痰培養，血液検査，各種循環パラメータのチェックなど積極的に原因検索を行う。抗菌薬投与や理学療法による積極的介入が推奨されており，必要に応じて非侵襲的陽圧換気療法（noninvasive positive pressure ventilation：NPPV）を導入する。NPPV 非レスポンダーに対しては再挿管を躊躇しない。術後呼吸器合併症は高齢者に生じやすい重大な合併症の一つであり，周術期予後を左右する。ハイリスク患者の抽出と術後の厳重な監視，術前・術中・術後を通した予防戦略，発症時は早期発見および積極的介入が重要である。

C 鎮痛と鎮静

2013 年，アメリカ集中治療医学会は，成人 ICU 患者に対する疼痛，不穏，せん妄の管理に関するガイドラインを提唱した〔PAD（pain, agitation and delirium）ガイドライン〕[3]（表 6）。同ガイドラインでは，浅いレベルの鎮静は予後の改善につながり，鎮静のモニタリングとして Richmond agitation-sedation scale（RASS）と sedation-agitation scale（SAS）がもっとも信頼できる指標であるとしている。高齢者におけるせん妄予防には，質のよい鎮静（鎮痛優先）が重要である点が強調されている。質のよい鎮痛・鎮静のためには，さまざまな職種を含めたチーム医療としてのアプローチを推奨している。これには，教育の充実，適切な指示の作成，PAD ガイドラインで推奨するチェックリストを用いた質の高いラウンドを行うことが含まれる。これらの戦略的なアプローチは，高齢者の術後管理における重大な問題であるせん妄に対する予防効果をもたらす。

文 献

1) Ely EW, Inouye SK, Bernard GR, et al. Delirium in mechanically ventilated patients：validity and reliability of the confusion assessment method for the intensive care unit（CAM-ICU）. JAMA 2001；286：2703-10.
2) Bergeron N, Dubios MJ, Dumont M, et al. Intensive Care Delirium Screening Checklist：evaluation of a new screening tool. Intensive Care Med 2001；27：859-64.
3) Barr J, Fraser GL, Puntillo K, et al. Clinical Practice Guidelines for the Management of Pain, Agitation, and Delirium in Adult Patients in the Intensive Care Unit. Crit Care Med 2013；40：264-306.
4) Moller JT, Cluitmans P, Rasmussen LS, et al. Long-term postoperative cognitive dysfunction in the elderly：ISPOCD1 study. Lancet 1998；351：857-61.
5) Sauer AM, Nathoe HM, Hendriske J, et al. Cognitive outcomes 7.5 years after angioplasty compared

with off-pump coronary bypass surgery. Ann Thorac Surg 2013 ; 96 : 1294-30.
6) Mashour GA, Woodrum DT, Avidan MS. Neurological complications of surgery and anaesthesia. Br J Anaesth 2015 ; 114 : 194-203.
7) Hammill BG, Curis LH, Bennett-Guerrero E, et al. Impact of heart failure on patients undergoing major noncardiac surgery. Anesthesiology 2008 ; 108 : 559-67.
8) Ryding ADS, Kumar S, Worthington AM, et al. Prognostic value of brain natriuretic peptide in noncardiac surgery. Anesthesiology 2009 ; 111 : 311-9.
9) Branson RD. The scientific basis for postoperative respiratory care. Respir Care 2013 ; 58 : 1974-84.
10) Cassidy MR, Rosenkranz P, McCabe K, et al. I COUGH : reducing postoperative pulmonary complications with a multidisciplinary patient care program. JAMA Surg 2013 ; 148 : 740-5.

〔前川　拓治〕

3 肥満患者

はじめに

わが国では体型指数（body mass index：BMI）25以上を肥満，さらにBMI 35以上を高度肥満と定義している。欧米の肥満の定義はBMI 30以上であるが，日本人は欧米人と比較してより低いBMIで心血管疾患や糖尿病などの併存症の合併率が高いことが指摘されている。周術期管理においては，BMIの程度だけでなく併存症の管理も含めた対策が重要である。

A 肥満患者の生理

肥満による心血管系の変化として，冠血流リザーブ機能が低下しており，周術期のストレスや低酸素血症に対して冠血流量の十分な増加が得られず，心筋虚血を来しやすい。左室肥大により拡張障害を呈しており，レニン・アンギオテンシン系の亢進から高血圧を来しやすく，心筋酸素消費量の増大を生じやすい。心房細動の合併も多いとされる。これらの要因から肥満は心不全発症の単独の危険因子とされている。肥満による呼吸機能の変化として，機能的残気量，肺および胸郭コンプライアンスの低下，一秒量の低下，気道抵抗の上昇を生じる。無気肺を生じやすく，短時間の無呼吸でも低酸素血症を来しやすい。多くの肥満患者に閉塞性睡眠時無呼吸症候群を合併しており，気道閉塞だけでなく肺高血圧や右心不全の原因となる。肥満患者は2型糖尿病の合併が多く，BMIに比例して合併率が上昇する。腹腔内圧の上昇と活動度の低下，血液凝固能亢進から深部静脈血栓症や肺動脈血栓症の発生頻度が高い。

B 術後管理のポイント

麻酔からの覚醒時は，筋弛緩薬の完全拮抗は必須である。抜管時は逆トレンデレンブルグ体位がよい。抜管後の低酸素血症予防として，非侵襲的換気療法は有用である。良質な鎮痛は，離床を促し，肺合併症や血栓性合併症のリスクを減少させる。アセトアミノフェンや非ステロイド消炎鎮痛薬，末梢神経ブロックなどを有効に用いて，オピオイド使用量を節減する。薬剤投与量については，指標とすべき体重が薬物によって異なる（表1)[1]。最適な投与量設定を心掛け，副作用の発生を最小限にする。肥満患者は術後感染を起こしやすく，有効な抗菌薬投与量設定と血糖コントロールが重要である。深部静脈血栓症予防には，間欠的空気圧迫装置に加え，禁忌がなければ抗凝固療法も行うべきである。早期モビライゼーション（稼動）により，呼吸器合併症，圧による皮膚障害，血栓性合併症のリスクが減少する。栄養管理は，正常血糖の維持，筋萎縮の防止や創傷治癒促進のため蛋白やアミノ酸の十分な補充が重要である。

表1　周術期使用薬物の投与量の指標とすべき体重

薬物	指標とすべき体重
チオペンタール	除脂肪体重
プロポフォール	除脂肪体重（ボーラス投与量） 実体重（持続投与量）
サクシニルコリン	実体重
ロクロニウム	理想体重
フェンタニル	除脂肪体重
レミフェンタニル	除脂肪体重
ミダゾラム	実体重（ボーラス投与量） 理想体重（持続投与量）
スガマデックス	実体重あるいは理想体重＋40%

理想体重＝　45.4＋0.89×(身長－152.4)　　女性
　　　　　　49.9＋0.89×(身長－152.4)　　男性
除脂肪体重＝(9720×実体重)/〔8780＋(224×BMI)〕　女性
　　　　　　(9720×実体重)/〔8780＋(224×BMI)〕　男性
※ BMI：body mass index

(Cullen A, Ferguson A. Perioperative management of the severely obese patient : a selective pathophysiological review. Can J Anesth 2012；59：974-96 より改変引用)

文　献

1) Cullen A, Ferguson A. Perioperative management of the severely obese patient : a selective pathophysiological review. Can J Anesth 2012；59：974-96.

（前川　拓治）

4 長時間手術・麻酔後の患者

はじめに

長時間手術後の合併症として，末梢神経障害，シバリング，褥瘡などの皮膚障害，術後悪心嘔吐，感染，せん妄，深部静脈血栓症などが挙げられ，さらに年齢や術前合併症などの患者因子，部位や体位，出血量などの手術因子が加わり特異的な合併症が生じうる．それぞれの症例に応じた術中・術後の対策が必要である．特に本項では，耳鼻科領域の頭頸部悪性腫瘍に対する腫瘍切除・再建手術（長時間手術）の術後管理について概説する．

Case 耳鼻科悪性腫瘍に対する長時間手術の術後管理

近年，頭頸部の悪性腫瘍切除術においては，遊離皮弁による再建が主流となっている．遊離皮弁は，従来主流であった有茎皮弁と比較して，切除によって生じた欠損部の大きさや欠損組織の性状に応じて，適切な皮弁を選択できることから，より質の高い機能的再建が可能となり，患者の生活の質（quality of life：QOL）の向上に貢献する．周術期管理においては，手術の長時間化，血管吻合を伴うことから皮弁の生着に関してよりデリケートな管理を要する点を考慮する必要がある．

A 術後管理のポイント

移植後の皮弁の血流不全から壊死に至ると患者の機能的損失を生じるだけでなく，敗血症から多臓器不全に至り致命的な場合もある．皮弁の血流維持のため，手術中から適切な循環血液量の維持，十分な鎮痛が重要である．循環動態および水分バランス評価のために，中心静脈圧や心拍出量測定など適切なモニタリングを行う．手術後，特に頸部血管吻合を施行した場合は，人工呼吸下に持続鎮静を行うことが多い．これは，頸部の回旋などの運動が血管吻合部の過伸展や屈曲の原因となるためである．手術室にて覚醒させる場合は，十分な鎮痛，循環動態の安定，指示に十分従える（せん妄や不穏がない），酸素化が保たれていること，シバリングがないことが望ましい．長時間手術終了直後にこれらの条件を満たすことが困難なことも多く，術後に鎮静管理を選択する理由となっていると考えられる．術後早期の重大な合併症は皮弁の血栓症である．術後72時間は1時間ごとの皮弁血流のチェックが望ましいとされ，術後5日でこれらの血管トラブルのリスクは減少する．皮弁血流のモニタリングには，皮弁色，温度変化，トルゴール，ピンプリックテスト，ドップラー法などが用いられる．表1に動脈性および静脈性血栓症の徴候についてまとめた[1]．薬物による血栓予防法として，ヘパリン，アスピリンなどの抗凝固療法のほか，低分

表1 皮弁モニタリング

徴候	動脈の問題	静脈の問題
皮弁色	白っぽい，斑様，青っぽい	チアノーゼ，黒っぽい，青っぽい
毛細血管充満時間	緩慢（＞3秒）	速い
トルゴール	減少	増加
温度	冷たい（2℃より大きい低下）	冷たい（2℃より大きい低下）
ピンプリックテスト	暗赤色，少量の出血	暗赤色，大量の出血
ドップラー法	拍動音の消失	静脈性コマ音の消失

(Wong CH, Wei FC. Microsurgical free flap in head and neck reconstruction. Head Neck 2010；32：1236-45 より改変引用)

子デキストランやプロスタグランディン E_1 製剤の投与が行われるが，効果に関してエビデンスはない。皮弁血流不全に対して早期発見が何より重要であり，多くの場合，血栓除去術などにより機能回復が得られるが，発見が遅れ，再手術によっても皮弁の機能回復が得られない場合は新たな皮弁採取・移植を要したり，最悪の場合再建断念に至る場合もあり，患者予後に大きく影響する。

文献

1) Wong CH, Wei FC. Microsurgical free flap in head and neck reconstruction. Head Neck 2010；32：1236-45.

（前川　拓治）

5 神経筋疾患を有する患者

A 重症筋無力症（MG）

重症筋無力症（myasthenia gravis：MG）患者の術後管理のポイントは，MG症状の増悪防止と対処，合併症や治療に伴う副作用に対応した全身管理を行うことである。

a. 重症筋無力症（MG）の症状

MGは神経筋接合部のアセチルコリン（acetylcholine：ACh）受容体のαサブユニットを標的とする自己抗体や筋特異的受容体型チロシンキナーゼ抗体の存在により，神経筋接合部の刺激伝達が障害される疾患である。特徴的な症状は運動の反復，持続に伴い骨格筋の筋力が低下すること（易疲労性），症状が休息により回復し夕方に悪化すること（日内変動），症状が日によって変動すること（日差変動）である。

眼症状（眼瞼下垂，複視）がもっとも頻度の高い症状であり，次いで四肢の骨格筋，構音障害・嚥下障害・咀嚼障害などの球症状，顔面筋力低下，呼吸困難の症状を来す[1]。また，随伴症状として胸腺腫を伴うMGでは1〜2%程度に重篤な心筋炎や致死的な不整脈が合併することが指摘されている[1]。さらに，ステロイドや免疫療法を長期間施行している場合には動脈硬化や易感染性などさまざまな副作用を伴う。

b. 胸腺摘除術の手術適応と術後経過

胸腺腫を伴うMGと非胸腺腫MGのうち発症年齢の若い患者に対しては胸腺摘除術が適応となる[1]。胸腺摘除後，速やかな症状の改善やACh受容体抗体の減少は得られないことが多い。むしろ，術後一過性に筋無力症状の増悪が起こることがある。術後は病態に合わせて，抗コリンエステラーゼ薬などの術前治療薬を継続し調整する。

胸腺摘除術に伴う合併症の割合は3-30%とされ，肺炎，反回神経麻痺，横隔神経麻痺，出血，創部感染，気胸，胸水，無気肺，静脈血栓症などが報告されている[1]。

c. 術後呼吸不全

MG患者に特異的な術後呼吸不全の原因として，筋無力症クリーゼ，コリン作動性クリーゼがある。術前のMG重症度が高く，手術侵襲が大きいほど術後の人工呼吸管理が必要となることを示す報告が多い[1〜3]。ハイリスク患者ではコントロール状態の良好な時期に手術を実施するのがよい。術後痛は低換気・咳嗽制限を生じ呼吸器感染症の原因となるので術後痛のコントロールが大切である。

d. 筋無力症クリーゼの対処

　筋無力症クリーゼとは神経筋接合部のブロックが呼吸筋に及ぶために呼吸不全が急速に進行し，生命の危機的状態となる病態をいう．術後の発症率は4〜31.1％と報告されている[1]．筋無力症クリーゼは感染症，過労，手術ストレスなどが誘因となるので，周術期にこれらを軽減することが重要である．抗菌薬（アミノグリコシド系など），抗不整脈薬（キニジン，プロカインアミド），降圧薬（β遮断薬，カルシウム拮抗薬），マグネシウムなども神経筋伝達を障害しクリーゼの誘因となりうる．さらに抗甲状腺薬，インターフェロン，ステロイドの急速投与なども他の機序によりクリーゼの誘因となることが示されている[1]．これらの薬剤を術後MG患者に使用する際には十分注意する．

　クリーゼにより著しく呼吸筋力が低下すれば人工呼吸管理が必要である．抗コリンエステラーゼ薬はクリーゼを本質的に改善できず気道分泌を亢進させるので中止することが推奨されている[1]．球症状を伴う場合には気道浄化のために気管挿管を行う方がよい．一方，咳嗽力が維持され気道分泌物の亢進を伴っていなければ非侵襲的陽圧換気法（noninvasive positive pressure ventilation：NPPV）が有用である．急性増悪時の短期的な治療としては，血液浄化による自己抗体の除去あるいは免疫グロブリン大量静注療法が効果的である．中長期的には自己抗体産生を抑制するためのステロイドや免疫抑制薬による免疫療法を行う[1]．

e. 抗コリンエステラーゼ薬とコリン作動性クリーゼ

　MGに対する対症療法として，神経筋接合部におけるアセチルコリン濃度を高める目的で抗コリンエステラーゼ薬が用いられる．副作用としてムスカリン様作用（嘔気，腹痛，下痢，発汗，気道・唾液分泌過多，縮瞳，AVブロック，発作性洞頻脈，失神発作，冠動脈疾患の増悪など），ニコチン様作用（線維束攣縮，筋痙攣など）がある．アセチルコリン過剰となり呼吸困難を来した状態をコリン作動性クリーゼと呼ぶ．抗コリンエステラーゼ薬の過剰投与が原因となるため，その投与量は必要最低限にすべきである．コリン作動性クリーゼと判断される場合は，硫酸アトロピン静注，気管挿管による気道確保などで対処する．

B 筋ジストロフィー

a. 筋ジストロフィーの病型と特徴

　筋ジストロフィーは，遺伝子変異による構造蛋白の欠損ないし酵素の異常で筋線維が壊れやすく，筋線維の破壊に再生が追い付かずに筋が萎縮していく疾患である．遺伝子や蛋白の異常によって障害されやすい筋が異なる．主な病型を表1に示す．

b. 呼吸不全の特徴

　筋ジストロフィー患者の筋力低下は進行性である．呼吸筋力の低下から換気量が減少し，進行例では高二酸化炭素血症，低酸素血症を来すようになるが，進行が緩徐なためよく順応する．ま

表1 筋ジストロフィーの主な病型と特徴

病型	遺伝型	特徴
デュシェンヌ型筋ジストロフィー（DMD）	X染色体劣性	ジストロフィンの欠損が原因。近位筋優位の障害。四肢，脊柱，胸郭の変形や心筋症も併発する。
ベッカー型筋ジストロフィー（BMD）	X染色体劣性	DMDと同じ病因だが，遺伝子の完全欠損ではないため軽症。
筋強直性ジストロフィー	常染色体優性	筋萎縮は頸部，体幹，前腕，下腿に多い。手指や舌に筋の筋緊張が起こる。糖尿病や禿頭，聴力低下，白内障，心筋伝導障害，知能障害など多彩な症状を示す。
顔面肩甲上腕型筋ジストロフィー	常染色体優性	顔面，肩甲部，肩，上腕を中心に障害される。
肢帯型筋ジストロフィー	常染色体劣性が多い	10〜20歳代の発症が多く，上下肢の近位筋の障害から始まる。

た，咳嗽力，嚥下機能の低下により気道感染症も併発しやすい。咽頭筋の筋力低下は上気道の狭窄，睡眠時無呼吸をもたらす。脊椎や胸郭の変形，低栄養は呼吸不全の増悪因子となる。

慢性呼吸不全が重度に進行した症例や気道感染などにより急性増悪した症例では人工呼吸管理が必要になる。NPPVは咳嗽，嚥下機能が保持されている症例に対して有用である。気管挿管が長期化する症例では気管切開を行う。

c. 術後呼吸管理

全身麻酔が必要な場合は揮発性吸入麻酔薬や脱分極性筋弛緩薬を避け，静脈麻酔薬を使用する。非脱分極性筋弛緩薬は作用が遷延する可能性があるので，筋弛緩モニターで効果消失を確認してから人工呼吸を離脱する。

術後呼吸管理の目的は，ガス交換能が術前のレベルに回復し，気道分泌物を排出できる状態になるまで補助することである。呼吸状態が改善するまでは抜管を延期するが，人工呼吸の長期化が肺炎のリスクを高めるので，可及的速やかに離脱を図る。努力性肺活量（forced vital capacity：FVC）が予測値の50％未満の場合，特に30％未満の場合は抜管した後，ただちにNPPVを行うことを計画するのがよい[4]。

術前検査において咳のピークフロー（peak cough flow：PCF）＜270 l/分，最大呼気圧（maximum expiratory pressure：MEP）＜60 cmH$_2$O の成人では咳嗽力が不十分となりやすいので，徒手や機械による咳介助を行う[4]。

酸素療法を行う場合はパルスオキシメーターだけでなく，カプノメーターなどで換気のモニタをして低換気を見逃さないようにする[4]。術後は低換気，無気肺，気道分泌物，その他様々な原因で低酸素血症を来すので，原因に応じた対処を行う。

術後鎮痛は重要であるが，過度の鎮静や低換気とならないように調節する。オピオイドは呼吸抑制や咳嗽の抑制があるので慎重に投与する。

d. 心筋症

デュシェンヌ型筋ジストロフィー（Duchenne muscular dystrophy：DMD）とベッカー型筋ジストロフィー（Becker muscular dystrophy：BMD）は進行性の心筋症を伴うことが多い[5,6]。若年のうちから左室肥大が出現し，成人以上になると洞性頻脈や右室肥大も伴いやすくなる[6]。

術前に心機能評価を確実に実施し，周術期に厳密な循環モニタリングと心血管作動薬を用いた循環管理をする必要がある。電解質異常が不整脈の原因ともなるので適宜検査を行うのがよい[6]。

e. 脊柱側彎症矯正固定術に伴う問題点

DMD患者ではしばしば脊柱側彎症を呈する。側彎の進行は呼吸機能を低下させるため，矯正固定術が適応となる。それによって呼吸機能が改善する効果を示す明らかなエビデンスはないが，悪化を遅らせる効果は期待できる[5]。本手術では腹臥位の影響で術後に気道や舌の浮腫が生じ気道狭窄が起こりうることにも留意する[6]。

C 脊髄損傷（早期/慢性期）患者

脊髄損傷（脊損）患者では運動麻痺，知覚障害，自律神経障害により，周術期にはautonomic dysreflexia，徐脈，低血圧，呼吸不全，筋攣縮などの発症リスクが高い[7]。

a. 呼吸管理

脊損では損傷部位に応じて呼吸筋の麻痺が起こる。吸気時には横隔膜，外肋間筋，内肋間筋の一部が働く。横隔神経が出るC3-5以上の損傷により吸気筋の麻痺が起こる。呼気は通常，横隔膜の弛緩により呼出されるが，強い咳をするときには腹筋群，内肋間筋が働く。したがって，これらの筋を支配する胸髄レベル以上の損傷により咳嗽力が低下し，無気肺や肺炎を起こしやすくなる[8]。

受傷後2，3日以内は障害部位の高さが上昇することがある[7]。また，急性期には副交感神経優位となるため，気道分泌物の増加，気管支痙攣，肺水腫が起こりやすい[7]。

呼吸に関わる筋力回復・維持や気道浄化のために，呼吸リハビリテーションが実施されている場合は術後早期から再開し，術後呼吸器合併症の予防に努める。肺のコンプライアンスを維持するために，最大強制吸気量を気道に送気した後，声門を閉じて3-5秒ためてから空気を吐き出すエアスタックという方法が行われる。さらに，気道浄化のためには徒手や機械による咳介助，肺内パーカッションベンチレーターが行われる[8]。

術後は気管挿管による人工呼吸の期間をなるべく短くするようウィーニング（weaning）を進め，必要ならNPPVへ移行して換気補助を行う[8]。

b. 循環管理

脊髄損傷時には交感神経系遠心路の直接圧迫による一時的な交感神経の過剰活動が起こるが，その後，交感神経系の経路遮断により血圧低下，徐脈を主症状とする"spinal shock"と呼ばれる時期が数日から6-8週間続く[7]。通常，副交感神経系の活動は保たれているので，気管挿管や気管吸引などの手技によって重度の徐脈や心静止をもたらす可能性がある。低酸素血症状態ではこの反射が起きやすい。また，静脈還流量低下に対する代償機転が障害されるため，体位変換やValsalva手技，胸腔内圧上昇時には血圧低下が起きやすい[7]。手術後にこれらの処置をする際は，循環変動に注意する必要がある。

受傷1週間以内の急性期における管理目標として，脊髄の灌流を高めるために平均血圧を85-90 mmHgに保つことが推奨されている[9]。

c. Autonomic dysreflexia（自律神経異常反射）の機序と管理

受傷3-12週間後になると，損傷部位より低位からの刺激に伴い，autonomic dysreflexiaが出現することがある[7]．すなわち，膀胱緊満，尿カテーテルの閉塞，腸管牽引，子宮収縮，急性腹症，尿路感染などが誘引となり，高血圧，反射性の徐脈，頭痛，患部より高位の紅潮，発汗，患部以下の蒼白などの症状を呈する．高血圧は突発的で高度であり，頭蓋内出血，痙攣，昏睡，心筋虚血，肺水腫などをもたらし得る[7]．

発症機序には高位中枢からの下行性抑制経路の障害に加え，患部より遠位の脊髄内での神経接続の異常が関与していると考えられる[7]．また，患者ではアドレナリン受容体の異常過敏性のために血圧の急激な反応が生じやすい．

Autonomic dysreflexiaが起きた時はまず，誘引となる刺激を除去する．そうすることで速やかに血圧が回復することが多い．しかしながら，血圧調節のために薬物投与が必要なことも多い．降圧薬は発現が速く，作用時間の短いものが求められる．

d. その他の全身管理

運動麻痺や知覚異常により褥創が生じやすいので，体位交換などのケアに努める．潰瘍を生じると感染やautonomic dysreflexiaの原因になる．

また，脊損患者では体温管理に留意する．高位脊髄損傷の患者では，寒冷に際し熱産生のために震えを起こしたり，熱を放散するために発汗や血管拡張を起こしたりする体温調節の正常な機序が障害される結果，体温は環境温に影響されやすくなる．

文 献

1) 日本神経学会「重症筋無力症診療ガイドライン」作成委員会．重症筋無力症診療ガイドライン2014．東京：南江堂；2014．
2) Naguib M, Dawlatly AAE, Ashour M, et al. Multivariate determinants of the need for postoperative ventilation in myasthenia gravis. Can J Anaesth 1996；43：1006-13.
3) 江藤孝史，高祖英典，園田啓太．当院2年間に拡大胸腺摘出術を施行した重症筋無力症4症例の術後呼吸管理予測因子についての検討．麻酔 2012；61：1053-7．
4) Birnkrant DJ, Panitch HB, Benditt JO, et al. American College of Chest Physicians consensus statement on the respiratory and related management of patients with Duchenne muscular dystrophy undergoing anesthesia or sedation. Chest 2007；132：1977-86.
5) 日本神経学会，日本小児神経学会，国立精神・神経医療研究センター．「デュシェンヌ型筋ジストロフィー診療ガイドライン」作成委員会．デュシェンヌ型筋ジストロフィー診療ガイドライン2014．東京：南江堂；2014．
6) Cripe LH, Tobias JD. Cardiac considerations in the operative management of the patient with Duchenne or Becker muscular dystrophy. Pediatric Anesth 2013；23：777-84.
7) Hambly PR, Martin B. Anaesthesia for chronic spinal cord lesions. Anaesthesia 1998；53：273-89.
8) 日本リハビリテーション医学会．神経筋疾患・脊髄損傷の呼吸リハビリテーションガイドライン．東京：金原出版；2014．
9) Walters BC, Hadley MN, Hurlbert RJ, et al. Guidelines for the management of acute cervical spine and spinal cord injuries：2013 update. Neurosurgery 2013；60：S82-91.

（坂口　嘉郎）

6 薬物療法中の患者

A 抗凝固薬

a. 抗凝固薬の術前休薬と術後再開

　抗凝固薬を服薬中の患者が手術を受ける場合，手術に伴う出血のリスクと抗凝固薬を中断した場合の血栓症発生のリスクを考慮し，周術期の休薬を決定する．

　日本循環器学会などの合同研究班が作成した「循環器疾患における抗凝固・抗血小板療法に関するガイドライン（2009年改訂版）」において，抗凝固薬療法中の患者の手術時対応として以下のことがクラスIIa'（有益/有効であるという意見が多いもの）の扱いで推奨されている[1]．

①術後出血への対応が容易な場合のワルファリンや抗血小板薬内服継続下での体表の小手術．

②出血性合併症が起こった場合の対処が困難な体表の小手術やペースメーカ植込み術での大手術に準じた対処．

③大手術の術前3-5日までのワルファリン中止と半減期の短いヘパリンによる術前の抗凝固療法への変更．ヘパリン（1.0-2.5万単位/日程度）を静注もしくは皮下注し，リスクの高い症例では活性化部分トロンボ時間（activated partial thromboplastin time：APTT）が正常対照値の1.5-2.5倍に延長するようにヘパリン投与量を調整する．術前4-6時間からヘパリンを中止するか，手術直前に硫酸プロタミンでヘパリンの効果を中和する．いずれの場合も手術直前にAPTTを確認して手術に臨む．術後は可及的速やかにヘパリンを再開する．病態が安定したらワルファリン療法を再開し，プロトロンビン時間国際標準比（prothrombin time-international normalized ratio：PT-INR）が治療域に入ったらヘパリンを中止する．

④大手術の術前7-14日からのアスピリン，チクロピジンおよびクロピドグレルの中止，3日前からのシロスタゾール中止．

　ワルファリンを再開する場合，効果はすぐに発揮されず目標のPT-INR値が安定するまで通常4-5日間ほどかかるので，その間ヘパリン投与が必要である．

　米国胸部疾患学会のガイドラインにおいて，ワルファリンなどビタミンK拮抗薬を術前休薬する場合，術後およそ12-24時間（術当日夜か翌朝）に，止血が十分できていると確認できた時点で再開し，投与再開を遅らせないようにすることが推奨されている（Grade 2C）[2]．低分子量ヘパリンをブリッジング抗凝固薬として使用する場合，出血リスクの高い手術では術後48-72時間経ってから低分子量ヘパリンを開始し，出血リスクの低い手術ではおよそ24時間後から開始することが推奨されている（Grade 2C）[2]．

b. 抗凝固療法中の硬膜外カテーテル留置と抜去

　硬膜外麻酔は術後鎮痛として有用であるが，留置時および抜去時に血腫が形成されると神経学

的合併症を引き起こすリスクがある。したがって，術前に抗凝固療法を実施している患者に対して硬膜外麻酔を施行する際には，抗凝固薬投与の厳密なコントロールが必要である。

未分画ヘパリン，エノキサパリン，フォンダパリヌクス投与中の患者で，薬剤投与後に硬膜外カテーテルを抜去する場合はそれぞれ4時間，12時間，20時間以上あける必要がある。また，硬膜外カテーテル抜去後に薬剤を投与するまでの時間はそれぞれ1時間，2時間，2時間以上空けたほうがよい[3]。

ワルファリン投与時に硬膜外カテーテルを抜去する場合はPT-INR＜1.5を必要条件とする。この条件では第VII因子活性が約40％あることに相当し，正常に近い止血能力が期待できる[3]。

B 副腎皮質ステロイド

a. 副腎皮質ステロイドの役割

副腎皮質ステロイドには糖質コルチコイド（コルチゾール）と鉱質コルチコイド（アルドステロン）があり，合成ステロイド製剤は，分泌が低下する疾患に対する補充療法以外にもさまざまな病態の治療に用いられる。

健常成人では通常，1日当たり糖質コルチコイド 5-10 mg/m^2（ハイドロコルチゾン 20-30 mg/日あるいは経口薬プレドニゾロン 5-7 mg/日に相当）を産生している[4]。低血糖，敗血症，外傷，手術などのストレスに反応して1日に最大 100 mg/m^2 まで分泌が増加する[4]。コルチゾールは糖の産生，蛋白分解，脂肪組織から脂肪酸への移行，脂肪酸の酸化などの代謝，心血管系の機能，成長，免疫系の働きをコントロールする。長期間の副腎皮質ステロイド製剤の投与は副腎皮質の萎縮をもたらし，生体の恒常性を維持するのに必要な基本量のコルチゾールを産生することができなくなる。プロドニゾロン 5 mg/日の連用により副腎機能は低下し，薬物中止後，副腎機能が回復するのに1年近く期間がかかる[4]。

b. ステロイドカバー

手術などのストレス刺激に対して反応できずに循環虚脱を起こすことを避けるために，周術期にはステロイド製剤の予防的補填（ステロイドカバー）が必要である。手術前に通常投与量のステロイド製剤を内服し，さらに手術，麻酔や疾患に応じて手術中に経静脈的にステロイド製剤の補充をする。侵襲が治まり，患者の状態が安定していれば，ステロイド製剤の投与は2，3日かけて徐々に減量していく。

ステロイド療法中の患者の副腎皮質機能不全の程度を正確に評価し，手術侵襲の程度を定量化するのは難しいため，そのときの状態に合ったステロイドカバーの必要量を予測するのは容易ではない。十分なエビデンスはないが，最近の専門家らの意見では，従来教科書に示されていたプロトコールと比べて少ない投与量，短い投与期間が推奨されている[4]（表1）。実際の投与量は副腎機能不全の程度，手術侵襲の大きさ，侵襲に対する患者の心血管系や代謝系の反応に基づき調整される[4]。

過量投与では，高血圧，筋や皮膚の変化，高血糖，電解質異常，免疫抑制，蛋白同化亢進，体液貯留，精神症状などの副作用も生じる[4]。

表1 副腎機能不全患者に対する周術期の補充療法

侵襲の程度		糖質コルチコイド補充量と期間
軽症	鼠径ヘルニア修復術 大腸内視鏡 軽度の発熱を伴う疾患 軽度〜中等度の嘔気・嘔吐 胃腸炎	ハイドロコルチゾン 25 mg iv or メチルプレドニゾロン 5 mg iv 手術当日のみ
中等症	開腹胆嚢摘出術 半結腸切除術 高度の発熱を伴う疾患 肺炎 重症胃腸炎	手術当日にハイドロコルチゾン 50-75 mg iv or メチルプレドニゾロン 10-15 mg iv 1-2 日間で通常量に漸減する
重症	心血管手術 Whipple procedure 肝切除術 膵炎	手術当日にハイドロコルチゾン 100-150 mg iv or メチルプレドニゾロン 20-30 mg iv 術翌日から 1-2 日間で通常量まで漸減する
救急重症	重症敗血症 or 敗血症性ショック	ショックが改善するまで，ハイドロコルチゾン 50-100 mg を 6-8 時間ごと iv or 0.18 mg/kg/hr の持続投与＋フルドロコルチゾン 50 μg/日 数日から 1 週間以上継続した後，バイタルサインや血清 Na 値に応じて減量していく

プレドニゾロン 5 mg/日以下の患者なら通常の投与のみでよく補充は必要ない。
プレドニゾロンを 5 mg/日より多く摂取している場合は通常の維持量に加えて，上記の補充を行う。
(Coursin DB, Wood KE. Corticosteroid Supplementation for Adrenal Insufficiency. JAMA 2002 ; 287 : 236-40 より引用)

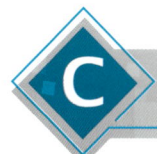

C β遮断薬

　周術期は心筋虚血の発症リスクが高い。β遮断薬は心筋酸素消費量を減じ，心室性不整脈の抑制作用を有するため，周術期心事故リスクの高い非心臓手術患者に対するβ遮断薬投与は心血管合併症を減ずる可能性がある[5]。周術期にβ遮断薬を投与することの有効性を示す RCT がある一方で，POISE trial[6]では非致死性心筋梗塞は 30％減少したが，死亡は 33％増加し，脳梗塞は 2 倍に増加するなど，有効性に疑問を投じる RCT もあり，さまざまな点で議論が続いている[5]。

　術前からすでにβ遮断薬を使用している患者において，急激な中止はリバウンド現象によって交感神経の刺激性が高まる可能性があるので，血行動態が許す限り周術期も継続すべきである[5]。非心臓手術周術期について，2014 年に米国心臓病学会（American College of Cardiology：ACC）と米国心臓協会（American Heart Association：AHA）が出したガイドライン[6]および同時期に欧州心臓病学会（European Society of Cardiology：ESC）と欧州麻酔科学会（European Society of Anaesthesiology：ESA）が出したガイドライン[7]ではともに，「β遮断薬をすでに使用中の患者では，同薬の使用を継続する（Class I/Level B）」ことが推奨されている。周術期に新たにβ遮断薬を開始するのは高リスク患者が高リスク手術をする場合に限る方がよいとしている。

　サンフランシスコ退役軍人医療センターで手術を施行された 38,779 人の患者を対象に，周術期のβ遮断薬の使い方と予後を後方視的に調べた多変量解析では，β遮断薬を術前から継続投与あるいは新たに開始した群では使用しなかった群に比べて 30 日後死亡率，1 年後死亡率が有意に低かったのに対し，術前に使用していたβ遮断薬を術後に投与しなかった群では，周術期にβ遮断薬を使用しなかった群よりも有意に死亡率が高かった[8]。

D スタチン

　スタチンはヒドロキシメチルグルタリルCoA還元酵素の働きを阻害することによって，血液中のコレステロール値を低下させる薬物の総称であり，高脂血症患者での心筋梗塞や脳血管障害の発症リスクを低下させる効果があることが明らかにされている。心臓や大血管手術を受ける患者の多くが術前からスタチンを投与されている。スタチンはまた，脂質代謝と独立した機序により，炎症反応を抑制，血栓を抑制，線溶を亢進，血小板の活性化を減少，虚血-再灌流障害を抑制，血管内皮機能を保持する働きがあり，周術期のストレスから臓器を保護し，予後を改善する効果が期待できる[5,9]。

　スタチン投与を突然中止すると，Rhoの転写と活性化がリバウンドで過剰となり，血管内皮からの一酸化窒素NO産生がダウンレギュレーションを起こすことが実験的に確かめられている[9]。その結果，わずか1日の中断で血管内皮依存性の血流量が低下する。臨床研究においても，スタチンの中断が予後を悪化させることを示す多くの報告がある[9]。腹部大動脈手術を受ける患者を対象に行われた前向き観察研究において，手術前後の休薬期間が中央値で4日間であった投与中断群は，投与継続群に比べて術後の心筋梗塞の発症率が有意に高く，多変量解析の結果，オッズ比は2.9（信頼区間1.6-5.5）であった[10]。

　非心臓手術周術期のスタチン投与に関する勧告では，クラスⅠの推奨度で，スタチン投与中の患者において投与を継続することが勧められている[5~7]。術後は経口摂取可能となったら，なるべく早い時期にスタチン投与を再開するべきである。

文 献

1) 循環器病の診断と治療に関するガイドライン（2008年度合同研究班報告）．循環器疾患における抗凝固・抗血小板療法に関するガイドライン（2009年改訂版）．
2) Douketis JD, Spyropoulos AC, Spencer FA, et al. Perioperative management of antithrombotic therapy. Antithrombotic therapy and prevention of thrombosis, 9th ed：American College of Chest Physicians evidence-based clinical practice guidelines. Chest 2012；141：e326S-e350S.
3) 正田丈裕．抗凝固療法と硬膜外麻酔．Anesthesia 21 Century 2012；14：2742-5.
4) Coursin DB, Wood KE. Corticosteroid Supplementation for Adrenal Insufficiency. JAMA 2002；287：236-40.
5) 2012-2013年度合同研究班報告（日本循環器学会，日本冠疾患学会，日本胸部外科学会，日本外科学会，日本小児循環器学会，日本心臓血管外科学会，日本心臓病学会，日本心不全学会，日本麻酔科学会）．非心臓手術における合併心疾患の評価と管理に関するガイドライン（2014年改訂版）．Guidelines for perioperative cardiovascular evaluation and management for noncardiac surgery（JCS 2014）．http://www.j-circ.or.jp/guideline/pdf/JCS2014_kyo_h.pdf（accessed 2015.12.23）
6) Fleisher LA, Fleischmann KE, Auerbach AD, et al. 2014 ACC/AHA Guideline on perioperative cardiovascular evaluation and management of patients undergoing noncardiac surgery. A report of the American College of Cardiology/American Heart Association Task Force on Practice Guidelines. J Am Coll Cardiol 2014；64：e77-e137.
7) Kristensen SD, Knuuti J, Saraste A, et al；Authors/Task Force Members. 2014 ESC/ESA Guidelines on non-cardiac surgery：cardiovascular assessment and management：The Joint Task Force on non-cardiac surgery：cardiovascular assessment and management of the European Society of Cardiology（ESC）and the European Society of Anaesthesiology（ESA）. Eur Heart J 2014；35：2383-431.

8) Wallace AW, Au S, Cason BA. Association of the pattern of use of perioperative β-blockade and postoperative mortality. Anesthesiology 2010 ; 113 : 794-805.
9) Le Manach Y, Coriat P, Collard CD, et al. Statin therapy within the perioperative period. Anesthesiology 2008 ; 108 : 1141-6.
10) Le Manach Y, Godet G, Coriat P, et al. The impact of postoperative discontinuation or continuation of chronic statin therapy on cardiac outcome after major vascular surgery. Anesth Analg 2007 ; 104 : 1326-33.

〔坂口　嘉郎〕

7 免疫不全（AIDS）患者

A　AIDSと抗HIV薬

　Human immunodeficiency virus（HIV）に感染し，急性感染期，無症候期を経て最終的に血液中のCD4陽性Tリンパ球が200/μlまで減少すると細胞性免疫不全の状態となり，後天性免疫不全症候群（acquired immune deficiency syndrome：AIDS）を発症する．発熱，体重減少，リンパ節腫脹，下痢，倦怠感，頭痛などの症状とともに日和見感染を生じ，ニューモシスチス肺炎やカポジ肉腫，悪性リンパ腫，皮膚がんなどの悪性腫瘍など生命に危険が及ぶ症状を呈してくる．また，HIV感染細胞が中枢神経系組織へ浸潤し，精神障害や認知症，記憶喪失を引き起こすこともある．

　現在，HIV/AIDSに対する治療はヌクレオシド系逆転写酵素阻害剤（nucleoside reverse transcriptase inhibitor：NRTI），非ヌクレオシド系逆転写酵素阻害剤（non-nucleoside reverse transcriptase inhibitor：NNRTI），プロテアーゼ阻害剤，インテグラーゼ阻害剤（integrase strand transfer inhibitor：INSTI），侵入阻害剤などの抗HIV薬から3～4剤を選択し併用する多剤併用療法（highly active anti-retroviral therapy：HAART療法）が一般的である[1]．HAART療法により安定期に至ればほとんどAIDSで死亡することはないほどまでに治療成績は改善した．しかしながら完治・治癒は現在でも困難であり，抗ウイルス薬治療は開始すれば一生継続する必要がある[1]．

　HAART療法のレジメンは病期や症状，副作用を考慮して組み立てられるが，抗HIV薬による治療中の患者が手術を受ける場合は，専門家と相談して休薬のスケジュールを立てることが望ましい．

　プロテアーゼ阻害剤はチトクロームP450を抑制するので，この酵素によって代謝されるフェンタニル，ペチジン，ミダゾラムなどの麻酔薬の作用は遷延することに注意する[2]．逆にNevirapine（NNRTI）はチトクロームP450の酵素活性を誘導する[2]．

B　AIDS患者の周術期リスクと術後管理

　HIV感染は術後合併症のリスクを増加させるという明確なエビデンスはないので，HIV感染があるからといって手術適応を制限するべきでない[2]．

　免疫不全状態であるAIDS患者では術後の感染や悪性疾患の成長，転移を起こしやすくなることが懸念される．全身麻酔薬や麻薬は免疫能を抑制することが知られているが，それが臨床的にどれだけ影響するかは十分解明されていない[2,3]．

　AIDS患者では術後肺炎やARDSを起こしやすいので留意する[3]．CD4陽性Tリンパ球が200/μl以下の状態になるとニューモシスチス肺炎や肺結核などの日和見感染が併発しやすいので周術期

には特に気をつける[2,3]。

中枢性，末梢性の神経学的障害を生じていることが多い[3]。麻酔後の認知機能障害の有無や神経学的所見に注意する。オピオイドやベンゾジアゼピン系薬物に対する感受性が高い。その機序としてAIDS患者ではインターロイキン-1が高く，GABA産生量が亢進するためと考えられる[3]。AIDS患者は多発神経炎など末梢神経障害も伴っていることが多いので，局所麻酔を施行した場合には症状の変化に留意する。自律神経障害を伴うことも多いので，術後の起立性低血圧に注意する[3]。

AIDS患者は普段から頭痛，単純ヘルペス感染，腰部痛，帯状疱疹後神経痛，咽頭痛，腹痛，HIV関連関節痛，ライター症候群，末梢性ニューロパチー関連痛などの痛みを伴うことが多い[2]。術後には創部痛と合わせて集学的，包括的な痛みの治療を実施すべきである。

心嚢水貯留，心筋炎，拡張型心筋症，心内膜炎，肺高血圧などの心血管系合併症を併発しやすい[3]。また，凝固亢進を来しやすく，そのために肺高血圧，冠動脈狭窄，心筋梗塞などを若年者でも発症しやすい[3]。したがって周術期を通して適切な心機能の評価とモニタリングが必須である。

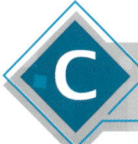

C 医療従事者の感染予防と曝露対策

HIV感染血液による針刺し・切創などからHIV感染が成立するリスクは，経皮的曝露では約0.3%，粘膜曝露では約0.09%と報告されている[1,2,4]。曝露予防の基本は普遍的感染予防策の遵守である。術後管理においても，小規模な観血的診療を伴う医療行為ではゴム手袋を着用し，中規模以上の観血的診療を伴う医療行為ではゴム手袋に加えてマスク，ガウン，シューズカバー，必要に応じてゴーグル，フェイスシートを着用する。

もし，患者の血液，体液に曝露した場合は，まず，石けんと流水によって十分に洗浄する[1]。ポピドンヨードや消毒用エタノールを使用してもよいが，その効果は確立されていない[1]。粘膜は流水で十分に洗浄すべきである。

曝露後の次の対応として，抗HIV薬による予防内服はHIV感染成立の可能性がほとんどなければ不要であるが，感染成立の可能性が考慮される場合には推奨される[1]。2013年のCDCガイドラインは，感染のリスクが高い場合には曝露後に抗HIV薬の多剤併用投与を開始し，4週間は予防内服を継続することを推奨している[4]。

文献

1) 平成26年度厚生労働科学研究費補助金エイズ対策研究事業（エイズ対策政策研究事業）HIV感染症及びその合併症の課題を克服する研究班．抗HIV治療ガイドライン．http://www.haart-support.jp/pdf/guideline2015.pdf（accessed 2015.12.23）
2) Avidan MS, Jones N, Pozniak AL. The implications of HIV for the anaesthetist and the intensivist. Anaesthesia 2000；55：344-54.
3) Evron S, Glezerman M, Harow E, et al. Human Immunodeficiency Virus：Anesthetic and Obstetric Considerations. Anesth Analg 2004；98：503-51.
4) Kuhar DT, Henderson DK, Struble KA, et al；US Public Health Service Working Group. Updated US Public Health Service guidelines for the management of occupational exposures to human immunodeficiency virus and recommendations for postexposure prophylaxis. Infect Control Hosp Epidemiol 2013；34：875-92.

（坂口　嘉郎）

V 術後管理におけるチーム医療

はじめに

チーム医療とは、「医療に従事する多種多様な医療スタッフが、各々の高い専門性を前提に、目的と情報を共有し、業務を分担しつつもお互いに連携・補完し合い、患者の状況に的確に対応した医療を提供すること」と定義されている[1]。チーム医療の目的は「医療の質の向上」であり、医療の質には、①医療行為としての質（行為の内容、適合性、技術的質、学問的質、②習慣的な質（患者満足度や医療従事者の満足度）、③安全性の担保・安心感としての質などが含まれる[2]。チーム医療によって期待される具体的な効果には「疾病の早期発見・回復促進・重症化予防など医療・生活の質の向上など」があり（表1）、術後管理にチーム医療は不可欠である。

A 多職種連携のあり方

チーム医療を提供するために、多職種連携は重要な方法である。職員が協働することで新たなアイデアを生み、問題を解決するための団結力ができる。職員の協働は、協力し尊敬しあうこと、目標を共有することが重要であり、チーム医療を推進するためには、率直なコミュニケーションによって多数の意見を取り込み、情報を共有し個人の知識を活用できるようになることが必要である。

術後管理において主に係る職種の役割を述べる。

1. 看護師の役割

看護師は患者・家族と過ごす時間が最も多く、ニーズを早期に把握できる立場にある。さらに、患者・家族への医療提供を通して複数の職種とかかわる機会をもっている。看護師は、患者・家族の問題を解決するにはどのような職種の介入が必要なのかを判断し、医師と協力してチームを構成したり、メンバー間を調整したりする役割を担っている。

2. 理学療法士の役割

基本動作能力（座る、立つ、歩くなど）の回復や維持、および障害の悪化の予防を目的に、運動療法や物理療法などを用いて、自立した日常生活が送れるよう支援する。術後早期から、廃用症候群の予防と早期離床を促さなければならない。早期離床はせん妄発症予防の効果も期待できる。

3. 作業療法士の役割

身体または精神に障害のある患者を対象に応用的動作能力または社会的適応能力の回復を図る

表1 チーム医療の具体的な効果

①疾病の早期発見・回復促進・重症化防止などのケアの質の向上
②早期の家庭復帰・社会復帰への支援、在宅医療・介護による患者のQOLの向上
③医療の効率の向上と最適化
④医療における安全性の向上
⑤医療における患者の主体性の確保（患者中心の医療）
⑥医療費の削減
⑦患者（家族）および医療者双方の信頼関係や満足度の向上

(水本清久, 岡本牧人, 石井邦夫ほか. チーム医療とは. 水本清久編. 実践 チーム医療論 実践と教育プログラム. 東京：医歯薬出版；2011. p.2-7. をもとに作成)

ために，手芸や工芸などの作業を用いて支援する。理学療法士との違いでもっとも大きいのは「精神に障害のある者」に対してもアプローチができる点にあり，作業療法を通して「生活」を患者に感じさせることによって，早期離床に結びつくことも多くある。

4. 言語聴覚士の役割

脳血管疾患などにおける失語や構音・聴覚障害の患者，摂食・嚥下機能に問題が生じた患者を対象に，検査やさまざまな機能評価を実施して患者に適切なプログラムを作成し支援する。

5. 臨床工学技士の役割

医師の指示のもとに生命維持管理装置（人工呼吸器，血液浄化装置，体外補助循環，ペースメーカーなど）の操作および保守点検を行う。

6. 薬剤師の役割

チーム医療において果たすべき薬剤師の役割は，医療品の適正な供給（含む，調剤），管理と医薬品情報の提供を通して，医薬品の適正使用を推進させ，薬物治療の適正化に貢献することにある。術後疼痛緩和薬については積極的に参加する。また予防的抗菌薬の適正使用に関し，術後感染症発生の有無の確認をする。術後の内服薬の再開や術後開始薬など服薬指導を実施する。

7. 歯科衛生士の役割

口腔内の管理，衛生状態の改善を行うことで，口腔内トラブルの予防・軽減，口腔から全身への感染リスクを減少することができる。また，口腔機能を回復・向上・維持させることで，経口栄養摂取，術後の回復を促進する。

> **Memo**
>
> ## 術後管理における看護師の特定行為について
>
> 2014年6月18日に「地域における医療及び介護の総合的な確保を推進するための関係法律の整備等に関する法律」が成立し，「特定行為に係る看護師の研修制度」が創設された（2015年10月1日実施）。チーム医療を推進し，高齢社会において増加する医療ニーズを持つ多くの人々を支える重要な制度である。
>
> 特定行為として38の行為が定められた（表2）。特定行為は診療の補助であり，看護師が手順書により行う場合には，実践的な理解力，思考力，および判断力，ならびに高度かつ専門的な知識および技能が特に必要とされるものである。術後管理に関連した特定行為は，疼痛管理，各種カテーテルやドレーンの抜去，動脈ラインや胃管の挿入，人工呼吸器からの離脱などがあり，術後管理において特定行為にかかわる看護師への期待は大きい。ただし，研修制度もこれから始まるため，看護師は患者および国民ならびに医師および歯科医師その他医療関係者から期待される役割を十分担うため，医療安全に配慮し，在宅を含む医療現場において，高度な臨床実践能力を発揮できるよう，自己研鑽を継続することが求められる。

表2 特定行為および特定行為区分（38行為21区分）

特定行為区分	特定行為
呼吸器（気道確保に係るもの）関連	経口用気管チューブ又は経鼻用気管チューブの位置の調整
呼吸器（人工呼吸療法に係るもの）関連	侵襲的陽圧換気の設定の変更，非侵襲的陽圧換気の設定の変更，人工呼吸管理がなされている者に対する鎮静薬の投与量の調整，人工呼吸器からの離脱
呼吸器（長期呼吸療法に係るもの）関連	気管カニューレの交換
循環器関連	一時的ペースメーカーの操作及び管理，一時的ペースメーカーリードの除去，経皮的心肺補助装置の操作及び管理，大腿動脈内バルーンパンピングからの離脱を行うときの補助の頻度の調整
心のうドレーン管理関連	心のうドレーンの抜去
胸腔ドレーン管理関連	低圧胸腔内持続吸引器の吸引圧の設定及びその変更，胸腔ドレーンの抜去
腹腔ドレーン管理関連	腹腔ドレーンの抜去（腹腔内に留置された穿刺針の抜針を含む）
ろう孔管理関連	胃ろうカテーテル若しくは腸ろうカテーテル又は胃ろうボタンの交換，膀胱ろうカテーテルの交換
栄養に係るカテーテル管理（中心静脈カテーテル管理）関連	中心静脈カテーテルの抜去
栄養に係るカテーテル管理（末梢留置型中心静脈注射用カテーテル管理）関連	末梢留置型中心静脈注射用カテーテルの挿入
創傷管理関連	褥瘡又は慢性創傷の治療における血流のない壊死組織の除去，創傷に対する陰圧閉鎖療法
創部ドレーン管理関連	創部ドレーンの抜去
動脈血液ガス分析関連	直接動脈穿刺法による採血，とう骨動脈ラインの確保
透析管理関連	急性血液浄化療法における血液透析器又は血液透析濾過器の操作及び管理
栄養及び水分管理に係る薬剤投与関連	持続点滴中の高カロリー輸液の投与量の調整，脱水症状に対する輸液による補正
感染に係る薬剤投与関連	感染徴候がある患者に対する薬剤の臨時の投与
血糖コントロールに係る薬剤投与関連	インスリンの投与量の調整
術後疼痛管理関連	硬膜外カテーテルによる鎮痛剤の投与及び投与量の調整
循環動態に係る薬剤投与関連	持続点滴中のカテコラミンの投与量の調整，持続点滴中のナトリウム，カリウム又はクロールの投与量の調整 持続点滴中の降圧剤の投与量の調整，持続点滴中の糖質輸液又は電解質輸液の投与量の調整 持続点滴中の利尿剤の投与量の調整
精神及び神経症状に係る薬剤投与関連	抗けいれん剤の臨時の投与，抗精神薬の臨時の投与，抗不安薬の臨時の投与
皮膚損傷に係る薬剤投与関連	抗癌剤その他の薬剤が血管外に漏出したときのステロイド薬の局所注射及び投与量の調整

B 術後管理のリーダーのあり方

　チームメンバーが患者・家族の特性を理解したり，各々の専門的な立場から意見・知識・技術を引き出したりするために，リーダーシップの存在は重要である．看護師は，あらゆる医療現場において，診察・治療などに関する業務から患者の療養生活の支援に至るまで幅広い業務を担っており，患者・家族，ほかのチームメンバーと接する機会が多い．したがって，チームメンバーの活動を調整し，高いレベルの実践を引き出すリーダーシップは看護師が担うのが適当である．

チーム医療では，患者・家族もメンバーとして含まれるため，機能的なチームを目指すことは，患者・家族と医療者の相互理解や信頼関係の構築を促し患者中心の医療提供につながる。

文　献

1) 医療・スタッフの協働・連携によるチーム医療の推進について（通知）．医政発0430第1号，平成22年4月30日．
2) 水本清久，岡本牧人，石井邦夫ほか．チーム医療とは．水本清久編．実践　チーム医療論　実践と教育プログラム．東京：医歯薬出版；2011．p.2-7．
3) 細田満和子．「チーム医療」とは何か．東京：日本看護協会出版会；2012．
4) 水本清久，岡本牧人，石井邦夫ほか．各専門職の職能と医療従事者のとらえるチーム医療．実践　チーム医療論　実践と教育プログラム．東京：医歯薬出版；2011．p.14-36
5) 洪　愛子．「特定行為に係る看護師の研修制度」創設までの経緯と期待．看護2015；67：9：44-45
6) 穴見　翠．「特定行為に係る看護師の研修制度」の目的および概要．看護2015；67：9：46-53
7) 川口昌彦，古家　仁．チーム医療により周術期管理まるわかり．東京：羊土社；2015．

（山口　典子）

索引

○和文

あ
悪性高熱　210
顎先挙上法　62
アシドーシス　191
亜硝酸薬　99
アセトアミノフェン　211,212
圧損傷　71,87
圧迫性無気肺　84
アナフィラキシーショック　130
アニオンギャップ　189
アルコール性ケトアシドーシス　190
アルブミン　158,195

い
胃潰瘍　140
閾値間域　208,210,212
意識レベル　32
痛み　13
一酸化窒素　251
インスリン抵抗性　173
インセンティブ・スパイロメトリー　86,234
院内救急コール　109

う
ウィーニング　73
うつ熱　210
運動機能障害　33
運動誘発電位　270
運動療法　239

え
エアリーク　252
栄養管理　167,225
壊死性軟部組織感染症　280,283
エネルギーバランス　167
嚥下障害　134
塩酸パパベリン　142
炎症性サイトカイン　4,5

お
欧州静脈経腸栄養学会のガイドライン　256
オピオイド　37
温風式加温　212

か
回腸導管　274
回復室　17
過灌流症候群　266,267
顎間固定　287
喀痰吸引　77
顎変形症　287
角膜移植　285
下肢挙上テスト　161
下大静脈径　196
褐色細胞腫　260
活性化凝固時間　203
活性化部分トロンボプラスチン時間　202
カテーテル感染　222,282
　——の診断・治療　223
カテコラミン　97
カフェイン内服　45
カプノグラム　53
カプノメータ　15
カリウムの異常　183
カルシウム拮抗薬　99,304
加齢　309
肝移植　297
感覚機能障害　33
眼科手術　285
観血的血圧測定法　93
間欠的陽圧呼吸　79
肝硬変　136
患者自己調節鎮痛　36
感染部位による分類　215
灌流指標　15
灌流障害　135

き
気管支鏡　257
気管切開術　286
気管挿管　62
危機的合併症　8
危機的偶発症　8
帰宅基準　291
気道クリアランス　235,237
吸収性無気肺　84
急性肝不全　143
急性期DIC診断基準　204
急性拒絶反応　299
急性呼吸促迫症候群　87,283
急性腎傷害　244
急性心不全　120
急性尿細管壊死　273
急性副腎不全　171
急速輸血装置　196
強化インスリン療法　174,199
胸腔鏡補助下手術　250
凝固因子　165
狭心症　92
強心薬　97
胸水　84
強制換気　68
胸腺腫　253
橋中心髄鞘崩壊症　180
胸部インピーダンス法　53
胸部傍脊椎ブロック　247
胸部理学療法　78
緊急気管切開　64
緊急酸素療法　57,58
緊急ペーシング　105
筋弛緩モニター　10
筋弛緩薬　10
筋ジストロフィー　323
筋無力症クリーゼ　322,323

く
クリオプレシピテート　278
クリッピング術　264
クレアチニンクリアランス　147
クロージングキャパシティ　84

け

経カテーテル大動脈弁留置術　247
経管栄養　138
経胸壁心エコー　95
経口摂取　138
経静脈栄養　133
経静脈的ペーシング　106
経食道心エコー　95
経食道的ペーシング　107
形成外科　280
経腸栄養　133
頸椎後方固定術　269
頸動脈ステント留置術　266
経肺熱希釈法　94
経鼻胃管の留置　220
経皮的酸素飽和度　14
経皮的体外ペーシング　106
頸部後屈法　62
痙攣　49
劇症型A群溶連菌感染　283
ケタミン　37
血圧　12,14
　──低下　41
血液浄化法　225
血液製剤　163
血液弾性粘稠度検査　203
血液透析　141
血液分布異常性ショック　113,129
血管拡張薬　98
血管収縮薬　97
血胸　85
血小板凝集能検査　203
血小板数　202
血小板輸血　164
血清クレアチニン　147
血栓症　320
血栓塞栓症　205,206
ケトアシドーシス　190
解熱薬　211
原発性肺高血圧症　296

こ

コイル塞栓術　266
後咽頭椎体間前後長　269
抗炎症性サイトカイン　5
口蓋扁桃摘出術　286
高カリウム血症　183
高カルシウム血症　184
後期高齢者　309
抗凝固薬　327
抗凝固療法　205,206
抗菌薬　257
口腔機能管理　80
口腔外科　287
高血圧　112
抗血小板薬　327
高血糖　199
抗コリンエステラーゼ薬　323
膠質液　195
膠質浸透圧　177
甲状腺機能亢進症　260,267
甲状腺クリーゼ　261
抗精神病薬　179
合成プロテアーゼ阻害薬　278
後天性免疫不全症候群　332
喉頭浮腫　260
高ナトリウム血症　181
広範囲熱傷　280
抗不整脈薬　116
硬膜外カテーテル　249,327
硬膜外自己血パッチ　275
　──療法　45
硬膜外鎮痛・患者自己調節硬膜外鎮痛　38
硬膜外麻酔　296
高マグネシウム血症　185
抗利尿ホルモン不適合分泌症候群　181
高流量システム　57
高リン酸血症　186
高齢者　290,309
誤嚥性肺炎　134
呼気終末二酸化炭素分圧　15
呼気終末陽圧　220
呼吸器感染　219
　──の診断・治療　220
　──の発症機序　219
　──の予防　220
呼吸数　10,12
呼吸性アシドーシス　193
呼吸性アルカローシス　193

呼吸性変動　160
呼吸不全の定義　67
呼吸抑制　41
呼吸練習　234
鼓室形成術　287
コリン作動性クリーゼ　322,323

さ

サードスペース　199
サーファクタント欠乏性無気肺　84
サイトカイン　4
細胞外液　304
細胞外液補充液　194
再膨張性肺水腫　253
細胞内液　304
サイロキシン　172
左室前負荷　156
サルコペニア　232
酸塩基平衡異常　187
産科DIC　276
　──スコア　277
産科危機的出血　275
酸素運搬量　11
酸素毒性　60
残存肺機能の予測　249

し

ジアゼパム　50
子癇　276,277
ジギタリス　98
糸球体濾過量　273
止血　13,196
自己血パッチ　45
自己調節型鎮痛　250
視床下部-下垂体-副腎皮質系　171
持続気道陽圧　79
持続的腎代替療法　154
持続末梢神経ブロック　34
シバリング　208,212,310
耳鼻咽喉科　286
ジメンヒドリナート　291
周術期口腔機能管理料　81
周術期心筋梗塞　244
重症筋無力症　253,322
重症妊娠高血圧腎症　276
自由水　177

集中治療室　18
手術侵襲　2
手術創の分類　217
手術部位以外の感染　219
手術部位感染　215
　　——の定義　216
　　——予防ガイドライン　229
受胎後週数　289
出血性ショック　193
術後悪心・嘔吐　47,138
術後回復力強化プロトコル
　　133
術後肝酵素上昇　135
術後肝不全　143
術後胸水貯留　85
術後呼吸抑制　83
術後せん妄　311
術後早期栄養療法　256
術後胆嚢炎　223
術後認知機能障害　311
術後肺炎　85
　　——予防　80
術後肺合併症　83
　　——の危険因子　219
術後発作性頻脈　117
術後リハビリテーション
　　232,235
術前腸管洗浄　167
術前理学療法　234
術前リハビリテーション　233
循環血液量　159,257
　　——減少性ショック　113,128
昇圧薬　195,225
常位胎盤早期剝離　276,277
消化管潰瘍　271
消化管虚血　140
消化管蠕動障害　134
上気道狭窄　270
硝子体手術　285
脂溶性薬物　310
静脈血栓症　206
静脈血栓塞栓症　275
食物アレルギー　307
ショックの定義　127
徐脈　115
自律神経異常反射　326

自律神経過反射　271
心移植術　298
腎移植術　295
心エコー　121
心外閉塞性ショック　114,129
心合併症　8
腎機能障害　273
心筋虚血　118,314
心筋梗塞　92
神経障害　33
神経内分泌反応　3
心原性ショック　114,129
人工肝補助療法　144
人工呼吸器関連肺炎　41,72,85,244
人工呼吸器関連肺傷害　71,87
人工呼吸器離脱困難の原因　74
人工呼吸制御　67
人工心肺下冠動脈バイパス手術
　　245
人工膵臓　173
腎後性乏尿　150
心室性不整脈　116
侵襲　2
侵襲度　9
侵襲反応　2
滲出性胸水　85
腎性尿崩症　182
腎性乏尿　150
腎前性乏尿　150
新鮮凍結血漿　165
心臓手術における周術期心筋梗
　　塞　119
心臓ヘルニア　252
心タンポナーデ　244
腎摘除術　274
心電図　14,92
浸透圧　177
　　——性脱髄症候群　180
心拍出量　11,303
　　——モニタリング　94
心拍数　303
心拍動下冠動脈バイパス手術
　　245
深部静脈血栓症　318
心不全　120,314
心房細動　205,244

す
膵液漏　231
膵液瘻　256
膵酵素上昇　136
推奨される予防抗菌薬　218
水溶性薬物　310
スタチン　330
ステロイド　225,253
ステロイドカバー　171,328
ストレス　2

せ
静的パラメータ　93
生物学的損傷　71
生理食塩水　158
脊髄くも膜下麻酔後頭痛　45
脊髄ショック　271
脊髄損傷（脊損）　270,325
摂食嚥下障害　238
絶食絶飲　167
セボフルラン　290
セロトニン受容体拮抗薬　49
前期高齢者　309
全身性炎症反応症候群　4
浅側頭動脈・中大脳動脈吻合術
　　267
前負荷　160
　　——モニタリング　93
前方固定術　269
せん妄　46

そ
臓器移植術　295
臓器移植法　294
臓器酸素需給バランス　137
早期離床　236,237
相対的副腎不全　258
僧帽弁狭窄症　246
僧帽弁閉鎖不全症　246
組織損傷　3

た
第5頸神経根麻痺　269
体位ドレナージ　238
体液バランス　156
体温　13,16
対寒反応　208,211,212
体型指数　318
代謝性アシドーシス　190

代謝性アルカローシス　191
代償性抗炎症反応症候群　4
対暑反応　210
大動脈内バルーンパンピング
　　100,242
大動脈弁狭窄症　245
大動脈弁閉鎖不全症　245
体内水分　176
大量出血　158
多職種連携　336
脱水　177
ダメージ関連分子パターン　3
短期滞在手術等基本料　289

ち
チアミラール　50
チーム医療　336
チオペンタール　50
中心静脈圧　93,159
中心静脈カテーテル関連血流感
　染症　222
中枢性ナトリウム喪失症候群
　　179
中枢性尿崩症　182
中毒性　190
腸管蠕動亢進薬　135
腸管麻痺　41
長時間手術　320
張度　176
鎮静　41
　――薬　10
鎮痛薬　10

て
帝王切開　275
低カリウム血症　183
低カルシウム血症　184
低血圧　112
低血糖　199
低心機能患者の術後管理　122
低侵襲心臓外科手術　246
低ナトリウム血症　179
低分子ヘパリン　278
低マグネシウム血症　185
低流量システム　57
低リン酸血症　186
デキサメサゾン　49
デクスメデトミジン　43

デスフルラン　290
デブリードマン　280

と
動的パラメータ　93
糖尿病性ケトアシドーシス
　　190
動脈圧波形解析心拍出量モニタ
　システム　94
特定行為　337
ドブタミン　251
トラネキサム酸　198
トラマドール　37
トリヨードサイロニン　172
ドレーン管理　227
ドロペリドール　49,291

な
内因性血管拡張性物質　255
内視鏡下鼻内副鼻腔手術　286
ナトリウム　179
　――排泄分画　151

に
二相性陽圧換気　84
乳酸アシドーシス　190
乳糜胸　85
尿細管性アシドーシス　191
尿比重　146
尿崩症　182
尿量　146
尿路感染　221
　――の診断・治療　221
　――の発症機序　221
　――の発症リスクとその予防
　策　221
認知機能　310

ね
ネーザルハイフロー　60,62,243
　――酸素吸入療法　255
熱中症　178

の
脳血管攣縮　264
脳血流量　264
脳性ナトリウム利尿ペプチド
　　314
　――前駆体N端フラグメント
　　314
脳卒中　50

脳動脈瘤　264
脳波　10
ノルアドレナリン　141

は
肺移植術　295
敗血症　141,223
　――診療ガイドライン
　　223,258
　――治療バンドル　224
　――の疫学　224
　――の概念と定義　224
　――の感染症診断　224
　――の感染巣コントロール
　　224
　――の抗菌薬治療　224
　――の初期蘇生　224
　――の診断・治療　224
肺血栓塞栓症　123
　――の診断　125
　――の治療　126
　――の予防　124
肺高血圧　246
肺水腫　120
バイタルサイン　11
排痰法　77
肺動脈カテーテル　94
肺動脈血栓症　318
肺動脈脈管筋腫症　297
肺捻転　252
肺保護戦略　71
肺容量拡張　237
バクテリアルトランスロケー
　ション　86
播種性血管内凝固症候群
　　204,283
バソプレシン　98,141
　――受容体　182
ハフィング　238
パルスオキシメーター　14
反回神経麻痺　134,260

ひ
日帰り手術　289
非侵襲的換気療法　318
非侵襲的陽圧換気
　　59,75,220,243,250,316
非侵襲的陽圧呼吸　84

非心臓手術　9
　　——における周術期心筋梗塞　118
非ステロイド性抗炎症薬　36,210
ヒドロキシジン　291
皮膚科　280
非ふるえ熱産生　212
非閉塞性腸管虚血症　140
病院機能評価　19
病原体関連分子パターン　3
標準予防策　281
頻脈　115

ふ
フィブリノゲン　165,203
　　——製剤　278
フェンタニル　37
副腎皮質刺激ホルモン　171
　　——放出ホルモン　171
副腎皮質ステロイド　328
副腎不全　274
浮腫　178
婦人科手術　275
不整脈　92,115
ブプレノルフィン　37
部分的 CO_2 再呼吸法　95
フレイル　232
プロスタグランディン E_1 　142
プロトロンビン時間　202
プロトンポンプ阻害薬　140
プロポフォール　42,50,290

へ
閉塞性睡眠時無呼吸症候群　318
ヘパリン　202
　　——ブリッジ　205
ペンタゾシン　37

ほ
蜂窩織炎　283
膀胱全摘　274
補助人工心臓　104,247,298
ホスホジエステラーゼⅢ阻害薬　98,251
ポリモーダル受容器　35

ま
膜型人工肺　100,242
幕内基準　255

マグネシウムの異常　185
末期臓器不全　294
末梢血管抵抗　12
末梢神経ブロック　39
慢性閉塞性肺疾患　90

み
水中毒　178
水電解質　176
水電解質異常　176
ミダゾラム　42,50
脈拍　12

む
無気肺　274
　　——損傷　71
無呼吸発作　289

め
メトクロプラミド　49,291
メペリジン　213
免疫　13
　　——グロブリン　225,253
　　——不全　143
　　——不全状態　137
　　——抑制薬　294

も
網膜剝離　285
モニタリング　14
もやもや病　267
モルヒネ　37

や
薬剤性アシドーシス　190

ゆ
遊離皮弁　320
輸液　156
　　——製剤　158
　　——反応性　159,160
　　——療法　225
　　——ルート　158
輸血　163,195
　　——関連肺傷害　243

よ
陽圧換気　160
羊水塞栓症　276,277
容量損傷　71,87
予防抗菌薬　216
　　——の使用薬剤　219
　　——の選択　217

　　——の適応　217
　　——の投与期間　218
　　——の投与計画　217
　　——の投与タイミング　218
　　——の投与量　219
　　——の目的　216
予防接種　289
予防的制吐薬　139

り
理学療法　233,257
離脱困難例　73
リハビリテーション　138
リン酸　186

れ
レボチロキシン　172
レミフェンタニル　290

ろ
漏出性胸水　85

わ
ワルファリン　202,327

○欧文

数
1回拍出量　303
　　——係数　149
　　——変化　149,196
12誘導心電図　14
50% effect concentration　310

A
acquired immune deficiency syndrome　332
ACTH　171
acute kidney injury　244
adrenocorticotropic hormone　171
Af　244
AGc　190
AIDS　332
AKI　244
AKIN　151
Aldrete スコア　17
aortic regurgitation　245
aortic valve stenosis　245
APCO　94
AR　245
ARDS　87

AS　245
ASA-PS　7
atelectrauma　71
A<small>TOT</small>　189
atrial fibrillation　244
autonomic dysreflexia　325,326
A$_\delta$線維　35

B
β遮断薬　329
β受容体遮断薬　99
bacterial translocation　282
barotrauma　71
Base excess　188
base excess approach　187
BE　188
Behavioral Pain Scale　42
Berlin 定義　87
biotrauma　71
BIS　32
bispectral index　32
BMI　318
BNP　314
body mass index　318
BPS　42
brain natriuretic peptide　314
Bromage スケール　33
burn wound sepsis　281

C
CAM-ICU　42,243,311
CARS　4,5
CCr　147
central line associated bloodstream infection　222
CHADS$_2$スコア　206
Child-Pugh 分類　137
CLABSI　222
CLABSI の発生機序　222
CLABSI の予防　222
confusion assessment method for the ICU　42,243,311
context-sensitive half-time　311
continuous positive airway pressure　79
continuous renal replacement therapy　154

corrected AG　190
corticotropin-releasing hormone　171
CPAP　79
CPOT　42
CRH　171
Critical-Care Pain Observation Tool　42
CRRT　154
CSHT　311
CVP　93,159,196
CVP 圧　156
C 線維　35

D
daily sedation interruption　41
DAM　9
DAS guideline　66
deadly triad　198
diabetes mellitus, insulin-gucose infusion in acute myocardial infarction study　173
DIC　204
difficult airway management　64
DIGAMI study　173
DSI　41

E
early mobilization　236
EC$_{50}$　310
ECMO　100,242
ECMO の適応基準　75
efficacy of volume substitution and insulin therapy in severe sepsis trial　174
enhanced recovery after surgery　133
enhanced recovery after surgery プロトコル　256
ERAS　28,133,167
ERAS プロトコル　133,256
extracorporeal membrane oxygenation　242

F
fast track　28
fast track 管理　243

FENa　151
FLACC　305
Flotrac/Vigileo　95
fluid challenge test　197
fluid resuscitation　194
fractional exretion of sodium　151

G
GCS　32
GDF-15　147
GDT　30
Glasgow Coma Scale　32
Glucontrol study　174
growth and differentiation factor-15　147

H
Hb　163
HELLP 症候群　276
Henderson-Hasselbaich の式　187
HES　159
HIV　332
HPA-axis　171
human immunodeficiency virus　332
hypothalamic-pituitary-adrenal axis　171

I
I COUGH プログラム　314,316
IABP　100,242
ICDSC　42,311
IL-18　148
incentive spirometry　234
intensive care delirium screening checklist　42,311
intensive insulin therapy　174
intermittent positive pressure breathing　79
intra-aortic balloon pumping　242
IPPB　79
IS　234

J
Japan Coma Scale　32
JCS　32
JSA-AMA　65

K
KDIGO 151
kidney injury molecule-1 148
KIM-1 148
Kohn 孔 302

L
L-FABP 148
liver-type fatty acid binding protein 148

M
M6G 37
MAC awake 10
Massine Transfusion Protocol 198
MELD スコア 137
MG 322
MICS 246
mini-fluid challenge 161
minimally invasive cardiac surgery 246
mitral regurgitation 246
mitral valve stenosis 246
model for end stage liver disease スコア 137
morphine-6-glucuronide 37
MPADSS 292
MR 246
MS 246
multimodal analgesia 291
myasthenia gravis 322

N
nasal CPAP 86
neutrophil gelatinase-associated lipocalin 148
NGAL 148
NICE-SUGAR trial 174
NICO 95
NIV 220
NOMI 140
non invasive positive pressure ventilation 243
noninvasive positive pressure ventilation 59,220,250,316
nonocclusive mesenteric ischemia 140
normoglycemia in intensive care evaluation-survival using glucose algorithm regulation trial 174
NPPV 59,62,75,243,250,316
NSAIDs 36,210,211,212
N-terminal pro-BNP 314
NT-proBNP 314

O
off-pump coronary artery bypass 245
on-pump CABG 245
on-pump coronary artery bypass graft 245
OPCAB 245

P
PAC 94
$PaCO_2$ 188
PAD 42
PADSS 292
PAD ガイドライン 42,315,316
pain, agitation and delirium ガイドライン 316
PAOP 196
patient controlled analgesia 250
patient-controlled epidural analgesia 38
PCA 36,250
PCEA 38
PCPS 101
PDEⅢ阻害薬 98
PDPH 45
PEEP 220
PGE_1 142
PH 246
pH-重炭酸ダイアグラム 188
PiCCO 94
PMI 244
POCD 311
PONV 47,138,291,307
PONV の危険因子 138
positive end-expiratory pressure 220
post-dural punctured headache 45
postoperative cognitive dysfunction 311
postoperative myocardial infarction 244
postoperative nausea and vomiting 47,138
PPI 140
pressure control ventilation 69
PRIS 305
propofol related infusion syndrome 305
proton pump inhibitor 140

R
Ramsey Sedation Scale 305
RASS 41,316
Refeeding 症候群 186
Richmond agitation-sedation scale 316
Richmond Agitation-Sedation Scale 41
RIFLE 151
RRa 53
RRS 109
rVIIa 製剤 198

S
SAS 41,316
SBT 中止基準 74
SCCM/ASPEN 栄養管理ガイドライン 282
second look operation 142
sedation-agitation scale 316
Sedation-Agitation Scale 41
Sema3A 148
semaphorin3A 148
sepsis-associated cholestasis 136
SIADH 181
SID 188
SIDapp 188
SID$_{EFF}$ 189
SIG 189
SIRS 4,5,86
small for size syndrome 255
spinal shock 325
SSCG2012 223
SSI の診断 215

SSIの定義　215,216
SSI発生率　216
SSI予防　216
STA-MCA吻合術　267
Starlingの法則　199
State Behavioral Scale　305
stewart approach　187,188
stroke volume index　149
stroke volume variation　149,196
strong ion difference　188
Surviving Sepsis Campaign Guidelines 2012　223
SVI　149
SVV　31,149,196

T
T3　172
T4　172
TAVI　247
TCP　106
TEE　95
thoracic paravertebral nerve block　247
total weak acid　188
toxic shock-like syndrome　283
TPNB　247
TRALI　243
transcatheter aortic valve implantation　247
transfusion associated lung injuly　243
transient receptor potential vanilloid 1 チャネル　35
TREM-1　147
triggering receptor expressed on myeloid cells-1　147
triple airway maneuver　62
triple H療法　264
TRPV1チャネル　35
TSH　172
TTE　95
TUR-P　273
TUR症候群　273
TVP　106

V
VA ECMO　101
VAD　247
VALI/VILI　71
VAP　72,86,244
VATS　250
Vaughan Williams分類　116
venovenous ECMO　102
ventilator associated pneumonia　244
ventilator-associated pneumonia　72
ventricular assist device　247
video-assisted thoracic surgery　250
VISEP trial　174
volume control ventilation　68
volutrauma　71
VV ECMO　102

W
weaning　73
weaning開始基準　74

麻酔・手術後の患者管理　　　　　　　　　　　　　　＜検印省略＞

2016年3月25日　第1版第1刷発行

定価（本体9,200円＋税）

　　　　　　　　　　編集者　澄　川　耕　二
　　　　　　　　　　　　　　原　　　哲　也
　　　　　　　　　　発行者　今　井　　　良
　　　　　　　　　　発行所　克誠堂出版株式会社
　　　　　　　　　　〒113-0033　東京都文京区本郷3-23-5-202
　　　　　　　　　　電話（03）3811-0995　振替00180-0-196804
　　　　　　　　　　URL　http://www.kokuseido.co.jp

ISBN 978-4-7719-0456-9 C 3047　￥9,200E　　印刷　三報社印刷株式会社
Printed in Japan ©Koji Sumikawa, Tetsuya Hara, 2016

・本書の複製権・翻訳権・上映権・譲渡権・公衆送信権（送信可能化権を含む）は克誠堂出版株式会社が保有します。
・本書を無断で複製する行為（複写，スキャン，デジタルデータ化など）は，「私的使用のための複製」など著作権法上の限られた例外を除き禁じられています。大学，病院，診療所，企業などにおいて，業務上使用する目的（診療，研究活動を含む）で上記の行為を行うことは，その使用範囲が内部的であっても，私的使用には該当せず，違法です。また私的使用に該当する場合であっても，代行業者等の第三者に依頼して上記の行為を行うことは違法となります。
・ JCOPY ＜（社）出版者著作権管理機構　委託出版物＞
　本書の無断複写は著作権法上での例外を除き禁じられています。複写される場合は，そのつど事前に（社）出版者著作権管理機構（電話03-3513-6969, Fax 03-3513-6979, e-mail：info@jcopy.or.jp）の許諾を得てください。